珠江—西江经济带发展丛书·研究系列

珠江 — 西江经济带

"长寿之乡"康养
文化资源研究

李天雪　唐织辉　｜　著

社会科学文献出版社
SOCIAL SCIENCES ACADEMIC PRESS (CHINA)

受珠江—西江经济带发展研究院的委托，本课题组就"珠江—西江经济带'长寿之乡'康养文化资源调查研究"这一课题进行了为期一年的调查和研究，形成了近三十万字的调研报告和若干篇学术论文。上述成果有的已经公开发表或在学术会议上进行宣读（详情见附录）。

参与本次调查研究人员名单

李天雪　唐织辉　蓝振兴　蔡　芬　朱　浩
曹　庆　赵宝珠

目前，学界关于康养文化的定义尚未达成共识。本书认为，所谓康养文化指的是通过养颜健体、营养膳食、修身养性、关爱环境等各种手段，使人在身体、心智和精神上都能达到自然和谐的优良状态的各种文化资源的总和。

康养是人类共同的愿景和持久的追求。长久以来，国人不断地尝试各种方法来实现康养的目标，达到自然和谐的优良状态，从而积累下许多有益的康养文化。这些康养文化不仅惠及古人，而且历久弥新。尤其是最近二十年，我国人口老龄化趋势日益明显，养老问题受到越来越多人的重视，与此同时，我国的经济社会快速发展，人们希望过上高品质生活的愿望越来越强烈、要求越来越高，健康已成为人们生活的一种普遍追求，康养文化也越来越受到学界的关注。

为了更好地开展调研工作，本书收集了近二十年来大量的学界关于我国康养文化的研究成果，并进行了初步梳理。

根据研究成果的数量，我们可将近二十年来学术上对康养文化的研究分为四个阶段。第一个阶段是2000~2005年，在这一阶段，人们对康养文化的研究仍比较少。2000年，李绪元和朱凤亭在《台声杂志》上发表了题为《弘扬国粹，携手养生——南京海峡两岸新世纪养生文化学术研讨会侧记》的文章，这篇文章提出了"让养生文化造福两岸同胞"的口号，也意在让两岸学者形成这样的共识，为以健康养生文化为主题的学术研讨会形成一个良好的开端。2004年，高明和邱保国在《中州古今》上发表了题为《养生文化与文化养生》的文章，在文中，邱保国提出了中国养生文化的六个原则，对现代人的文化养生具有重要价值和实践的指导意义。

第二个阶段是 2006~2009 年，在这一阶段，学界对于康养文化的研究逐渐增多。这一阶段开始出现不少关于康养旅游的报道，2006 年谭西和李小洛在《安康日报》上发表了题为《打造生态旅游示范区，做大做强旅游支柱产业》的文章，文中提到要以健康养生为卖点，努力将安康建成中国优秀旅游城市，使安康成为国内知名的健康养生休闲目的地，使旅游产业成为安康的支柱产业。2008 年，冯新生在《中国旅游报》上发表了题为《健康养生游时下正流行》的文章，文中提到现在人们增强了健康理念，越来越重视生态养生之旅。2009 年，王赵在《今日海南》上发表了题为《国际旅游岛海南要开好健康旅游这个方子》的文章，为海南康养旅游的发展提供了一些建设性的意见。

第三个阶段是 2010~2014 年，在这一阶段，我国人口老龄化趋势加剧，人们对于健康养生的关注度越来越高。在中国知网上，以"康养文化"为主题进行检索，这一时期的检索文献数量相比前几年有了不小提高。2011 年，冯恩平在《福建茶叶》上发表了题为《芳茗宏草白茶，健康养生专家》的文章，文中阐述了科学饮茶对健康养生的重要性，也提到了科学饮茶对于提高人们的生活质量和保障身心健康都有益处。2014 年，叶小平在《宜春社会科学》上发表了题为《发展养生产业，打造养生城市》的文章，文中提到国人生活水平的提升催生了人们对健康养生、延年益寿的巨大需求，健康养生成为当今乃至未来生机无限的朝阳产业，这也是有关打造康养产业的一些思考。

第四个阶段是 2015~2017 年，在这一阶段，以康养文化为主题的文献资料显著增加，同时，对康养文化的研究也更加多元化，也更加注重与时代发展热点相结合。例如，2015 年，宁泽璞、刘东亮等在《湖南中医杂志》上发表了《基于 SWOT-PEST 分析的湖南省健康养生产业发展研究》的文章，其中运用 SWOT-PEST 分析法对湖南省健康养生产业的状况进行了分析研究，针对全省健康养生产业的发展目标、指导思想、发展思路等提出了建议。2016 年，黄慧在《中南林业科技大学学报》上发表了题为《一带一路背景下沿海康养旅游产业研究》的文章，与我国"一带一路"倡议相结合，指出当前中国的沿海城市在康养旅游产业的开发上还缺乏比较具体的思路，在发展上还没有面向世界，应该从结构优化、特色打造等思路入手，真正推动沿海康养旅游产业全面发展。

在研究视野上，相关的成果既有宏观研究也有微观研究。在宏观研究方面有汪枭枭、王小婷和张恒在《当代贵州》上发表的《打好康养牌，做全域旅游大文章》，该篇文章就是从全局考虑，采用宏观的研究视野，指出康养与文化、体育、商业等深度融合，让以往单一的观光旅游变成了生态观光、休闲度假、康体养生绿色体验，不断满足不同游客日益多元化的需求。张霄的《康养产业：全民关注的新兴产业》，结合了我国时代发展的趋势，认为中国已经进入并将长期处于人口老龄化社会，涵盖养老、养生、医疗、文化、体育、旅游等诸多业态的康养产业会成为备受国民关注的新兴产业。此外，高世春所写的《发展健康养生产业的潜力优势及其路径》，以发展的眼光，探讨了发展健康养生产业的潜力优势及其实施路径。以上列举的文章都是采用宏观的研究视野对康养文化进行研究，有关这样的文章还有很多，在此只是简单地罗列了其中的三篇。

相对而言，微观的研究数量更多。例如，干永和的学位论文《基于消费者偏好的中医药康养旅游产品开发策略研究》，就是采用了微观的研究视野，基于消费者偏好这一角度，立足于中医药康养旅游基地，梳理了当前中医药康养旅游所能提供的主流产品和服务，探讨了中医药康养旅游产品的开发方向和策略。李滨在《新西部》上发表的《打造万源县秦巴生态康养旅游文化名城的思考》，是基于四川万源打造生态旅游文化名城的成功经验所进行的一些思考，这也是在以小见大，是典型的微观研究视野案例。还有巴全东在《新丝路》上发表的《区域传统文化传播路径探析——以徐州彭祖健康养生文化传播为例》，也是采用微观研究视野的一篇文章，文中以徐州彭祖健康养生文化传播为例，探讨了区域传统文化传播路径，也为徐州健康养生产业拓展空间，走出徐州、影响全国提供了充分的产业想象。

在研究地域方面，学者们的研究对象遍布我国的大江南北，研究四川、贵州、江西、湖南、广西等地的资料都有。例如张厚美所写的《广元打造"生态康养旅游"市》，针对四川省广元市打造"生态康养旅游"市这一举措，发表了一些实用的见解。黄岚所写的《贵州着力发展养生产业》，指出了贵州省依托绝佳气候资源、优良空气质量、纯净山水文化、绿色生态保健食品等资源优势，将着力发展休闲养生、滋补养生、康体养生、温泉养生四大健康养生业态。陈亚云、谢冬明所写的《江西森林康养旅游发展刍议》，主要论述了江西森林康养旅游发展现状，剖析江西森林康养旅游发展的制约因素，提出江西森林康养旅游发展的对策建议。《林业与生态》期刊上的《宁静之乡 康养之地——湖南青羊湖国有林场》一文，提出了建设秀美湖南青羊湖国有林场的目标，并主张培育森林康养的新业态。邓金春所写的《广西大明山自然保护区开发森林康养旅游研究》一文，以广西大明山自然保护区为例，对其森林康养旅游的开发优势和存在的问题进行了详细分析。以上简单列举了四川、贵州、江西、湖南、广西等地有关康养文化的文章，除了上述各地，在我国的东北、华北、西南、东部等地区均有叙述康养文化的相关文献资料。

针对康养文化，从地域上看，学者们的研究对象虽然遍布我国的大江南北，但是研究的对象多是一个地级市或是一个小县城，大范围地跨地域调查仍然很少。类似于《打造万源县秦巴生态康养旅游文化名城的思考》这样针对一个小地方的资料有很多，但是像《江西森林康养旅游发展刍议》针对一个省级行政单位，甚至是大范围的跨地域研究的资料却还很少。

就研究主题而言，近二十年来学界相关研究主要围绕以下三个方面来展开。

第一，康养旅游。

近二十年的康养文化文献资料有很多，其研究的主题也多种多样，康养旅游是其中之一。旅游是最能带动一个地区经济发展的方式之一，在我国人口老龄化趋势加剧和人们外出旅游需求增加的大背景下，发展康养旅游成为很多地方的常规选项。以康养旅游为主题的文献资料也越来越多，丛丽和张玉钧在《旅游学刊》上发表了题为《对森林康养旅游科学性研究的思考》的文章，文中提到了森林康养是近年来国际非常流行的一种健康体验模式，集林业、医疗、卫生、养老、旅游、教育、文化等于一体，森林康养不仅在林业提质增效和转型升级中发挥重要作用，还将成为国民共享的一种生态福利。森林环境可以减轻压力，产生放松身心的效果。曲宏梅在探讨如何让康体养生游催热旅游发展这一问题时，提到健康养生游是当今新的旅游消费热点，可以通过丰富旅游文化内涵推动健康养生游的发展，使健康养生游成为各年龄阶层旅游者的时尚选择。现在学界对于康养旅游的探讨有很多，其中探讨如何让康养旅游成为一个地区经济发展新的推动力，或是让康养旅游成为一个地区发展名片的占据了其中的主流。总的来说，目前的康养旅游与森林等自然因素相结合的有很多，而与民族文化因素相联系的却很少。

第二，医药康养文化。

现实生活中，生病了再考虑治病的观念深入人心。"治未病"的理念鲜有提及，"治未病"理念蕴含着丰富的健康养生医学思想，对中医药健康养生文化创造性转化与创新性发展有重要的意义。随着时代的变化，健康养生越来越被重视，"治未病"理念才是健康养生文化的灵魂。钟璐、毛德文等人发表的《"治未病"理念下的中医药健康养生文化"双创"》一文，就是以"治未病"理念为指导思想，从提高群众对中医药健康养生文化的多方位认识、培养中医药健康养生文化人才队伍、开展中医药健康养生文化的传承创新等方面论述如何进行中医药健康养生文化创造性转化与创新性发展。习近平总书记曾在全国卫生与健康大会上要求，努力实现中医药健康养生文化的创造性转化、创新性发展。栗征正是在这样的背景下提出了中医药健康养生文化应共建共享的观点，他认为通过中医药健康养生文化的创造性转化、创新性发展，倡导建立科学、完善、系统的健康生活方式，可从源头降低心脑血管病、糖尿病等慢性病的发病率。

第三，康养产业。

健康养生产业，是指为人类生命从孕育到生长直至养老送终全过程提供直接或间接的有利产品和服务的总称。其包括物质和精神两个方面，重点是预防和治病，防患于未然，是朝阳产业和黄金产业，属于养老服务业范畴，也是重大的民生工程。高世春针对本溪市发展健康养生产业的潜力优势及其实施路径等问题进行了专题探讨，并指出发展健康养生产业势在必行。厉秀珍通过对比近二十年的健康养生休闲产业数据，认为健康养生时代已经来临。龙强所写的《江西健康产业发展现状及提升策略》一文指出了江西健康产业所面临的问题，并提出要借鉴国内各省健康产业建设的经验，积极推进江西健康产业发展，满足广大人民群众多层次、多样化的健康服务需求。以上所提到的内容，都说明了康养产业也是目前学界研究的主题之一，虽然这样的研究还不多，但是相信在我国老龄化趋势加剧的大背景下，以康养产业作为主题的研究会越来越多。

通过上述梳理，可以得出以下三点认识：一是有关我国康养文化的研究成果越来越多，说明研究康养文化具有很强的现实意蕴；二是相关的研究多采用微观视野，不过区域康养文化的内涵和特点同样值得去挖掘；三是康养文化研究始终坚持"利用"导向，利用的领域越广，开发的程度越深，需要的文化资源也就越多。以上三点进一步夯实了本课题开展的基础。

目 录
CONTENTS

第一章

珠江—西江经济带"长寿之乡"康养文化资源禀赋

所谓禀赋，是指人先天方面的素质，如人的体魄、智力等。文化资源禀赋则用于表示文化资源先天固有的潜力的素质。基于对珠江—西江经济带28个"长寿之乡"的调查，课题组认为：珠江—西江经济带的康养文化资源不仅多姿多彩，而且丰厚独特。

康养文化资源的类型

从形态上看，当前珠江—西江经济带的康养文化资源大体上可以划分为三大类型。

第一类是符号化的、具体的康养文化资源。这类型的康养文化资源大都有明确的物质载体，也最为常见。这类型的康养文化资源可以细分为四种亚型。一是小型的绿色生态系统，例如梯田系统、稻鱼鸭共生系统、竹树套种系统，它们是当地居民顺应自然、改造自然的产物。二是传统的手工服饰，其中既包括布匹制作、染色，还包括服饰设计对人体的保护，对区域气候环境的应对。比如过去这一区域的居民用来给布匹染色的蓝靛其实是一味良药。据《神农本草经》记载，蓝靛"味寒，主解诸毒，杀虫蚑，久服头不白，轻身"；《本草纲目》中说"蓝凡五种，辛苦、寒、无毒"，"止血、杀虫"。当地居民们在上山劳动时手脚被划破、割破时，不容易感染化脓，便可能与常穿蓝靛染的服饰有一定的关系。三是健康有机物产，主要是食品，它们大都被贴上"绿色""富硒""无公害"的标签。四是环保人居建筑，干栏建筑、骑楼建筑是其代表，传统村寨、圩镇是其集聚区。符号化的康养文化资源虽然经常被归入文化遗产的范畴，但在现实中应用十分广泛，因为这个类型的康养文化资源最容易被复制、加工和利用，也最容易与现代的产品相结合。

第二类是精神性的康养文化资源。这类型的康养文化资源主要表现为非物态的思想状态、价值观念、审美意识、宗教信仰等。虽然没有固定的物质载体，但这些精神性的康养文化资源，我们可以通过珠江—西江经济带居民传统的作息方式、岁时节俗、传说神话、艺术作品等获得许多相关的信息。举个例子：花山崖画图像以人物形态为主，以铜鼓、兵器、野兽为辅。人物造型包括正身和侧身两种，人物两手向身体两侧平伸，并曲肘上举，双脚平蹲，屈膝向下，构成壮族的奇特的蛙状造型，像在欢快跳舞，又似在冥思练功。花山崖画人物图像生动地展示了壮族先民气功导引及舞蹈形象。由于壮族地区特殊的地理环境，加上壮族是土耕民族，风湿、劳损等疾病多发，严重影响人们的生产和生活。因此，这些壁画创导的壮族先民通络经脉、疏利关节、强身健体的舞蹈动作或气功形象，既是原始时代生活气息浓厚的壮阔画卷，也是壮族先民气功导引防病养生的生动体现。虽然随着时代的发展，珠江—西江经济带居民的生产和生活节奏发生了很大变化，但这种精神性的康养文化资源已经内化到他（她）们的日常行为之中，并潜移默化地影响着人们的社会实践。

第三类是经验型的康养文化资源。这类型的文化资源的载体不仅有珠江—西江经济点的居民，还有相关的企业和科研人员，其内容不仅包括传统的康养保健技能，还包括部分创新型的知识。例如生活在这一区域的侗族人民喜爱将各类食物腌制成酸肉、酸菜，且以"酸肉""酸鱼"为贵，其味道酸辣，香醇可口，是侗族人民款待宾客的上品。"酸肉"一般是指腌鸭肉，"酸鱼"一般是指腌草鱼。在侗族地区，很多肉类可以腌制成酸类食物，例如酸鸭肉、酸草鱼、酸猪肉、酸鲤鱼等；蔬菜瓜果等腌制成的酸类食品也是极其好吃，例如酸豆角、酸萝卜、酸白菜、酸黄瓜和酸大蒜等一系列酸类食品。据传，侗族食不离酸是有其历史渊源的。由于侗族多居住于边远山区，交通极其不便，加上自给自足的农耕经济，与外界交往极少，因而食盐异常宝贵。相传由于买不到盐，吃盐少，甚至有些人因吃不到盐而患病死亡，后来有人想出了以酸汤代替盐的方法，侗族人才得以生存下来。因此，侗家人特别喜爱酸的食物。珠江—西江经济带为数众多的长寿老人是这类型康养文化资源的最佳注解。

康养文化的特征

变迁是文化的常态。文化资源在不同的时代呈现不同的特征。我们可以从资源的价值特性、文化资源的所有权、文化资源的空间分布、文化资源的可持续发展四个层面来分析珠江—西江经济带康养文化资源的时代特征。

（一）价值的滞后性

从文化资源的价值特性来看，当前珠江—西江经济带康养文化资源的价值并未完全被挖掘出来，表现出一定的滞后性。这种滞后性一方面是由于精神性的和经验性的康养文化资源不容易被利用，另一方面是因为地域和宣传的原因，许多人对于这些康养文化资源还不了解。但随着社会的发展，国人对于康养文化消费的需求不断增加，这些资源的价值必将显现。

（二）产权归属的非独占性

和自然资源不一样，文化资源虽有产权归属，但并不具有绝对的排他性。具体而言，在珠江—西江经济带中许多地方都具有比较丰富的康养文化资源，在资源的种类上有许多相似的地方，也都在通过不同的方式、不同程度地利用这些资源，因此很难明确具体的占有主体。而且随着相关资源产业化和品牌化的进程越来越快，特定康养文化资源的占有主体越来越模糊、越来越淡化。

（三）分布的集聚性

珠江—西江康养文化资源的集聚性并不是指康养文化资源集中在某几个点，而是指这些文化资源与特定人群的活动存在某种关联和重合：一是集中在少数民族，特别是瑶族聚居地区；二是集中在经济欠发达的贫困地区。至于为什么会出现这种集聚性，还需要另外做专题的研究。

（四）利用的消耗性

虽然从整体上看，文化资源具有再生性，但在实际的利用过程中，珠江—西江的康养文化资源还是有消耗的。这主要表现为忽视相关文化资源的传承和文化资源的再造，盲目扎堆开发物质的、容易开发的康养文化资源，造成区域内的恶性竞争和产品品位的降低。

康养文化资源的价值

无论是对个人的身心健康，还是对区域社会发展，珠江—西江经济带康养文化资源都能够发挥积极的作用。

对个人而言，珠江—西江经济带康养文化资源能够有助于"养身""养心""养品"。

"养身"指的是维护人体外在良好的身体状态。珠江—西江经济带的康养文化告诉我们：养身要采取静态与动态有机结合的途径。"生命在于运动"是一条难以颠覆的真理。在调研过程中，课题组访谈的大多数长寿老人的起居饮食都是自行料理，许多老人还下地做农活，他（她）们会按照各自的身体状况，充分利用既有的客观条件，采用一些有可能长期坚持的锻炼活动与健康运动，而方式与方法则因人而异。即便是在静止的状态下，他（她）们也可以保养身体，例如有的长寿老人经常静坐养神，深呼吸。

"养心"指的是维护人体内在良好的精神状态。虽然，珠江—西江经济带的康养文化资源中并没有太多形而上学、淡泊名利的理论，但都主张心态平和、心胸宽广，这才是延年益寿的基础性条件。心态平和、心胸宽广并不意味着"看破红尘，心如死水"，而是以一种乐观的心态来看待疾病、困难和生死。课题组在调研过程中接触的许多长寿老人都受到疾病、贫困或家庭矛盾的困扰，但他（她）们并没有因此悲观消极，真正做到了"带病生存""带病延年"。也就是说，珠江—西江经济带的康养文化资源帮助我们树立正确的"疾病观"和"生死观"。

"养品"指的是维护人体生命良好运行所需要的营养及其补充。珠江—西江经济带的康养文化告诉我们："一日三餐"才是人最重要的"养品"来源，因此必须高度重视日常"三顿饭"的安排与营养。养品不一定是名贵的滋补品，但必须符合岁时节令，符合个体的需要。

对区域社会而言，珠江—西江经济带康养文化资源能够转化为文化资本，在提升区域文化"软实力"的同时促进区域经济发展。

虽然，珠江—西江经济带的康养文化资源具有一定的价值，但还不是文化资本。他们只有进入了经济活动的过程中，在其中发挥了作用，产生了效益才能被称为文化资本。事实上，许多珠江—西江经济带的康养文化资源已经成功地转化为文化资本，此次调研的对象之一广西巴马瑶族自治县便是其中的代表。

目前，珠江—西江经济带的康养文化资源转化为文化资本的方式主要有以下几种。

（一）项目开发模式

这种模式的实施主体多为地方政府，目的是通过推出康养文化资源的品牌项目和特色项目来塑造地方品牌，借以拉动地方旅游和其他产业的发展。

（二）单体开发模式

这种模式的实施主体多为企业，目的是通过康养文化增加农副产品和其他商品的附加值。

（三）运营商开发模式

这种模式是通过委托或承包方式，由运营商来进行康养文化产品和服务的开发，多见于养老地产和养老服务机构。

虽然，珠江—西江经济带康养资源已经成功地转化为文化资本，但由于种种原因，在其开发利用的过程普遍存在利用率低、品牌少、竞争力弱等问题，需要有针对性地进行资源的整合与优化配置。

第二章

河池市

　　河池位于广西西北部，云贵高原南麓，东连柳州市，南界南宁市，西接百色市，北邻贵州省黔南布依族苗族自治州，位于东经 106°34′~109°09′，北纬 23°41′~25°37′。东西长 228 公里，南北宽 260 公里，全市土地面积 3.35 万平方公里，人口共 409 万人。河池境内的盘阳河，全长约 150 公里，宽约为 80 公里，其流域覆盖东兰、巴马、凤山、大化、都安五县。以巴马为中心的盘阳河流域，是世界上长寿人口最集中的地区之一。1991 年巴马被国际自然医学会认定为"世界长寿之乡"。据第六次全国人口普查统计，巴马有百岁老人 80 人，按人口平均每万人中就有百岁以上的长寿者近 3 人，远远超过联合国确定的长寿之乡标准（每万人中有 0.75 名百岁老人），居世界第一位。而与巴马邻近的东兰县、凤山县，百岁老人分别高达 153 人、89 人（第六次全国人口普查数据）。东兰、巴马、凤山构成了世界著名的人口长寿带。该长寿带还辐射到大化、都安两县。由于该长寿带及其所辐射的区域占了河池市相近一半的面积和人口，因而长寿成了河池的特殊品牌。这一特殊品牌就是神秘的河池"长寿现象"。

　　随着社会经济的发展，人们生活水平的提高，人们对长寿的渴求越来越强烈。因而，对长寿原因的探索需求也就越来越迫切。那么，河池"长寿现象"的主要原因有哪些呢？目前，被国际医学会认定为"世界长寿之乡"的共有五个地区，即原苏联的高加索地区、巴基斯坦的罕萨、厄瓜多尔的比尔卡班巴，中国的新疆和田地区以及以巴马为中心的东巴凤长寿区（带）。为揭示以上五个长寿地区的长寿之谜，中国科学院生态研究所姜兆春教授、俄罗斯联邦公共卫生与社会发展署伊格尔比萨列夫斯基博士、原中国卫生部老年科学研究所遗传室主任杨泽博士、解放军中药研究所蔡光明研究员、中国科学院上海物理研究所姚鼎山教授等专家学者，从长寿医学、生态学、环境学、水的功能、食品营养学等各个方面，对五个长寿地区的长寿现象进行了全方位的研究和解读。一致认为长寿源于以下五个方面：一是具有得天独厚的自然条件；二是食用绿色生态食品；三是坚持规律性的生活习惯和合理的饮食；四是长期无忧无虑的生活，睡眠充足，生活安宁；五是坚持积极不间断的劳动。

河池东巴凤长寿区（带）作为世界五个长寿地区之首，其在以上长寿因素当中，尤其突出表现在以下四个方面。

一是具有世界独特的地质环境。主要体现在"五个不一样"：不一样的地磁，强度高于世界其他地区；不一样的水质，整个长寿带属小分子团的六环水——无有毒有害及致癌物质，碱性离子水——含有对人体有益的矿物质和微量元素，氧化还原电位低；不一样的阳光，每年日照时间长，"生命之光"远红外线辐射强烈；不一样的空气，因为植被保护得好，整个长寿带每立方厘米空气含负氧离子5000~20000个，空气清新宜人，是上天赐给人间的"天然氧吧"；不一样的土地，土壤中锰、锌含量高，而铜、镉含量低。从气候来看，东巴凤长寿带属中亚热带季风气候带，冬季短，夏季长，春秋相等；光热充足，夏热冬暖，春秋季凉爽宜人；雨量充沛，干湿季明显。

二是具有丰富的绿色低碳食品。主要有东兰的板栗、墨米、三乌鸡，巴马的油茶、香猪、火麻、龙骨花，凤山的八角、核桃等，都是难得的绿色食品。这些食品主要表现为"五低"和"两高"，即低脂肪、低动物蛋白、低盐、低热量、低糖和高维生素、高纤维素，凸显长寿区人们药食同源的饮食特征。

三是具有丰富的药材资源。主要有岩黄连、喜树、猫豆等名贵的中草药以及刮痧等壮族、瑶族医药神奇秘方、验方，这些名贵中草药材都是长寿带居民家中常备的保健品。

四是长寿区域尊老、爱老、助老的社会氛围极为浓厚，以家有长寿老人为荣，以孝敬老人为处世立身之根本。这种浓厚的孝悌文化，使老人老有所乐，促进老人健康长寿。河池东巴凤长寿区（带）不仅具有世界级长寿品牌，而且还具有神奇的自然景观资源、著名的红色文化资源和丰富的民族文化资源。在国家实施的新一轮扶贫开发中，东巴凤长寿区（带）应依托世界级长寿资源，结合红色文化资源和民族文化资源，打造世界级长寿产业，以世界级长寿产业为龙头推动新一轮扶贫开发工作。

巴马瑶族自治县

（一）基本概况

巴马瑶族自治县位于广西壮族自治区西北部，地处东经 106°51′~107°23′，北纬 23°51′~24°23′。东西最大跨度 70 公里，南北相距 42 公里；东临大化瑶族自治县，西与百色市凌云县、右江区接壤，南和平果、田东、田阳三县毗邻，北与东兰、凤山二县交界。巴马县距自治区首府南宁市 251 公里，靠近南昆铁路、南百高速公路及百色巴马机场，水路可从盘阳河进入红水河通往贵州及下游多地。县域总面积 1976 平方公里，其中石山面积占 30%，土丘占 69%，水面占 1%。

巴马瑶族自治县地处广西西北部，河池市西北部，县域历史悠久，早在两万年前，就有先民繁衍生息在这块弱土之上，境内有新石器时代出土的古文化遗存；最早设立县级以上行政建置，始于宋朝崇宁，秦分属象郡及桂林郡，汉属郁林郡广郁县，三国属郁林郡，晋至南陈属晋兴郡，隋属郁林郡，唐属邕州，五代属田州，宋属芝山、都黎、思阳等羁縻县，元属文州庆远路，明置岜马、甲篆、万冈等土巡检司，清属地分思恩府、庆远府和百色直隶厅所辖。1934 年冬，为开化边民，施政便利，设置万冈县，1949 年 12 月万冈县解放，1953 年 4 月 23 日，经政务院批准，撤销万冈县，1956 年 2 月 6 日，在党的民族政策光辉照耀下，根据民族意愿，兼顾历史上曾有"岜马"这个旧名，成立巴马瑶族自治县。历经多次区域的变动，今日巴马全县面积 1976 平方公里，2016 年底，辖 3 个镇、7 个乡、103 个行政村，聚居着瑶、壮、汉、苗、毛南、仫佬、回、水等 12 个民族，总人口 29.91 万人，少数民族 26 万人，占总人口的 86.9%，其中瑶族人口 5.3 万人，占总人口的 17.46%。

巴马是世界著名长寿之乡，中国人瑞圣地。是中国目前唯一被国际、国内共同认可且世界唯一长寿人口持续增长的长寿之乡，是中国第一个被国际、国内双认定为"世界长寿之乡"和"中国长寿之乡"的县；被国际自然医学会会长森下敬一先生赞誉为"人间遗落的一块净土"；百岁寿星比例位居世界五大长寿乡之首。据统计，截至 2017 年 5 月，全县总人口 30.45 万，巴马 80 岁以上人口为 4446 位，其中 80～89 岁老人有 3671 位，90～99 岁的有 679 位，100～109 岁的有 89 位，110 岁以上的有 7 位。每 10 万人中就有 32 位百岁老人，约为国际标准的 5 倍（国际上"世界长寿之乡"的标准为每 10 万人中有 7 位健在的百岁老人），百岁人口占比居六大世界长寿之乡之首，是唯一一个百岁老人持续增加的地区。①

巴马是国家级贫困县。全县还有 50 个贫困村的 13833 户 60076 个贫困人口未脱贫，贫困还是最大的县情。巴马是岩滩水电站库区，岩滩水电站库区淹没涉及 4 个乡镇、17 个村民委（社区）、120 个村民小组，共 2648 户 13186 人。

（二）长寿认证

巴马瑶族自治县地处桂西北山区，自古以来就是长寿之地。光绪戊戌年仲冬月（1898 年 11 月），光绪帝钦命广西省提督冯子才给巴马那桃乡平林村寿星邓诚才赠寿匾一块，匾书写"惟仁者寿"。此匾今由邓诚才的第五代孙保存。新中国成立后，巴马的长寿现象逐渐引起人们的关注，几十年来，许多中外专家学者来到巴马，从人文、自然等方方面面进行严肃、周密的研究，虽然直到今天，人们对巴马人为什么长寿这个问题还没有得出一致的答案，但是从许多专家学者的研究结果和历次的人口统计来看，巴马人长寿，巴马是长寿之乡这个结论已经得到世人的确认。

1956 年，广西人口调查发现巴马境内长寿者多，仅百岁老人就有 15 人，这个现象开始引起人们的注意。1958 年，世界各国都在进行长寿学研究。1960 年 9 月，武汉医学院长寿科学研究组根据广西省卫生厅和公安厅提供的线索，来到巴马进行长寿科学考察。由于交通不便，考察组仅在东山、凤凰两个公社进行长寿调查，共访问 90 岁以上老人 30 例，其中百岁

---

① 数据由广西巴马瑶族自治县长寿文化研究会提供。

老人 11 例。这次考察虽然未作出任何认定，但它是首家国内长寿研究机构对巴马进行长寿考察，从此揭开了巴马长寿研究的序幕。此后国内专家学者纷纷到巴马进行多方面的长寿课题研究。20 世纪 60 年代中后期至 70 年代，由于"文化大革命"，这方面的研究停止，直到 70 年代后期，国家恢复了各个科学研究协会，巴马长寿研究又开始热起来。1979 年 8 月，在国家卫生部和广西、广东卫生及科技主管部门的领导下，由广西壮族自治区、广东省以及中山医学院、武汉医学院、广州中医学院、广西医学院、广东医学院等 25 个单位 75 人组成综合考察队，于 16～31 日在巴马境内进行了较大规模的老年医学综合考察，对 50 例 90 岁以上老人进行逐个调查，内容有内科、心电图、肺功能、X 光透视、血脂、血压、视力、眼压、眼底、听力、营养（包括维生素 C、核黄素负荷试验及暗适应）、环境（包括水质分析、地球化学及微量元素分析），此外，还对家庭子女、生产劳动、生活习惯、精神状况、遗传因素以及地质、地貌、水文、气象资料进行了调查。对长寿者的大部分检品在现场进行检查，部分特殊检品空运至广州实验室进行分析，微量元素测定请广东省测试分析所进行。考察后，各专家组相继写成了《广西巴马县九十岁以上长寿老人综合报告》《广西巴马县 50 例九十岁以上老年人临床调查报告（兼该冠心病、高血压诊断标准）》《广西巴马县九十岁至一百一十二岁 50 名老人的营养调查（摘要）》《巴马长寿老人部分食物中植酸及黄曲霉素调查》《200 例老年农民的心电图分析》《188 例健康老年农民几项通气功能的调查报告》《巴马县部分公社水质调查》《巴马长寿老人养生经验探究》等 17 篇考察报告文章，以大量的科学依据，论证了巴马长寿的基础因素，并确认巴马瑶族自治县是中国长寿县。从此，巴马寿乡的消息，陆续在全国多家报刊公开见诸报端。

1981 年，第十二届国际医学大会在联邦德国汉堡召开，中国老年医学会将巴马长寿考察资料在会上交流，引起国际上的广泛关注和重视。先后有英国、美国、法国、意大利、日本、加拿大、澳大利亚、韩国、泰国等国家及我国港、澳、台地区的医学专家和新闻记者慕名前来考察访问。1986 年 4 月，广西民族学院民族研究所专家到巴马考察，并摄制了《长寿之乡——巴马》电视专题片。同年 5 月，在泰国曼谷召开的国际长寿学术会议上，广西学术代表团将这个电视专题片作为背景资料播放，引起了长寿专家学者的震动。从此巴马长寿现象蜚声中外。

1991年9月，日本国际自然医学会会长森下敬一博士率领长寿考察团一行6人到巴马实地考察，统计出巴马的百岁长寿率为30.8/10万。同年11月，在日本东京召开的国际自然医学会第十三次会议上，森下敬一博士对巴马长寿现象做了报告。就在这次会议上，森下敬一先生向全世界宣布：继苏联的高加索、巴基斯坦的罕萨、厄瓜多尔的比尔卡班巴、中国的新疆和田之后，巴马瑶族自治县被正式确认为世界第五个长寿之乡。此后，森下敬一博士还在1992年4月、1993年10月和2002年9月到巴马实地考察。1994年5月，中国老龄科学研究中心和广西老龄委联合调查组对巴马长寿现象进行全面的考察论证，统计全县有百岁老人79位。1998年3月，应中国老龄科学研究中心的邀请，国际老龄科学认证委员会主席本特·琼教授率领认证考察团一行5人到巴马进行考察，内容之一为对巴马百岁老人的实际年龄进行抽样调查。在此之前，他们认为目前国际上对老年人的实际年龄的认定是个难题，各国的百岁老人都没有任何依据证明他们的实际年龄。但在巴马，他们惊呆了，在百岁老人家中，他们发现一本本用纱纸订成的旧得发黄的小本子上，用中国传统的天干地支纪年法记载着这一家族人员的生辰八字，每一个家庭成员的出生年月日时全记在上面。这种现象令他们折服。他们认为巴马的百岁老人的实际年龄准确到年月日时，为其他国家所没有，他们认为巴马是名副其实的世界长寿之乡。

2000年第五次全国人口普查，在巴马23.88万户籍人口中，90岁以上的老人有530人，其中100岁及100岁以上的有74人，相当于每1万人就有3.1位百岁寿星。

2003年11月11日，首届巴马国际长寿学术研讨会在县城京都酒店六楼会议室举行，有120名国内外专家学者参加。其中，国外专家有日本国际自然医学会会长、医学博士森下敬一等14人，国内专家有：原中国卫生部老年科学研究所遗传室主任、博士生导师杨泽，广西医科大学公共卫生学院院长张志勇博士，广西江滨医院院长郑陈光教授，广西医科大一附院内科主任唐国都博士，广西江滨医院内科主任吕泽平，新疆医科大学彭印高教授等。会上，森下敬一、杨泽、唐国都、吕泽平、陈进超等分别做了题为《丝绸之路长寿乡与广西巴马》《长寿现象对老年医学研究的启示》《广西长寿地区老年人肺功能状况及肝胆疾病流行病学的研究》《广西巴马长寿乡壮族长寿永生细胞株的建立》《巴马长寿研究概况与展望》等学术报告。森下敬一代表国际自然医学会给巴马县颁发"世界第五长寿乡"认定书。这是国际自然医学会颁发的唯一一份世界长寿之乡认定书。[①]

(三) 长寿原因

1. "六个不一样"的自然资源

一是不一样的空气,这里空气中负氧离子含量丰富,根据科学检测,空气中负氧离子含量在每立方厘米 20000 个以上,[②] 比一般内陆城市高出数倍乃至数十倍,素有"天然氧吧"的美誉;二是不一样的阳光,阳光中远红外线辐射强烈,在强烈的阳光下不觉得毒辣,红外线也有"生命之光"的美称;三是不一样的水,这里的水是小分子团水,呈弱碱性,富含微量元素,能调节血液酸碱性,消除血脂,增强免疫力,天然矿泉水无处不在;四是不一样的土壤,土壤富含适于人类生存、益于人类健康的锌、锰等矿物质,能降低脑血管和心脏疾病发病率;[③] 五是不一样的地磁,能对人体神经和血液起到调节作用,消除血液中的血脂;六是不一样的气候,属南亚热带至中亚热带季风气候的交汇区,夏无酷暑,冬无严寒,春秋凉爽,日温差小。受海拔高度和季风影响,平均日照时长为 5 小时,比同纬度平原区少 1~2 小时,有利于避免烈日暴晒,减少能量消耗。年平均气温约 20.4℃,给予人的舒适度很高。年平均雨日 180 天,平均相对湿度79%(国际长寿研究结果表明,平均相对湿度高于80%和低于70%都不利于长寿),利于养生保健。

2. 山青水秀洞奇物美人寿

山青,巴马坚持科学发展,实施环保优先战略,高度重视生态环境保

---

① 罗光勤主编《巴马瑶族自治县概况》,民族出版社,2008,第 25~28 页。
② 唐振宇、覃绍峰:《浅析广西巴马少数民族长寿老人的养生之道》,《中国民族医药杂志》2008 年第 14(12)期,第 74~76 页。
③ 黄璐、漆亚莉、黄娟:《巴马长寿养生国际旅游区特色文化资源优势分析》,《沿海企业与科技》2016 年第 6 期,第 59~62 页。

护，林业生态建设得到长足发展。全县有林面积由建县初期的 24.06 万亩增加到 2016 年的 233.2 万亩，森林覆盖率由建县初期的 0.82% 提高到 2016 年的 71%，超过了广西全区的平均水平，位于全国之前列。水秀，巴马盘阳河的水在大山中婉转流淌，自甲篆镇兴仁村始潜入山下，形成了长达几十公里的伏流暗河，然后从甲篆镇百鸟岩流出，是盘阳河注入红水河前的最后一处伏流出水口；赐福湖区内青山常绿，碧水常驻，湖山映衬，相得益彰，夫妻岩东面屹立，四叠泉南边飞涌，睡美人西北醉卧，莲花峰西麓回眸，近水远山皆有情，故人称"瑶山西湖"（见图 2-1）。洞奇，秀美多姿的盘阳河一河叠三景，造就百魔洞、百鸟岩、水晶宫等美不胜收的绝色风景。1987 年，当中国和英国的岩溶地质专家踏进百魔洞，进行了联合考察后，一致认为该洞集天下岩洞之美于一身，号称"天下第一洞"。百鸟岩洞中钟乳石千姿百态，各肖物类，水碧石净，光环影绕，洞有"三明三暗"处，仿若"三天三夜"。水晶宫洞中到处可见奇形怪状、洁白清亮、闪闪发光的钟乳石，洞中垂悬着白嫩、纤细、蜷曲且神态各异的水晶

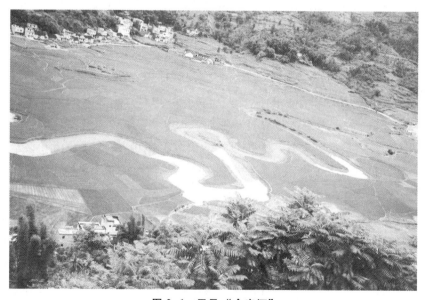

图 2-1 巴马"命字河"

资料来源：摄于 2018 年 1 月 15 日，本书图片如无特殊说明，图片来源均为实地调研所得。

球、水晶花、水晶草,故名为"水晶宫"。其中的卷曲石、鹅管石的形态、密度、规模、发育程度都属国内外罕见,且现仍处于生长和发育期。物美,巴马物产资源丰富,名优特产有香猪、野山茶油、火麻油和珍珠黄玉米、火麻仁等杂粮,还有油鱼、银鱼、黑山羊等。其中最美味、最具代表性的就是巴马香猪。香猪外貌清秀,个体矮、小、短、圆,性野早熟,素有"一家煮肉四邻香,七里之外闻其味"的美誉,被誉为猪中的"名门贵族"。巴马水富含矿物质和微量元素,呈弱碱性,属于小分子团水,含有适量的氧,具有一定的营养功能、养生功能。人寿,巴马人与自然和谐共生,长寿现象源远流长,不断演绎生命奇迹,享有"长寿圣地·养生天堂"的美誉,是全球公认、世界著名的长寿之乡,也是世界唯一长寿人口持续增长的地区。截至 2016 年,全县百岁寿星有 98 位,百岁寿星比例居六大世界长寿之乡之首。

3. 一方水土孕育一方人文

巴马长寿文化源远流长,人文资源十分丰富。清代时皇帝钦授巴马长寿老人不少寿匾,如清光绪二十四年(1898 年)赐赠邓诚才"惟仁者寿"寿匾、清同治八年(1869 年)赐赠杨润魁"春圃烟霞"寿匾、清同治三年(1864 年)赐赠黄宏慕"寿比岗陵"寿匾等。巴马县那桃乡平林村敢烟屯邓诚才因军功卓越在朝廷为官,他为官清廉,德高望重,屡建奇功,六十岁时还参加"英法战争",荣归故里后,用自己的俸禄购买甘蔗种送给村民种植,扶持群众发展香猪,增加村民收入,此外还将制作腊肉之法教予乡邻,造福地方百姓,深得百姓的敬重,1898 年 11 月,清光绪皇帝授予其"惟仁者寿"寿匾,一直被传为佳话。仁爱笃厚、素朴恬淡是巴马人的精神基质,其素有补粮、备棺、赐寿匾、赠寿联、送寿等民间习俗,孝道文化、长寿文化富于地域特色,底蕴丰厚。1960 年秋,武汉医学院长寿科学研究所专家根据广西区卫生厅和公安厅提供的线索,首次到巴马作长寿考察,巴马的长寿现象由此引起了国内专家关注,从此国内外专家学者纷至沓来,探研巴马,探寻寿秘。国际自然医学会会长、日本长寿专家森下敬一博士经过多次深入实地的考察认证后,于 1991 年 11 月 1 日,在东京召开的国际自然医学会第 13 次年会上宣布巴马为世界第五个长寿之乡(第五个被发现)。2003 年国际自然医学会在巴马举办巴马首届国际长寿学术研讨会，授予巴马"世界长寿之乡"认定书，这是国际自然医学会唯一颁发的一份世界长寿之乡认定书，国际自然医学会会长森下敬一博士称"巴马是上苍遗落人间的一块净土"，巴马被誉为"世界长寿之乡·中国人瑞圣地"。据统计，2016 年底，巴马有 98 名百岁老人健在，每 10 万人中就有 33 位百岁老人，约为国际标准的 5 倍（国际上"世界长寿之乡"的标准为每 10 万人中有 7 位健在的百岁老人），百岁人口占比居于六大世界长寿之乡之首，是唯一一个百岁老人持续增加的地区。这一现象，备受国内外专家学者关注，探研巴马长寿已经成为国内外专家学者共同关注的重大课题。巴马民族文化绚丽多姿，民族风情独特，表现形式多姿多彩，有"有瑶无处不有鼓，有鼓无处不有舞"的瑶族民俗，有壮族的歌、瑶族的舞，以及特有的铜鼓文化、"补粮添寿"古老仪式等（见图 2-2）。境内山歌、民谣、故事、谚语、舞蹈、弩文化等形式多样，内容丰富。瑶族婚俗、"祝著节"等，壮族的女婚男嫁、"三月三"歌节、"七月七"祭水节、"敬牛节"、"补粮"等民间文化丰富多彩。每年农历五月二十九祝著节和十月十六盘王节，瑶族同胞身着盛装，笑洒欢歌，铜鼓舞起，韵味浓烈。每逢壮族三月三，壮族群众自发结伴赶赴当地"三月三"歌节，青年男女成群结队赶歌圩、走歌场，以歌会友、以歌传情，歌声悠扬，场面蔚为壮观，民族风情极为浓郁。巴马长寿老人素有"饭养身、歌养心"和"歌养心、舞健身"的养生理念，爱好书法、棋艺、工艺、歌舞等。民族服饰、建筑、风情、嗜好、习俗、节庆、艺术、宗教等民间文化多姿多彩。红色文化和历史文化丰厚。据 2012 年第三次全国文物普查，县境内不可移动文物有 83 处，其中古遗址 26 处、古建筑 2 处、古窟寺及石刻 9 处；近现代重要史迹及代表性建筑物有 40 处，其中有 32 处是红色遗址。其中红军二十一师师部旧址、韦拔群牺牲地香涮洞、文昌阁、岜马山古庙、云盘山遗址等尤为盛名。巴马是百色起义的中心腹地和右江革命根据地的重要组成部分，20 世纪 20 年代，邓小平、张云逸、韦拔群等老一辈革命家领导老区人民进行了艰苦卓绝的斗争，在此领导了轰轰烈烈的右江革命斗争，先后开展了土地革命时期的三次反"围剿"、抗战时期的救亡运动、解放战争时期的万冈起义和解放前夕的十三次反"围剿"斗争，谱写了一曲又一曲气壮山河的英雄诗篇，创造了可歌可泣的革命老区精神。据解放

初期民政部门统计，平均每 7 户就有 1 人为革命牺牲，每 9 户就有 1 位
烈士。

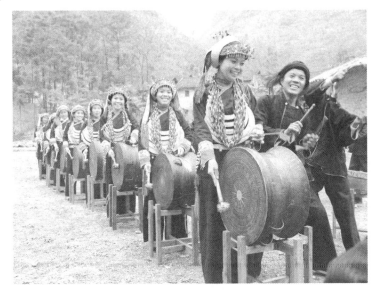

图 2-2　巴马瑶族风情

资料来源：巴马县人民政府对外宣传部提供。

（四）饮食文化

　　县内长寿区的长寿老人之所以长寿，饮食是一个最重要的因素。1979
年 8 月，由国家卫生部组织的中国三省（自治区）综合考察组，对县内长
寿老人的饮食调查表明，这里的老人长寿的因素是多方面的，但其饮食的
奥秘在于低脂肪、低动物蛋白、多蔬菜类型。老人主食以粗食为主，喜吃
豆类和蔬菜，热量摄入主要来源于碳水化合物。

　　玉米是县内长寿老人的主要粮食，因受地理环境的制约，山区适种玉
米。大部分百岁老人年均人用粮约 210 千克，每天每位老人食用玉米 0.5 千
克左右。县内人民食用玉米以熬粥食为主，蒸食和煮成干饭的很少。这里的
人将玉米粒磨成细粉末后，以文火久熬，合之成粥糊状。这种粥糊给未长牙
的婴儿、幼儿和牙齿脱落的老人食用，易于消化和吸收，自然医学专家们认
为这是理想的长寿保健食品，符合我国传统的中医学说"糜粥自养"的主

张。据医学鉴定，玉米须还可以治癌症，玉米有抗癌作用。玉米食品含纤维素多，吃玉米粥可以使人少患肠胃病，大小便畅通、量多、色泽正常。

豆类是县内长寿老人的第二主食品。县内盛产黄豆、饭豆、竹豆、豌豆、绿豆、地豆、猫豆、黑豆、四季豆等，年产豆类占粮食的 5%~10%，一年四季均有豆类食品，以黄豆较多，其次是绿豆、饭豆。县内群众习惯将黄豆磨成粉状制成豆腐丸食用，或与各种蔬菜（尤其是白菜、芥菜、南瓜苗）混煮，本地人称之为合家菜。此种吃法，既当菜，又作油料。境内农户，大部分家庭备有黄豆作为全年家用油料，也有发黄豆芽、绿豆芽做菜吃的。饭豆多以文火炖汤食用或与玉米粥、大米饭一起煮，可当主食用。黄豆富含食磷脂，蛋白质含量为 40%、脂肪和糖类含量为 20%，含有大量的维生素 A 和维生素 B，以及丰富的钙、磷、铁等矿物和各种维生素，是老年人营养摄入的主要来源和佳品。

绿豆，富含蛋白质、维生素及矿物元素。在县内长寿山村，煮绿豆汤是夏季大众化的消暑解热方法。县内西山、平洞、东山、甲篆、巴马等乡镇盛产豆类，这里的长寿老人每人每年食用豆类 25~50 千克。

薯类，是县内群众的主要杂粮之一，薯类占主食类的 20% 左右，一般从 10 月吃到翌年 4 月。据报道，日本防癌研究部门把红薯列为防癌最有效的果蔬食品。县内老人之所以健康长寿是与经常食用薯类有密切关系的。食用薯类，可以防止动脉硬化，避免过度肥胖，防止心血管系统的脂肪沉积，维护动脉血管弹性，从而降低心血管病的发生。

蔬菜、水果，在城镇和山村一年四季均产。春天以苦脉菜、芥菜、白菜类和少量豆苗为主，还有山间自然生长的茨藤菜、雷公根、艾菜等；夏天以苦脉菜、雍菜、南瓜苗、红薯叶、菜椒、野生蘑菇、香菇、慈菇、木耳、青竹笋、西红柿以及各种瓜类为主；秋冬以红、青、白、胡萝卜，芥菜，黄、绿豆芽为主。长寿者每人每天食用蔬菜约 0.5~0.75 千克。苦脉菜、豆苗、雍菜是这里长寿老人常吃的一种青菜，它含维生素 C、维生素 B 尤多。还有胡萝卜，长期食用，可起到消炎解毒、安心益气的作用，对老人的身心健康、延年益寿有很大帮助。县内长寿区的人们四季中还可以吃到大量的水果，如香蕉、芭蕉、柑、橘、柚子、柠檬、桃、李果、山葡萄、金樱、橄榄、山板栗、蝴蝶果、稳子果、柿子、马蹄香等。

植物食用油，如火麻仁、芝麻、黄豆油是县内长寿老人主要的食用油。东山、西山、平洞等乡，人年均食用火麻仁约 40 千克。火麻是石山区各户自己种植的油料作物。这里的长寿老人食用火麻仁是将麻仁磨或舂碎，经人工过滤处理后与各类蔬菜一起混煮。此菜味道清香，油而不腻。1979 年 8 月，中南三省（自治区）对巴马火麻仁的成分进行化验（《老年医学资料汇编》），鉴定火麻仁中不饱和脂酸含量最丰富，其中十八碳二烯（亚油酸）及十八三烯酸（亚麻酸）含量均较高，其次有蛋白质、卵磷酸等，可以润燥滑肠、滋养补虚，用于老人便秘，对降低血中胆固醇有良好的作用。山区也称火麻油为长寿油。另外，芝麻油和豆油也是长寿区的主要食用油之一。县内长寿老人长期以来以食植物油类为主，辅以其他动物油。在山村，逢年过节各家各户宰猪杀羊，山民们才多吃些动物肉类，主要是猪肉，也有羊肉、牛肉。如有贵客来访，有条件的宰鸡、鸭、鹅之类来招待。

（五）长寿老人

新中国成立前，巴马县境内有多少长寿老人，没有具体的统计数字。1956 年广西人口调查统计，巴马县有 15 位百岁老人。1960 年广西统计，巴马县 90 岁以上老人有 206 人，百岁以上的有 28 人，相当于每万人中有 1.1 个。1964 年第二次全国人口普查统计，全县百岁老人有 28 人。

1982 年进行第三次人口普查，全县人口总数为 242632 人，70 岁以上的老人有 7851 人，占人口总数的 3.24%。在老年人总数中，70~74 岁的共 3831 人，占人口总数的 1.57%，其中男性 1607 人、女性 2224 人，分别占人口总数的 0.66% 和 0.92%；75~79 岁的共 2198 人，占人口总数的 0.91%，其中男性 873 人、女性 1323 人，分别占人口总数的 0.36% 和 0.55%；80~84 岁的有 1141 人，占人口总数的 0.47%，其中男性 442 人、女性 699 人，分别占人口总数的 0.18% 和 0.20%；85~89 岁的有 408 人，占人口总数的 0.17%，其中男性 152 人、女性 256 人，分别占人口总数的 0.06% 和 0.11%；90~94 岁的共 160 人，其中男性 59 人、女性 101 人，分别占人口总数的 0.07%、0.02% 和 0.05%；95~99 岁的有 69 人，其中男性 35 人、女性 34 人，分别占人口总数的 0.028%、0.014% 和 0.014%；100 岁以上寿星共 50 人，占人口总数的 0.021%。

　　1990 年第四次人口普查，在全县 224043 名人口（不含 1988 年拨入大化瑶族自治县部分）中，70~79 岁的共 5769 人，占人口总数的 2.59%，其中男性 2400 人、女性 3396 人，分别占人口总数的 1.07% 和 1.529%；80~89 岁的有 1751 人，占人口总数 0.78%，其中男性 617 人、女性 1134 人，分别占人口总数的 0.27% 和 0.51%；90~99 岁的有 222 人，占人口总数的 0.09%，其中男性 84 人、女性 138 人，分别占人口总数的 0.03% 和 0.06%；100 岁以上的寿星共 66 人，占全县人口总数的 0.03%。1994 年 5 月 23 日，中国老龄科学研究中心和广西区老龄委组成联合调查组，对巴马长寿之乡的长寿老人进行了一次比较系统全面的问卷调查，全县健在的 100 岁以上老人有 79 人，其中男性 26 人，女性 53 人；瑶族 42 人，壮族 29 人，汉族 8 人；90~99 岁的有 173 人。

　　2000 年全国第五次人口普查统计，全县 100 岁以上老人有 74 人，占总人口 221708 人的 0.03%，其中男性 20 人，女性 54 人；95~99 岁的有 112 人（男性 31 人，女性 81 人），占总人口的 0.05%；90~94 岁的有 345 人（男性 98 人，女性 247 人），占总人口的 0.16%；85~89 岁的有 930 人（男性 312 人，女性 618 人），占总人口的 0.42%；80~84 岁的有 1773 人（男性 638 人，女性 1135 人），占总人口的 0.8%。从历次全国人口普查统计数来看，巴马的百岁老人均为壮、瑶、汉 3 个民族。1982 年，50 位百岁老人中，壮族有 17 人，占百岁老人总数的 34%，占本民族人口总数的 0.99%；瑶族有 30 人，占百岁老人总数的 60%，占本民族人口总数的 7.85%；汉族有 3 人，占百岁老人总数的 6%，占本民族人口总数的 0.93%。1990 年，66 位百岁老人中，壮族有 32 人，占百岁老人总数的 48.48%，占本民族人口总数的 0.02%；瑶族有 30 人，占百岁老人总数的 45.45%，占本民族人口总数的 0.077%；汉族有 4 人，占百岁老人总数的 6.06%，占本民族人口总数的 0.01%。2000 年，74 位百岁老人中，壮族有 38 人，占百岁老人总数的 51.35%，占本民族人口总数（153998 人）的 0.02%；瑶族有 29 人，占百岁老人总数的 39.19%，占本民族人口总数（38220 人）的 0.076%；汉族有 7 人，占百岁老人总数的 9.5%，占本民族人口总数（29109 人）的 0.02%。县内的百岁寿星主要分布在东山、西山、平洞、甲篆、所略及巴马镇 6 个乡镇。在 2000 年第五次全国人口普查统计的 74 位百岁老人中，有 52 位在这 6 个乡镇，占百岁老人总数的70%，其余零星分布在其他乡。①

20世纪60年代以来，国内外有关机构和专家、学者不断对巴马的长寿现象进行探秘，从不同的角度开展调查研究，普遍认为弱碱性的巴马泉水、空气中高含量的负氧离子、较高的地磁、宜人的阳光和温度、湿度等自然环境，以火麻、珍珠黄玉米、山茶油、苦脉菜等为代表的原生态食物及以清淡饮食为主要特征的饮食方式，以及终生劳动或运动等，是巴马长寿人群得以健康长寿的主要因素。

巴马百岁老人之所以健康长寿，是多因素综合的结果，不是某个单方面的因素就可以使人健康长寿，只强调采取某种方法就可以达到健康长寿的目的，那是偏颇和片面的。可以说，过去的研究都只从某个方面或角度解读了巴马百岁老人健康长寿的秘密，虽然他们的研究成果都是可信的，却是不全面的。巴马百岁老人健康长寿的秘密应该有六个主要方面，那就是：心理因素排第一，也就是生性乐观豁达、心胸宽阔气量大、容易知足少烦恼、顺应自然不强求、快乐无比不生气的人占的比例最大；终生劳动、适当运动排第二；环境优美排第三；良好的饮食习惯和食用原生态健康食品排第四；子孙孝顺和社会关爱排第五；智慧养生排第六。而其他因素也会起到一定的作用，比如遗传基因等。

"中国最年长寿星"，是一位十分神奇的寿星，她叫罗美珍，女，瑶族，1885年7月9日出生，2013年6月逝世，享年128岁。在2010年公布的第三届中国十大寿星排行榜中，当年125岁的罗美珍老人，被中国老年学学会认定为"中国最年长寿星"。说到罗美珍，我们不得不说另一位百岁老人，她叫蓝美凤，女，瑶族，文盲，1887年5月7日出生，1990年11月12日逝世，享年103岁，她与罗美珍嫁给同一个叫王天送的男人，做了很多年的妻妾。她们都住在离巴马县城12公里的一个桃源仙境般的村庄——巴马瑶族自治县巴马镇龙洪村巴买屯。在巴马，人活到百岁并不稀奇，但是，能活到花甲再周，而且每天都能上山劳作，却是一个奇迹了。更神奇的是，两个同嫁一个男人的好姐妹，竟然都活过百岁，成为当今有名的妻妾寿星。罗美珍结婚时比丈夫王天送大20岁，婚后为了躲避匪乱，又回到娘家住了几年，

---

① 罗光勤主编《巴马瑶族自治县概况》，民族出版社，2008，第29~30页。

才来丈夫家定居。45 岁生第一个孩子，可惜连生 4 个孩子都夭折了。她非常痛苦，觉得对不起丈夫，不能给丈夫留后。虽然丈夫对她很好，但她好像负债一样，心情总是不能平静。正当罗美珍为不能给丈夫留后而苦恼的时候，罗美珍的朋友蓝美凤守寡了。蓝美凤的丈夫在参加壮族英雄韦拔群领导的革命斗争中不幸牺牲，丢下蓝美凤母子无依无靠。于是，罗美珍萌生了一个对她来说是两全其美的办法，请蓝美凤来给丈夫做妾，既可以给丈夫续后创造条件，也让蓝美凤孤儿寡母有个依靠。拿定主意以后，善良的罗美珍亲自去把蓝美凤接来，给丈夫做妾。为了丈夫，为了女友，也为了自己，罗美珍做出了以上让人难以理解的举动。不久，蓝美凤为王家生下了两个男孩，圆了罗美珍当初的心愿而且在罗美珍 58 岁那年，幸福的光环也照到她的身上，她奇迹般地给丈夫生了一个儿子。这一切来得那么自然，收获的是感情付出后的回报。罗美珍与蓝美凤名为大、小老婆，实际上是两个亲如姐妹的苦命人，她们互相帮助，互相关心，共同持家，从不反目，从不吵架。新中国成立后，宪法不允许一夫多妻，他们便分成两家，各自跟自己的儿子居住。后来王天送逝世，她们仍以姐妹相称，两家兄弟也相亲相爱。妹妹蓝美凤 103 岁时无疾而终了，姐姐罗美珍多活了 20 多年，最终成为"中国十大寿星"之首。她的一生，经历了 3 个世纪，其"返老还童"的经历，让人感受到了生命的神奇。据罗美珍自述，1991 年 3 月她生了一场大病，几乎是同时耳朵听不见一点声响，眼睛看不见任何东西，头发似秋叶般落光，牙齿也掉得一颗不剩，感觉像是"死到临头"了。可她记得屋后山上有一种生在石缝间的野菜味道很好，很想吃，家人便去采集给她吃。说来也怪，过了几天，老人的病情便有了好转，先是身上的老皮剥落，长出新皮，又红又嫩，在身体慢慢康复的同时，还长出了不少的新发，也长出了几颗牙齿，视力和听力都恢复如初了。很多人都问老寿星："你为何如此长寿？"老寿星说："我是接了命的，所以长寿。"说得也是，一个没有文化的 19 世纪老人，她可能真不知道为何比别人长寿，更无法从科学原理上寻找答案。她只知道，在她生病时，儿孙按照巴马地方风俗为她举办补粮接命仪式，因而，在她的观念里，接了命就能长寿。也许正因为在她的精神世界里，有了"接命命就长"的自信心，才让她活得如此轻松、如此自如、如此绵长。老寿星的儿子说，他母亲有三大特点：一是心地善良，胸怀宽广，她一生善待家人，善待别人，因而家人十分爱戴她，别人也尊重她，让她过得十分开心；二是自年轻时起就特别喜欢吃野菜，比如苦荬菜、雷公根、野牡丹、苦竹笋、艾菜、蕨菜等，这一习惯从未改变；三是一辈子劳作，总是闲不住，她百岁以后还是每天都上山劳动，打柴、捡猪菜、护理庄稼等，早出晚归，日复一日，劳作不辍。纵观罗美珍的一生，她的长寿养生经验与她儿子总结的都有关。其中，清淡饮食和终生劳动是巴马农村多数人都能做到的，人们很难做到的就是心胸豁达，知足常乐，心无烦忧。别人做不到，但罗美珍做到了，所以她才成为"中国最年长寿星"。

在巴马的300多位百岁老人中，他们的生活环境、家庭环境、生活方式、饮食习惯都各有不同，唯一相同的就是他们的心态都比较好，不生气是他们共有的特征。可以说，人的心态是否正常，不仅影响健康，而且还会影响寿命。不良的情绪如果调控得不好，必然会对人的健康造成影响。医学研究表明，情绪的好坏与人的健康密切相关。当人遇到精神压力而处于紧张、愤怒、焦虑等不良的心理状态时，就会引起生理上的异常改变。若时间较长，反复发生，便会诱发疾病。心理学认为，不良情绪会阻碍情感交流，导致内疚与沮丧，给疾病提供可乘之机。据统计，癌症、神经衰弱、胃肠疾病、心脑血管疾病都与人的情绪低落、容易生气密切相关。

世界卫生组织对人的健康有这样一个基本判断：人的健康长寿15%取决于遗传，10%取决于社会条件，8%取决于医疗条件，7%取决于自然环境，而60%则取决于个人生活方式和行为方式，生活方式和行为方式则主要是由人们的心态决定的。与忧伤为伍会愁上加愁，愁肠百结；和愉快结缘会感到满园春色、阳光灿烂。所以，要想健康长寿就要从"心"开始，遇事要想得开，善于把忧愁和烦恼抛开。只有时刻保持良好的心态，才能获得幸福和快乐，从而健康和长寿。

（六）长寿资源

巴马的长寿旅游资源有寿星资源、长寿风景与环境资源、长寿食物资源、长寿社会资源等。①

---

① 罗光勤主编《巴马瑶族自治县概况》，民族出版社，2008，第206~212页。

1. 寿星资源

分为长寿形象资源、寿星群体资源、寿星智技资源三种。

长寿形象资源。巴马瑶族自治县是世界第五个长寿之乡。1991 年 11 月 1 日，设在日本东京的国际自然医学会正式确认巴马为继前苏联的高加索、巴基斯坦的罕萨、厄瓜多尔的比尔卡班巴、中国的新疆和田之后的世界第五个长寿之乡后，2003 年 11 月 11 日，在首届巴马国际长寿学术研讨会上，会长森下敬一代表学会给巴马县人民政府颁发了"世界第五长寿乡"认定证，认定证上写道："国际自然医学会长寿乡调查团即森下世界的长寿乡调查团于 1991 年 9 月对中国广西壮族自治区巴马瑶族自治县进行了实地调查，根据调查结果，把它认定为'世界第五长寿乡'。"巴马被正式认定为长寿之乡，是国内外医学家和长寿学家经历了 30 多年的严肃、缜密的实地考察和经历三次全国人口普查进行科学的、权威性的论证后，统计得出的结果。如 1960 年调查，百岁以上老人有 28 人，百岁长寿率达 18.6/10 万；1979 年 8 月调查，百岁以上老人有 30 人，百岁长寿率达 13.1/10 万；1982 年调查，百岁以上老人有 50 人，百岁长寿率达 20.8/10 万；1990 年调查，百岁以上老人有 66 人，百岁长寿率达 30.8/10 万；1994 年调查，百岁以上老人有 79 人，百岁长寿率达 31.4/10 万；2000 年调查，百岁以上老人有 74 人，百岁长寿率达 33.37/10 万。其实巴马一带在历史上就有许多百岁老人，曾被人们誉为"一方人瑞地"。清光绪二十四年（1898 年），光绪皇帝钦命广西省提督给县境那桃乡平林村寿民邓诚才赠匾一块，匾书写"惟仁者寿"（《论语·雍也》）。县境东山乡巴布屯龙氏家族，在新中国成立前后 50 年有 7 位百岁老寿星。这些表明，长寿历来就是巴马人的象征。"世界第五长寿乡"无疑是一顶金光灿烂的旅游形象桂冠。巴马是世界百岁长寿率上升最快的长寿之乡。从几次长寿人口调查数字看，1960~2000 年，百岁长寿率从 18.6/10 万到 20.8/10 万到 30.8/10 万到 31.4/10 万再到 33.37/10 万。2000 年比 1982 年每 10 万人口百岁老人增加 13 人。上述百岁长寿率的变化，表明作为世界长寿之乡的巴马长寿群体在不断增加，百岁长寿率也在迅速提高，并臻于世界前列，成为世界长寿乡中百岁长寿率发展最快的地区。巴马的这一长寿延续发展态势，构成了巴马长寿区的另一动态发展形象。

巴马长寿之乡是世界长寿科学研究的热点和中心点。广西于 1956 年和 1960 年进行的人口调查发现巴马百岁老人突出，引起了国内外人类学和医学界的重视，特别是 1979 年中华医学会的老年医学会和卫生部组织粤、桂、鄂 3 省区 25 所大专院校、医疗单位、专家教授对巴马进行全方位的综合考查。宣布巴马为中国长寿县后，世界各国对巴马的关注和研究活动越来越频繁，至此巴马寿乡已成为全球长寿科学研究的热点和中心。巴马长寿情况多次被英、美、法、意、加、澳、泰、日等国家和我国港、澳、台地区新闻报刊、电台、电视台所报道；多次在国际长寿医学会上被列为主题研究内容，多次接受海外专家学者、记者到巴马老人家庭采访；多次被拍摄为专题电视片在许多国家放映；多次正式发表了巴马长寿之乡调查报告和长寿研究成果。

寿星群体资源。根据 1982 年第三次全国人口普查，1990 年第四次人口普查和 1994 年中国老龄研究中心调查三次大规模调查，县境内盘阳河流域存在一个寿星分布密集带，境内有相当数量的七八十岁以上寿星群体。其寿民总数为：80~89 岁老人 2628 人，90~99 岁老人 119 人，100 岁及以上老人 79 人。2000 年第五次全国人口普查，全县 65 岁以上人口有 13593 人（各年龄断没有具体分出），80% 以上分布在盘阳河流域。

寿星智技资源。巴马百岁长寿老人中，尽管有许多寿星没有学历或学历很低，但他们具有较高的智商，他们的视力、体力、智力、记忆力、表现力很惊人，他们当中不乏射弩能手、剪纸刺绣能手、讲故事能手、唱山歌能手、背诵能手、书法能手、诱鸟养鸟能手、编织能手、特殊功能表现能手和寿星"大力士"等。他们的智技资源通过发掘、引导、培育，即可成为吸引力巨大的旅游资源和旅游产品。

2. 长寿风景与环境资源

长寿风景与环境资源是指与长寿有关的各种自然风景与环境因素和条件的总称。根据长寿区风景与环境的结构，可以分为长寿风景资源和长寿环境资源两部分。长寿风景资源主要有长寿岩溶地貌景观和长寿河湖泉瀑景观两种。

长寿岩溶地貌景观包括长寿岩溶峰林丛群、洞穴群、陷坑群。

长寿峰林、峰丛群。岩溶峰林、峰丛是长寿区内最直接、最突出、最典型的景观。大批长寿老人都以这些风景地貌为载体，吸收大量岩溶石峰地貌提供的丰富营养元素。该地貌有两种类型，一是高峰丛深洼地，为构造—溶蚀类成因。在盘阳河以北的甲篆、西山、凤凰、东山等乡。峰顶呈圆锥状，洼地呈圆形、椭圆形，底部多漏斗、溶井、溶洞、落水洞等。二是中峰丛河谷，主要出现于盘阳河以南的所略、甲篆、巴马镇等地，为溶蚀—剥蚀类成因。谷地呈峡谷状，谷地中有常年性、季节性河流，边缘有蚀水溶洞、漏斗、出口泉、伏流等景观。这样的地区，水和土壤含有适当比例的微量元素，包括低锌/铜比和高锌/镉比；空气清洁，空气负氧离子的浓度高；封闭条件优越，环境安宁，无噪声污染；日照时数少，人的劳作多在阴凉天气中进行，避免烈日暴晒，减少体力消耗；人们每天需在崎岖不平的地面行走，劳动条件艰苦，运动量大，从而又增强了肺活量，促进了新陈代谢，提高了身体的抗疾能力。

长寿岩溶洞穴群。县境盘阳河流域有世界罕见的岩溶洞穴群。它们像一座座天然的宫殿，雄伟壮观，千姿百态，有极高的观赏、研究、探险、疗养、娱乐价值。盘阳河流域的岩洞，无洞不幽、不奇。钟乳石、石柱、石锥、石笋、石塔、石台、石花、石幔、石旗、石珊瑚、石珍珠、石瀑布琳琅满目，五彩缤纷。有的似巍巍丛林，有的似皇宫宝殿，有的像万水千山，有的仿人物肖像，有的似飞禽走兽，有的如花鸟虫鱼，真是天造地设，鬼斧神工，无奇不有。其中不少溶洞的体量和造型，在全国和世界居于显著地位。如被中英联合探洞队称为"天下第一洞"的百魔洞，被人们誉为"水上芦笛岩""洞中九寨沟"的百鸟岩等。这些洞穴空气中尘埃微粒和有害微生物极少，温度相对较低，湿度较高，空气负氧离子含量比洞外丰富，可以调节人的自主神经系统，增加人体各器官机能的协调能力和明显地改善大脑皮层的功能。有不少洞穴还有人体必需的微量元素铁、锌、锰等。巴马百岁寿星大多数居住在这些溶洞丛育之地，不少百岁老人经常进出岩洞或曾在岩洞居住过。可见，洞穴可以促进长寿，因而人们称其为"长寿溶洞群"。

长寿岩溶陷坑群。巴马长寿区有大量岩溶陷坑，其中有几个陷坑，发育规模之大、之秀、之幽，在全国名列前茅。如被人们称为"巴马第一奇谷""中国最秀丽的地下花园"的交乐天坑，坑底有阴河，有洞穴，有高大石峰，有浓密的林木，空气中有丰富的负氧离子，具有观赏、避暑、疗养、考察功能。距交乐陷坑不远的好龙陷坑，长宽在1000米以上，深200多米，底部有河床、泉溪，是我国目前最整齐、最完整的大陷坑。

巴马有许多以长寿功能著称的河湖泉瀑。这些水体既是清澈如镜的风景水，又是富含长寿营养元素的琼浆玉液。这里的水清碧而美丽，营养促长寿，二者的有机结合，构成了丰富多彩的长寿河、长寿湖、长寿泉、长寿瀑。

长寿河。在巴马最著名的是盘阳河。源于凤山县的盘阳河是一条发育有岩溶奇观的神秘之河，它在整个流程中，出现"四进""四出"的自然奇观：一进平乐（凤山）石门，一出坡心犀牛洞；二进袍里（凤山）山下，二出好合（巴马）响水洞；三进响水西山，三出坡月百魔洞和柳羊洞；四进松吉白熊洞，四出烈屯百鸟岩。盘阳河这种进山出洞现象，构成了理想的天然浴场。沿途汇集了无数条优质矿泉水，使之富含各种长寿所需的矿物质和微量元素，从而孕育了众多的百岁老人，仅巴马县境河段就养育了40多位百岁老人。沿河两岸人家，世世代代饮用盘阳河水，引水浇灌农田。一年大部分时间，每到傍晚，男男女女都到盘阳河中裸浴（男女分开）。因此在盘阳河两岸的村寨里，到处都可见到长寿老人，百岁长寿率特别高。而盘阳河支流龙洪河，风景更别具一格。沿河有世界上罕见的田园风光，起伏多姿的石峰、溶洞、"天窗"和水田、村寨、翠竹、古榕、木棉……和谐地配置于一体，风景秀丽，令人赞不绝口。特别是"天窗"，有方形、圆形、三角形，造型之奇，天下少见。这条河从东兰县江平至坡丰段，形成"四进四出"的溶洞河谷风光，在水洞附近，构成一幅天然江河八卦图，阴阳鱼图案乃至鱼眼都非常清晰自然，此种景观在我国自然山水风光中绝无仅有。

长寿湖。红水河岩滩电站大坝封水后形成的百里长湖，其中有4千米在巴马境内，它因位于赐福村，而被称为"赐福湖"；又因湖面出现未被淹没的山头而构成的多岛景观，被称为百岛长湖。此湖是山、水、泉、瀑、长寿村寨、凤尾绿竹等景素的最佳结合点，著名的胜景有赐福半岛、赐福三岛、赐福矿泉、赐福跨水大桥、四折飞瀑以及两岸的猫耳山、美女山等。乘船游览，可欣赏水绕峰回、崩崖绝壁、孤峰倩影、翠竹古榕等水乡风光。晴天，碧水蓝天，波光闪烁，犹如一卷色彩斑斓的彩墨画；阴天，烟雨迷蒙，雾岚缥缈，整个景区充满了一种朦胧美景。

长寿泉。巴马有许多富含各种微量元素的矿泉，成为哺育长寿老人的营养库。现在已成规模开发的有长绿山矿泉和赐福矿泉。前者经专家测定：含有 24 种人体需要的微量元素，无毒无菌，清爽甘甜，长期饮用能调节人体机能，促进血液循环，祛病健身，尤其对风湿性关节炎和皮肤病有疗效。用它酿酒，出酒率特别高，酒味很香醇。该矿泉水日允许开采量达 1375.66 吨，是目前广西发现的流量最大的常温低矿化度、低钠含偏硅酸、重碳酸钙型饮用天然矿泉水，被美国华尔街记者称为"神仙水"，是国际自然医学会推荐饮用水。赐福矿泉水生成于三叠系地层，除了锶、偏硅酸达标外，还含有溴、碘、锌、锂、硒等 10 多种对人体有益的微量元素，这在广西属首次发现。巴马类似这样的长寿泉还很多，长寿老人世代代都饮用这些泉水，并常用它来沐浴洁身，故寿泉区长寿老人数量特别多。"饮浴寿泉圣水，永远健康长寿"，众人的这一赞誉一点也不夸张。

长寿瀑布。由地表水在裂点跌落而成的瀑布，最著名的要数赐福湖滨坡贵村的四折飞瀑。该瀑布落差为 70 多米，气势磅礴，景象四折，远眺似天上抛下几匹白练，上接云天，下吻百岛湖。每折瀑布下均形成一深潭，清净无尘，可饮可浴，是巴马最壮丽的飞瀑流泉景观。

长寿环境资源。自然环境也是长寿的重要因素，在巴马，它集中地反映在食物和空气质量两个方面。在食物方面，由于吃了水土中转移到植物食品里的各种营养元素，居民能够长寿。如：巴马人吸取的促寿元素锰和锌尤比其他地区多，据 1979 年调查，长寿老人发锰的含量为 22.47 ± 13.31 ppm，比广州老人发锰含量 2.23 ± 1.17 ppm 高 10 倍。在空气质量方面，由于多种自然因素综合影响，巴马空气的洁净度和负氧离子的浓度特别高，一年内负氧离子浓度在每立方厘米 1 万~2 万个，最高的西山乡达 5 万个。

长寿食物资源。在巴马这个长寿的地理、气候条件下生长的动植物，多为长寿食物和食品。据化验，盘阳河流域生长的玉米、蔬菜、水果，特别是野菜、野果，各种人体需要的维生素、氨基酸和植物纤维都高于其他地区，如粮食中的粳米、玉米；油类食品中的茶油、火麻；蔬菜食品中的竹笋、蘑菇、猫豆、黑豆、南瓜；肉类食品中的香猪、山羊、油鱼、土鸡；果类中的板栗、蝴蝶果；芋类中的芭蕉、魔芋；饮料类中的甜茶、绞股蓝茶、大米酒、玉米酒、糯米酒、蛇酒、蛤蚧酒等。到长寿之乡多住一天，多吃一碗珍珠黄玉米粥，多品一块香猪肉，多喝一羹火麻汤，这已成为众多人的愿望。

长寿社会资源。县境盘阳河流域的各民族优良的生活习惯、社会文化、精神生活，有益于健康长寿。这里远离都市的喧闹，平平淡淡才是真，和谐的家庭和社会生活环境，造就了人们的清心寡欲，返璞归真，自然而然形成了清淡的处世心态，达到了长寿的精神生活境界。

巴马的长寿社会资源表现有：尊老敬老，益于老年人身心健康的社会风尚；独具特色的恋爱、婚姻和家庭生活方式，在心理上和生理上营造了一个适宜长寿的生命环境；牛筋椅、添寿补粮习俗和祝寿民俗文化；优良的生活习俗；善于寻找生活乐趣；保留着浓厚古朴、多姿多彩的民族风情；独特的民族体育和节日庆典活动项目如抛毽子、山歌和歌会、斗画眉、布努瑶祝著节、三月三歌节、壮牛节等。

大化瑶族自治县

（一）基本概况

大化瑶族自治县成立于 1988 年 10 月，位于广西壮族自治区中部偏西北的红水河中游，由当时河池地区都安瑶族自治县、巴马瑶族自治县以及南宁地区马山县的边缘接合部组成，县人民政府驻大化镇。大化水陆交通便利。水路上湖可达云、贵等省，顺流可抵粤、港、澳等地，是西江上游的水上门户，公路距自治区首府南宁仅 130 多公里，目前已开通高速和二级路，仅一个小时左右的车程。

大化县古为百越之地，秦属桂林都地，汉元鼎六年（前 111 年）划入定周县，五代十国时统属宜州地，宋归右江道，元属田州路，明清时隶属思恩府，民国和解放后分属都安、巴马瑶族自治县和马山县。全县总面积 2716 平方公里，辖 13 乡 3 镇的 155 个行政村和 3 个居民社区。现有人口 44.94 万人，其中农村人口 37.66 万人，库区人口 10.7 万人，瑶族人口 9.56 万人，是一个集"老、少、山、穷、库"于一体的国家新时期开发扶贫重点县。

大化的县情，根据区位、资源、历史，文化、民风等因素可归纳为

"五区五乡"。"五区":一是革命老区,是邓小平、张云逸等老一辈革命家战斗过的地方;二是少数民族聚居区,瑶、壮等少数民族占全县总人口的92.33%;三是国家重点扶持的贫困山区,石山占全县总面积的90.1%,是全国592个扶贫开发重点县之一,全县共有119个村被确定为扶贫开发重点村,其中43个村被列为全区"十一五"扶贫开发整村推进贫困村,目前全县贫困人口有17.62万人,占全县农村户籍人口37.03万人的47.6%;四是水电站库区,大化、岩滩、百龙滩三大电站库区涉及人口10.7万人,其中需要安置移民6.5万人;五是红水河—七百弄喀斯特(岩溶)风景名胜区。"五乡":一是水电之乡,在县境内梯级建设两座国家大型水力发电站,即大化水电站、岩滩水电站,在全国少有;二是硅石矿之乡,岩滩库区三乡一镇(羌圩乡、乙圩乡,北景乡、岩滩镇)有丰富的硅矿资源,是我国三大硅石矿基地之一;三是淡水养殖之乡,县内两大电站库区有水面和库汉10余万亩,渔业放养总面积6.64万亩;四是世界瑶族文化之乡,大化县是全国10多个瑶族自治县中瑶族人口占总人口比例较高的县份,瑶族的创世史诗《密罗陀》就是诞生于此,全世界仅存铜鼓2400多面,其中有400余面就在大化;五是中国观赏石之乡,发现于20世纪90年代的大化彩玉石以皮细、色艳、质硬、形异而著称,这个新石种一经发现即名震中外,成为当今中国最热门、最名贵的观赏石之一,目前已荣获"中国观赏石之乡"称号。

大化是"河池市长寿带"的组成部分,地处巴马长寿养生国际旅游区南部,与巴马、东兰、凤山等县共同形成了广西的长寿"金三角"。近年来,广西壮族自治区提出要重点打造"巴马特色长寿养生文化"。大化地理气候条件独特、自然生态优良,少数民族文化浓郁、民俗风情淳朴,人们勤劳敦实、心态健康、生活幸福。根据中国老年学会公布的第二届"中国长寿之乡"评审标准,经专家核查,2013年底,共有存活实足百岁以上老人88人,占户籍总人口的比例为19.58/10万;全县平均预期寿命77.94岁,高于2010年76.8岁的全国平均预期寿命1.14个百分点;全县共有60岁及以上老人57903人,其中80岁及以上老人有9743人,80岁以上老年人占60岁及以上老年人口的比例为16.83%,大于标准要求的14%,综合三项基本指标全部符合标准要求。另外十二项参考指标有九项符合标准要求,超过三分之二。根据第二届"中国长寿之乡"评审标准,中国老年学会授予大化县"中国长寿之乡"称号。

(二) 长寿现象

大化县 2013 年底户籍人口为 44.94 万人,大大超过中国老年学学会公布的户籍人口 15 万以上的县级以上基层行政区划单位,经在全县范围内广泛调研、扎实核查,大化县的各项指标中,三项基本指标全部符合标准要求;十二项参考指标有九项符合标准要求,超过三分之二。

长寿代表性: 2013 年底,共有存活实足百岁以上老人 88 人,占户籍总人口的比例为 19.58/10 万,此项达标。

长寿整体性: 根据 2010 年第六次人口普查结果,全县平均预期寿命 77.94 岁,高于 2010 年 76.8 岁的全国平均预期寿命 1.14 个百分点,此项达标。

长寿持续性: 2013 年底,共有 60 岁及以上老人 57903 人,其中 80 岁及以上老人 9743 人,80 岁及以上老年人占 60 岁及以上老年人口的比例为 16.83%,大于标准要求的 14%,此项达标。

十二项参考指标有九项符合标准要求,超过三分之二。

2013 年城镇居民年人均可支配收入为 14752 元,低于标准要求的全国平均水平 (24200 元),此项不达标。

2013 年农村居民年人均纯收入为 4729 元,低于标准要求的全国平均水平 (7907 元),此项不达标。

2013 年恩格尔系数为 0.3992,小于标准要求的 0.4,此项达标。

2013 年基尼系数为 0.22,小于标准要求的 0.4,此项达标。

2013 年 15 岁以上人口平均受教育年限为 7 年,小于标准要求的 9 年,此项不达标。

从 2014 年 1 月开始,百岁老人获得的政府补贴为每人每月 500 元,大于标准要求的每人每月 300 元,此项达标。

2013 年共有养老床位数 1390 张、每千名老人拥有养老床位数为 24 张,大于标准要求的全国平均水平 (23.4 张/千人),此项达标。

2013 年共有卫生技术人员 2382 人 (卫生技术人员不包括工勤人员),

每千人拥有卫生技术人员数为 5.3 人，大于标准要求的全国平均水平
（5.28 人/千人），此项达标。

2013 年森林覆盖率为 64.75%，大于指标要求的 21%；城镇公共绿地
面积为 2690000 平方米，人均公共绿地面积为 19.38 平方米，大于指标要
求的 10 平方米/人，此项达标。

环境空气质量达到《环境空气质量标准》（GB 3095—1996）二级标
准，此项达标。

生活饮用水水质常规指标（42 项）和非常规指标（64 项）及限值，
都符合规定标准，此项达标。

建有大化瑶族自治县长寿研究会，此项达标。

（三）长寿原因

气候宜人、自然资源奇特，是人们生活健康的前提。 大化是一块"人
间净土"和"天然氧吧"。县境地处南亚热带季风气候区北缘，年平均气
温 18.2～21.7℃，相对温度月平均变化不大，无霜期长。年降雨量在
1249～1673 毫米，气候温和，雨量充沛，雨热同季，光照充足，空气清
新。全县农村沼气池入户率达 50%，森林覆盖率达 64.53%。因县境内无
高耗能高污染的工业企业排放废气、废物和化学药品等，所以灰尘、微粒
极少。经测定，境内空气中的负氧离子含量每立方厘米有 2 万个以上。置
身大化，物候和谐，空气洁净，山水清秀，使人心旷神怡，神清气爽，怡
然自得，如同超然世外。

大化具有山奇、水秀、湖旷、洞秘、峡险、洼深、坝雄、瑶壮民族风
情独特八大特色。中科院李吉钧院士等专家曾经评价大化是"世界上喀斯
特高峰丛深洼地发育最典型的地区，具有世界自然遗产等级"，七百弄国
家地质公园便坐落于大化腹地。该公园因主要地质遗迹为高峰丛深洼地，
在公园 486 平方千米范围内海拔 800 米以上的石峰有约 9000 座。石峰造型
奇特，底部基座相互连接，峰顶海拔高程一致，形成 900～1000 米高的岩
溶剥夷面，是世界上发育最典型的峰丛地貌，公园共有深浅不同的连地
2566 个，324 个原始古朴的瑶寨分别点缀其中。加拿大皇家学会院士 D.
福特教授前来考察后称，该公园有条件列入"世界自然遗产名录"。另有

大化彩玉石是大自然赋予大化人民的一份珍贵礼物。大化彩玉石石质坚硬，硅化玉化程度高，石形奇特，千姿百态，花纹图案变化无穷，色彩艳丽和谐悦目，集中国绝大部分观赏石的优点于一身，深受国内外奇石爱好者和藏石家的盛赞、青睐，引得争相购买和收藏。

民风醇朴，人文资源丰厚，是人们心态健康的基础。大化人民天生乐观开朗，善良宽厚，尊老爱幼，乐于助人。尤其是老年人大多心境平和，安于现状，待人接物态度真诚和善，对同辈人尊重、对下辈人慈爱，以宽厚的态度对待别人，较少对生活有苛求和不满，壮、瑶民族每年均有传统节庆习俗等文娱活动来调剂生活，壮族民间的"三月三"歌节和瑶族民间庆祝丰收的"祝著节"等历史悠久且文化底蕴深厚的传统节日，是大化民间民俗文化的代表。近年来，随着乡村文体设施不断完善，乡村老人文艺队、农艺队越来越多，文化活动越来越丰富。平时，老人们自编自导自演群众喜闻乐见的文艺节目，利用春节、中秋节等节庆日，通过开展联欢会、座谈会、祝寿会、对歌会等活动进行交流，既丰富了老年人的精神世界，又满足了老年人的生活需求。文明古朴的民族文化，无忧无虑的生活习性，快乐健康的心态，构成大化寿星们的长寿秘诀。

大化拥有红水河梯级开发的两大水电站、桂西游击队指挥部旧址、红七军二十一师成立庆典遗址、大化彩玉石珍宝馆、莲花山佛教圣地等大批人文景观。其中，大化水电站是红水河上兴建的第一座大型水电站，电站蓄水形成42千米长的河谷水库，河水清曲，两侧峰峦叠嶂、竹木葱葱，木棉树花红染水、白絮漫江，在烟雨笼罩下，山光水色扑朔迷离，田园村落和红花翠竹连续展现，形成"百里画廊"，四季均可游览。行船其中，修篁摇曳，粼波倒映，有"物在山间行，人在水中游，船移景换之移，水移千尺如常"之妙。岩滩水电站是红水河梯级开发的第五级电站，装机容量181万千瓦。电站蓄水形成的面积达56平方千米峡谷水库，山环水绕、山水交融、高峡平湖、多姿多彩，是人们垂钓、水上运动、休闲、健身、度假的胜地。

社会和谐，经济发展，为人们健康长寿提供物质保障。近年来，大化县围绕建成国家重要生态县、首府生态民族卫星城、红水河旅游带旅游目的地等奋斗目标，全力推进工业化、城镇化、农业产业化，全县经济繁荣、政治稳定、社会进步、人民安居乐业。2013 年，全县地区生产总值 35.6460 亿元，财政收入 4.003 亿元，规模以上工业总产值 13.7547 亿元，农林牧渔业总产值 13.6818 亿元，全社会固定资产投资 21.8 亿元，社会消费品零售总额 12.5 亿元。

产业发展风生水起。工业方面形成了以水电、矿产品加工、沿岸建材加工、农产品加工、中药材加工等行业为基础的良好结构，主要产品包括电力、金属硅、硅锰合金、水泥、人造板、蔗糖中成药等。农业方面有以甘蔗、核桃、水果种植和淡水、生猪、林下养殖为代表的农业支柱产业。同时，以旅游业为代表的第三产业正茁壮成长起来，近年全县年均接待国内外游客 33.16 万人次以上，旅游外汇收入 60 万美元以上，国内旅游收入 2.9 亿元以上，在广西壮族自治区的《重点国际旅游目的地规划》中，大化县被定位为全国岩溶生态旅游胜地、江河生态旅游示范区、中国奇石文化旅游首选地。

民生项目日新月异。2013 年初，大化县易地扶贫搬迁示范项目一期工程被写入广西 2013 年国民经济和社会发展计划报告，被列为自治区层面统筹推进的重大项目。大化全县上下抓住机会决心建设一个新的生态民族新城——"再造一个大化"。新的生态民族城，经专家评审总投资 39.7 亿元，规划总用地 375 亩，安置 6000 户 3 万人。搬迁农民在人流聚集和产业开发的环境下，通过发达的信息流，将得到更多的就地就业和创业机会，收入也将得到大幅度提高，真正实现"搬得出、稳得住、能发展、可致富"的目标。在县城中心区，实施"两纵五横"街道环境综合整治项目，使大化县城充分体现大化自然景观、文化底蕴和民族特色。同时实施城南广场项目、管网配套项目、建丰南路工程、城西垃圾中转站项目、江滨文化公园及地下人防工程等大批基础设施。另外，总投资 13 亿元的红水河百里画廊国际长寿旅游项目、总投资 5.5 亿元的七百弄国家地质公园生态养生旅游项目、总投资 16 亿元的盘阳河流域岩滩湖光山色国际长寿养生旅游项目、总投资 3.8 亿元的彩玉石景区建设项目 4 个旅游景区项目已被列入 2013~2017 年广西壮族自治区重点项目规划盘子；投资 8 亿元的红水河沿岸二级公路、投资 8 亿元的大化县都阳至七百弄国家地质公园景区至东兰隘洞二级公路等项目已被列为广西壮族自治区重点旅游交通基础设施项目。

教育卫生事业蒸蒸日上。近年来，大化财政资金优先投入教育，全县有村完小以上公办学校 201 所、小学教学点 31 个、民办幼儿园 63 所，在职在编教职工 3989 人、在校学生 73219 人，校园总面积 1461350 平方米，生均达到 21.22 平方米。通过整合闲置校舍资源投资 723 万元改扩建了 11 所乡镇中心幼园，改扩建面积 14700 平方米；投资 1432 万元改扩建 54 所村级小学的属幼儿园，改造园舍面积 91465 平方米，还在县城筹建县五中、六中和县三幼、三幼、县民族小学等。同时，不断完善城乡医药卫生服务体系。2011~2013 年，共投入资金 1.052 亿元，建设村卫生室 153 个、县人民医院住院楼 1 个、中心卫生院 5 个，超过 1988~2010 年卫生基础建设投资的总和。群众医疗支出比重逐步下降，新型农村合作医疗制度实现全覆盖，卫生信息化建设进一步加强。

老年人事业蓬勃发展，为人们健康快乐营造浓厚氛围。大化县委、县人民政府一向重视老龄工作，在建县当年就成立了县老龄工作委员会，由分管副县长任主任，县民政局局长任常务副主任，下设办公室，有固定的办公场所和人员编制。2013 年又成立了大化瑶族自治县长寿研究会，为全县老龄工作的开展奠定了组织基础和理论支撑。

老年人优待政策全面落实。近年来，先后下发了《大化瑶族自治县老年人优待规定》、《大化瑶族自治县 80 周岁以上高龄老人生活补贴发放管理暂行办法》和《大化瑶族自治县新型农村社会养老保险试行办法》等文件，给予老年人许多政策性的照顾。老年人持有老年人优待证进入公共文化场所、博物馆、展览馆、纪念馆、旅游景点、体育场所以及乘车、乘船、就医、如厕、法律援助等均享有优惠或优先待遇。同时，凡具有大化常住户口且年满 80 周岁的老年人，均可申请享受高龄老人生活补贴。其中，80 岁至 89 岁老年人每人每月补贴 80 元；90 岁至 99 岁每月补贴 100 元；100 岁至 109 岁每月补贴 500 元；110 岁至 119 岁每月补贴 1000 元；120 岁及以上每月补贴 2000 元。

老年人生活有了切实保障。基本养老保险制度覆盖面逐年扩大，80 岁及以上老年人都能获得政府给予的生活补贴，政府将全县低入群体全部纳入低保供养，"五保对家"实现应保尽保，并实施住院和居家医疗教助，帮助全县农村"五保户"参加了新型农村合作医疗。县人民政府还启动"'五保户'安居工程",先后筹资 600 多万元,为农村"五保户"新建"五保村"75 个。

老年人福利事业快速发展。2011 年以来,先后投入 2000 多万元完善乡村医疗卫生服务一体化管理和敬老院、"五保村"建设;筹资 60 多万元支持各村成立老年协会;将百岁老人和空巢、失能、困难家庭的老年人纳入政府资助的居家服务范围;在县城建立老年人活动中心,并加快其他社会养老设施建设步伐;坚持把老龄事业纳入为民办实事工程,县财政帮助解决贫困长寿老人参加新型农村合作医疗和大病救治等方面费用;组织开展到敬老院、"五保村"送戏曲、电影的慰老活动,不断丰富老年人的精神文化生活,确保长寿老人老有所养、老有所学、老有所为、老有所乐。

敬老爱老蔚然成风。近年来,大化广泛开展敬老爱老活动,倡导百事孝为先,寿星们都受到社会的普遍尊重。每逢春节、重阳等传统节日,各级党政领导入村进户慰问老年人,为百岁老人发放慰问金和慰问品,使长寿老人切实感受新生活的幸福,感受党和政府对老人的关心和爱戴,心情舒畅地安享晚年(见图 2-3)。

（四）敬老风俗

祝著节是布努瑶特有的民族节日,其余的节日乃是受汉族和壮族影响的结果。所有节日中以祝著节和春节最为隆重。祝著节又称为"能祝著",时间从农历的五月二十五日至五月三十日。关于祝著节的来历有多种说法,一种认为是纪念人

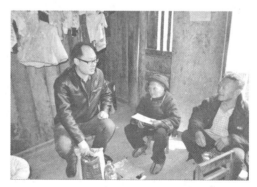

图 2-3　大化民政局 2017 新年慰问百岁老人

类始祖娘娘密洛陀的节日;另一种则认为系纪念远古的九位父老进行战争的节日,后一种说法在大化瑶族中流传较广。五月二十五日至二十八日为禁忌日,天天要烧香摆茶祭神,禁止吵嘴、闹架,小孩不得出门。五月二

十五日，须用饭菜拜祭九位父老和家中两三代内的祖先，祭拜之后大人方才下地劳动。五月二十七日至二十九日或三十日是大庆的日子，家家杀猪宰羊，摆酒烧香拜祭九位父老后，阖家或阖族饮酒欢歌，笑酒和乐。由于节日期间长，浪费较大，新中国成立后时间逐渐缩短，最后定在五月二十九日这一天。

春节，板升一带的瑶族叫"耐在"，七百弄、雅龙、江南、百马一带叫"闹升"。除夕前五六天，即杀猪宰鸡，准备节日食品。他们认为，正月初一至初十是不能宰杀禽畜的，所以必须事先做好准备。春节期间，晚饭进餐前，要先祭拜祖先，以示不忘祖先之恩，祈其保佑来年丰收。大年初一，除特殊情况外，一般不进他人家，更不能在他人家用餐。初二开始亲戚朋友、左邻右舍相互来往、互相祝贺并设宴款待。这种活动一直进行至初七八才结束。春节期间，有铜鼓的地方青年人还集中打铜鼓、跳铜鼓舞。

丧葬。大化布努瑶素有尊老爱幼的美德，老人去世，对其丧事的安排十分重视。过去老人一咽气，守候在身边的亲人就要向天鸣三枪以示通报天庭，然后才给死者洗身、穿丧衣，并向亲友报丧。老人死后，死者的近亲属要守灵、哭丧。哭丧的主要内容是赞颂死者为人的正直、抚养子女的辛劳、对邻里的热心帮助等，凡值得颂扬的品德、行为，都可以哭诉。哭丧有一定的曲调，悲切感人。家中老年人去世，须煮丧饭放在死者身旁，丧饭所用的一只碗、一只筷子，都要留到开道场时才让亲戚道公带走，放在岩洞里。兄弟道公由同姓的五代以上的宗族兄弟承担，其职责是煮丧饭、选择葬地、带火灰和葬品，葬毕将火灰撒在坟上，然后让送葬的人食祭祀品。开道场时，兄弟道公还要负责接应亲戚和唱引路道词。亲戚道公则由死者所信任的亲戚来担任，其主要职责是唱道词。凡有子嗣的老人去世，无论男女，其三代内的男性后代都忌食肉类和青菜，待安葬完毕，经兄弟道公进行一定的释念仪式后，才能食用。当地盛行一次性土葬，如死者生前已指定了墓地的则遵死者遗嘱，如生前没有选定墓地，则往往由兄弟道公以抛鸡蛋的办法为其择地安葬。鸡蛋卜墓地的方法是：出门前，由兄弟道公先喃摩一番，把一只鸡蛋放到死者的手中，然后拿着这只鸡蛋到山上为死者寻找墓地。兄弟道公每到一处，先喃摩一阵，然后用力将鸡蛋往地上打去，若鸡蛋被打破了，此地即被选中；打不破，则沿着鸡蛋滚动的方向采用同样的方法继续选，直至鸡蛋被打破择到墓地为止。新中国成立后，特别是 20 世纪 80 年代以来，在周围壮、汉兄弟民族的影响下，部分布努瑶也实行拣骨金坛葬，即进行二次葬。

备棺。大化壮族家中如有老者，一般备有棺材，棺材用木棉、松、杉或椿木等大块木板拼合制成，平时可做谷仓用。同时还备些白布、老人新衣和新鞋。若老人病重，子女即在家服侍，在外工作的亦匆匆赶回，以求见最后一面。临终时，将其置于地铺上，去世后，须放炮或鸣枪，名曰"报天"，并用柚子叶或紫番藤浸热水为死者洗身，闭目合口，穿寿衣及鞋袜，抚平整直尸体。洗换时注意整容，男性剃发、刮须，女性梳头。另外，派族中一晚辈带一块白布前往舅家报丧，到舅家，将白布置于其神台上，以示向舅家祖宗告知其晚辈又有一人已归天，并将殡葬的安排情况诉诸舅家成员。舅家知丧事，便速杀一只鸡前往祭拜察尸。同时主家派一晚辈持白布、香和纱纸去向道公报丧，报丧者须将丧家的意图向道公讲清楚。若开道场，则由其组织人员参加；反之，由道公一人前来主持安葬即可。非正常死亡及生前从事道公、师公活动者，还需请师公来"跳神"。向其他亲属报丧，只需派人前往口头传信即可。

墓地由道公看好年利月利方向，然后由旁族人员义务承担挖坟坑任务，在道公规定的出殡时间之前，需将之修整好。挖坟坑之旁族从坟地回来，须越过丧家放于门口的火把，不能擅自回自己家中，当地人认为那样会引鬼入室，后患无穷。即将入棺前，用长子献出的一块长白布垫在尸身下并从脚尖回叠裹至面部，其余子女献出的白布可比长子的短些，分层盖于尸身上或垫以做枕。棺材置于堂屋，内放些纱纸或木灰，以防尸身腐烂，脏水外溢。入棺时，将一枚硬币放入死者舌下，把两小包米饭分别放入死者两手中，并在颈、膝、腰、腿、脚诸部位垫数枚硬币。待舅爷看尸身后，孝子孝女披孝服跪于棺前；道公则在棺旁念咒语，驱除棺内杂魂，"请"死者亡灵入"新屋"。吉时一到，便由长子扶头，其余三四位亲属抬腰身和脚，将死者放入棺中。此时，哀歌四起，悲痛欲绝。盖棺后，丧家杀一只鸡或一头小猪祭于棺前，鸡或猪之头对着棺木，两侧插着明香。至此停棺待葬，设置死者灵牌。

停棺时间长短不一，或一两天，或三五天。停棺期间，孝子孝女席地守灵，严格斋戒，不近荤腥，不得穿红挂绿，燃烛，焚香通宵达旦。有的还请道公、师公于灵堂念经，做道场吹唢呐。出殡的前一天，逝者三亲六戚皆来参加吊丧仪式，吊葬者常带小猪或羊、鸡、纸屋、纸车、纸幡等来祭奠。舅家来祭奠时，孝子孝女须头戴竹笠，身披孝服，列队至屋外迎候静跪，族中一位老者与舅父讲"理"，孝男孝女作"失礼"之道歉，待舅父扶起，孝子孝女方能起身，领着舅父进屋。祭奠仪式在当天晚上举行，由一位旁系长者主持，男宾按亲疏长幼先后次序至逝者灵前跪拜、烧香、奠酒、三至九叩首，之后扶起跪于棺旁之孝男。祭文由众示奠者之中一人念颂。

出殡要选好时辰，棺材通常从前门抬出，抬棺由旁族承担。出殡时，棺木上盖一棉绒或棉毯，由族中一晚辈背刀在前"开路"，另一晚辈持火把随之"照路"，又一晚辈边走边撒"买路钱"。孝子孝女头戴竹笠，脚穿草鞋，护棺前行。其余亲友吊客随后送棺，一路鞭炮声不断，哀声不绝。行至途中，不得停放棺木。在灵柩未达墓地前，孝子需在墓穴旁转走三圈，后与孝女跪于墓穴前方。灵柩抬至先停放于墓穴一侧，由道公主持入土仪式。棺木落井时要燃放鞭炮或鸣枪。下井后，孝子孝女返回。埋棺由道公先往棺上撒三铲泥，后由旁族人负责填土、修整。坟墓外形呈圆锥形，墓穴呈长方形，坟顶插着纸帽。葬毕，不得拿回坟地上的竹木、泥箕等，以免亡魂跟着回家作怪。殡葬结束，丧家回赠礼品给前来参加吊葬的亲戚，如棉被、棉毯、蚊帐等，多少依亲疏程度而定，且将其吊葬品（小猪、羊、鸡）的一半退还，但舅家的吊葬品则须全部退还，且在"三朝"时孝子孝女要带酒肉到舅家去"辞孝"。

殡葬后孝男孝女便可吃荤，但须继续守孝。守孝时间长短各地不一，可几天，或十几天，或一个多月。守孝期间，不得剃须剪发，不得外宿，不得睡高床，夫妻不能同居。早晚餐时需给灵牌烧香，供饭菜。直到举行脱孝仪式后，葬礼才算结束。在治丧期间，还须在丧家一角落安一高桌，将女婿制作的纸屋置于其上，且将死者灵位放于屋内，表示死者有屋子住，不外宿。逢年过节要烧香供奉，这样延续一年后，择一个吉日，有的在农历七月初七，请道公来念经，烧纸屋灵位，然后将逝者神位写于一张红纸贴在祖宗神位之旁，表示逝者已与祖宗共处。

（五）饮食文化

大化瑶族以玉米为主食，次为大米、红薯、芋头、粟米等。玉米或煮干饭，或熬稀粥，一日三餐或两餐。新中国成立前，粮食极缺，灾荒年景，常采集毛、糯山薯，云香竹籽和野菜充饥。菜肴有黄豆、饭豆、黑豆、四季豆、南瓜、辣椒、白菜、萝卜、韭菜等蔬菜以及家禽家畜等肉类。男子喜好打猎，餐桌上还时有猎获的野味。合抓菜、珍珠粥和火麻菜是当地瑶族的特色食物。合抓菜以黄豆粉和青菜做原料，将二者搅拌煮熟，然后加入用木果浸泡的水，待烧开即成。菜中不放盐，另用碗盛盐水，饮食时，将菜蘸于盐水中再吃，清凉爽口，别具风味。珍珠粥则以玉米头、饭豆为原料，放入水中熬粥，直煮至玉米头和饭豆烂熟即可食用。珍珠粥具有清凉解渴、抗饥耐劳之功效，是炎热夏季的常见食物。火麻菜的制作比较简单，先将火麻籽捣碎、去渣，放锅中加少许水煮，再放青菜，待熟即成。火麻油中含有多种人体需要的营养元素，以其煮菜，既具清爽之味，又可促进新陈代谢，增强体质、延年益寿，因此，有人称火麻菜为"长寿菜"。大化瑶族普遍喜欢饮酒，特别是成年男性，一般家庭都会采用蒸馏法酿制玉米酒或小米酒。客人到来则备好酒热情招待，以示欢迎。

县境内壮族一般日进三餐，但侧重于午餐和晚餐。以玉米、大米为主食，辅之红薯、芋头等。玉米食用多碾成粉末后煮玉米粥或玉米干饭。菜肴依时令而定，春夏有苦荬菜、南瓜苗、豆类等；秋冬有白菜、芥蓝菜、芥菜诸类。食油以猪油为主，兼食花生油、茶油等。山区壮族居民多喜食辣椒，都阳、北景、岩滩等地壮族喜吃五色糯米饭。每逢农历三月初三、清明节、端午节、中元节等民间传统节日，壮族群众家家户户都蒸煮五色糯米饭。做法是：将可食的枫叶、黄花、紫番藤等植物砸碎浸入水中，待植物浆汁出尽、滤去杂质后，将糯米泡于浆汁里，让其染上这些植物的颜色，然后再蒸煮。清香、鲜艳、可口的五色糯米饭便制成了。

壮族成年男子喜爱饮酒，酒多自酿，原料为玉米、大米及薯类等。贡川、共和、大化等乡壮族喜吃"鱼生"。做法是：将鱼鳞刮净，去掉内脏，切成薄片，然后配上醋、酸菜汁、花生油，以酸菜、香菜等为配料拌调。壮族有杀猪"过年"的习俗。春节前后将猪肉制成腊肉，留作待客、过节、送亲用。腊肉制作方法是：将猪肉切成条块状后，用适量食盐、白酒、酱油拌匀，放入坛中腌 5~7 天，然后取出洗净，用木炭或烟烘烤至水干、焦黄、半透明即成。

三月三歌节是壮族经久不衰的传统歌节。每年农历三月三，壮族青年男女穿上节日盛装聚集于传统歌圩对歌，在岩滩、羌圩、爱圩、棉山、龙口等地盛行。对歌的内容主要为歌颂新生活、谈情说爱、礼仪习俗、百科知识等。参加活动的人们还要带上五色糯米饭、染色鸡蛋进行交换食用和"碰彩蛋"活动，节日气氛热烈而富有民族趣味。

宜州区

（一）基本情况

宜州区位于广西中部偏北，地处东经 108°4′11″~109°2′44″，北纬 24°0′10″~24°245′25″，境域东西宽 101.5 公里，南北长 95.64 公里，东及东北部与柳城县、柳江区、罗城县连境，南部及西南部与忻城县、都安县毗邻，西与金城江区接壤，北与环江县交界。区政府驻地沿铁路南至广西首府南宁市有 344 公里（公路 266 公里），西北至河池市金城江区有 72 公里（公路 76 公里），东至柳州市有 89 公里（公路 125 公里）。区境国道 323 线、黔桂铁路贯穿东西部。境内有国道、省道、市道、乡道及专用公路 35 条，共 679.42 公里，有火车站 11 个。全区总面积 3896 平方公里，其中中山、低山面积占 27.47%，丘陵面积占 58.80%，台地面积占 3.53%，平原面积占 10.20%。全区总面积占自治区总面积的 1.63%，占河池市总面积的 11.7%。宜州区位于广西壮族自治区中部偏北，隶属于河池市。全区现辖庆远镇、三岔镇、洛西镇、怀远镇、德胜镇、石别镇、北山镇、刘三姐镇、洛东镇 9 镇，祥贝乡、屏南乡、福龙瑶族乡、北牙瑶族乡、同德乡、安马乡、龙头乡 7 乡（其中 2 个瑶族乡）；下设 180 个村民委员会，30 个社区居委会，2459 个自然屯。宜州区境内，居住着壮、汉、瑶、苗、仫佬、水、毛南、黎、回、布依、满、侗、彝、京、蒙古、哈尼、白、羌、土家、畲、傣、高山、朝鲜、藏、仡佬、维吾尔、佤、东乡、锡伯、达斡尔等 30 个民族。其中少数民族主要有壮、瑶、苗、仫佬、毛南、黎、水等，壮族是宜州人口最多的少数民族。截至 2015 年底，宜州市总人口为662361 人。

宜州区自然环境优越，属亚热带季风气候区，气候宜人，光照充足，雨量充沛。年平均日照时数 1696.9 小时，年平均气温在 19.6～20.2℃。区境地形特点为南北高，中部低，自西向东倾斜，属半山半丘陵地区。全区土地总面积 519.89 万亩，其中平地（包括台地）71.31 万亩，丘陵 305.45万亩，山地 143.13 万亩。土地利用现状中，耕地面积 68.54 万亩，宜粮荒地 19 万亩，有林面积 124 万亩，宜林荒地 66 万亩，应封山育林地 15 万亩，草场 119 万亩，养鱼水面积 2.7 万亩。

宜州矿产资源丰富，已探明的矿产资源有煤、锰、石灰石、褐铁、汞、磷、硫铁矿、水晶、重晶石、耐火石、大理石、石膏、方解石、硫黄等。其中煤层藏量约 4678 万吨，锰矿藏量约 1640 万吨，品位一般在 28～40 度；石灰石质量上乘。宜州境内有大小河溪 295 条，主要有龙江及其支流临江河、中州河、洛寿河、五拱河及习江支流都良河等 11 条。水能理论蕴藏量 28.48 万千瓦，已开发利用 9.6 万千瓦，共建成大小水电站 80 处，其中装机容量较大的有拉浪电站 5.1 万千瓦，洛东电站 4.5 万千瓦，叶茂电站 3.75 万千瓦。

宜州物产丰富，除水稻、玉米、小麦、黄豆等粮食作物外，有蓄积量为 194 万立方米的林木和多种竹类及其产品，同时是全国粮食生产基地，还是广西商品粮、蔗糖、沙田柚、桑蚕和鱼类生产基地。其土特产主要有沙田柚、果蔗、桑蚕茧、红兰酒、槟榔芋、红瓜子、扁柑、甜阳桃、黑豆、黄豆、乳鸽、油鱼、船丁鱼、龙江芝麻剑鱼、黄蜂鱼、明灯寨烟叶、魏村马蹄、苏村莲藕、古龙梨、文昌碎咸菜等。野生动物有穿山甲、蛤蚧、果子狸等。

2015 年底宜州市总人口有 66.2361 万人，其中百岁老人 73 人，占总人口比例为 11.02/10 万，全市 80 周岁以上老人有 14295 人，60 周岁以上老人有 103997 人，人口长寿比为 13.74%。根据 2010 年全国第六次人口普查，全市人口平均预期寿命为 79.52 岁。

(二) 长寿原因

气候宜人，环境宜居。宜州地处亚热带，气候温和，雨量充沛，光照充足，空气清新，森林覆盖率达 56.22%。宜州域内上空，因无工业废气、化学药品的污染，整个环境植被保护良好，空气洁净，灰尘、微粒极少，令人呼吸顺畅，是旅游避暑胜地。经测定，宜州地区常年空气负氧离子含量普遍在每立方厘米 2 万以上，而刘三姐乡马山塘村、下枧河河畔等地方则高达每立方厘米 4 万~5 万，是大城市的 1000 倍以上。置身其间，如超然世外，使人心旷神怡，悠然自得，是人间难得的一块净土，中老年人长寿养生的天堂。

有机特产，益寿养生。由于特殊的地理特点，宜州物产丰富，是广西商品粮、蔗糖、桑蚕、沙田柚和鱼类生产基地，人们以水稻、玉米、小麦、黄豆等粮食为主食，饮食以"生态、营养、美味、健康"为主，当地百姓用被喻为长寿神草的红兰草熬制的酒——红兰酒，低度养生，活血化瘀行气，百姓大多喜爱饮用，许多百岁老者更是将其当作养生饮品。良好的生活习惯，合理的膳食结构，使老人们身体健康，颐养天年。

设施完善，政策健全。宜州区委、区政府高度重视发展老龄事业，积极完善老年养老、医疗等优待政策。加强乡村医疗卫生服务一体化管理和乡镇敬老院及农村"五保村"建设，全区 16 个乡镇均建有敬老院，全区 210 个行政村（社区）均建有卫生室。全面落实老年优待政策，持"老年优待证"的老人可以免费乘坐市内公交车，免费如厕、就医免挂号费等。不断提高老年人生活保障，60 岁以上老人每月领取 75 元的基础养老金，100% 的贫困老年人获得政府社会救助。实行 80 周岁以上高龄老人生活津贴制度，凡具有宜州行政辖区内常住户口，年满 80 周岁的老人均享受高龄津贴，津贴标准为 80 周岁至 99 周岁老人每人每月 80 元，100 周岁以上老人每人每月 500 元。加强基层老年协会规范化建设，以村（屯）老年协会为阵地，关爱空巢、留守老人。全区村（屯）老年协会有 337 个，其中村级老年协会 210 个，屯级老年协会 127 个，村级老年协会建会率达 100%。全区有 26 个老年协会达到规范化建设标准，服务周边 500 位农村老人，受益人数在 2 万人以上。宜州区老年大学、老年学学会基础设施健全，为城区老年人提供老有所教、老有所学阵地。老年基础设施不断完善，政策机制不断健全，为老人快乐养老提供了保障。

尊老敬老，蔚然成风。宜州人坚信百事孝为先，他们孝敬长辈，注重家庭和睦。宜州的寿星大多与后辈子孙共同生活，儿孙们十分孝敬老人，在生活起居等方面给予悉心照料。在外工作的子孙，也经常抽空回家与老人拉拉家常，说说贴心话。宜州广泛开展敬老爱老活动，开展"敬老好儿女""孝亲敬老之星"评选表彰活动，开展"敬老文明号"创建活动，开展"敬老月"活动，寿星们受到社会的普遍尊重。每逢春节、中秋、重阳等传统节日，各级党政领导入村串户慰问老年人，为百岁老人发放慰问金和慰问品。在重阳节，村民们为老人庆祝节日，有钱的出钱，有力的出力，使长寿老人感受到新社会的幸福，感受到党和政府对老人的关心和爱护，从而心情舒畅地安度晚年。政府、社会、家庭的关爱，是老人得以健康长寿的最重要原因。

文化厚重，民风古朴。宜州宜人宜居，长寿老人多生活在风景如画、环境优雅的乡村，他们勤劳、节俭、乐观，邻里关系融洽，往往是一家有红白事，全村一起出动。村里的老人即使年事已高，也仍坚持做一些力所能及的家务或农活，大家在劳动的时候常常会开心地唱山歌，老人们还组织了"夕阳红"文艺志愿者，农闲时走村进屯为村民们演出，陶冶性情，老有所为；许多长寿老人还是当地山歌王，时与孙子、重孙们对山歌、传授山歌，参加市里举行的各类山歌比赛，尽享天伦之乐，实现人生价值。宜州是"中国民间文化艺术之乡"，每年均有传统节庆习俗等文娱活动来调剂生活，壮族民间的"三月三"歌节，祈求风调雨顺的"火把节"等历史悠久且民族文化底蕴深厚的传统节日，是宜州民间民俗文化的代表。全民健身活动蓬勃开展，人民群众健身意识普遍增强。宜州文明古朴的民族文化，无忧无虑的生活习性，快乐健康的心态，成为宜州寿星长寿之源。

（三）长寿标准

三项必达指标均超国家评审标准。

存活实足百岁老人占户籍人口比例为 13.2/10 万人。2013 年底全市户籍人口为 64.6197 万人,百岁及以上老人 85 人,占总人口的比例为 13.2/10 万人,超过规定 10/10 万人的评审标准。此项达标。

人口平均预期寿命 76.86 岁。2010 年全市人口预期寿命 76.86 岁,超过 2010 年全国平均预期寿命 76.8 岁。此项达标。

人口长寿比为 15.48%。2013 年全市 80 周岁及以上老人 14295 人,60 周岁及以上老人 92350 人,80 周岁及以上老人占 60 周岁及以上老人的 15.48%。此项达标。

十二项评审考核指标除两项不达标外其余均达标。

城镇居民年人均纯收入 20888 元。2013 年宜州市城镇居民年人均可支配收入 20888 元,未达到全国平均水平 24200 元。此项未达标。

农村居民年人均纯收入 7056 元。2013 年宜州市农村居民年人均纯收入 7056 元,未达到全国平均水平 7907 元。此项未达标。

城镇恩格尔系数为 0.396,农村恩格尔系数为 0.323。2013 年城镇居民人均生活消费支出 13399 元,人均食品消费支出 5306 元,恩格尔系数为 0.396,未超过全国平均水平 0.4;2013 年农村居民人均生活消费支出 6548 元,人均食品消费支出 2115 元,恩格尔系数为 0.323,未超过全国平均水平 0.4。此项达标。

基尼系数为 0.369。2013 年宜州市基尼系数为 0.369,小于全国平均水平 0.4。此项达标。

15 岁及以上人口平均受教育年限 9.02 年。根据 2010 年全国第六次人口普查资料测算,全市 15 周岁及以上人口平均受教育年限为 9.02 年,大于 9 年。此项达标。

百岁老人补贴每人每月 500 元。2007 年开始给 100 周岁以上老人每人每月发放 80 元的长寿生活补贴,之后三次提高补贴标准,由 2011 年的 150 元到 2013 年的 300 元再到 2014 年的 500 元。此项达标。

每千名老人拥有养老床位 24.07 张。2013 年全市总人口 64.62 万人,60 周岁以上老人 9.2351 万人,养老床位 2223 张,每千名老人拥有床位 24.07 张,超过全国平均水平,即 ≥23.4 张/千人。此项达标。

每千人拥有卫生技术人员数 5.51 人。2013 年末卫生技术人员共 3560 人,每千人拥有卫生技术人员 5.51 人,超过全国平均水平,即 ≥5.28 人/

千人。此项达标。

森林覆盖率 56.22% 和城镇人均公共绿地面积 10.57 平方米/人。2013 年全市森林面积共 21.85 万公顷，土地总面积 38.58 万公顷，森林覆盖率达 56.22%，超过森林覆盖率 21% 的标准。2013 年城市公共绿地面积 161 公顷，城镇人口 15.23 万人，城镇人均公共绿地面积 10.57 平方米，超过 10 平方米/人。此项达标。

环境空气质量达到国家二级标准。宜州市环境保护监测站于 2013 年 2 月 8 日至 12 日及 2013 年 11 月 11 日至 15 日两次对宜州环境大气进行监测，空气质量完全达到国家二级标准。此项达标。

生活饮用水达到国家规定的 GB/T 5749—2006 标准。根据宜州市疾病预防控制中心对全市 16 个乡镇及城区生活饮用水检测结果报告，各项指标均达到国家 GB/T 5749—2006 标准。

建有老年学学会和长寿研究会等相关机构。2013 年经宜州市民政局核准登记，在宜州市文联挂牌成立宜州市蓝祥长寿文化研究会，在宜州市老年大学挂牌成立宜州市老年学学会。此项达标。

（四）特色物产

竹筒饭，又名香竹饭，是用新鲜竹筒装着大米及味料烤熟的饭食，多于山区野外制作或在家里用木炭烤制。用米配肉类为原料，放进新鲜的竹筒中，加适量水再用香蕉叶将竹筒口堵严，放入炭火中待绿竹烤焦即可。竹筒饭有四种：野味饭、肉香饭、黑豆饭、黄豆饭。其中最佳的要数野味饭。适合做野味饭的几种野味是鹧鸪肉、鹿肉、鸡肉、山猪肉、黄鳝肉等。以黄鳝肉做出的饭味道最鲜美。其特点为米香、豆香、肉香或野味香，满口清香。

宜州烤鱼，选鱼也有讲究，是从下枧河河里现捕的野生罗非鱼，从背部剖开，两侧花刀，文火怎么烤，武火怎么烤，怎么加调料，烤多久都非常讲究，烤完装盘子，放上配料，有油炸的黄豆、新鲜的韭菜、鱼腥草、蕨菜、豆芽菜，还得加上特别泡制的甜辣酸萝卜。最有特色的在于上桌的时候，盘子要放在一个木炭炉子上，也就是说，连炉子一块端上来，吃的时候这下面还烧着火。野生鱼本身特有的香味，加上鱼腥草的鲜味，配上油炸黄豆干脆的口感，再用炭火烧烤，无与伦比的绝妙享受，人生如此足矣。

宜州凉菜。 宜州凉菜远近驰名。据说深受人们喜爱的凉菜就来自这刘三姐的故乡。宜州凉菜种类繁多，如黄花菜、木瓜、鱼腥草、花生、土豆、海蜇丝、海带结、凤尾菇、莲藕、鱼皮、腐竹等，还有凉拌凤爪、鸭脚、鸡翅这样的荤菜。尤其是在夏天吃凉菜，冰爽的感觉，再配上酸辣味道，很有口感。在夏天，清凉开胃、色彩鲜艳的凉拌菜成了餐桌的新宠，特别是稍稍冰镇以后再食用，吃着更加爽口。这些菜低脂肪、低热量，还具有软化血管、降低血糖的功效，很适合老年人和减肥人士食用。

秀珍菇， 又名白平菇，其学名为黄白侧耳，在分类学上属于真菌门担子菌纲伞菌目侧耳科侧耳属。秀珍菇名称来源于台湾，20世纪90年代，台湾等地发现，如果将凤尾菇的采收时间适当提前，其风味异常鲜美，余味无穷，于是就出现了现在的秀珍菇，秀珍菇不是袖珍菇（又名小平菇、姬菇），前者是因为其秀气而珍贵获此名称，另外与姬菇的不同点是秀珍菇有蟹香味。秀珍菇菇形秀小、白漂，口感柔嫩，美味爽口，营养丰富，蛋白质含量比双孢蘑菇、香菇、草菇更高，其质地细嫩，纤维含量少。据福建省农业科学院运动土壤肥料研究所测定，鲜菇中含蛋白质3.65%～3.88%、粗脂肪1.13%～1.18%、还原糖0.87%～1.80%、糖分23.94%～34.87%、木质素2.64%、纤维素12.85%、果胶0.14%，还含有矿质元素等。它的蛋白质含量接近于肉类，比一般蔬菜高3～6倍，秀珍菇含有17种以上氨基酸，更为可贵的是，它含有人体自身不能制造、而其他食物中通常又缺乏的苏氨酸、赖氨酸、亮氨酸等。可见，秀珍菇是一种高蛋白、低脂肪的营养食品，它鲜美可口，具有独特的风味，美其名曰"味精菇"。

红兰酒， 源自明朝末年刘三姐故乡宜州，至今已有三百年历史。该酒采用民间传统工艺，选用优质糯米为主料，佐以壮族人民称为"仙草"的红兰草，制成后置于天然岩洞中，在冬暖夏凉的环境中醇化，窖存三年以上。酒体天然红色，晶莹馥郁、香甜醇和。清代诗人郑献甫曾有"人言德胜酒，色夺洞庭绿""闻香十里远，开坛千人醉"的绝妙佳句赞誉红兰酒。

宜州粽粑， 制作过程叫"包粽粑"。包粽粑并不复杂。选用黏性大的

"大糯米"，用碱砂水洗浸后滤干，然后用新鲜的竹叶把糯米及馅心包裹成各种不同外形的"包"，就是粽粑。馅心最简便的是裹了五香粉的一小块猪腰方肉；稍微讲究的还加入花生、绿豆、板栗、莲子、白果、红枣、腊鸭、鸡丝。农村里壮、瑶家还喜欢在糯米里加饭豆。包粽粑最好要用新鲜的竹叶，它宽大而有翠竹的芬馨。另外，也有用芭蕉叶、黄茅草的。扎粽粑的绳，宜州人多爱用结草绳用的滑草。粽粑的外形多种多样，小型的只用二两粽米的三角粽、四角粽、三角长尾粽，巴掌长的圆筒粽、金字塔粽，大型的是一两斤甚至五六斤米的枕头粽。宜州人吃粽粑喜欢热吃，尤其是开锅粽，此外还爱吃没有馅心、三角形裹上米浆，放入油锅的"油炸粽"，其表皮酥脆，虽然无馅心同样其味可口。冷吃的叫凉粽，无馅心，包裹时米很松，煮的时间长，粽米几乎溶烂；其含水分较多，柔软如糕，色泽金黄，淋上精炼的糖清，柔软光滑，清甜芳香又不腻喉，老少皆宜，令人回味无穷。

街头卖的最高档的是"锅蒸粽"，这是宜州传统的消夜小食。其外形极似埃及金字塔，馅心用料很讲究，有板栗、红枣、蜜枣、绿豆、花生、莲子、白果、香菇、木耳、猪肉、板鸭、鸡丝、腊肠等，糯米不但有碱砂、硼砂，还用花生油、麻油拌过。解开叶后芳香扑鼻，味道鲜美，诱人食欲。宜州还有与粽粑有关的民俗。端午节包粽粑是绝对不可少的，农村里人们都把端午节叫"粽粑节"。端午这天，随处可见小女孩挑着一对10厘米长3厘米宽的竹编小猪笼，猪笼里装的是微型圆筒粽，满村游玩。"三月三"，壮族祭祀花婆老太，求子求孙，包的是三角带长尾的锥形粽，粽尾上有个草环，祭祀后除了将粽子吊挂在神龛上之外，还拿四个回家挂在房门两边，寓意花婆老太已经送子归来；生孩子请"满月酒"时，作为外公外婆的女方父母必须包100个粽粑和煮100个红蛋前往祝贺，寓意自己的外孙长命百岁，长大后"高中"状元，带上"红顶子"。客人们散席后，都可得两个红蛋、两个粽子的"打包"回礼，二者虽然不抵钱，作为民俗，寓意深刻，客人们都欢欣地接受。

宜州豆腐圆，又分"水豆腐圆"和"油炸豆腐圆"两类。水豆腐圆的制作过程宜州人称"酿"。先把豆腐划碎，滤干大部分水分。用猪肉、猪油碴、木耳、香菇、酥花生米粉末、葱花、鸡蛋、淀粉、味精、糯饭拌和剁碎为馅心，然后抓少许豆腐在左掌心，摊平，放入馅心，再抓豆腐封顶，约鸡蛋大小，双掌搓成圆球后上下来回滚搓、翻动，至豆腐溶烂均匀包裹结实，置于吸水性强的白纸上。这是宜州家庭妇女的绝活，有的仅十多秒钟便可"酿"成一个。吃法分油煎和清蒸两种。油煎的表皮金黄，香酥爽口，便于携带；清蒸的如同馒头的蒸法一样，原汁原味，口感好，不腻喉。

油炸豆腐圆较为简单，没有"酿"的过程，从市场上买回现成的鸡蛋大的油炸豆腐果，撕开一个小孔，把馅心灌满塞紧，笼蒸也行，直接放锅里煮也行，关键的是馅心不用糯饭而用糯米，因为煮熟后糯米膨胀使之结实、易夹。此豆腐圆的特点是皮韧心甜，口感好，易保存。另一种是油炸酥皮豆腐圆，如同"酿"水豆腐圆一样，只是在豆腐里加米粉面，最好是百合粉，"酿"好后放入油锅里炸至外表金黄，馅心熟透即可。此制品的特点是表皮酥脆，松软爽口，三天后依然酥脆，嗜酒者最为喜爱。"你家有十亩田，不比我小菜园；不怕早上无米煮，夜饭我可以打酒酿豆腐圆。"这是宜州城东四排一带流传的古民谣。他们世代菜农，种植四季品种的蔬菜供应城里市场。早上摘菜进城卖，吹糠见米，解决一家人生活所需。小菜园是他们的"金库""粮仓"，饭桌上能够有酒、有豆腐圆，就其乐无穷了。由此可见小小的豆腐圆自古以来在宜州人心中的位置。

五色糯米饭。古时人没有化学染料，给糯米染色全都采用可以吃的植物煮水来染。用鸡血藤或红苋菜的汁染红色，红蓝草的汁染紫色，枫树叶的汁染黑色，黄蔓花熬的汁染黄色，保留一部分未染的糯米为白色，构成五色。自从有了化学合成食用染料"花红粉"后，人们都用它取代了鸡血藤，得出的红色鲜艳可观，使用又方便，但是紫、黑、黄这三种植物染料仍普遍采用植物汁，因为它们本身含有浓郁的芳香，蒸出来的糯米饭不但色彩鲜，而且芳馨扑鼻。

壮族的五彩香糯饭，还有着"五色土"的寓意：人类和一切生物依土而生。以它祭天、祭祖，亲友间互相敬赠，给子孙后代吃，使子孙后代永远不忘"五色土"给予人类的深情厚谊。

红豆腐。宜州人吃动物血的方法多种多样。最为常见的属"红豆腐"。杀猪宰牛时，用盆盛少量水，加入少许食盐，将屠宰的猪、羊之血接入水中搅匀。由于水中有盐，不久鲜血就会凝结，用刀划为手掌大的血块，放入砂眼水里"胆"（宜州方言，即烫一烫）一下，血块即成豆腐般的软块，再用刀划为手指大的小块，放入辣椒、番茄、葱、蒜、芹菜，加少许酸醋、肉松在锅里翻炒片刻，仅熟过心即可。这样的血块滑嫩柔软，爽嘴好吃；如果炒、煮太久，血块"老"了，硬而粗糙，很难吃，所以要炒到恰到火候。冬天，亦可作为下"火锅"的菜，仅用筷条夹着，在汤锅里烫几烫，蘸上酸辣的盐碟汁，酸辣嫩滑，令人胃口大开，其味比豆腐胜十倍。因为它有似豆腐的外形，宜州人除了叫它为牛红、猪红之外，俗称为红豆腐。

龙捧。壮族普遍最爱吃的血制品当数龙捧（"捧"为壮语，译读bóng）。在乡间，不管哪家杀猪，都要灌龙捧：用煮熟的糯饭、葱、蒜、姜丝一起加入生猪血中，拌匀，用漏斗（宜州人叫"灌筒"）把它们一起灌入猪小肠内，用禾草扎紧两头，则得一条直径约一寸多的长"蛇"，盘起放入汤锅里煮熟，即可切为三四寸长小截用手拿着吃。龙捧不是桌上菜，只是老人小孩的零食。壮家还有个不成文的规矩：不论哪家杀猪，要灌龙捧，并将煮好的龙捧分成小段给上门来玩的老人小孩吃，还分发到左邻右舍、亲友的家中。如果谁家不舍得灌龙捧分给亲友邻舍，则被视为"利未鬼"（宜州方言，即吝啬鬼），不懂人情世故。一截短短的龙捧，在壮乡里却蕴藏着壮族朴实的深情厚谊。更有趣的是龙头、拉浪、白土（今属河池）的山里壮族，喜欢吃"水龙捧"。制作拌猪血的不是糯饭，而是稀稀的米浆，灌入猪小肠后把它截断为一拃长一段，用禾草扎紧两端，煮熟后不是硬心的龙捧，而似一支支软管包装的"血浆饮料"。吃时必须非常小心，咬紧一端，一手抓稳"软管"，另一手细心地解开嘴边的草结，一口气把管中的血浆吸完。否则，血浆就会溢溅嘴脸衣服，使人异常狼狈，引起哄堂大笑。此"水龙捧"味道比龙捧鲜美，但在别的乡村并不常见，可能是不便携带，吃时不小心还容易出丑闹笑话。

生猪血。宜州的壮族中，还有吃生猪血的习惯。最为常见的是猪毛刮光后，开膛破肚时，人们用瓢直接舀取猪心窝处还冒热气的鲜血，趁热喝下。他们都说味道鲜美，很甜。没吃过的人无不瞠目。这是近乎"野蛮"的吃法，较为"文明"的吃生猪血的制作方法是：盆里装清水，不加盐，把血接入水里之后，用筷子不断地搅动，不让它凝结，一直搅到血浆表面全是泡沫。另外的人把猪肺、气管、舌、肾、油渣、少量肉松放入锅中炒、煮，再加姜丝、蒜白、火麻仁、花生油，炒到全都熟了，装入一只只碗里，再用瓢子舀生血入碗，拌匀即可吃。菜是熟的，血是生的，食者满嘴鲜红，令人望而生畏，其时，吃者无不赞叹不绝，吃得津津有味。

"宜山红"有机茶。该茶来自壮族歌仙刘三姐的故乡宜州。宜州是一座具有2100多年历史的文化古城、中国优秀旅游城市、中国优秀生态旅游城市、中国最具民俗文化特色旅游胜地。千百年来，这块美丽神奇的土地孕育着独特优美的民风民俗、令人赏心悦目的民间绝技、琳琅满目的传统民间小吃。唐代时，刘三姐曾在这奇山秀水、民风浓郁的下枧河边采茶对歌；20世纪60年代，《刘三姐》电影风靡神州，倾倒东南，走向全世界。刘三姐采茶对歌的场景历历在目，宜州的山歌文化经久不衰。近年来，为了弘扬宜州的茶文化，以冯健为董事长的广西刘三姐茶场有限责任公司经深入考察、思考和定位，以现代茶文化为基础，另辟幽径，突破常规思维和审美疲劳，创新休闲模式，重视现代无公害茶叶的清洁生产，注重绿色环保有机茶的开发，把生态茶业开发与发展生态旅游结合起来，成功开发了有机茶——"宜山红"茶。

桑杆榆黄蘑。宜州区是全国桑蚕第一大种养基地，以无任何农药化肥的桑杆为原料栽培榆黄蘑，培养环境接近野生状态，绿色无味，外形高贵典雅，色泽亮丽，味道鲜美，营养丰富，蛋白质、维生素 E 含量很高，铁、锌、硒含量也很高，其中氨基酸含量尤为丰富，且必需氨基酸含量高，是食用菌的黄金贵族。长期食用，有降低血压、降低胆固醇含量的功能，是老年人心血管疾病患者和肥胖症患者的理想保健食品。可入药，治虚弱萎症（肌萎）和痢疾等症，是居家生活、养生保健首选。

宜州柑果。宜州区地处桂西北，属亚热带季风气候区，年内光热丰富，雨量充沛。近年来，在进行"优果工程"建设过程中，采取了果实套袋，以螨治螨及使用诱虫灯等生物防治技术，限量使用农药、化肥，统一管理，规范化生产，促进了柑果量产无公害化，保证其食用的安全、卫生和健康。宜州柑果果实扁圆形或高扁圆形，平均单果重180克以上。色泽橙红，有光泽。果皮易剥离，果顶平广，肉质脆嫩、化渣。汁多色橙红，有微香。可溶性固形物含量在 12% 以上。果实于 11 月下旬至 12 月上旬成熟，耐贮藏。

（五）民俗风情

行酒令。宜州行酒令在民间流传形式多种多样，相互交差，各具特色，具有浓郁的地方色彩和乡土气息。

宜州是以壮族为主的民族地区。壮族人热情好客，逢年过节，亲朋好友聚会，娶媳嫁女等，免不了要以酒肉待客。酒过三巡，喜欢猜拳行酒令。在一些民族地区，这种民间"行酒令"习俗源远流长，而且内容和寓意还有所发展。它是亲朋好友团结友爱、表达友情、广交朋友的一种象征，同时也是助兴、抒发情趣的一种形式。

"行酒令"大致按一数到十，再加上双方不出手指称"对拳"几种方式。有图吉利的"彩头酒令"，即一品当朝、兄弟两好、三（山）多财（柴）多、四世同堂、五金魁手（五谷丰登）、六畜兴旺、七巧连财、八仙飘海、九九归一、金红寿喜等。有的同音以本地地名排列的，例如：一（宜）山庙、二坳、三湾、四排楼、五拱、六坡水库、七家埔、八角楼、九龙岩、十字街。有的则按季节或者节月排列，如：一叶知秋、二月社、三月清明、四月八、五月初五、六月六、七月十四、八月十五、九月重阳、十月国庆。在壮族地区还有用壮语猜拳的酒令，如："双搭嗬""三搭嗬"等，就更具特色，使人乐在其中了；也有猜码用"白话"称之为广码，甚至有按花名、药材名排列的，例如一点红、二度梅、六神凡、七月一枝花等。

除了民间流传的"行酒令"外，也有脱口而出、新编的酒令。如按电影片名和地方口语排列的，如：一贯道、早春二月、三进山城、四渡赤水、五朵金花、六（芦）笙恋歌、七战七捷、八女投江、九九艳阳天、十字街头，一团和气、二人同心、三更半夜、四季平安、五光十色、六合同春、七彩人生、八面威风、九（久）长万代、十拿九稳、一点不多、二不接五、三元吉利、四季发财、五（舞）来五去、六点和尚、七（齐）天大圣、八月桂花、九快当、十全十美、对得住你等。另外，也有不健康的，如：江山怕一（移）、皇帝怕二、轿夫怕三（山）、鸡蛋怕四（试）、烂龙怕五（舞）、帽子怕六（绿）、棺材怕七（漆）、烂鞋怕八（跋）、痨病怕九（久）、炮仗怕十（湿）。

牛生日节。农历四月初八，是壮族传统的"牛生日节"。这天除了用三牲供天地、供祖宗之外，还要给牛栏焚香祭祀，祭品中还多加五色香糯饭，祭祀之后，阖家老少，欢欢喜喜地分吃五彩糯饭，有的人家还用青菜叶或鲜嫩的莲叶包好糯米饭喂给牛吃。在宜州的壮族中流传着这样一个故事：牛是人类生存中最忠厚的朋友，地里、田里的所有农作物没有哪样不浇注牛的血汗，一年到尾，牛辛辛苦苦地耕田犁地，到头来，"牛儿耕田牛吃草，马不犁地马吃谷"，牛儿连谷米是什么味道都不晓得，未免太失公道，太亏待牛了。于是，莫一大王倡议，定春耕耙田插秧后，牛稍得歇息的四月初八这一天为"牛的生日节"，让牛好好休息一天。从此，这天一大早，人们就把牛栏里里外外打扫干净，用三牲、香糯饭祭祀天地、祖先之后祭祀牛栏，祈祷牛王保佑它的子孙健壮、兴旺，能为人出更大的力气。祭祀时用青菜叶包裹糯饭给牛吃，谁知牛从来不敢吃白色的东西。此时，专门偷吃农家作物似狐非狐的动物，连狗也不敢惹的"狗舅"，趁人不在，把香喷喷的洁白糯饭偷吃光了。人来了它就逃之夭夭。年年如此，人们没有法子对付，只好去求教莫一大王。莫一大王想了一下，轻声附耳叮嘱来人如此如此，便会平安无事。于是，壮族家家户户按照莫一大王传授的秘方，把糯米饭染成了红、黄、黑、紫、白五种颜色。四月八这天，"狗舅"又来了，看见花花绿绿的五彩糯米饭，不知是什么东西，不敢偷吃，家家都如此，只好饿着肚子跑走了。牛栏里的牛看见，以为是什么奇花仙草，高高兴兴地嚼在嘴里，吞进肚里。从此，四月八蒸五彩香糯饭的风俗在壮族各地传开了，一直传到现在。如今，科技发达了，自然已没有人再烧香供牛栏，给牛吃糯米饭了，但在宜州不论城里、乡间，家家都还流传蒸糯米饭，吃五彩香糯饭的习惯。

丧葬。下矮床。旧时，同许多其他民族一样，老人故世前，宜州民间有下矮床的习俗，即忌老人在床上断气，将临终老人置于地上。

"偷寿""赠寿"。宜州汉俗有"偷寿""赠寿"习俗。若死者为80岁以上高寿老人，丧主家之碗将被宾朋宴后带走，谓之"偷寿"。20世纪80年代始，有些丧主备置寿碗，宴后分赠宾朋，称为"赠寿"，取代"偷寿"。

做替。旧宜州汉、壮、瑶、仫佬各民族还有凶死人做替的习俗。死者若为不正常死亡如跌山、溺水或被杀害而死，葬后一年或二年或三年须请道公为死者设道场"做替"，斩杀鸡、鹅、狗、羊为死者替罪，故又名"做斩"。隆重的还进行"上刀山""过火炼"法事。汉、壮、瑶、仫佬等民族均有此俗。

发起。北牙乡壮、汉、瑶等民族均有此俗。棺材入坑穴后，孝子在棺盖上由死者脚之一端跪行至头之一端，用柴刀砍棺盖三下，口呼死者，如："爸，起来回！起来毋！"意为叫死者的灵魂起来，不要附着躯体而被埋葬，与此同时，预先在旁的人将孝子搀扶起来，并说"发起！发起！"意谓后人发达兴旺。此俗至今仍存，唯柴刀砍棺盖演变为以锄头锄三锄泥土覆于棺盖上。

（六）民间文艺

打陀螺，是宜州一种群众性的体育活动，尤其在农村这种活动更普遍。十多岁的小孩人人会修陀螺，个个都有打陀螺的爱好。一年四季都开展打陀螺活动，秋季是打陀螺的高潮。打陀螺不受场地、时间的限制，随时随地都可以比赛。参赛的人数也不受限制，可以个人赛，也可以团体赛。打陀螺还有一个制作陀螺的过程，谁心灵手巧，谁就能够做出别致、新颖、旋转久的陀螺。可见打陀螺不仅可以培养人准确的判断能力，而且是一种手工劳动的比赛。

狮子上刀山，是宜州一个民间传统绝技，它从古老的民间故事和传统民俗活动演化而来。一般由四个男性青年进行表演，其中一个为公狮，一个为母狮，一个扮小脸猴子，另一个扮大肚罗汉。他们都是光着脚板，手舞狮子头和柳枝、破葵扇，迈着稳健步伐向刀山顶攀登。所谓刀山则是用数把锋利的钢刀交叉搭架而成，刀山的高度为 8 米左右。表演场面惊险绝伦，有较高的观赏性。它生动地表现了瑶族同胞勤劳、智慧、英勇、顽强、拼搏向上的大无畏气概，深受广大观众喜爱。该民间绝技曾于 1991 年 10 月代表广西参加在南宁举行的全国第四届少数民族传统体育运动会的艺术表演赛，表演者江荣获银杯奖，又于 2000 年 11 月代表河池地区参加南宁国际民歌艺术节广西民间艺术大汇展,荣获表演一等奖。

抢花灯,是宜州水族的民间体育绝技之一。相传嘉庆年间,部分水族同胞不堪忍受官府、恶霸欺凌,从贵州逃到北牙瑶族乡定居。不料,又遭到当地土官、地痞流氓的欺诈威逼,水族人在忍无可忍的情况下,奋起反抗,但最后因寡不敌众,惨遭杀戮者竟达数百人之多!水族人悲愤万分,为慰藉亡灵,便杀猪宰羊,烧香拜神,并举行过"火海"、走"险桥"等仪式来超度死去的同胞。同时,还告诫后人化悲痛为力量,奋发图强,学文习武,待机报仇雪恨。随着时光的推移,久而久之,水族人便形成了一个习俗,每年逢"端午节"和"卯节",男女老少云集村头寨尾,在族长的一声号令下,众人随着古老的吹打乐曲,围着一堆大火,跳起既原始粗犷又野味十足的舞蹈,水族人大声喊啊唱呀……整个场面异常热烈,十分神奇。最后高潮是"抢火松枝"(一种带油性的松树枝),只见一群青年男女光着脚板勇敢地走过一条约10米长烧得火红火红的木炭垅后去抢火松枝,每次只限抢一支;当拿到松枝后回身还要走过仅一根圆木搭成的独木桥。据说,谁抢的松枝多,谁就大吉大利,谁就是当年水族寨中的英雄。

时至今日,出于保护森林资源之故,现已由北牙瑶族乡的老艺人王建伯、王安全等人把"抢火松枝"改良为今天人们看到的"抢花灯"。这个趣味无穷、引人入胜的民间传统体育竞技于1995年11月代表广西参加在昆明举行的全国第五届民运会表演赛并荣获金杯奖,并于同年的12月应邀赴香港出演。又于2000年11月代表河池地区参加南宁国际民歌艺术节并在广西民间艺术太汇展中荣获表演一等奖。

捞火球,是近年刚从宜州北牙瑶族乡民间挖掘出来的一项民族体育竞技活动。所谓火球,就是用耐火材料特制成一个直径约12厘米带明火的圆球。开展此活动一般在晚上为宜,夜间一个火红的圆球在空中、在地面抛来滚去,场面颇为壮观有趣。一般由12人(最好全部为男性青年)进行比赛,双方各设一名手执近似捞鱼用的捞绞来网球,比赛时间不限,以先捞得15个球为一局,三局二胜。参赛队员均用手抓住火球来回抛甩。此活动绝妙处就是队员们用手抓火球居然毫无畏惧,如同玩普通皮球一般。该活动独具浓厚的民族特色,它既含有古老的文化艺术,又带有当今的民族风情;既有勇敢热烈的场面,又有精彩惊险的动作;既有激烈的竞争,又有同胞的情谊。目前在北牙、拉利一带比较盛行，特别每逢佳节，瑶、水两族青年非常喜欢举行此类的比赛活动。该活动已在 2000 年河池地区第二届铜鼓山歌艺术节中首次亮相，场面热烈精彩，深受广大观众喜爱。

彩调，是宜州艺苑中一朵灿烂的艺术之花。彩调，原来也是从采茶调子中取材的，1955 年，宜州代表赴北京首次演出《龙女与汉鹏》《王三打鸟》时开始统称为彩调。

宜州是著名的彩调之乡，彩调在宜州已有二百多年历史。清乾隆十九年（1754 年）后始修，道光九年（1829 年）重修的《庆远府志》载："自元日至上元夜，竞放纸爆，悬彩灯，或群聚为龙马狮子等灯，或装妇女，唱采茶歌，喧锣鼓，嬉游以为乐。"据老艺人回忆，清嘉庆时，庆远府城和宜州乡下已有"喜乐堂"一类的彩调组织。道光年间，北牙乡众联村陆洞屯的陆师傅，在陆洞、牛牢、板江等屯开采茶饭，建立了几个"喜乐堂"。同一时期，庆远容家巷泥水匠乔有胜及其子乔祖旺带领的"喜乐堂"调子班也十分活跃。他们边做泥水，边演彩调，足迹遍及广西各地。清末民初，乔祖旺曾与江头村俸贵成"众乐堂"联合，搭成"双乐堂"临时调子班，到过湖南省各地：江华、永州、新宁、常宁、永明、宜章等地游演。洛东乡韦尔金的"文武堂"又演彩调又卖武艺，还要杂技魔术。他们不但常到河池、柳州、桂林、百色、梧州、钦州等几十个州县演出，光绪末年，还到过广东高州、佛山和湖南邵阳、祁阳、零陵等地卖艺，受到各地观众赞赏。"洛东调子你莫嘲"歇后语从此成为宜州人的口头禅，被传为千古佳话。清咸丰年间建立的北牙板高李青春喜乐堂（李家班），用演彩调得的钱买了一块田，并命名为"彩调田"。从建喜乐堂后代代传承，直到现在的板高业余彩调剧团，已经是七八代人了，演彩调的活动都没有间断过。

（七）长寿老人

冉大姑，广西宜州市龙头乡人，107 岁时当选为全国第五届人大代表，被评为自治区劳动模范，享年 115 岁。她的养生法是以下几点。

坚持劳动。她认为劳动是锻炼身体的最好方式，可使人的血脉通、腰腿强，有益健康。她从年青时就坚持劳动，到了晚年仍能赶牛耙地，挑重担，在冬季则通过干活御寒。长年的劳动使她的身子骨非常硬朗。

饮食有度。她养成了一个良好的饮食习惯，坚持饮食定时定量，不暴饮暴食，以清淡为主，少吃生冷、酸辣食物，不吃肥肉，经常吃粗粮，以玉米为主，经常吃蜂蜜蒸鸡蛋。

心情乐观。她认为宽心的人活得久，忧愁的人死得快。因此，她一向豪爽，即使遇到烦恼事也看得开，不着急，不上火，很会调节心情。

注意保养。她很会保养自己的身体，常戴"老人帽"防寒冷，常备"护身衣"，随身带一件小棉衣，天一冷马上穿上，以防感冒，常穿"暖心鞋"，脚暖不得病。

黄月英，女，壮族，1912 年 5 月 7 日出生，101 岁，宜州区北山镇梅洞村梅洞屯人。该老人听力较好，口齿清晰，没有什么病痛，平时还能做一些力所能及的事情。胃口好，一餐可吃一大碗米饭。老人一生坎坷，从小被卖到地主家做丫头，20 岁时做了地主的小老婆，地主死后嫁到梅洞村。第一次婚姻生育两个儿子却夭折，第二次婚姻生育三个小孩，大女儿在 2 岁时夭折，小儿子出生后也夭折，现只有一个儿子潘宝洪健在。或许因命运多舛，老人性格要强，也较沉默，现享受低保。

周识昌，103 岁，宜州区庆远镇白龙社区人。老人思路清晰，记忆力好，能背古诗，喜欢讲述修身做人典故。

陈炳堂，102 岁，宜州区庆远镇沙岭社区高家甫人。老人身体状况良好，爱抽烟，经常吃水果。能自己种辣椒、豆等蔬菜。

韦玉春，汉族，1913 年 8 月 13 日出生，100 岁，宜州区北牙瑶族乡保民社区林借屯人。据老人介绍说自己的出生日期为癸丑年，即 1913 年，21岁时从都安县加脉乡嫁到北牙瑶族乡，23 岁时生育第一个孩子。老人一生生育 3 子 3 女共 6 个孩子，至今都健在，其夫于 1949 年去世。韦玉春老人是一个爱整洁的人，在家经常帮忙打扫卫生、洗碗等，还能到菜园里摘菜。她身体状况较好，行动方便，为人热情、好客，性格开朗健谈。现是四世同堂。

韦凤仙，女，瑶族，1908 年 5 月 10 日出生，105 岁，宜州区德胜镇榄树村邓山屯人。其丈夫有两个老婆，韦凤仙是大老婆，只生育了一个女儿李惠英，现已 81 岁，嫁在都安县青盛乡东成村；二老婆已过世，生育了 4

个儿女。现在韦凤仙由其两个女儿照顾。韦凤仙身体状况较差，双眼看不见，不能行走，完全不能自理。胃口也不是很好，每餐只能吃下半碗饭，所以早上家人会煮些芝麻糊给她补充营养。

（八）长寿历史

宜州蓝详长寿文化。在 20 世纪 80 年代初，宜州发掘出老寿星蓝祥御诗碑后（见图 2-4），先是安置在城北白龙公园内，今移址城南的南山碑林之中，并建有一御碑亭作重点文物保护，该碑原文如下：

> 星弧昭瑞应交南，陆地神仙纪姓蓝。百岁春秋卅年度，四朝雨露一身罩。烟霞养性同彭祖，道德传心问老聃。花甲再周衍九极，长生宝录丽琅函。
>
> 赐广西宜山县永定土司境内寿民蓝祥年一百四十二岁喜成七言用志人瑞
>
> 嘉庆十五年庚午嘉平月御笔

鉴于此碑出现于清嘉庆十五年（1810年），距 2010 年有二百年了，现在唯一办法就是查找当年史书，因为历史是最好的见证，一旦查清，此碑所言蓝祥的 142 岁年龄是真是假，便可立见分晓。

经查阅《宜州市志》在人口数量与分布栏目，查到了"寿星简介"内容，有关记载是：蓝祥，男，清代县境内永定土司人，生于清康熙七年（1668 年）。据《养生斋余录》卷二载："嘉庆十五年蓝祥一百四十二岁，赐六品顶戴，为近代所罕存者，嘉庆皇帝御赐诗文祝贺。"

庆远府设席请蓝祥赴宴，其玄孙扶持来到府署，当时知府请画师为蓝祥作

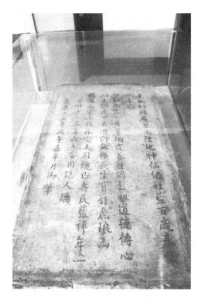

图 2-4　嘉庆御提宜州蓝祥碑

了一幅寿星图。据清朝梁绍壬《两般秋雨庵随笔》载："蓝祥当年虽已142 岁，但耳目无翳障，饮啖过人。"在《养生斋余录》还有记载："其长子已于 50 年前去世，次子蓝禄 113 岁，三子蓝寿 103 岁在村里务农。"另《庆远府志》载：蓝祥于嘉庆十八年（1813 年）无疾而终。嘉庆十八年，庆远知府将御制诗真迹全文镌刻两碑，分别立于城东百花亭左和永定土司署左。

根据以上记载，对蓝祥御诗碑及其年龄均有据可查，史记与碑记吻合，完全可以释疑。但是，为了不至于片面地单以地方看问题，还须进一步从全国考证，查一查究竟有否与蓝祥的同龄人或寿限更高者。河北日报主办的《书刊报》，在其 1995 年 10 月 13 日第七期中，有如下记载：据山东省曹县文史资料介绍，从前在广亮门村有个老寿星叫李敬，在他 141 岁那年，应邀进京参加清乾隆皇帝于乾清宫召集的全国老人"千叟宴"，席间，乾隆皇帝从名单中见他年龄最大，便与其交谈，当问及李敬有何要求时，李敬诚挚地说请万岁给他写副对联，拿回去贴在大门上。乾隆听后心中一悦，于是写上：花甲重逢增加三七岁月，古稀双庆更多一度春秋。当此联写成之后，老人们慢慢琢磨，看到上下联都是李敬的年龄颇为有趣，亦感对仗工整也十分切题，堪称珠联璧合，于是皆大欢喜。这对长寿者来说真可谓十分贴切。

此外还发现，在陕西科学技术出版社于 1989 年 10 月出版的《老年人身心健康的五把钥匙》书中，就人的最高寿限问题，引用了全国人口普查权威的数据来进行论证，其中全国第一次人口普查统计，百岁以上老人 3384 人，最高年龄者 155 岁；1982 年第三次人口普查统计，百岁以上老人 3765 人，最高寿者 135 岁。另从《中国老年报》于 1998 年 12 月 4 日也发现有长寿的信息，标题是《我国发现一百六十岁老寿星》的报道。

以上考证资料证实，就全国来说，与广西宜山县（今宜州区）蓝祥最高年龄看，不但有相似者，而且也还有更高寿的老人。由此可以再次证实，蓝祥 144 岁（1669～1813）年龄准确无误，无须再疑。

如今虽说蓝祥早已作了古人，但其留下的宝贵财富很值得借鉴。首先说明，他的健康长寿并不是御赐诗文所说的是什么陆地神仙，也不是所谓修心养性，不过，能过上太平日子而安居乐业，倒是说对了一点。而实实在在的他的健康宝贵财富应是：他一生在农村，乡人耕凿自安，勤劳是他长寿的最大秘诀，很能吃又不生病，这就是他留下的最宝贵的财富，也是给后人在科学养生方面最大的启迪。

广西最大的镌刻"寿"字碑。位于宜州市城郊南山寺东西崖壁上镌刻的楷体"寿"字，高 4.2 米，宽 2.3 米，是目前广西最大的镌刻"寿"字碑。

天峨县

（一）基本情况

天峨位于广西西北部，坐落于红水河畔，东邻南丹县，南连凤山、东兰县，西接百色市乐业县，北与贵州省罗甸县隔河相望。总面积 3196 平方公里，辖 2 镇 7 乡 94 个村委会（社区）1635 个村民小组，居住着壮、汉、瑶、苗、布依、毛南等 14 个民族，总人口 17.2 万人。天峨古属百越之地，秦时属象郡；明代庆远府于天峨东北境置"天峨甲"，始有"天峨"之称；民国 24 年（1935 年）正式成立天峨县，时属百色行政监督区；1950 年 1 月 20 日，天峨县获得解放，县治立于向阳街；1952 年下半年，县治迁至六排，时属宜山专区所辖；1965 年 5 月，广西增设河池专区；1971 年河池专区改称为河池地区；2002 年 6 月 18 日，国务院批准撤销河池地区，设立地级河池市，天峨县由河池市管辖。

天峨县地处广西丘陵与云贵高原的过渡地带，属凤凰山脉和东凤岭山脉交错区。群峰林立，沟壑纵横，地势西北高，东南低，以中山为主。主要山峰有高楼山、三匹虎、大山、交连岭等，其中高楼山为全县高山之首，海拔 1419 米，此外海拔 1000 米以上的山脉有 311 座。县境属亚热带季风气候区，冬暖夏凉，四季分明。年平均气温 20℃，年平均日照时数为 1281.9 小时，年降水量 1370 毫米，无霜期达 330 天。境内河流属珠江流域西江水系，有大小地表河流 58 条，全长 1186 公里，河网密度为每平方公里 0.7 公里，地表年平均径流量为 12.93 亿立方米。主要河流红水河自西北向东南贯穿县城境内，流长 112 公里，平均流量 1590 立方米/秒。

天峨主要县情特点可以概括为"一城、三县、三乡、四基地"。一城即红水河上第一城，红水河流经的第一个县城是天峨县，流经县境111.5公里，穿城而过，造就了山清水秀、生态宜居的园林山城，是广西园林城市之一。三县：一是国家林业大县，全县林地面积409万亩，县境内有6个国有林场和1个自治区级自然保护区，森林覆盖率达84.25%，排在全区前列；二是水电大县，水电资源占红水河流域总蕴藏量的45%，是龙滩水电站所在地，龙滩水电站规划装机容量630万千瓦，年均发电量187亿千瓦时，创造了"最高碾压混凝土大坝、最大地下厂房、提升高度最高的升船机"三项世界之最；三是库区移民大县，天峨县为龙滩水电站库区主要淹没区和岩滩水电站库区尾水淹没区，移民搬迁安置涉及9个乡镇44个行政村201个村民小组，移民总人口29409人。三乡即中国油桐之乡、中国金花茶之乡、中国山鸡之乡。全县有油桐面积61.5万亩，野生金花茶12.3万亩，山鸡年饲养量达180万羽。四基地即广西无公害水果生产示范基地、库区生态淡水养殖基地、珍稀植物种植基地、电力能源产业基地。"十二五"以来，天峨县先后荣获全国绿化模范县、全国平安渔业示范县、全国农村土地承包经营纠纷调解仲裁工作先进单位、全区创先争优活动先进县党委、广西科学发展进步县、广西生态园林城市、建设平安广西活动先进县等11个国家级、26个自治区级、28个市级荣誉称号。

2014年底，全县户籍人口为172804人，百岁及以上老人29人，区域户籍人口中存活实足百岁及以上老人占总人口的比例为16.78/10万，超过规定10/10万的评审标准。根据2010年第六次人口普查结果，全县平均预期寿命78.04岁，高于2010年76.80岁的全国平均预期寿命。人口长寿比为15.21%。2014年全县80岁及以上老人有3367人，60岁及以上老人有22139人，80岁及以上老人占60岁及以上老人的15.21%。

（二）长寿原因

1. 得天独厚的地理生态

良好的生态环境。天峨县地处北纬25度、亚热带季风性气候区北缘，这里气候温润宜人，雨水充沛，湿度适中，是地球上生命最为活跃、有众多长寿老人集中的地理地带。天峨境内山清水秀、天蓝地净，自然生态保存完整，森林繁茂，水网纵横，森林覆盖率达84.25%，素有"森林王国，水上天峨"之美誉，县城内有"浮在城市上空原始森林"之美称的龙滩大峡谷国家森林公园，同时，还拥有丰富的自然原生态的旅游资源，如集天坑、溶洞、湖泊、原始森林等众多旅游亮点于一体的川洞河燕子湖景区；广西八景之一，世界上跨度最大的水上天然石拱桥——布柳河仙人桥景区；贯通黔桂两省三州市七县，全广西最大的淡水湖龙滩天湖；10 万亩广西保存最完好的大山原始森林等诸多景观。该地山水生态完美和谐，空气自然洁净，非常适合人类繁衍生息。

长寿因素的完美融合。科学研究认为长寿与阳光、空气、水、地磁四大因素有密切关联，天峨恰把四大因素完美聚合于一地。天峨年平均日照时间长达 1531 小时，80% 以上是 4~14 微米波长的远红外线，可以增强动植物新陈代谢，提高免疫力，被誉为"生命之光"。天峨没有污染型工业，森林密布，大面积的绿色植被提供了独一无二的富氧环境，天峨空气中负氧离子含量每立方厘米高达 3 万个，天峨号称"一河四都"，即"红水河"，"水电之都""花果之都""森林之都""洗肺之都"，是世界级的大氧吧。良好的空气使血液活化、净化，提升白细胞的数量和质量，增强抗病能力，对人的神经系统和呼吸系统都有较好的治疗保健作用。县内水系众多，水质清澈见底，富含多种人体所需的矿物质和微量元素的小分子团六环水，对长寿有极大益处。除此之外，天峨还是个天然大磁场，人们生活在适当的地磁场环境中，身体发育好，血液清洁且循环好，心脑血管发病率低，身体免疫力高，适当的地磁强度还能协调脑电磁波，提高人的睡眠质量。天峨地处在印度洋板块与欧亚大陆板块的断裂带中，直接切过地球地幔层，导致地磁增强，地球的一般地区地磁约在 0.25 高斯，天峨县高达 0.5~0.6 高斯，是养生和快速调节人体生理机能的最佳磁场范围。

2. 自然健康的生活方式

养生的饮食文化。天峨素有食野菜、野果的传统习惯，野菜、野果中富含各种人体需要的维生素、氨基酸和植物纤维。天峨人喜食火麻，火麻富含不饱和低脂肪酸，被称为"不老油"，有言到"天天吃火麻，活到九十八"。同时，天峨人还充分发挥聪明才智，从野生山鸡中培育出六画山鸡，从野生李果中培育出龙滩珍珠李、密黄李等，大量引进和种植无公害优质水果。优质的食品来源，成为长寿又一关键因素。舒缓的生活节奏。

天峨县地域面积不大，交通相对便利，人们没有太多的物欲追求，没有大城市中人口膨胀、交通拥堵、环境恶化、住房紧张、就业困难等"城市病"，在工作和日常生活中，一直保持着相对较慢的节奏，没有过多的忧虑紧张、压力等导致的精神亚健康状态，大家其乐融融，互相谦让，把更多的时间投入健康的业余爱好中。有研究表明，舒缓的生活节奏有利于提高生活品质，延长寿命，这也是全县长寿老人多的原因。

3. 淳朴善良的民俗文化

全县向来有尊老、敬老、爱老的传统，晚辈要夹好菜给长辈吃，让好的凳子给长辈坐，路上遇见老人要尊称"阿公""阿婆"等，一些代表着子女们对老人健康长寿最淳朴善良的愿望的传统民俗文化源远流长。比如，至今全县仍盛行为老人祈求健康长寿的"补粮"习俗和为老人"备棺"的习惯。"补粮"也称"补寿"，是老人认为上天安排给他此生的寿命就要用完了，人生之路将要走到尽头，如果此时后代子女们为他们张罗"补寿"，就能使他们延年益寿，福泰安康。"备棺"是花甲以上的老人都备有一口棺材，以满足百年之后的需要和避开一切灾祸和邪气。有了棺材，老人觉得无后顾之忧，有了归宿处，即给了老人一种心理暗示，消除了由情绪诱发疾病的因素。这种心理暗示，给老人心理带来了平衡与安慰，从中医的角度来说，对老人的健康是有利的。为老人"补粮"和"备棺"等长寿文化习俗，作为尊老风尚代代沿袭，老年人在这种尊老、爱老的风气中大多心境平和，对生活感到满足，待人接物态度真诚和善，保持着良好健康的心态。

4. 经济平稳发展，社会和谐进步

2014 年，天峨县地区生产总值 43.1 亿元；财政收入 2.53 亿元；全社会固定资产投资 25.1 亿元；社会消费品零售总额 102 亿元；城镇居民人均可支配收入 19015 元，同比增长 9.2%；农村居民人均纯收入 5701 元，同比增长 11.1%。经济社会的发展使天峨县有了更为充裕的条件加大公共基础设施建设，让全县群众在物质满足的基础上，精神文化生活也在逐步提高，如老市场休闲步行街、民族文化体育中心等一批重大项目扎实推进，"绿满八桂"造林绿化工程有效开展，将继续提高群众的生活品质，丰富群众的业余生活场所。同时天峨县制定了《天峨县 80 周岁以上高龄老人

生活补贴发放管理暂行办法》等一系列优待老年人政策，从日常乘车、乘船以及到旅游景点、公共文化场所，老年人都能够享受优惠优先待遇。经济社会的发展为天峨人民长寿提供了物质保障和精神需求的升华。

2014 年，通过统计，在全县 29 位百岁老人中，男性 7 人，女性 22 人；生活在土山地带的有 17 人，石山地带的有 12 人；婚姻美满的 27 人，独身或离异的仅有 2 人；生育有子女的有 27 人，仅有 2 人无子女；饮酒吸烟的有 11 人，不沾烟酒的有 18 人。据此分析，长寿因素与性别状况、生活环境、婚姻状况、生育状况、饮食习惯等存在一定的关系，在天峨现存的 29 位百岁老人中，存在这样的长寿规律：一是女性普遍比较长寿；二是生产生活条件较好的区域人们普遍寿命较高；三是婚姻幸福美满是决定长寿的重要因素，婚姻美满、精神愉悦能促进长寿；四是生儿育女，生活有保障，精神安逸，促进健康长寿；五是保持不吸烟、不饮酒等良好的生活习惯，有利于健康长寿。

（三）特色物产

龙滩珍珠李。龙滩珍珠李是从天峨县野生李中选育出的新品种，被誉为"李族皇后"，系广西第一个自行选育的李果新品种，被评为广西果树优良单株和优良果树品种，属无公害和地理标志产品。果实近圆形至扁圆形，果实大小适中，平均单果重 21 克；果面深紫红色，外观美；果肉淡黄至橙黄色，酸甜适中，肉质细嫩脆爽，果肉有香味，风味佳，口感好，富含维生素 C。

野生金花茶。金花茶是国家一级保护植物，被誉为"植物界的大熊猫""茶族皇后"，具有清畅肠胃，排毒养颜，抗氧化，延缓衰老，降血脂、血糖、血压、胆固醇，防癌抗癌等功效。

甜冬笋。属甜笋类，因是在冬春之交挖的甜竹笋，故名。甜冬笋肉质脆嫩，味道清甜，又恰好在春节期间上市，故人们都视其为山鲜美味，有的人还把甜冬笋作礼品送亲朋好友。甜冬笋对生长环境十分敏感，全县只有纳直乡纳莫坡的野生甜竹能在冬季长出这种笋。共有面积 100 多亩，年产量 5 万多公斤。

野生竹荪。竹荪是寄生在枯竹根部的一种隐花菌类，野生的竹荪，价等黄金，有"真菌之花""菌中皇后"之誉。竹荪具有滋补身体、益气补脑、宁神健体、补气养阴、润肺止咳、清热利湿、保护肝脏的功效，其香味浓郁，滋味鲜美，自古就被列为"草八珍"之一。

龙滩沙田柚。天峨县龙滩沙田柚 11 月中下旬成熟，属无公害农产品，曾荣获"全国第七届柚类评比金杯奖"的称号。龙滩沙田柚成熟的果面呈略深色的橙黄色，果蒂部呈短劲状的葫芦形，梨味浓郁。在常温贮藏一段时间（一个月以上）后再食用，口感更佳。还含有维生素 B1、维生素 B2、维生素 B6、维生素 E、维生素 P 和钙、铁、磷、镁、硫、钠等人体必需微量元素。

薄壳核桃。天峨栽培的薄壳核桃特点是核壳薄（1~1.5 毫米），内褶壁不发达，种仁大而饱满，易取全仁和半仁，出仁率 50% 以上，核果大，每公斤约 80 个。核桃味美而营养丰富，既可生食，又可炒食，也可榨油或配制各种糕点和糖果。核桃木质坚硬，纹理秀丽，为工业器械用材，核果壳可制活性炭，树皮、果皮可提炼栲胶，核桃油是高级食油和工业用油。

六画山鸡。天峨六画山鸡是人工饲养的雉鸡（环颈雉）品种，由广西天峨县民间驯化培育而成。六画山鸡保持着良好的野鸡肉质特征，鸡肉结实紧凑，味道鲜美，鲜香味浓郁，含多种氨基酸、不饱和脂肪酸及丰富的微量元素，脂肪少，胆固醇含量低。

山茶油。山茶油营养丰富，含脂肪酸、山茶甙、茶多酚、皂苷、鞣质，及丰富的抗氧化剂和具有消炎功效的角鲨烯，对抗癌有着极佳的作用。山茶油还富含维生素 E 和钙、铁、锌等微量元素。天峨山茶油是国内特有的木本植物油，精选天峨野生的茶籽为原料，纯天然、无污染，经传统工艺和现代技术压榨精制而成，涵盖高档山茶油的性能和特质。由于不饱和脂肪酸含量在 90% 以上，而且不含芥酸，因此食用山茶油不仅会使人体胆固醇减少，适合高血压患者食用，而且还具有减肥、降血脂、防止血管硬化等保健作用。

芝麻剑鱼。属角鱼类，因其体形似剑，身上又布满了芝麻粒大小的黑色斑点，当地人都称其为芝麻剑鱼。芝麻剑鱼一般生长在有乱石堆、无泥沙、水流缓的河段。天峨县内红水河、布柳河、牛河等大河都盛产此鱼，年产 5 万多公斤。芝麻剑鱼肉质细嫩、味道鲜美、清爽可口、营养丰富，与酸菜或金针菜作鲜汤，味道极佳，是天峨第一名菜。外地人纷纷前来天峨收购芝麻剑鱼，使之成为市场上的抢手货。

凤山县

（一）基本境况

凤山县地处广西西北部，北回归线以北，位于云贵高原南麓，东与东兰县毗邻，南连巴马瑶族自治县，北倚天峨县，西与百色市的凌云、乐业两县接壤，是个内陆县份，行政区域面积1738平方公里。70%的面积为大石山区，30%的面积为土山区。县境最西点金牙乡干存村夏家坳西面山，地理坐标东经106°40′50″，北纬24°36′10″；最东点长洲镇那兵村坡王屯章砦坳，地理坐标东经107°16′57″，北纬24°32′15″；最南点江洲瑶族乡维新村高桑杀山西侧的无名山，地理坐标东经106°55′20″，北纬24°15′30″；最北点乔音乡同乐村板栗屯北面山，地理坐标东经107°1′34″，北纬24°49′34″。东西最大横距60.9公里，南北最大纵距63.9公里。县城位于境内中部，县城中心区地理坐标东经107°2′46″，北纬24°32′35″。凤山位于云贵高原南缘，是一个由高原向准平原过渡的斜坡地带，地势大致呈西部和西北部向东南部倾斜，东北部向东北角倾斜。全县地形起伏，最高海拔1318米，最低海拔262米，最大高差为1056米，一般高差300～500米。凤山多山，沟壑纵横，有长期性的流水在境内汇集成河。沿河两岸，地势平缓，有长条形或珠串状排列的小平地。小平地土层深厚，土壤肥力良好，是县内水稻主产区。凤山属亚热带季风气候，由于北有云贵高原作屏障，削弱了北方冷空气寒潮的侵入，又因地形自西北向东南倾斜，有利于东南暖湿季风的输入，故冬季无严寒，夏季无酷暑，冬短而干，夏长而湿，春秋相当。间有冰雹，偶降小雪，冬夏季风交替规律明显。平均月降雨量129毫米。1月份降雨量最少，仅23.6毫米；6月份降雨量最多，高达313.5毫米。历年月平均降雨量以±85.2毫米的变幅偏离平均值，变化幅度高达66%。历年夏季降雨量853.9毫米，占全年降雨量的55.2%；春季降雨量347.8毫米，占全年降雨量的22.4%；秋季降雨量272.1毫米，占全年降雨量的17.6%；冬季降雨量75.1毫米，占全年降雨量的4.8%。

今凤山县境古时近乎原始而没有开化，史书称为"蛮地"。中国历史发展自夏、商、周至秦1800多年间，今凤山县境均未入政权版图。公元前111年汉武帝平定南越国后，西汉王朝开始在广西腹地开疆拓土，设置郡、县等行政建制，今凤山县境始入版图，属交州郁林郡定周县地域，但只有疆土归属关系，没有行政隶属关系，这一状况一直维持到南宋初期仍为蛮地不变。三国时，属吴国桂林郡地域；晋属广州桂林郡地域；南北朝时，属广州桂林郡地域；隋属扬州始安郡地域；北宋属广南西路邕州庆远府地域。南宋时期，今县境平乐乡置有罗博州，是邕州下辖的48个羁縻州之一，境域包括今县境江洲、平乐、中亭、金牙、更沙乡及凌云县加尤乡、逻楼镇等地，这是今县境有行政建置之始。其余仍为蛮地，属庆远府下辖的东兰州（羁縻州）地域。元代归属与南宋相同。隶庆远南丹溪洞等处军民安抚司。明洪武十二年（1379年），安习、忠、文3个土州并入东兰土州为东兰州后，东兰州将州地划分为12个哨级行政建制，统称内六哨、外六哨，其中外六哨中的本农、凤山、芝山、长里四哨部分地域，为今县境三门海镇、凤城镇、乔音乡、长洲镇、砦牙乡一带地域行政设置之始。今平乐、中亭、金牙属泗城府（治今凌云县），今江洲乡属田州（治今田阳县）。清朝初年，相沿明代建制归属不变。雍正八年（1730年），清朝对东兰土州实行改土归流，将州境一分为二：以内六哨地设为东兰州，以外六哨地另置土分州，原称东兰土分州，后改称凤山土分州，为凤山县级行政建置之始，仍归东兰州承审，属庆远府管辖。民国初年，仍袭清制。1949年11月29日，凤山解放，1950年1月1日，凤山县人民政府正式成立，县级行政区划隶属广西省百色专区。1965年8月，改隶广西僮族自治区（1965年10月更名为广西壮族自治区）河池专区。1971年3月，隶广西壮族自治区河池地区。2002年6月，隶属广西壮族自治区河池市（地级）。

凤山是壮、汉、瑶族聚居县。民国《凤山县志》记载，宋皇佑五年（1053年），县境内有"烟户约二千余，丁口约八九千"。元至元十六年（1279年）"烟户约三千余，丁口约四万五千"。清朝雍正至道光年间，日渐繁衍，"约万户以上，丁口约六万余"。咸丰十年（1860年），太平军余部入境与清兵相持，民户远徙，至同治初年，"约剩二千余户，丁口约七八千"。民国以后，人口发展较快。1925 年，全县共有 13082 户，总人口 62364 人；1941 年增至 13194 户 71953 人。至 1944 年，总人口有 72762 人，比 1925 年净增 10398 人。2016 年末人口 21.93 万，其中农村人口 19.82 万，人口自然增长率 12.22‰。

全县 2142 个自然屯中，纯壮族居住的有 953 个，纯汉族居住的有 877 个，纯瑶族居住的有 149 个，壮汉杂居的有 100 个，壮瑶杂居的有 17 个，汉瑶杂居的有 29 个，壮汉瑶杂居的有 17 个。壮族人口中，长洲、砦牙乡最多，分别占全乡总人口 99.27%、98.98%，其次为乔音乡，占全乡总人口的 98.57%，再次为中亭乡，占全乡总人口的 82.45%。瑶族人口中，江洲、平乐、金牙瑶族乡瑶族人口分别占全乡总人口的 30.56%、20.65%、15.86%，是县境内瑶族人口比例最高的三个乡。

（二）长寿原因

据中国老年学学会调查核实并认证，目前凤山县所有 9 个乡镇均有百岁以上的老人。2010 年全国第六次人口普查数字显示，凤山县 90 岁以上老人有 612 人，其中，100 岁及以上老人有 69 人，超过联合国规定的每 10 万人口中拥有 7.5 位百岁老人的"长寿之乡"标准。截至 2012 年 12 月 31 日，凤山县有百岁及以上的老人 69 人，占总人口的 33.03/10 万。2013 年全县有 25 人满百岁，百岁人数具有稳定的连续性。

凤山县位于广西的西北部，是世界长寿之乡巴马长寿带盘阳河流域的源头且凤山县没有过境的水，这里的水属天上来水或者从地下涌出的泉水。一直以来，素有"群山之祖、寿乡之源"之称。全县土地总面积 260 万亩，林业用地面积 211 万亩，森林覆盖率 80.94%。凤山县境内气候温和，雨量充沛，日照充足，土地肥沃。奇山秀水的自然美景孕育了凤山神奇独特的"长寿现象"。

凤山以"环山似凤，环凤皆山，屏翠丹嶂，凌霄欲飞"而得名，凤山也因以天造地设的地质奇观和独特的自然、生态环境，于 2010 年 10 月被联合国命名为"世界地质公园"。钟灵毓秀的山水构筑了生命长寿的乐园。2010 年全国第六次人口普查资料显示：凤山县 80~89 岁的老人有 2909 人；90~99 岁的老人有 543 人；实足存活百岁及以上的老人有 69 人，百岁人瑞众多。再连续两年进行寿星人数调查核实统计，2011 年实足存活百岁及以上老人有 66 人，占户籍总人口的 30.69/10 万；2012 年实足存活百岁及以上老人有 69 人，占户籍总人口的 33.03/10 万。三年数据表明，凤山县百岁及以上老人年存活人数占总口的 31.90/10 万，是联合国规定每 10 万人口中拥有 7.5 位百岁老人为长寿之乡标准的 4.25 倍。长寿已成为凤山的社会现象。

生命长寿，得益于良好的自然环境。凤山是一个典型的山区县，环境相对封闭，属于自然型长寿区。境内石山峰峦叠嶂，高峰耸立，洼地低谷，层层相套，规模宏大，幽深神奇，为喀斯特地貌，占全县总面积的 48%；土山占全县面积的 52%，其山脉绵延起伏，蜿蜒曲折，沟壑纵横，世居在山里的人们常年出行、劳作，爬坡、下坡，劳动强度大，一生经受艰苦条件的锤炼，客观上培养了坚强的耐力和毅力，以生产生活的艰辛程度而言，首先为大石山区，其次为纯土山地区，再次半石半土地区。而在凤山，居住在大石山区的人口仅为全县总数的 45%，大多数人生活在半石半土或纯土山地区。在 2012 年全县实足百岁及以上的 69 位寿星中，大石山区的有 45 人，占寿星总人数的 65.2%；纯土山地区的有 14 人，占寿星总数的 20.2%；半土半石地区的有 10 人，占寿星总数的 14.2%。因劳动强度大，当地人在消耗一定能量的同时又不断充实，促进了血液循环，增强了机体的抵抗力，使人体整个健康状况得到改善，从而培养了健康体魄基础。

冬暖夏凉，气候宜人。凤山年平均气温 19.2℃，最冷的 1 月份平均气温 10.5℃，平均最低气温 7.7℃；最热的 7 月份平均气温 26℃ 左右，平均最高气温 31℃。冬无严寒，夏无酷暑，气温温和的气候特征对人体的健康十分有益。

雨水充沛，湿度适中。凤山年平均降雨量 1500 毫米左右，无霜期 360 天。常年平均相对湿度 80%~85%，湿度四季变化幅度小，舒适宜人，人们感觉心情开朗，精力充沛。

植被苍翠，空气清新。凤山植被覆盖率 81.1%，且无工业污染，良好生态环境，使当地的空气保持湿润，气温降低，雨水充沛，形成良性循环，大气质量普遍良好。据相关专家测定，凤山境内负氧离子含量平均高达每立方厘米 3 万多个，远远高于一般城市，在世界地质公园景区的三门海、鸳鸯泉、仙人桥等空气中的负氧离子高达每立方厘米 6 万多个，当外地游客踏进凤山的时候，置身于充满生机的生态环境，都感受到风景秀丽，空气清新（见图 2-5）。负氧离子含量高能对人体的生长发育和防治疾病以及防治衰老方面有许多积极作用。

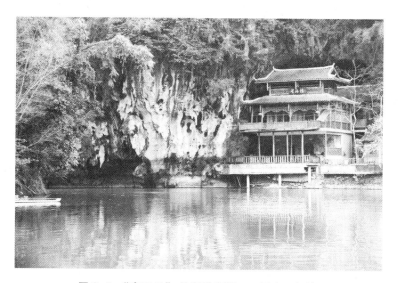

图 2-5 "东巴凤"长寿带寿源——凤山三门海

海拔高位，沟壑纵横。广西凤山县人居海拔在 300~1000 米，由于地势高于周边县，无境外河水流入，境内的三大水系形成的坡心河、乔音河、岜牙河流出巴马、东兰县，中、南部的乔音河、坡心河为世界第五个长寿之乡盘阳河源头。由此可见，凤山居民常年饮用的是源头水。水是人类赖以生存的基本物质，水质好坏直接影响人体健康。凤山水质优良的特点有：一是来自良好生态环境，二是含有各种对人体有益的微量元素。1985 年全县土壤普查结果显示，在境内的山地和沿河农田土壤中，蕴藏着人体需要的锰、锌、铁、铜、铂、硒、镍、铬、锶、镉等多种元素。锰是生命之源，锌是生命之花，在高锰锌、低铜镉的土壤中涌出的山泉水，长期饮用能使人抗衰老，健康长寿，还有人体需要的硒、镍等微量元素，就有较高的抗衰老功能。2008 年，在进行全县饮用水源水质普查中，经省级技术权威单位测定，凤山有多处含有偏硅酸和锶的低钠山泉水。人们长期饮用这些山泉水，对高血压、动脉硬化皆有医疗、保健作用。

生态绿色的物产，是健康长寿的"能源"。 广西凤山大石山区居民过去以玉米为主食，大米极少，但薯类、豆类、瓜类的品种比较丰富；半石半土和纯土山地区居民过去食用大米、玉米各半，杂粮品种较石山区少，而食用菌类和野生肉类品种比较多。无论是石山还是土山地区生产的粮食，包括杂粮、瓜、菜类都含有足量的人体所需的宏量元素和微量元素，经抽样送广西检测中心测定，凤山玉米、黄豆、饭豆含硒量比较丰富，凤山属于富硒地区，这在全国并不多见。科学界认为：硒能参与人体新陈代谢过程，其具有提高人体免疫能力、增强体质、延年益寿等多种功效。食用油方面：石山区居民以火麻仁油为主，火麻油脂中含有的单不饱和与多不饱和脂肪酸总量达到90%，是综合平衡人体营养物质需求之佳品。半石半土和纯土山地区居民以山茶籽油为主，山茶油是凤山的特产，凤山的山茶油以色、香、味俱全的特点赢得市场，在当地颇有名气。山茶油是一种高分子化学物，其主要成分是以油酸和亚油酸为主的不饱和脂肪酸，其含量在90%以上。茶油能改善肠胃的吸收功能，可以平衡脑垂体功能，提供生育酚，促进内分泌激素分泌，对神经衰弱、神经功能下降、老年疾病——老年痴呆症有很好的改善作用。

社会人文关怀是健康长寿的有力保障。 凤山县社会和谐，民风淳朴。在凤山世居的壮、汉、瑶等三个民族，各民族都有自己独具特色的民族风俗和民族文化，有团结文明的优良传统。新中国成立以来，在党的领导下，历届县委、县政府认真贯彻落实党的民族政策，促进民族平等、团结，使各民族和睦相处，从没有民族歧视矛盾和纠纷发生，团结互助、邻里亲善是凤山各民族的良好社会表现。

温馨家庭，尊老爱幼。在凤山长寿老人中，除极少数属"五保户"由政府民政部门抚养外，绝大多数老人与子女、孙子女、重孙子女等生活在一起，他们得到儿孙的关心照顾，老人在经济上得到支持，物质上得到保障，生活上得到照料，精神上得到慰藉。四代或五代同堂，儿孙绕膝，其乐融融。孤寡"五保"老人平时生活也得到邻里乡亲的热心照顾，深感到大家庭的温暖。尊老敬老优良风尚在凤山各民族中世代传承，后辈们把为老人举办"补粮祝寿""延续天年"的祝寿宴作为自己当儿孙的光荣责任，寿文化内容越来越丰富。江洲瑶族乡凤平村韦帮满于 2003 年为其母亲覃美妹举办百岁寿宴之后，在本屯大路旁修建一座"献寿亭"，该举动得到群众一致赞誉和支持，全屯 30 多户人齐心合力，自愿投工投料建成了具有教育后代尊老敬老意义的"献寿亭"。

政府关心，老有所靠。凤山历届县委、县政府认真贯彻执行国家养老惠老政策，成立老年工作领导机构，1987 年以来先后成立县老龄工作管理委员会、老年体协、老年艺术团、老年科协等，重视支持老人开展各项有益活动。政府的社会保障部门以"老有所养，老有所医"为重点，全力推进老年人工作。县成立有养老院、光荣院，全县 9 个乡镇成立有养老院，部分村还建立有"五保"楼，使老人得到来自国家和地方政府的经济关怀。2013 年以来，全县 60 岁以上农村老年人全部纳入农村养老保险范畴并每人每月领取最低 55 元养老金；80 岁以上老人都享受高龄补贴，月领 75~120 元；100 岁以上老人高龄补贴为每月 300 元。政府的关怀，促进了全社会尊老爱老工作的开展，增强了全社会养老的责任，对老人健康长寿起着至关重要的作用。

（三）康养物产

凤山核桃，又名胡桃，为胡桃科植物，核桃仁含有丰富的营养素，每百克含蛋白质 15~20 克，脂肪 60~70 克，碳水化合物 10 克；并含有人体必需的钙、磷、铁等多种微量元素和矿物质，以及胡萝卜素、核黄素等多种维生素。核桃中所含脂肪的主要成分是亚油酸甘油酯，食后不但不会使胆固醇升高，还能减少肠道对胆固醇的吸收，因此，可作为高血压、动脉硬化患者的滋补品。此外，这些油脂还可供给大脑基质需要。核桃中所含的微量元素锌和锰是脑垂体的重要成分，常食有益于大脑的营养补充，有健脑益智作用。

火麻生态茶，源于世界著名长寿之乡巴马、凤山盘河流域民间的长寿古方，世代相传。采用当地珍贵本草植物：火麻仁、番石榴果、莱菔子、葛根、决明子、桑葚、槐米、黑木耳、黄精精制而成。民间言"火麻生态茶入喉，健康长寿不用愁"。火麻生态茶具有润肠通便、降三高（降血压、降血脂、降血糖）、养生、美容养颜的保健功效，具有滋养补虚、祛斑、延缓动脉硬化、预防心脑血管疾病、抗癌防癌的作用，能够降低糖尿病发生率，提高智力，延缓衰老，抑制过敏，抗炎，明目保肝，延年益寿，养心养血，可以治疗痛风、便秘和贫血。

盘阳河白酒，其精选长寿水源——凤山水源洞优质矿泉水，以及生长在海拔 500~1000 米的特产大米进行发酵，遵照民族典藏工艺，结合现代制酒技术酿造而成。尤其与众不同的是，凤山群山环抱，其中不乏天然藏酒深洞，千百年来代代相传，用其藏美酒，开坛后香味独特，闻香识酒，如沐春风，如入仙境。独特的地理环境、独特的原料、独特的制酒工艺加上独特的天然窖藏环境，最终形成长寿源盘阳河酒香气纯正、清雅，口感醇和绵甜、甘洌清爽的独特风格。故而凤山民谣唱道："一品好酒盘阳河，不辞长作寿乡人。"米酒含有丰富的维生素、葡萄糖、氨基酸等营养成分，饮后能开胃提神，并有活气养血、滋阴补肾的功能。米酒具有补养气血、助消化、健脾、养胃、舒筋活血、祛风除湿等功能。李时珍的《本草纲目》将米酒列入药酒类之首。米酒的后劲大，要注意适度饮用。米酒能够帮助血液循环，促进新陈代谢，具有补血养颜、舒筋活络、强身健体和延年益寿的功效。

凤山油茶，闻名区内外，产于全县各乡镇，以乔音乡为最多。1995年全县油茶面积达 6.66 万亩，产量 1743 吨。凤山油茶闻名区内外，产于全县各乡镇，以乔音乡为最多。1995 年全县油茶面积 6.66 万亩，产量 1743 吨。凤山茶油质纯透亮，含酸量低于国家规定的标准，常年食用茶油，可获抗延年之功效，占凤山人口万分之二点七的百岁老人多是食用茶油，茶油区结核、贫血、冠心病、脑血栓、脑动脉硬化等疾病很少出现。

凤山八角，生产历史悠久，现有八角生产基地 0.6 万公顷，年产八角300 吨，主要产区在乔音、长洲、砦牙、平乐、金牙等乡。随着近年栽种的幼林逐年挂果，年产量将逐步增加，三年后年产量将在 3000 吨以上。八角全身都是宝，果、枝、叶均可提炼茴香油，其产品可深加工成为食品香料和工业化工香料、特殊凝固剂、涂料等，用途甚广。近年来，凤山八角远销广东、香港、上海等地，深受客商青睐。

（四）节庆礼仪

壮族蚂拐节。壮族传说认为掌管风雨的是青蛙女神，并把青蛙称为蚂拐。红水河沿岸壮族村寨通过祭祀蚂拐，祈求年年风调雨顺，岁岁五谷丰登，四季人畜兴旺。蚂拐节一般从大年初一起至二月初二结束，主要内容有找蚂拐、祭蚂拐、孝蚂拐和葬蚂拐等。

虽然，许多在人类蒙昧时期产生的古俗已逐渐被社会的发展演变所淹没，但是，一些风俗却在壮族人的生活中延续下来，祭祀蚂拐的习俗便是其中之一。

在桂西的红水河畔，每到正月的蚂拐节时巴马的壮族人就都沉醉在古老的蚂拐歌和喜庆的铜鼓声中。相传，蚂拐女神是雷王的女儿，掌管雨水，可使大地风调雨顺。有一年壮族有个叫东林的青年，因为丧母而痛苦不堪。他听到屋外青蛙"呱呱呱"地叫个不停，一时烦躁难耐，就用热水把青蛙浇得死的死、伤的伤、逃的逃。从此，青蛙不叫了，天再也不下雨了，人间便开始大祸临头。东林吓坏了，去求神祖布洛驼河神母妹洛甲，得到神训应向青蛙女神赔礼道歉。于是东林赶紧在大年初一敲起铜鼓，请青蛙女神回村过年，又请千人为死去的青蛙送葬。以后，人间又得到青蛙女神的保佑，风调雨顺。从此巴马东兰的壮族人年年要过蚂拐节，祭祀蚂拐。

每当农历正月初一黎明，人们就敲着铜鼓，成群结队去田里找冬眠的青蛙。据说，先找到青蛙的人是幸运的，被誉为雷王的女婿"蚂拐郎"，成为该年蚂拐的首领。首领要带着大家点燃烟炮，以向雷王报告人间祭蚂拐的喜讯。人们把这只青蛙接回村，放入花轿中。由初一到正月底，白天孩子们抬着青蛙游村，向每家每户贺喜；晚上，则抬到蚂拐亭下，人们跳蚂拐舞和唱蚂拐歌，以示为蚂拐守灵。守灵、游村的活动进行到第25天后，蚂拐节便进入高潮。这天，人们选择吉时，抬着花轿到青蛙下葬的地方，打开去年葬蛙的宝棺，如果青蛙的骨头呈金黄色，便预示今年是好年景，全场顿时铜鼓齐鸣，同声欢呼；如果蛙骨呈灰色或黑色，便表示年景不好，于是人们就烧香祈求消灾降福。接着举行新青蛙的下葬仪式。葬礼之后，男女老少一起围着篝火唱歌舞蹈，送蚂拐的灵魂上天。这一夜，人们尽情狂欢，通宵达旦。

"三月三"。"三月三"是凤山壮族人民最具特色的传统节日，家家户户在这一天都要蒸制味美色鲜的花糯饭，和壮族杂居的汉族和瑶族也共赏节日。这一天，凤山各族人民喜欢走出家门上山对唱山歌，从城镇到乡村几乎变成歌的海洋，许许多多青年人是在"三月三"对歌中定下婚姻大事的。

端午节。凤山各族人民尤其是汉族，过端午节的风气颇盛。农历五月初五，各家各户用糯米和谷穗灰混合搓匀，用竹叶包成枕头粑或三角粽，屋里屋外、屋前屋后打扫干净，在房屋四周、床下角落洒下雄黄水，喝雄黄酒。据说，雄黄酒能清热解毒，具有驱虫、逐蛇、杀菌功能。有的还在这天上山采药。相传，五月初五是我国明代医学家李时珍出师之日，因此，那天采回的药特别灵验，有药到病除之功能。

牛节。农历六月初六，汉族地区过得比较有特色。这一天各家各户都要给牛休息 1 天，将糯米饭、酒肉拿到牛栏边烧香拜祭，赎"牛魂"。据说，这是牛的生日，要给牛"祝寿"。

中元节。中元节在农历七月十五日，但凤山人过中元节却多在农历七月十四日，故民间百姓干脆把节名称为"七月十四日"。中元节在中国民间传说中被视为"鬼节"。但随着时代的进步，人们已逐渐摒弃了这种迷信的观念。凤山人极重孝道，把"七月十四日"视为仅次于春节的比较隆重的一个重要传统节日，无论是壮族、汉族还是瑶族，都从七月十一日欢庆到七月十五日。相传，七月十四日是老祖宗离家到西天极乐世界享受神仙之乐的日子。这一天，各家各户要办酒肉祭祀，杀鸡杀鸭，甚至杀小猪做糯米玉米粉粑，摆一些糯米糖粑在神台上，意为祖宗的饭食；还会用纸打很多"封包"，以给祖先上路盘缠。还要在十字路口烧一排路香，意在为祖先送行，祈祷祖先一路平安。

中秋节。农历八月十五日，是中国民间传统的中秋节。凤山人有供月、赏月的习惯。是日，一般家庭做糍粑阖家团聚，共进晚餐，买月饼送亲友。晚上人们便都早早地在自家的院子里、阳台上或楼顶的平台上安置小桌子，装好线香，供上月饼和各种鲜果品，一家人聚在一起，边品尝月饼边赏月。小孩子们则香插柚子手执竹筷敲打铁盒钟盒之类，以迎明月升天。

重阳节。农历九月九日是重阳节。过去文人雅士喜欢登高饮酒赋诗，青少年则习惯郊游。自从我国把重阳节定为敬老节之后，每年到此节日，凤山县各系统各单位都举行慰问老人的活动，并组织老年人开展座谈、游艺等活动。

壮族是个好客的民族，过去到壮族村寨任何一家做客的客人都被认为是全寨的客人，往往几家轮流请吃饭，有时一餐饭吃五六家。平时即有相互做客的习惯，比如一家杀猪，必定请全村各户每家来一人，共吃一餐。招待客人的餐桌上务必备酒，方显隆重。敬酒的习俗为"喝交杯"，其实并不用杯，而是用白瓷汤匙。

客人到家，必在力所能及的情况下给客人以最好的食宿，对客人中的长者和新客尤其热情。用餐时须等最年长的老人入席后才能开饭；长辈未动的菜，晚辈不得先吃；给长辈和客人端茶、盛饭，必须双手捧给，而且不能从客人面前递，也不能从背后递给长辈；先吃完的要逐个对长辈、客人说"慢吃"再离席；晚辈不能落在全桌人之后吃饭。

尊老爱幼是壮族的传统美德。路遇老人要主动打招呼、让路，在老人面前不跷二郎腿，不说污言秽语，不从老人面前跨来跨去。杀鸡时，鸡头、鸡翅必须敬给老人。路遇老人，男的要称"公公"，女的则称"奶奶"或"老太太"；遇客人或负重者，要主动让路，若遇负重的长者同行，要主动帮助并送到分手处。

东兰县

（一）基本情况

东兰县属河池市辖县，位于广西西北部，处东经 107°05′~10743′，北纬 24°13′~2451′。县人民政府驻地东兰镇，距河池市政府 133 公里。汉至五代时期，称木兰。宋置羁兰州，元朝至元八年（1271 年），分为"东兰""西兰"两州，后简称"东兰州"，不久即废。明洪武十二年（1379年）置东兰土州，隶属庆远府。清雍正七年（1729 年）东兰土州以东兰院内六哨改流为东兰州。1912 年废除州制，改称东兰县。辖 14 个乡镇，总面积 2415 平方公里。2011 年底总人口 30.15 万人，其中农村人口 25.05

万，有壮、瑶、毛南、侗、幺佬、满等 11 个少数民族 25.85 万人。

东兰山清水秀，气候宜人，自然环境优越。东兰地处云贵高原南缘，属亚热带季风气候区，四季光照充足、气候温和、冬无严寒、夏无酷暑、雨量充沛，年平均降雨量 1354.10 毫米，平均气温 20.10℃，平均风速 0.7 米/秒。东兰环境优美，风光旖旎，红水河过境 115 公里，风情浓郁、风景独特，是百里黄金水道；境内有苏仙岩悬棺之谜、铜鼓渡、红水河第一湾、长乐梯田、江平田园、泗孟田园、坡豪湖泊、大同垂钓天堂等大批景点景观，是游客理想的观赏之地。东兰坡岭相连，空气清新，绿树成林，森林覆盖率达 76.35%，空气中负氧离子含量每立方厘米高达 3 万~5 万个，是理想的"天然养吧"，是名副其实的养生天堂，是中国最佳养生休闲旅游目的地、全国异地养老基地、中国最佳绿色生态县、"中国十佳最美乡村"。2010 年春节，温家宝总理视察东兰时，有感于东兰县优美的自然生态，深切地评价道："山清水秀生态美，人杰地灵气象新。"

东兰物华天宝，美丽神奇，特色资源丰富。东兰盛产的板栗、八角、茶果、桐果、三乌鸡等地方产品闻名全国。东兰是中国板栗之乡，现有连片优质板栗种植面积 27.5 万亩，东兰板栗畅销全国 20 多个省、市、自治区，主导产品甘栗仁远销日本、韩国和东南亚各国。东兰是中国三乌鸡之乡，年出栏乌鸡 70 万羽，三乌鸡肉质鲜嫩，是滋补佳品，含有 18 种人体必需的氨基酸。东兰是广西中药材生产基地县，名贵中药产品岩黄连水针剂、喜树碱远销美国、日本等国家和地区，其中岩黄连水针剂为国内独家生产。东兰有丰富的煤、水晶、铝土矿、石灰石等矿物，天然水资源蕴藏量 16.65 亿立方米（未计算红水河过境流量 372.44 亿立方米），社会用电量 4730 万千瓦时，农机总动力 189910 千瓦。

东兰历史悠久，人杰地灵，文化底蕴深厚。东兰县是全国著名的革命老区，是邓小平领导右江革命斗争的指挥中心，是广西农民运动的发祥地、百色起义的策源地和右江革命根据地的腹心地。东兰人民为中国革命的胜利做出了巨大的贡献和牺牲。在革命战争时期，东兰有 2200 多名英雄儿女为革命献出了宝贵生命，有 1600 多人参加了二万五千里长征；东兰是我党早期著名的农民运动领袖、百色起义领导人、红七军和右江革命根据地创建者、中华苏维埃共和国中央执行委员、早年为党为国捐躯的人民军队杰出将领、为新中国成立做出突出贡献的人民英模韦拔群的故乡，是韦国清、韦杰、覃健、韦祖珍、覃仕冕等五位共和国开国将军的故乡。东兰红色文化底蕴深厚，境内重要革命遗址东兰烈士陵园、韦拔群纪念馆、广西农民运动讲习所旧址列宁岩、红七军前敌委员会旧址魁星楼和韦拔群故居等被列入全国红色旅游经典景区名录，东兰红色旅游区被确定为国家 4A 级旅游景区。东兰文化遗产丰富，现有全国重点文物保护单位 1 处、自治区级文物保护单位 5 处、全国非物质文化遗产 2 项、自治区非物质文化遗产 3 项、全国爱国主义教育基地 1 处、自治区爱国主义教育基地 5 处。东兰是红水河流域底蕴深厚、渊远流长的铜鼓文化的主要集散地，是"中国民间（铜鼓）文化艺术之乡"、中国民间铜鼓文化遗产旅游示范区，民间贮藏铜鼓 612 面，为全球民间铜鼓收藏之最。东兰的铜鼓文化艺术曾经代表河池市参加南宁国际民歌节、上海中华鼓宴会、缤纷中国节、轩辕黄帝祭祀、广西壮族自治区成立五十周年大庆、上海世博会广西活动周等各种大型文化活动演出，并参加了《神秘的红水河》电视剧拍摄和中央电视台"壮锦献给毛主席"音乐电视、《民歌·中国》《东兰壮乡美》等节目录制活动，2011 年东兰传世铜鼓成功申报世界基尼斯纪录。

（二）长寿现象

1. 长寿现状

2009~2011 年，东兰县户籍人口和百岁及以上老人均呈上升趋势，其中 2009 年末总人口 29.33 万人，百岁及以上老人 79 人，占总人口的 26.99/10 万；2010 年末总人口 29.55 万人，平均预期寿命 76.2 岁，80 岁以上老人 4334 人，占总人口的 1.47%，百岁及以上老人 146 人，占总人口的 49.41/10 万；2011 年末总人口 30.15 万人，百岁及以上老人 153 人，占总人口的 50.75/10 万。按照中国老年学会制订的《"中国长寿之乡"评审标准》要求，东兰在长寿代表性、长寿整体性和长寿持续性这三项必达指标上均已达到并超出标准。其中，在长寿代表性方面，2011 年，153 位百岁及以上老人已占总人口的 50.75/10 万（标准为 7/10 万）；在长寿整体性方面，2010 年，全县人口平均寿命达 76.2 岁，高出平均预期寿命（县级）4.8 岁；而在长寿持续性方面，全县 80 岁以上老人达 0.4334 万人，占总人口数的 1.47%，高出标准 0.07 个百分点。其他考核指标，如经济发展、社会保障、自然环境、人文环境、高龄老人健康状况等也已超过全国平均指标和考核标准。

2. 长寿发展趋势

近年来，东兰县坚持以科学发展观为统领，抢抓机遇，开拓创新，务实奋进，全县经济社会保持稳定发展，人民群众生活条件不断改善。2010年城镇和农村人均年收入分别比 2009 年增长 10.6% 和 12%，2011 年比 2010 年分别增长 6.3% 和 14.4%。居民收入差距不断缩小，基尼系数在 0.4 以下。社会保障覆盖面逐年扩大，2010 年城镇人口参加基本养老保险比例为 38.61%，城镇职工参加基本医疗保险比例为 64.94%；乡村参加新型农村合作医疗比例达 100%。2010 年末每千名老年人拥有老年福利类收养单位床位数 19.6 张，每千人拥有卫生床位数 3.08 张，每千人拥有卫生技术人员 4.39 人。2011 年末全县共有 4125 位 80 岁及以上老人获得政府长寿生活补贴，贫困老年人全部获得政府救助。全县森林覆盖率 76.35%，大气质量达到国家二级标准。生活饮用水达到国家卫生部规定的 GB 3096—93 标准。随着东兰经济不断发展，社会保障制度不断完善，生活水平不断提高，生态环境不断优化，东兰已开始进入长寿时代，人口预期寿命不断延长，百岁老人数量不断增加。2012 年，全县健在的百岁老人有 153 人，占总人口的 50.75/10 万。

（三）长寿原因

气候温和，环境宜人。东兰地处亚热带，气候温和，雨量充沛，光照充足，空气清新，是国家生态公益林建设重点县。全县农村沼气池入户率达 73.8%，居广西第三；森林覆盖率达 76.35%，居全广西之首。东兰上空，因无工业废气、化学药品的污染，整个环境植被保护良好，空气洁净，灰尘、微粒极少，使人呼吸顺畅，是岭南地区优秀的避暑胜地。经测定，东兰地区常年的空气高含量负氧离子普遍在每立方厘米 2 万个以上，而坡豪湖泊、月亮河畔等地方则为每立方厘米 5 万~6 万个，是大城市的 1000 倍以上。置身其间，如超然世外，使人心旷神怡，悠然自得，是人间难得的一块净土，中老年人长寿养生的天堂。

设施完善，政策健全。东兰县委、县政府高度重视发展老龄事业，积极完善和落实老年养老、医疗等优待政策。从 2010 年开始，县政府每年安排 600 余万元作为 60 岁以上老人的"长寿补贴"；2011 年以来，先后投入 2000 多万元建设完善乡村医疗卫生服务一体化管理和乡村敬老院建设，全县 147 个行政村都建设村级卫生室。近几年来，县政府坚持把老龄事业纳入为民办实事工程来抓，由县财政负责长寿老人参加新型农村合作医疗和大病救助等方面费用，老龄委成员单位每年至少为老年人办成 1~2 件实事，通过组织开展到敬老院、"五保"村送戏曲、电影慰老活动，不断丰富老年人的精神文化生活，确保长寿老人"病有所医、老有所养、住有所居"。基础设施不断完善，政策机制不断健全，为老人快乐养老提供了保障。

尊老敬老，蔚然成风。东兰县敬老爱老的优良传统源远流长，"家有老人宝中宝"观念根深蒂固，尊老敬老养老氛围浓厚。东兰的寿星很少有独居者，大多与后辈子孙共同生活，多数长寿老人都是四世、五世同堂，几代同堂。儿孙们十分孝敬老人，在生活起居等方面给予悉心照料，争着为老人洗脚捶背。在外工作的子孙，也经常抽空回家与老人拉拉家常，说说贴心话。平时针对老年人自身特点，村民委经常组织为老年人义诊，邀请个体商户为老年人理发。县老龄委还创造性地建立长寿老人志愿者服务队，组织共青团、少先队员与百岁老人结成"一助一"对子，不定期为其开展健康教育、医疗保健以及就餐、洗衣等帮助和服务，尽力让老人老有所养、老有所学、老有所乐、老有所为。社会的关爱，儿孙的孝敬是老人得以健康长寿的最重要原因。

喜爱劳作，怡然自得。东兰"日出而作，日落而息"的耕读文化保存良好，像世外桃源一样与世无争，宁静而又和谐。东兰县长寿老人多生活在风景如画、环境优雅的乡村，一生以勤劳为本，与节俭为伴，远离不良嗜好，即使年事已高，仍坚持做一些力所能及的家务或农活。寿星们始终保持不抽烟，少喝酒、适当劳动、开心生活的习惯，抑或拾柴割草，活动活动筋骨，增强体质；抑或提鸟上山，投身大自然，聆听鸟语，陶冶性情，舒展心胸；抑或与孙子、重孙们嬉戏，尽享天伦之乐。适宜的人居环境，多姿的自然景观，铸就健康体格。

绿色食品，饮食健康。低脂肪、低动物蛋白，多果蔬，主食以"五谷杂粮"为主,是东兰人民的饮食特点。东兰人常吃玉米粥食,其中著名的珍珠黄玉米所含的维生素 B1、维生素 E 和胡萝卜素均高于其他地区的玉米含量,玉米粥成了既富含营养,易于消化,又可减祛肠胃病的"长寿粥";当地食用的油料火麻油,有润肠、降低血压和胆固醇之功效,被称为"长寿油"。当地人饮食以清淡为主,本地产的苦麻菜、竹笋、豆类、薯类等,都是人们经常食用的抗衰老保健食品。平时食用的新鲜果蔬无污染,肉类也以当地林下养殖的东兰三乌鸡、东兰黑山猪和被农业部认定为水产健康养殖的无公害生态水产品为主。喀斯特地貌的山泉水是东兰的主要饮用水,经检验,当地水质具有弱碱性离子,含丰富的对人体有益的矿物质和微量元素,氧化还原电位低,无有毒有害致癌物质,是天然之水、营养之水。良好的生活习惯,合理的膳食结构,使老人们身体健康,颐养天年。

文化厚重,民风古朴。东兰人民天生乐观开朗,善良宽厚,尊老爱幼,乐于助人,尤其是老年人大多心境平和从容淡定,待人接物真诚和善,对同辈人尊重、对下辈人慈爱,以宽厚的态度对待别人,较少对生活有苛求和不满。每年均有传统节庆习俗等文娱活动来调剂生活,壮族民间的"三月三"歌节,唱山歌祈求风调雨顺的"蚂拐节"和瑶族民间庆祝丰收的"祝著节"等历史悠久且民族文化底蕴深厚的传统节日,是东兰民间民俗文化的代表。近年来,随着乡村文体设施不断完善,乡村老人文艺队、农艺队越来越多,文化活动越来越丰富。平时,老人们自编自导自演群众喜闻乐见的文艺节目,利用春节、中秋节等节庆日和闲暇时间,通过开展联欢会、座谈会、祝寿会以及棋牌、晨练健身等活动进行交流,既丰富了老年人的精神世界,又满足了老年人的生活需求,使长寿老人快乐生活的总体水平正在一步步提高。东兰文明古朴的民族文化,无忧无虑的生活习性,快乐健康的心态,成为东兰寿星长寿之源。

(四)长寿老人

天时地利人和,这是破解东兰长寿之谜的关键。长寿的"天时地利"就是东兰最独特的气候和地理环境。东兰人有许多为长寿助力的生活习惯:他们喜欢劳动,饮食习惯良好,生活有规律。古语有云:"流水不腐,户枢不蠹。"生命在于运动。东兰的长寿老人自小从事农业劳动,甚至百岁也不闲着，辛勤劳动使他们肌肉发达，血液循环良好（见图 2-6）。

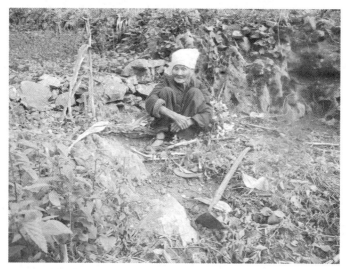

图 2-6 正在劳作的瑶族百岁老人蒙乜难（1910 年出生）

东兰人长寿首先得益于大自然的厚爱。东兰地处南亚热带季风气候区，四季如春，人居自然环境和气候条件十分宜人。此外，东兰是典型的喀斯特地貌，研究表明，喀斯特地形中蕴藏着多种微量元素，能够通过水和各种食物被人体吸收。东兰人自古以来就喜欢饮用当地泉水，有人称那些泉水为"不老泉"。在东兰已经探明有广西最大的常温低矿化度、低钠、含偏硅酸的重碳酸钙型天然饮用矿泉水资源，这些泉水里有十多种对人体有益的微量元素。

东兰人有良好的饮食习惯。多素少荤常喝粥，饭吃七分饱。东兰人经常吃火麻、玉米、茶油、酸梅，南瓜、竹笋、白薯等天然食品。火麻制成的油和汤含有大量的不饱和低脂肪酸、蛋白质、油酸、亚麻酸、亚纳酸等，经常食用能润燥滑肠，防止年老便秘，降低血压和胆固醇。

东兰人提倡晚婚晚育，生活有规律。同时，东兰人心胸宽阔，乐观开朗，喜唱山歌。东兰长寿老人非常善于应付压力，人际关系也相当和谐。喜唱山歌是东兰壮族、瑶族的一大特点，山歌陶冶了东兰人的情操，丰富了他们的生活，为长寿的平和心态供给源源不断的养分。"人要想活到 100 岁，人要想寿超 100 年；平时衣着整洁应当先，老式新式也要穿。日常膳食饱三餐，细粮粗粮都香甜；居室布置贵淡雅，坐睡潇洒也安然；晨起散步常锻炼，快慢走跑够三圈……"东兰人传唱的《长寿歌》，揭开了东兰人长寿的秘密。

申桂香，女，1909年6月15日出生，住在三石镇纳合村特故屯。她家周围长满了郁郁葱葱的竹林。初夏的午后，清风徐来，清爽的感觉迎面而至，顿有身在仙山之感。老人满头银发，面色红润，衣着整洁，身上散发着一股与世无争的气息，俨然一位老道人。老人生育2个女儿，现在加上重孙，全家二十多口人。她平时的起居很有规律，每餐一碗米饭，喜欢清淡素食和糖类，不喜好油腻的食品。晚上8点就入睡，一直睡到次日9点，白天就在村里的竹林里遛几圈，累了就在家门口坐着，喂些鸡鸭什么的，生活简单而有规律。

黄奶尤，女，1907年6月2日出生，现居住在三石镇纳合村拉片屯。她是笔者见过的最快乐的百岁老人，也是最爱吃"苦"的老人。她满头银丝，百年的岁月在其脸上刻下了层层皱纹，但没有一丁点儿老人斑，显得精神矍铄。她有8个孩子，老大已73岁，最小的也已50多岁，孙子、重孙及外孙等孙子辈有50人，可谓丁火兴旺。老人最喜欢吃苦麻菜，问她缘由时，老人说，以前她和老伴生活很困难，吃都吃不饱，但是纳合村遍地都长苦麻菜，一家人就拿它来下饭，谁知一吃就吃上了百年。苦麻菜虽不起眼，但对环境要求低，生命力很强。黄老现在依然手脚麻利，经常帮着家里到菜地里割猪草，喂鸡鸭什么的，一天总在自家周围的竹林间忙碌着。经了解，她平时最喜欢吃玉米饭，因牙齿不好，不喜欢荤腥，菜式很简单，就最爱纳合村的苦麻菜，一餐捞它几叶就够了。采访结束后，走过竹林，看见离黄老家不远的菜地里长着旺盛的苦麻菜，就像黄老一样，虽已百岁，依旧年轻。

韦奶朗，女，1910年10月15日出生，现居住在巴畴乡巴畴村拉片屯。韦奶朗性格很坚强，刚结婚当家时，家中可谓一贫如洗，但贫寒的日子并没有打垮这个瘦小的女人，勤劳的韦奶朗，凭借自己的踏实肯干，勇敢地承担起了全家人的生活重担，起早贪黑为一家人的生计忙活。韦奶朗特别会苦中作乐，她年轻时很喜欢唱山歌，有时候劳动实在累了，她就一边干活一边唱山歌。平时心态也很平和，并且总是怀着一副热心肠，谁家有困难她都尽力相帮，在村里人缘特别好。每天早上起来，都习惯先打扫房屋的卫生。"山中只有千年树，世上难逢百岁人。"她说："我老了，行动渐渐没有以前利索，好在我耳不背，眼睛也还行。"

黄秀娥，女，1912 年农历十月初十出生，现居住在泗孟乡软能村生巴屯。母亲黄秀娥，1912 年农历十月初十出生于泗孟乡钦能村。自小失去双亲，家境困难的她，生性灵敏勤劳，对家务、农事、桑麻样样精通。如今她已是百岁的世纪老人，但仍身体硬朗、耳聪目明、思维敏捷。春节期间，县领导登门慰问，她讲述她当年跟拔哥闹革命的故事还如数家珍。她说："问我长寿之道，我也不知从何说起，以前我生活困难，迫于生计，每天都起早摸黑，什么粗活重活都做。平常吃的更是缺盐少油，煮菜时，拿一颗酒饼大的火麻粑（已舂过的火麻籽团）捞水取油浆捞煮那就是最大的口福了。一年到头，除了年节日外，都难得一见荤腥。不像现在，三天两头就是大鱼大肉，样样都有，现在的年轻人吃得这个肥那个胖的，都忙着减肥，得了'富贵病'。"

（五）长寿发展

东兰县利用"中国长寿之乡"品牌效应，深入实施"生态立县、旅游旺县、科教兴县、产业富县"的发展战略，全力唱响"红色·老区，绿色·生态，金色·铜鼓，银色·长寿，黑色·物产"五大品牌，积极构建红色长寿福地，推动全县经济社会快速发展。

依托长寿品牌，推进老龄事业。深化社会保障和优待政策，发挥乡村卫生院资源，改善疗养环境，不断提高老年人的生活质量和健康水平，巩固和增加"百岁老人"数量，针对性提高国际区域人口长寿指数。2011 年以来发放 80 周岁以上高龄老人生活补贴 2.63 亿元，建成示范性基层老年协会 31 个、农村幸福院 14 个。2016 年全县健在的百岁老人达 89 人，每 10 万人口中拥有百岁寿星 30 人，是联合国评定世界长寿之乡标准的 4.3 倍，且百岁老人数量呈现不断增长趋势。

依托特色资源，布局战略规划。立足绿色生态特色资源，用准国家、自治区产业扶持的发力点，积极打好资源牌、产业牌和政策牌，委托专业机构及技术团队做好规划，准确定位产业发展目标，实施以发展休闲旅游、度假疗养、运动露营为主,以长寿养生食品、养生农产品、养生文化健身等诸多带"寿"字品牌产业齐头并进的发展战略。经科学认证,精心包装,共储备重点项目13大类30个项目,其中投资亿元以上项目13个。

依托战略规划,激发内核动力。利用"中国长寿之乡"品牌强化招商吸引力,众多旅游开发企业纷纷来洽谈投资项目,全县三年来共引进招商引资项目122个,其中在东盟博览会上签约7个项目。2015年第十二届中国—东盟博览会期间签下3个项目共计12.99亿元的大单,实现了历史性突破。目前正在实施的重点项目有香港进源集团投资的系列景区项目、城区备用水源项目等项目,即将签约的项目有山茶油深加工、拉甫新村养生养老项目等项目。先后引进23家集团及企业来投资办厂,形成了以中草药、丝绸、山泉水、油茶等特色生态加工企业为主,其他加工企业竞相发展的特色资源型工业体系。

依托政策扶持,改善人居环境。充分利用上级对长寿之乡的倾斜政策,大力推进退耕还林、绿满八桂、生态公益林保护、石漠化综合治理等生态工程,全县沼气入户率达到74%;先后组织实施147个村的通村水泥公路,率先实现了村村通水泥(柏油)公路的目标,成为全市公路网结构最完善的县份之一,打破了长期以来全县经济社会发展的交通"瓶颈";共投入1.78亿元,实施农村饮水工程1052处,解决14.5万人农村人口的饮水难题;全县通电覆盖率达到了100%,医疗业务用房面积增加到39338平方米,各项基础设施建设得到不断强化。

依托社会效应,提升老区名气。随着东兰老区的各项建设事业不断提速,东兰烈士陵园、韦拔群纪念馆、红七军前委旧址魁星楼、广西农民运动讲习所旧址列宁岩、韦拔群故居5处景点增补为第一批全国红色旅游经典景区,与天安门广场、井冈山、韶山等著名景区并列。东兰被国家文化部命名为"2014~2016年中国民间文化艺术之乡""全国群众体育先进单位",东兰烈士陵园被国家民委命名为"全国民族团结进步教育基地"。东兰还被国家文化部列为红水河铜鼓生态保护区核心区,生态建设通过国家重点生态功能区核查,东兰坡豪湖确定为国家湿地公园建设试点,长乐镇永模村、三石镇板文村、武篆镇东里村等9个村被列为全国乡村旅游扶贫重点村,生态休闲旅游特色品牌进一步打响,全县旅游业加快发展态势得到明显提升。

贺州是目前全国第一个"中国长寿之乡"县域全覆盖的城市，是"世界长寿市"。截至 2017 年，贺州全市 240 万人口中，百岁老人高达 472 位，每 10 万人中就有 20 位百岁老人，远超过国际公认的长寿地区 7.5 位/10 万人的标准。这表明，在贺州这片神奇的人瑞沃土上必定孕育有贺州独特的康养文化资源。

（一）优越的自然康养环境

贺州（北纬 23°39′~25°09′，东经 110°34′~112°03′），属亚热带季风气候，年平均日照时数在 1439.4~1588.7 小时。日照充足，太阳辐射强，年均气温 20℃，气候温和；贺州市年平均降水量为 1558.1~2012.1 毫米，降水丰沛，辖区内水系发达，河流纵横成网，分布有桂江、贺江等水系，大多数属珠江流域西江水系，水质优良，富含多种生命必需微量元素和矿物质营养元素。此外，贺州市还有着丰富的温泉资源，分布有大汤温泉、水楼温泉、培才温泉等。如占地 600 亩的贺州温泉，其出水量高达 120 吨/小时，水温 63℃，含硫量 1.5 毫克/升，经检测，水中含有 30 多种对人体有益的矿物质，对治疗皮肤病、关节炎、风湿等有明显疗效；[①] 贺州以山地丘陵为主，辖内分布有较大面积的岩溶地貌，溶洞分布数量多、规模大；贺州耕作土壤土质优良，富含钙、硒、铁、铜、锌等有益人体生命健

---

① 吴伟志、莫燕娟：《贺州大汤温泉的形成条件及其水化学特征》，《广西科学院学报》2013 年第 29（04）期，第 230~234 页。

康的元素。2015 年 12 月中科院发布的长寿贺州调查报告显示：贺州市森林覆盖率为 72.85%，是全国平均水平的 3 倍，空气优良率为 100%，优级天数 275 天。贺州市拥有姑婆山、大桂山两座国家森林公园，总面积 80 平方千米的姑婆国家森林公园是华南地区最大的天然氧吧，其森林覆盖率高达 99.55%，海拔 1000 米以上的山峰有 25 座，分布有 30 多处天然瀑布，园内负氧离子含量每立方厘米高达 15 万个。① 大桂山国家森林公园则是桂东地区良好的天然种子库和生物基因库，是不可多得的天然氧吧和疗养胜地。此外，贺州 "十八水" 原生态景区素有 "岭南九寨沟" 之美誉，是名副其实的 "城市绿肺"。

（二）丰富的人文康养因子

受特殊地理和历史环境的影响，贺州的人文康养更多体现在贺州的饮食之中，贺州是著名的中国长寿美食之都，这里是客家汉族、瑶族、壮族的聚居地，在历史发展的长河中，多元的族群文化在相互交融与碰撞中形成其独有的康养饮食文化。贺州的饮食食材广泛，讲究荤素搭配、均衡营养，尤以酿菜出名。无论是蔬菜类、瓜类还是豆腐、果皮、豆角等都可做成酿菜，在本地有着 "无酿不成席" 的说法，著名的有瓜花酿、豆腐酿等。据研究，酿菜能够将食材的蛋白质、纤维素等营养进行保留，而且利于消化。饮茶是贺州重要的养生保健方式，贺州有着千年的产茶历史，茶品种极为丰富。昭平茶叶品质优越，可将其制作成不同功效的绿茶和红茶。贺州客家人喜欢的擂茶是由茶叶、花生、生米等擂成的长寿健康饮品；贺州瑶族饮用的油茶主要原料为本地茶叶、葱姜等，利于祛湿驱瘴。贺州人爱喝粥，深谙其中养生之道，有豆豉粥、灰水粥等，深受当地人喜爱的灰水粥，是用米碎木烧成灰做的灰水，经过沉淀后加入水、大米等一起熬粥，能够生津养胃，其质呈人体所需的弱碱性，利于清热解毒、祛湿，起到增强人体抵抗能力和清心养神的功效。② 优越的自然环境为贺州

① 农兴强、杨荣翰：《论贺州市生态旅游开发与可持续发展》，《贺州学院学报》2006 年第 4 期。

② 黄燕群：《贺州市乡村饮食文化旅游资源开发》，《安徽农业科学》2016 年第 44（36）期，第 192~194 页。

的食粥养生提供了珍贵的绿色食材，红薯、芋头、淮山药等时令蔬菜，鳝、鳅、鱼等美味，银杏、红枣、瑶柱、百合等药材均可入料熬粥，贺州人将粥与养生文化发挥得淋漓尽致，成为其长寿文化中的重要成分。贺州人还喜欢食酸，早在北宋时期贺州人就懂得从野生柠檬中提取汁液作为配料，萝卜、黄瓜、莴苣、姜、苹果、沙梨、李子等各类瓜果蔬菜都可入坛腌制酸味，具有健脾开胃的功效。

（三）舒适的精神康养氛围

贺州的长寿现象更多的是与贺州人乐观积极、昂扬向上的精神以及悠然的生活态度相关。2015 年贺州富川县福利镇通过国际慢城认证，正式成为中国第四个、广西第一个国际慢城；同年，富川获得中国长寿之乡称号，二者被认定的内在共同点就是贺州人身上体现出来的精神养生文化。在贺州，有从唐宋时期一直延续至今的浮山歌节、信都龙舟节、黄姚过火节、取水节、狮子庙庙会、富川盘王节、上灯炸龙节、花炮节、刘仙娘出游、黄田二月二、大庙山庙会等丰富多彩的民俗节日，贺州人民通过这些节日抒发对生活的美好向往的同时又能排解日常苦闷，愉悦身心；贺州有着深厚的历史人文底蕴，从汉武帝时期开始建置贺县到现在已经历经 2100 多年的历史沉淀，由于特殊的地理位置，其深受中原文化、百越文化、湘楚文化的影响，从而造就了贺州璀璨的人文景观和名胜古迹，这里的古镇、古村落散布其间，状元村、黄姚古镇等充满温馨恬静的田园风光，这是贺州人最为珍贵的精神康养氛围。

昭平县

（一）基本情况

昭平县是中国广西壮族自治区贺州市辖县，地处广西东部、桂江中游，县域面积 3273 平方公里，位于北纬 23°39′~24°24′，东经 110°34′至 111°19′，东邻贺州市八步区，西靠梧州市蒙山县，东南与梧州市苍梧县接壤，西南与梧州市藤县交界，北与桂林市荔浦县、平乐县和贺州市钟山县相依。

　　昭平县地貌的显著特征是：群山起伏，河谷深切，平地狭小，地势西北高东南低。境内山地面积占全县总面积的 87.6%，素有"昭平不平"之说。其中海拔 800 米以上的中山主要分布在县西北部、中部及东西边境处，占总面积的 2.7%；500~800 米低山是境内主要的地貌类型，占总面积的 32%，多分布在富罗、九龙、富裕、龙坪、马圣等乡村；500 米以下的丘陵主要分布在县南部桂江两岸的五将、古袍、马江、木格等乡镇。东北部的黄姚、樟术林为岩溶洼地；西北部和中部的群山之间有三个狭长的山间盆地。海拔 500 米以下的丘陵及洼地面积最广，约占全县总面积的三分之二，西北边界与东南部的木格乡驻地平均海拔相差 943 米，境内大部分河流由偏北向南汇流。

　　昭平县县境地处南亚热带气候区，属亚热带季风性湿润气候。四季基本特征是：夏长冬短，春湿冬干，夏涝秋旱，冬有霜雪。气候温和，雨量充沛。年平均气温 19.8℃，年降雨量为 2046 毫米，为广西多雨、暴雨中心地带之一。无霜期平均在 310 天以上。

　　2000 年第五次人口普查，昭平县总人口 353298 人。有彝族、白族、傣族、壮族、苗族、回族、傈僳族、拉祜族、佤族、纳西族、瑶族、藏族、景颇族、布朗族、布依族、阿昌族、哈尼族、锡伯族、普米族、蒙古族、怒族、基诺族、德昂族、水族、满族、独龙族等民族分布。

（二）长寿原因

　　昭平自古寿星辈出，是长寿的故土。最早可追溯到清朝乾隆年间陆焞主修的旧《昭平县志》，其中就有百岁寿星的记载。到 1934 年，李树楠主修的《昭平县志》第五卷中，专门将寿星姓名按其年龄长次予以入志，并对品行高尚、福寿双全的老人以示表彰。据旧志记载，是年昭平全县有 2.4 万户人家，12 万多的人口，其中 90 岁以上老人有 254 名，百岁以上老人 6 名，五代同堂 10 户。

　　新中国成立后，昭平的百岁寿星更是与日俱增。到 2010 年底，昭平县百岁及百岁以上健在老人有 58 人，为当年全县总人口的 13.26 人/10 万（国际医学会标准须在 7 人/10 万以上，中国老年学学会标准须在 7.5 人/10 万以上）；80~99 岁老人有 8285 人，占总人口数的 1.89%（标准须在

1.4%以上）；平均预期寿命为 75.21 岁（标准须在 74.4 岁以上），远远超过中国老年学学会规定的评审标准。2011 年 3 月 25 日，昭平县正式向中国老年学学会提出申请，经中国老年学学会 7 位专家到昭平实地调查核实，昭平县符合评选"中国长寿之乡"的三项必达指标和十二项考核指标评定标准要求，并按规定程序予以评审和公告。2011 年 7 月 16 日，中国老年学学会发布公告，正式宣布广东蕉岭县、江苏溧阳市、安徽亳州市谯城区、广西昭平县四个地区获得中国老年学学会授予的"中国长寿之乡"称号。

翻开昭平厚重的历史文化，走入它美丽的山水自然环境，揭开它近年来腾飞的经济发展史，就会了解昭平获得"中国长寿之乡"荣誉称号，可谓实至名归。这片生态福地是人与自然、人与社会的和谐家园，是名副其实的福寿之乡。

青山绿水造就"天然氧吧"。昭平全县面积 3273 平方公里，森林面积 320.09 万亩，有野生植物 1700 多种，野生动物 650 多种；活立木蓄积量 1003.9 万立方米，森林覆盖率高达 84.17%，居全区首位，是全国平均水平的三倍多。每立方厘米负氧离子含量为 2000～5000 个，最高可达两万个，被称为"天然氧吧"，大气质量达到国家一级标准。境内群山叠翠，河流纵横，全县无山不绿，有水皆清，森林茶园、峡谷云海、流泉飞瀑、山岳湖光随处可见。"梦境家园"黄姚古镇被称为"人与自然完美结合的艺术殿堂""中国最值得外国人去的 50 个地方""中国最美的十大古镇"；被称为"华南最大天然氧吧"的七冲原始森林，古树参天，神秘幽深，生长着我国特有的单科植物伯乐树和被誉为"活化石"的世界珍稀动物鳄蜥，以及娃娃鱼等诸多珍稀动植物。晨闻啾啾鸟鸣，暮听声声猿啼，宛如世外桃源，孕育着神奇的仙境。2002 年，昭平就被国家环保总局列入全国生态建设示范县，近年来先后荣获"全国重点造林绿化百佳县""全国绿化模范县""全国生态示范县"等荣誉称号，绿色、宜居的生态环境为昭平人民的健康长寿提供了可靠保障。

绿色产业造就人寿年丰。"黄金白银千般宝，哪有五谷杂粮好。"昭平属亚热带季风气候，全年温暖湿润，雨量充沛，日照充足，物产丰富，适合各种农作物生长，盛产各种水果，是著名的鱼米之乡、水果之乡、茶叶之乡，物产天然环保，饮食绿色健康。昭平茶、桂江鱼、茶油和黄姚豆豉等特产历来远近闻名。茶文化源远流长，自古就有"以茶养生""以茶敬客"的习俗，种茶饮茶历史悠久。据《昭平县志》记载："象矶（棋）山面积极广，地产名茶，味颇佳""客之来访，奉之皋芦（苦茶）"。所产的茶叶因吸高山之云雾，碧绿清香，甘甜爽口，有降压降脂、延年益寿等功效，是天然的无公害保健佳茗。尤其以象棋山、藤宝山所产的茶叶历史最为悠久，始植于宋淳熙年间，远销海外，饮誉东南亚；黄精酒、黄皮糖和黄姚豆豉更是被誉为"昭平三宝"，清朝乾隆时期曾为朝廷贡品，新中国成立后更是远销粤、港、澳及东南亚；桂江鱼肉质鲜嫩，味道鲜美，是有名的美味佳肴和养生滋补食品；"苍苍油海三千顷，滚滚憩江第一亭"，位于昭平县走马乡庇江凉亭的这幅佳对，就生动地反映了走马乡盛产天然长寿食品茶油的历史与现状。

近年来，昭平县大力实施"生态立县、项目兴县、工业强县、城建活县、旅游旺县、农业稳县"六大工程，立足丰富的林业和水电资源优势，大力发展集约型、技术含量高、附加值高的板材系列产品和水电产业，打造资源型可持续发展产业集群工业园区，走新型工业化道路；因地制宜发展"短、平、快；名、特、优"种养致富项目，建基地，树品牌，走"一镇一业、一村一品"产业发展化道路，促进农业增效，农民增收；打响"黄姚古镇"和"桂江生态游"两个特色旅游品牌，把生态文化、茶文化紧密结合起来，推出"游黄姚古镇、揽桂江风光、品昭平银杉、赏昭平奇石、探长寿文化"精品旅游线路。2010 年，昭平全县接待游客 79.15 万人次，实现旅游收入 5.89 亿元；国民生产总值 36.33 亿元，全社会固定资产完成投资 50 亿元，城镇居民人均可支配收入 15105 元，增长 10.75%；农民人均现金收入 3958 元，增长 13.47%。

和谐孝道文化源远流长。和谐人为本，百善孝为先。昭平的和谐孝道文化源远流长，世代尊崇"子孝家和、尊老爱幼、邻里和睦"的传统美德。早在清康熙年间，时任广西布政使的黄国材在巡视昭平时，了解昭平的民风民俗后，分别在昭平松林峡凤凰山和马峡口的石壁上书刻"忠孝"和"做好人，行好事"等大字，赞扬昭平人民"以和为贵、以孝为贵"的美德。近年来，昭平县更是重视和谐孝道文化的传承，弘扬敬老爱老优良传统。每年的重阳节，全县都组织开展丰富多彩的老年人文体活动，让老人老有所乐。2006年的重阳节，县委、县政府更是在县城文化广场召开数千人参加的大型敬老会议，表彰奖励全县敬老爱老的先进事迹和个人。"家有一老，如同一宝"的观念深入人心，全县涌现出30年如一日赡养同堂三叔婆的孝星叶家矢；招郎上门、30年不离不弃照家婆的好媳妇陆桂英等一批先进个人。

同时，昭平县还大力推进"老年优待"工程建设，以"老有所养、老有所医"为重点，建立健全养老体系，建立社会救助、医保、社保和城乡低保四大保障体系。2004年，昭平县被列为广西首批开展"五保村"建设的试点县，先后投入近千万元在12个乡镇建起13座敬老院、96个"五保"新村，率先在全市推广"五保村"集体供养体系；对年满60周岁的"五保"老人集中供养，每月发放110元生活补助金。政府还对95~99岁的老人每月发放60元高龄保健补助金，100岁老人每月发放120元高龄保健补助金。每逢节假日，县四家班子领导还经常深入村屯慰问"五保"老人和高龄老人，让老人感受到党和政府的温暖。完善的社会体制让老人现实生活有保障，未来生活有希望。

（三）康养饮食

黄姚美食。昭平县黄姚古镇不仅是游客首选的旅游胜地，各色美食也异常丰富，是品尝地方风味小吃的好地方。

黄姚美食首推"黄姚米粉"，外地人称之为"豆豉粉"。黄姚米粉吃法有三种：一是烫米粉，二是鸡脖子糍，三就是炒粉。

黄姚米粉制作工艺精细：选用大米以早稻米为主，晚稻为辅，米要浸透、磨浆，用石磨磨两次，如果用打浆机，就要用石磨再细磨一次。石磨磨两次米浆最细。米浆要求严格，过虚，蒸出的粉会烂或穿洞，难成一张；太稠，粉结实，不嫩滑。至于蒸粉，还得讲火候。

吃法一：烫粉。蒸出来的米粉，晾冷，折叠，用刀切成筷子大小的细条，就成切粉。切粉放入"竹捞"，用热开水烫软，滴去水，置碗中，加入叉烧或卤肉或蒸熟的腊肠、豆豉汁、葱花、茶油或芝麻油，喜欢蒜头或辣椒的自己添加。所谓卤肉是放在煲豆豉汁里煲熟的猪头皮、猪尾巴之类的肉，不腻、脆口。这种吃法操作简单，清香、嫩滑、甘纯、爽口，香气飘逸，有诱人之感，四季皆宜，受大多人喜欢。吃过的人念念不忘。

吃法二：鸡脖子糍。蒸出的米粉晾冷，卷成圆筒，形状酷似鸡脖子，名曰鸡脖子糍。圆筒米粉用竹片削成的两面刀口状的竹刀叫"糍铦"，用糍铦切割成每一节约一寸长。用糍铦插着糍团，蘸凉的豆豉汁食用。豆豉汁有葱花、茶油或芝麻油，喜爱蒜米、辣椒的自己添加。这种吃法属于冷食。吃起来清气爽口，甘甜，风味独特，四季皆宜。这是黄姚人津津乐道的吃法。

吃法三：炒米粉。将豆芽或切成丝的大白菜、萝卜、芹菜与猪肉、大蒜、姜、豆豉汁炒熟，加切粉、豆豉汁、盐粉、生粉汁一起炒熟，即成。黄姚人不喜欢此种吃法，因米粉蒸得鲜嫩不宜猛火炒。

黄姚美食的第二种是"九层糕"。将米浆放在"铜盘"（其实是铜皮或铁皮制成的蒸盘）中，蒸熟一层浆，再加一层浆，添至五六层，铜盘就满盘了。在添加最后一层米浆时，撒上剁好的馅料同时蒸。馅料由瘦猪肉或腊肉、香菇、香芋、虾米、笋干（或头菜）、木耳、马蹄等炒熟而成。蒸熟后，趁热撒葱花，取出，用糍铦分割成一寸多长，约一寸宽的小块，铦起小块蘸豆豉汁吃。这种九层糕，要趁热吃，鲜嫩，美味爽口，风味独特，四季皆宜。品尝九层糕，简直是一种享受。

第三种是葱角。因葱多而得名。馅由笋干、瘦猪肉或腊肉、木耳、马蹄炒熟加大量的葱花而成。馅包进米浆做成的皮（像饺子皮），捏成饺子状，放进铜盘，像蒸饺子一样蒸熟。与饺子的区别在于用米浆制成的皮取代面粉制作的皮，馅不能放韭菜，不能用汤水煮。相同的是要蒸熟，趁热吃，四季皆宜。葱角属于黄姚人春节必做的食品。一般在除夕前一天晚上，家家户户做来吃，有点像北方除夕做饺子。南方不种小麦，只有大米制品。也许是因为黄姚人大都是中原南迁的客籍人，或多或少保留有中原的习俗。

第四种叫落水狗，也叫灰水糍，其制作工艺独特。早米磨浆，加精制木薯粉（一种零粉）、灰水，在锅里加热搅拌至煮熟，然后倒入特制木桶，用木棒快速搅匀搅冷，再把浆倒入簸箕，用力反复拍打。一边拍打，时而抓出一小团一个嫩滑圆扁的糍粑，用碗盛，再加煮好的黄糖水，就可以吃到落水狗了。灰水是从山上采回的一种灰水草，经晒干，烧成灰，开水冲，搅匀，过滤，沉淀得到的水。干的黄豆秆或干的稻草烧成的灰也行，只是灰水气没有那么香醇。落水狗脆口爽口，虽加糖水，仍不腻，属夏季食品，因有灰水作用所以清凉解暑。

第五种叫炒粉，即炒扎粉、炒干米粉。干米粉的制作原料是大米磨浆，这种浆与水粉的浆不同，稻米是陈年的大米，米浆相对稠，用簸箕蒸，取出，晾冷，放阳光下晒干，用温水润湿，折成扁卷，用刀切成一粒米细的粉丝，扎成小扎，再晒干，就成干米粉或叫扎粉。干米粉水浸20分钟左右，先用大蒜、食油、盐、炒熟豆芽或生萝卜丝或大白菜、猪肉，然后加入滤干水的米粉，焗软，淋豆豉汁，再焗几分钟，猛火炒，即成炒粉。如果炒成菜谱中的米粉杂烩，就要先将瘦猪肉、木耳切成丝，与大蒜、芹菜炒熟，铺在净炒的干米粉面上，合成。米粉杂烩属黄姚宴席中的主要菜谱之一。

自古以来，黄姚美食和糕点种类繁多，风味独特，工艺精湛，闻名遐迩，而如今由于不注意传承，濒临失传。

黄姚豆腐酿。黄姚豆腐酿美名远扬，大文豪苏东坡曾赞赏道："有此物在桌，又何必鸡豚？"把黄姚当地水豆腐掏烂揉碎，放入馅料捏成小包，加入黄姚豆豉文火慢煎，即可上桌。秘诀只在黄姚古镇千年古井中那一捧好水，才制得出这好口感。

古镇外的街道两旁，都是些农家小吃店。每个店门口都竖着牌子，上面写着本店的招牌菜，黄姚豆腐肯定名列其中。黄姚豆腐酿和别处不同的是，这里是捏成一个个小包形状。把豆腐块揉碎，在里面拌上半肥瘦的猪肉，捏成一个个不露馅的小包子，大小相当，形状也相似。放到烧滚的油里煎，半熟的时候捞起沥干多余的油，淋上豆豉水焖熟就可以了。

制作特色。黄姚属于喀斯特地貌，犬牙交错的石山清丽秀气，镇内水流清澈。钟灵毓秀的地形，成就了甘甜、清冽的独特水质。就是用这种井水泡黄豆、磨豆腐、煮豆腐，才有了好吃的黄姚豆腐酿。把豆腐块充分揉成糊，然后捏成团，放馅封口，再一个个搁到烧开的油镬上煎炸，半熟后捞起，沥干多余的油。稍后再次入镬，淋上豆豉水焖煮，便是地道黄姚豆腐酿。这样的豆腐酿味道充分渗透，香气扑鼻，色香味俱佳，别有一番风味。

豆豉排骨。黄姚豆豉为黄姚盛产,古"昭平三宝"之一。其历史悠久,曾在清朝被列为朝廷贡品。历经十几代人呕心沥血的研究,选用黄姚镇特有的黑豆、仙井泉水和土著人古老独特的手工艺精制而成,产品颗粒均匀,乌黑发亮,豉香郁馨,隔壁闻香,无任何化学成分,属纯天然调味佳品。这一佐餐调味佳品,在民国时远销东南亚。而豆豉宴,是黄姚的一大特色菜系。在黄姚,豆豉排骨是上桌率最高的佳肴之一。

豆豉辣椒酱。黄姚豆豉辣椒酱选用新鲜辣椒与豆豉为主要原料,其中豆豉起源于明朝初期,历史悠久,驰名中外,远销东南亚及港澳等地。该产品选当地上乘之黑豆,取古镇珠江岩之甘泉,运用传统工艺和科学方法精制而成,其色黑质软,纯甜味香,无任何化学成分,属纯天然高级调味佳品。

昭平灰水粥。"灰水粥"做法是把用米碎木烧成灰做的灰水澄清之后,按比例兑入山泉活水和大米一起熬制而成。最佳的吃法据说是 30℃ 左右的时候最好吃,吃的时候有股淡淡的清香,要慢慢咀嚼。

(四) 民俗风情

柚子灯节。每年七月十四"中元节"是中国民间传统的节日,这一天人们都会宰鸡杀鸭、焚香烧纸举办祭祀活动,并祈求家人全年平安顺利。全国各地的祭奠活动各有不同,而黄姚古镇的七月十四"中元节",也叫"柚子灯节",是可以和春节媲美的节日,有其特殊的传统风俗,那就是放柚子灯,一般情况下举行两天(农历七月十四到十五)。所谓柚子灯就是在柚子上插一炷香和点燃的蜡烛,三个柚子用竹签连成一个三角形,再将这一个个三角形柚子灯连接起来,在小姚江上飘游。寄托着黄姚人对生活美好祝福的柚子灯,在月光的映衬下,形似一条威武璀璨的金龙。黄姚古镇的西北面是崇山峻岭,也是姚江的发源地,相传那时每当雨季洪水常常不期而至,为了祭拜河神,在农历七月十四、十五这两天晚上,祖先们采来柚子,削去蒂部,在上面插上香、烛沿江流放。灯队顺着河水向下游漂流,以祈福来年国泰民安、风调雨顺。同时,柚子的"柚"和庇佑的"佑"同音,柚子即佑子,有吉祥的含义。

每年黄姚古镇柚子灯节不仅居民踊跃参与,各地游客也都会慕名而来。天黑后不久，古镇居民就在带龙桥下的河边，把点燃的香和蜡烛插到柚子上。当第一束烟花在夜空中绽放的时候，便开始放柚子灯了。一时水面鞭炮齐鸣，鼓声喧天。走在最前面的竹筏是鼓乐队，鼓乐手用唢呐吹奏着曲子，在姚江徐徐前行。紧跟其后的是舞狮队的竹筏，小伙子们和着锣鼓的节拍舞动着狮头，为黄姚这一民俗活动增添了更浓郁的地方色彩。接下来的是头灯带领的柚子灯编队，每一只柚子都有一炷香和点燃的蜡烛，连成长约 20 米的金龙，头灯上"风调雨顺、国泰民安"八个大字在烛光下显得特别醒目。

鱼龙节。每逢大年初二，黄姚古镇都要举行一场盛大的活动——舞鱼龙。这项古老的民俗活动是从乾隆年间开始的，一直延续至今，主要为祈求风调雨顺、国泰民安。"鱼龙"是用竹篾、棉纸扎成，用彩色纸、糯糊粘贴，里面还插有蜡烛，用两米长的竹棍撑着，象征年年有余（鱼），风调雨顺，五谷丰登，六畜兴旺，生活富裕。当地居民将在大年初二组成数千人的游行队伍，从黄姚钱兴广场开始浩浩荡荡地在古镇的各条街道穿梭，高举"鱼龙"彩灯共享节日的快乐。

取水节。传说有一年的农历七月七清晨，七仙女下凡到昭平县黄姚古镇水井里嬉戏，被村民看见了，大家纷纷来到这口井烧香取水，以祈求无灾无病，这天从井里取回去的水放上几年都不会变质，还能治疗各种疾病。从此，镇上的人把这口井称为"仙人古井"，并把每年的农历七月七定为"取水节"。

（五）长寿老人

昭平古为百越地，秦始皇八年（前 214 年）统一岭南，置桂林郡，县地属之，首次被纳入中国版图。朝代更迭，几易其名，明万历四年（1756年）正式建立县制并取名昭平县至今。

昭平是名副其实的福寿之乡，自古寿星辈出，是长寿的故土。全县民间还幸存有"福泽延龄""稀龄举案""多福多寿"等 30 多块明清两朝广西学政、广西布政使等官员赠送给当地老人的长寿牌匾。百岁寿星的记载最早可追溯到清朝乾隆年间陆焞主修的旧《昭平县志》。民国 23 年（1934年）修订的《昭平县志》第五卷中，专门将寿星姓名按其年龄长次予以入志，并对品行高尚、福寿双全的老人以示表彰。据旧志记载，是年昭平全县有 2.4 万户人家，12 万多人口，其中 90 岁以上老人有 254 名，百岁以上老人 7 名，五代同堂 10 户。其中最大年纪的百岁寿星陆氏 133 岁，《昭平县志·列女耆寿》一章记载："陆氏，闭家妇，昭平里人，康熙三年甲辰，氏已一百三十岁矣。里人举报谒省群，诸当事俱加优礼，给米帛，曰清朝人瑞。一时群男妇竞观，间有以银簪绮縠易其荆钗练布珍藏，以为寿兆者。越三年，百三十三岁卒。"

2011 年 7 月 15 日，昭平县成为广西第 4 个、全国第 18 个"中国长寿之乡"。2013 年，全县共有百岁以上老人 69 位，每 10 万人口中百岁老人的比例为 15.78 人，80～99 岁老人有 8285 人，占总人口的 1.8% 以上，人口平均寿命在 75.21 岁以上。中国老年学学会常务副会长赵宝华认为，昭平人长寿主要有三个最重要的原因：一是优良的生态环境；二是昭平人心态好，对并不富裕的生活感到知足，生活自由、自在、自然，幸福指数高；三是和谐孝道、长寿文化源远流长。在考察中，他对昭平人和睦相处，"以茶养生""以孝增寿"等良好的生活方式表示感慨。

昭平人世代尊崇"子孝家和、尊老爱幼、邻里和睦"的传统美德，尊老敬老尤为突出，"家有一老，如同一宝"的观念深入人心，全县敬老爱老蔚然成风。明清两朝，当地就流传着多名孝子孝女的感人故事。今天，昭平人的贤良淑德得到传承。樟木林乡新华村的叶家矢一家人，三十多年来一直赡养同堂的三叔婆杨戌英老人，老人在侄孙家颐养天年，度过了 102 个春秋；走马乡森冲村的何世武，1979 年开始接养邻村鳏居多年的蒋贤来老人，三十多年来全家把老人视如亲人；昭平镇 98 岁的杨华英老人，儿子英年早逝，儿媳妇招郎上门、三十多年不离不弃照顾家婆……

昭平人还注重"以茶养生"。昭平产茶的历史最早可追溯到宋代。宋淳熙年间，昭平乡民就开始种植茶叶。明成化年间，茶叶已成为昭平传统出口的土特产，广东等地商人到采茶期都云集昭平采购茶叶，其中以藤宝山、象棋山等地生产的"未过清"茶（清明前采制的茶叶）最出名，远销海外。昭平茶生长在长年云雾缭绕的高山之上，吸高山之云雾，沐日月之光华，碧绿清香，甘甜爽口，饮后历久弥香，有降压降脂、延年益寿等功效，很早就被当地人用来待客和养生。清乾隆年间的《昭平县志》记载：

"象矶（棋）山面积极广，地产名茶，味颇佳""客之来访，奉之皋芦（石崖茶）"。至今，在昭平县黄姚古镇一个古老的凉亭上，还挂着一块写着"且坐喫茶"的牌匾。

现代医学临床证明，茶叶的药理作用有减肥、降压、强心、补血、抗动脉硬化、降血糖、抗癌、抗辐射等功效。目前，昭平形成了以红茶、黑茶、绿茶为主的茶产业系列产品，并多次在国内外名优茶评比和博览会上荣获金奖。其中"昭平银杉"茶成为农业部农产品地理标志登记产品，畅销全国；"亿健"有机茶出口新加坡、韩国和日本等东南亚各国。

富川瑶族自治县

（一）基本情况

富川瑶族自治县隶属于广西壮族自治区贺州市，位于广西东北部，地处湘、桂、粤三省交界的都庞、萌诸两岭余脉之间，东连湖南省江华瑶族自治县，南部接钟山县，西与恭城县接壤，北与湖南省江永县相连。

富川瑶族自治县总面积 1572 平方公里，截至 2012 年末，下辖 9 个镇 3 个乡，总人口 32 万人，其中瑶族人口 15.2 万人，占全县总人口的 47.5%。2014 年，该县实现地区生产总值 55.74 亿元，比 2013 年增长 0.5%。富川是"中国长寿之乡"，截至 2013 年底，富川全县 60 岁以上老年人有 46606 人，占总人口的 14.43%，80 岁以上老年人有 6878 人，占 60 岁以上老年人口比例为 14.78%，90 岁以上老人有 711 人，占总人口的 2.20%。

富川瑶族自治县古称"山国"，其四面环山，中间低落，略呈椭圆形盆地，地势北高南低，多属喀斯特地貌区；属亚热带季风气候，雨量充沛，气候温和，阳光充足，热量丰富。富川瑶族自治县境内主要河流有富江、白沙河、秀水河。5 公里以上的一级支流有 12 条，二级支流有 8 条。属珠江流域贺江、桂江水系及长江流域湘江水系的源头。河流沿曲总长 387 公里，县内总流域面积为 1572 平方公里，水量贫乏，变幅、坡降大，呈叶脉状分布。

富川瑶族自治县是"中国长寿之乡"，汉朝时始设县，区域内有古村落、民宅、石桥、牌楼、城堡等众多历史文化遗产，境内朝东镇秀水状元村为全国民族风俗风情旅游重点线路之一。

(二) 长寿原因

生态环境得天独厚；传统人文关怀一脉相承；生活习惯科学合理；性格勤劳好动，经济持续健康发展。

(三) 特色物产

富川脐橙品质极桂，以其色泽鲜艳、肉质脆嫩、风味浓郁、无核、化渣而著名，曾在 2001 年泰国国际农牧业科技成果暨产品推广博览会上获优秀产品金奖，同年中国绿色食品中心批准使用绿色食品标志。2004 年创建全国无公害水果生产示范基地县，并通过了无公害产地认定；2005 年在自治区农业厅组织的广西 22 种时令水果品质评价中，富川脐橙名列榜首；2006 年"富江"牌脐橙荣获中国名牌农产品称号；2008 年被列为自治区大庆指定用果；2009 年通过国家工商总局、商标局评选，获得富川脐橙地理标志证明商标。

富川油茶。油茶的制作工具：一个像水瓢大小的生铁铸的带"把"的"茶锅"，一个似"7"字的木制"茶叶锤"，一个藤竹合制的"茶叶隔"。油茶的主要原料是茶叶和姜，最好的茶叶是清明、谷雨两个时节采摘的茶叶。制作时，先把适量（10~30 克）茶叶放入碗中用开水浸泡 5~10 分钟，洗净倒于茶叶隔中滤干，加入生姜，也可放入花生米、大蒜米。然后将茶锅置于火炉上，往锅内放一点食用油，待茶锅烧烫，将备好的茶叶、生姜、花生米、大蒜米一块倒入茶锅中边炒边锤，锤炒至茶叶粘锅，有香气溢出时即放入开水，放开水时要慢慢放，边放边用"茶叶锤"在锅内不断搅动，煮沸两三分钟后加入食盐，用茶叶隔把茶水分别滤入碗中，撒入葱花、香菜末，随后配用小碟装好的米花、脆果、酥花生上桌即成。制好的油茶端上桌后，首先闻到一股葱花、香菜特有的香味，进口后初觉是茶叶的清苦，过后便是甘醇鲜香，令人回味无穷。

打完第一锅后，接着打第二锅，如此重复可打五六锅。这样油茶一锅一锅打下来，感觉味道已没有先前浓烈，就有了"一锅苦、二锅呷（涩）、三锅四锅是好茶"之说。人们常说"富川油茶喷喷香，既有茶叶又有姜"，这句话道出了油茶制作的真谛。

富川白毫茶。有性系,小乔木型,大叶类,中生种,二倍体。产地和分布:原产广西壮族自治区富川县富阳乡和朝东乡。主要分布在该县。特征:植株较高大,树姿竖立,分枝较稀,叶片稍上斜状着生。叶呈椭圆或长椭圆形,叶色深绿,叶面平,叶缘平,叶身平或稍内折,叶尖渐尖,叶齿锐浅,叶质中等。芽叶绿色,茸毛多,一芽三叶百芽重54.0克。花冠直径4.3厘米,花瓣6瓣,子房茸毛少,花柱3裂。种子黑棕色,种径1.3厘米。特性:芽叶生养力较强。开采期在4月上旬,产量较高。春茶一芽二叶干样约含氨基酸3.6%、茶多酚24.7%、儿茶素总量15.6%、咖啡碱4.7%。制绿茶,显毫,香气高。抗旱、抗冷性较强。结实性中等。适栽地区:广西绿茶茶区作搭配品种栽培。

富川白糍粑。白糍粑是富川朝东、城北、麦岭、葛坡一带过春节时的时令食品和亲戚间送礼佳品。随着农民工进城打工热潮的兴起,他们都喜欢节后带些富川特产到打工的城市,当然也包括白糍粑。因此,富川白糍粑流向全国各地而声名远播。

做白糍粑是个力气活,因为每家少则25公斤米,多则50公斤,非一家一户所能为,一般都三五家轮流互助,男的舂糍粑,女的做糍粑,小孩在四周嬉戏玩耍,呈现一派邻里和睦的农家乐喜庆氛围。

白糍粑选用精糯米作原料,将糯米浸泡12小时,淘洗干净滤干水,用蒸饭桶蒸成疏松的糯米饭后,放入碓坎用木杵舂成糊状,最后用手工做成直径10厘米、厚1厘米的圆形饼状,整个饼呈白色,故名白糍粑。为防霉变,一般待白糍粑略干后,放入大水缸中用清水浸泡,可保持3个月以上。

食用时将白糍粑洗净沥干用油煎,用炭火烤则更佳。待白糍粑两面变黄变软后,内放白糖或菜馅包成半月形,味道松软,香味四溢,如用瑶家油茶佐送,更有一番风味。

富川瑶乡蜜梨。到过富川的人,无不称赞瑶乡的蜜梨好吃。它花香果大,皮薄色黄,汁多甜脆,和胃生津,滋阴壮阳,营养价值高而备受人们的喜爱,与脐橙同为富川的水果名牌,畅销区内外,成为瑶乡果农种养致富的一条好财路。秦汉以来,潇贺古道、楚粤通衢即后来的富川驿道贯穿瑶乡全境,成为发展富川经济、文化的交通运输动脉,不少的楚越文化、工艺技术、农林品种、商贾贸易，都是通过潇贺古道得以往返流通的。

瑶乡何时开始有蜜梨，现已无从可考，仅从《古今图书集成》辑入的明代万历版的《富川县志》之《艺文》卷中有"入夏休道炎日苦，解暑生津有甜梨"的句子可见，最起码来说，明代富川就有梨来解暑，而且还十分甘甜。

（四）民俗文化

富川盘王节。盘王节可以一家一户进行，也可以联户或者同宗同族人集聚进行。但不管以哪种形式举办，都要杀牲祭祀，设宴款待亲友。节日一般为三天两夜，也有的长达七天七夜。

节日期间，瑶族人民杀鸡宰鸭，男女老少穿上节日盛装，汇集一起，首先祭祀盘王，唱盘王歌，跳起黄泥鼓舞和长鼓舞，追念先祖功德，歌颂先祖英勇奋斗精神。其次，欢庆丰收，酬谢盘王，尽情欢乐。与此同时，男女青年则开展对歌活动，抓住良机择意中人。有的地方还要打花棍、放花炮及请戏班子唱戏等。

盘王节仪式由4名正师公主持，还愿师、祭兵师、赏兵师、五谷师各司其职，每人1名助手，共8人，此外还有4名歌娘歌师、6名童男童女、1名长鼓艺人和唢呐乐队参与盘王节。其传承方式以师承和家传为主。

其仪式主要分两大部分进行。第一部分是"请圣、排位、上光、招禾、还愿、谢圣"，整个仪式中唢呐乐队全程伴奏，师公跳《盘王舞》（《铜铃舞》《出兵收兵舞》《约标舞》《祭兵舞》《捉龟舞》等）；第二部分是请瑶族的祖先神和全族人前来"流乐"。"流乐"的意思是玩乐，这是盘王节的主要部分，恭请瑶族各路祖先神参加盘王节的各种文艺娱乐活动，吟唱表现瑶族神话、历史、政治、经济、文化艺术、社会生活等内容的历史长诗《盘王大歌》。流乐仪式一般要举行一天一夜。

盘王节有固定的程序，首先就是敬奉盘王。过节时要设置祭坛，悬挂诸神像，正中最大的一张就是盘王像，左右是真武、功曹、田公、地母等的神像。祭祀开始，鸣火枪三响，接着鞭炮齐鸣。在鞭炮声中，族老寨老在神像前供奉猪头、糯米粑、鸡肉、酒等祭品，人们面对神像，低头默祷，表示敬仰、怀念。

祭毕,众人唱《盘王歌》,跳"盘王舞"。《盘王歌》在瑶书中有记载,主要是以诗叙述盘王一生的事迹,七字句式。诗句洗练,曲律古雅而浑厚。盘王舞以鼓锣伴奏,舞步动作忽而上跳,忽而下蹲,忽而左转,忽而右旋,动作健美、威武,再现了瑶族先民耕种狩猎、出征杀敌的一幅幅画面,并时而有男女伴唱。

盘王节的歌唱舞蹈活动,以唱《盘王歌》和跳长鼓舞为主。《盘王歌》是在会歌堂中形成的史诗,亦是一部脍炙人口的瑶族诗歌总集。《盘王歌》抄本有二十四路、三十二路和三十六路三种,每一路都有三千多行,总数共达到万行之多,篇幅浩长,内容丰富,涉及创业、迁徙、耕山、狩猎、爱情、婚姻等方面。唱一部《盘王歌》,须七天七夜方能唱完。届时,由1~3对盛装打扮的未婚男女青年,在师公或歌手指导下唱《盘王歌》。师公助手则依歌跳起长鼓舞,表演盘王创业故事。

盘王节舞蹈可分为"盘王舞""兵将舞""刀舞""三元舞"等,其中以"盘王舞"最具特色。伴着长鼓声,舞者时而翻腾,时而旋转,时而跳跃,舞蹈动作大多是模仿劳动的动作,如开荒、播种、造林、伐木、狩猎等内容,动作粗犷大方,节奏复杂多变。整个场面气氛热烈,给人一种山野般粗犷、奔放的感觉。跳"盘王舞"时,舞场四周悬挂盘王神像及"国泰民安""万代兴隆"等标语条幅。

"盘王舞",又叫"跳盘王",一般在盘王节才跳。有时,男女结婚时,择吉日也跳"盘王舞"。结婚后择吉日跳"盘王舞",是求盘王保佑夫妻永不分离,白头偕老。夫妻婚后跳的"盘王舞"是新婚夫妻在么公带领下,与男女青年站成一圈,女的拿镲,男的拿鼓,面向圆心,一俯一伸,一前一后跳步。每跳一步,镲和鼓响一声。向圆心进退跳了一阵,队形开始逆时针旋转。再跳一阵,夫妻双双跪拜么公,舞蹈才结束。盘王节除祭盘王、唱盘王、跳盘王外,有的地方还跳花棍、放花炮、唱情歌。

富川炸龙节。广西贺州富川瑶族自治县新春期间从正月初十到正月十五有个特殊罕见的民俗事项即"炸龙",场面惊心动魄、极具刺激,观之如身临战场,硝烟弥漫,火花纷飞,令人难以忘怀。

"炸龙"是一种最原始的肢体舞蹈,那一条条舞动的长龙,一串串炸开的鞭炮,如潮般涌动的人流,无不令人热血沸腾,每一个亲历过的人都会终生难忘。

富川是桂东最偏僻的一个山区小县，富川炸龙始于何时，已无从查考，但与这里的一座古明城有关。富川古明城始建于明洪武二十九年（1396年），城池历经数次重修，至今基本保存完好。古明城有四座城门，四周有城墙护卫，城内有五条石花街道，在每条街道的中心位置，各建有一座坊表神楼，神楼是公共祭祀的地方。

到了正月初十这一天，街道内在头一年有小孩出生的人家都要到神楼举行隆重的上灯仪式。从初十至十五，一连几天神楼里从早到晚香火缭绕，人声鼎沸，楼下的花街鞭炮声不绝于耳，喜庆气氛十分浓郁，人们以此祈求孩子快快长大、一生平安，也就是在这几天时间里，神楼变成了灯楼。

按照传统习俗，在上灯期间，新添丁的户主会宴请亲朋好友和整条街道的男女老幼，街坊邻里则敲锣打鼓和舞龙舞狮以示庆贺，一连几天，人们都沉浸在节日的欢乐中。

随着社会的发展，在古明城的旁边和贺江对岸，后来又建起了五条街道，这些城外街道的建筑结构基本上与古明城相似，特别是神楼和上灯闹元宵的民族习俗完全一样。

最先的舞龙是在小巷内进行的。每天傍晚，人们酒足饭饱以后，舞龙就开始了。首先是拜神楼，其意是敬拜先贤和庆贺本街内又添丁添财了。然后在喧天的锣鼓声中，开始在小巷内游行，每经过一户人家，主人就会不断地燃放鞭炮，龙舞到哪里，鞭炮声就响到哪里，看热闹的人们更是里三层外三层围得水泄不通。

到了正月十五这天晚上，热闹就达到了高潮。晚上九点多钟，在县城中心的大街上和临街楼房的阳台上，黑压压地站满了人群。不一会儿，一条条游龙从各个古城门飞奔着跑了出来，鞭炮声响起，响声越来越密，成千上万的观众追着游龙看热闹。舞龙的队伍里，小伙子们一身黑色紧身装，头上裹着头巾，脸上戴着口罩，裤脚扎紧，双手高举龙身，不断地舞动着，巧妙地避闪着从四面八方甩来的鞭炮。

最壮观的一幕是当古明城里所有的舞龙队伍都集中到县城中心约500米长的大街上时，整条街道人山人海，炸龙者一手提着鞭炮，一手持着点燃的神香围着龙身团团转，长长的龙身快速地奔跑着，炸龙的鞭炮照亮了半边天空，那场面犹如排山倒海般一浪高过一浪。

每条龙一般是由 13~15 人组成，分龙珠、龙头、龙身和龙尾几部分。舞龙，讲究整体的协调配合，正常情况下有锣鼓伴奏，龙头听从龙珠的指挥，有节奏地引领龙身和龙尾进行舞动，龙身会向观众表演拜堂、跪拜、寻珠、抢珠、荷花吐珠、卧龙、滚地龙、盘龙、穿龙等高超的地方民间技艺。

炸龙，即将点燃的鞭炮向龙身甩去。用于炸龙的鞭炮有排炮、千仔头、小卷炮等几种。谁有钱买鞭炮，谁就可以去炸龙。头年经商赚了钱的生意人和手头痒痒想过把炸龙瘾的青年人，他们会几十元上百元地买来成袋的鞭炮，追随着龙身跑，一有机会就将点燃的鞭炮向龙身猛甩过去，有时是四面八方一齐开火，让舞龙者没有丝毫喘息的机会。

炸龙近似野蛮，舞龙更加疯狂。舞龙者从举起龙头的那一刻起，分分秒秒就进入了疯狂的角色，为了避免被鞭炮炸伤，从龙头到龙尾，一刻也不能怠慢，鞭炮在头顶上炸开，挡回去！鞭炮在龙身上炸开，快点闪开！鞭炮在脚下炸开，腾跃起来！整个过程都是在蹦跳、扭摆、激烈的疯狂中进行的，即使是替换人员，也是在瞬间完成的。炸龙者通过付出金钱而过把瘾，舞龙者通过表现自己的智慧和勇敢而自豪。炸龙者扬言：我要把龙身炸个稀巴烂！舞龙者坦言：我敢舞龙，就任你炸，看你有多少鞭炮来炸！舞龙和炸龙的共同点是，两者相悦，大家都图个热闹快乐。

对于观众来说，欣赏舞龙和炸龙，是一件大饱眼福的事。许多观众为了一饱眼福，同样付出了代价。在炸龙过程中，晃动的龙身不断地踢挡着四处甩来的鞭炮，将正在燃烧着的鞭炮又甩回到炸龙队伍或观众中，也不排除炸龙者无意中将鞭炮甩到了人群里，有时成卷的鞭炮就在观众的头顶上炸开，为了避免鞭炮炸伤自己，涌动的人潮不时东倒西歪，常常是观众的欢呼声与鞭炮声掺杂在一起，舞龙者、炸龙者和观众随时都有被鞭炮炸伤的可能。

钟山县

（一）基本情况

钟山县位于广西壮族自治区东部偏北，贺州市西部。全境在东经 110°

58′~111°31′、北纬 24°17′~24°46′，北回归线偏北 1°左右的热带和亚热带季风气候的过渡地带。地处南岭"五岭"山脉之都庞岭与萌渚岭余脉西南，富江下游流域，是珠江流域桂江水系的源头。东邻贺州市平桂管理区，南同昭平县接壤，西与平乐县、恭城瑶族自治县交界，北与富川瑶族自治县及湖南省江华瑶族自治县相连。县治钟山镇距贺州市 50 公里、自治区首府南宁市 525 公里、桂林市 178 公里、梧州市 176 公里、广州市 370公里。2008 年，全县总面积 1472 平方公里。

钟山县地形复杂多样，主要有平原、丘陵、盆地、山地。县境东、北、西及西南四面为山地地形，诸山环拱，地势高峻。中间是低陷的盆地，在山地边缘与盆地之间分布着起伏不大的平原和坡度缓和的丘陵，整个地势由北向东南倾斜，因而冷空气易进滞出。境内山脉主要有大桶山脉，大桶山脉位于县西面，延伸至中南部，属都庞岭山脉支脉。县内大小河流纵横交错，年均径流量 1 立方米/秒以上的河流有 17 条。

全县总面积 1472 平方公里，辖 10 个镇和 2 个瑶族乡，113 个行政村，总人口 42.33 万，境内居住着汉、瑶、壮 3 个世居民族。2013 年，全县瑶、壮等少数民族人口 6.72 万人，占总人口的 15.69%。其中瑶族人口40465 人，壮族人口 26721 人。瑶族主要居住在两安、花山、红花、燕塘等乡镇，壮族主要居住在清塘、同古等乡镇。国道 323 线、桂梧高速公路、贵广铁路、永贺高速公路横贯县境，是西南地区东进粤港澳最便捷的出海通道，自古有"两粤要冲，三湘入桂门户"之称。县内有一个自治区级 A类产业园区。重要矿产资源有花岗岩、钨、锡、锑、高岭土、稀土、铁、磷、锰等 20 多种。著名地方特产有英家大头菜、钟山贡柑、红花腐竹、优质稻等。主要旅游景区（点）有荷塘十里画廊、花山风景区、钟山状元峰、石龙石桥、龙道古民居等。

（二）长寿原因

2015 年 7 月 17 日，中国老年学和老年医学学会发布公告，确认广西钟山县为"中国长寿之乡"。至此，钟山县成为广西的第 23 个"中国长寿之乡"。

资料显示，截至 2014 年年底，钟山县 60 岁以上老人有 58415 人，占总人口的 13.29%；80 岁以上老人有 10974 人，占 60 岁以上老年人口的 18.78%；全县实际存活百岁老人 50 人，占总人口的 10.14/10 万，多数为四代同堂；全县人口预期寿命为 78 岁，超过标准 3.1 个百分点。长寿之乡必达的各项指标均已超过既定标准，钟山县为"中国长寿之乡"名副其实。

钟山县属贺州市管辖，属于典型亚热带季风气候地区。境内气候温和宜人，四季光照充足，雨量充沛，年平均气温为 19.6℃，年平均降水量 1530.1 毫米，无霜期 322 天。境内主要河流有富江、思勤江、珊瑚河等，水资源丰富，水质优良，为长寿养生提供了坚实的生态源泉。全县森林面积 8.85 万公顷，森林覆盖率达 60.16%，空气清新，是优质的"天然氧吧"。境内人文自然景观丰富，名胜古迹众多，为休闲养老提供了十分优良的便利条件。

钟山县是多民族聚居地区，境内汉、瑶、壮等多个民族在长期的生产、生活实践中，形成了独具特色和丰富多彩的民族长寿养生文化。这里有"瑶族歌舞之乡"的两安瑶族乡，有被称为"山歌村"的回龙东寨村，有被称为"彩调村"的燕塘石马岭村，还有"书法村"石龙源头村，养生文化、福寿文化、瑶族歌舞文化、书法文化和古民居文化在一起交相辉映，尊老、爱老、孝老的氛围浓厚，培育和形成了人们快乐人生、通情达理、和气豁达的精神状态。

钟山是贡柑之乡，当地百姓喜欢食用贡柑、大头菜、优质稻等土生土长、富有营养的绿色食物，长期以来形成了"主食大米、兼有杂粮、荤素搭配、清淡膳食、结构合理、营养均衡"的健康饮食生活习惯。钟山人喜欢喝清香四溢的油茶，已经有 600 多年的历史。油茶是用油及绿茶做出来的一种特殊的饮料，是一种绿色食品，对人的身体健康有许多的帮助，尤其是它消食健胃、提神醒脑之功能极为明显。因此，当地人喜欢喝油茶的越来越多，其油茶文化的传播也越来越广泛。

钟山人有着吃苦耐劳的共性，长期的体力劳作锻炼了他们健康长寿的体魄，培育了他们坚强的性格和意志。许多百岁老人终其一生都在劳作，七八十岁仍旧下地劳动的大有人在。他们的心态大多很平和，且开朗乐观、热心助人。因此，他们都生活安逸，子女孝顺，邻里和睦，这又为他们的健康长寿提供了保障。此外，无论是村屯还是城镇，群众性的文体娱乐活动丰富多彩，县老年体协和县内各类老年艺术团体经常性地开展老年人文体活动，棋牌博弈、球类比赛、山歌对唱、舞蹈表演、武术、健身操等如百花竞放，健身热潮此起彼伏、热闹非凡。各种绚丽多姿、丰富多彩的文体活动使人在运动中达到养心、健体的目的，这有助于老年人身心健康、延年益寿。

钟山县在社会经济快速发展的基础上，加大投入，落实老年人优抚政策，建立健全县乡（镇）村三级养老服务体系，健全完善社会养老事业，使全县"五保"、孤寡老人供养形成三级供养、层层保障的养老服务体系。目前，全县共有农村养老机构 135 个，其中县福利院、光荣院各 1 个，乡镇敬老院 12 个，"五保"村 121 个，共有床位 1794 个，集中供养 1680 人，每千名老年人拥有养老床位数 30.7 床，有效帮助老年人实现"六个老有"，即老有所养、老有所医、老有所教、老有所学、老有所乐、老有所为。

（三）民俗文化

董家峒婚俗。董家峒位于钟山县南部，是汉族移民集聚区，明朝初叶始从中原各地陆续迁移来居住。由于人们从各地迁来时，也将原有的民俗文化带了进来，由此形成了复杂的、多元化的、混合的民俗文化元素。经过长期生产、生活和实践的交织、融合、衍变，形成和造就了一种新的文化氛围，如独特的节日文化、嫁娶文化、丧葬文化等。特别是独特的嫁娶文化，更有魅力。董家峒的婚俗是比较繁杂的，整个婚俗可分为相亲、查家；担八字、合八字；日子担、送茶礼；坐嫁；哭嫁；办喜酒；迎新人；担水、谢媒；回门、行大村；住够月村等。

（1）相亲、查家。"男大当婚，女大当嫁"是自古不变的道理。以前，婚姻问题是父母之命，媒妁之言，夫妻两人往往在结婚当天才见上第一面。今天，有些婚姻则走向另一个极端，先结婚后恋爱，先怀孕后结婚的情况时常可见。而董家峒婚俗处于两者之间，既有媒人牵线搭桥，又有双方感情交流；既按父母意愿，又征得本人同意；既符合社会道德，又得到人们喜爱。具体的过程是，男女到达婚龄时，媒人上门牵线提婚，征得父母、本人同意后，媒人将男女双方的情况向双方说清楚，同意后选定一天由女方组织几个人到男家查看，名曰"查家"。"查家"当天，男方做好准备工作，搞好卫生，穿戴整洁，女方家选1~2个女青年（相貌不能超过相亲女子的）和母亲、婶嫂等较亲的妇女共六七人一同到男方家相亲、查家。午饭后，相亲正式举行，女方坐一边，男方坐一边。媒人简单介绍双方情况，双方亲属也分别介绍相亲男、女的人品、性情、脾气、文化等情况。相亲、查家结束后，是否真正成亲，要等女方回家后，通过各方面了解，才正式答复媒人，由媒人转告男方。

（2）担八字、合八字。经相亲、查家后，双方没有什么异议的，就算同意这门亲事。然后男方要求女方把女子的八字（出生年、月、日、时）开来，由男方把议婚男、女的八字送到"八字先生"处，由"八字先生"对两人的八字按"六十甲子"中的天干地支进行搭配，看是否相合。经过"八字先生"的解读，双方八字合得来，就开出一张八字合帖，然后由男方家选出一天，选一个命好的、有子有女的、父母均在的男人（以后作为挑担人），备一份礼物和媒人一起将合好的八字帖送到女方家，告诉其八字合得来，是吉利的。这样这门亲事就有八成成功了。

（3）日子担、送茶礼。八字合好后，男女双方由媒人传话约好到民政局办理结婚登记，然后由父母找先生选出结婚日子，并开出日子帖。男家选一个清净的日子，备一份礼物，将日子帖放在上面，由挑担人送到女方家，称为"日子担"。女方家将"日子担"的礼品领出来，把大婚日期记好，日子帖还给男方家。这样日子担的程序就完成了。日子定下后，男女双方都在筹备嫁妆和结婚用品。男女两青年由媒人传话约好时间，一起到县城或圩场购买自己结婚时所用的物品。男方家人也将说好的"茶礼"送到女方家，这叫送"茶礼"。

（4）坐嫁。坐嫁是指在女方家接到男方送来的日子担后，距婚期约一个月的时间，待嫁的女子便邀请较亲密、平时相好的姐妹来家里陪嫁（陪嫁的女子只是晚上来陪，白天照常做工），主要是帮助制作嫁妆和一些礼物，以前没有现成的结婚用品和礼物，衣服是买布回来到裁缝店做的，鞋子、头饰等完全靠自己手工缝制，男方家有多少人就要做多少双鞋子，自己的男人最少要做两三双，回门当天（行大村即第一次到女家拜见岳父母时）一定要穿媳妇做的白布底鞋（下雨天除外）。姐妹们一边陪嫁一边帮做针线活，同时学唱和练习出嫁对唱的歌，有的会请有经验的妇女来教唱哭嫁歌。这些来陪嫁的女子，在新娘出嫁时都参加送嫁，并且是唱歌的主力。按照当地的风俗，出嫁时送嫁的人越多越感到荣耀，唱歌唱得越赢越感到光荣和有面子。而待嫁的女子在这个月内一般不出门、不到外面做工，谓之坐嫁，也叫"躲嫁"。因待嫁女子都住在阁楼，又叫"坐阁"。

（5）哭嫁。哭嫁主要是女子成婚出嫁时哭唱的一种形式。它的唱法主要是哭说，略带一些唱腔的哭唱形式。哭叹的主要内容都是感叹、叮嘱、交代之类。一般情况下都是从老的叹到年轻的，从亲的叹到疏的。遇到特殊情况，也有见到什么就哭叹什么的。不会唱哭嫁的往往被视为不孝、不雅、不贤慧、不懂礼数，是一个不合格的出嫁女（这种哭嫁形式从古代一直延续下来，直至 20 世纪 80 年代后才逐渐消失）。

（6）办喜酒。结婚日子定下来后，男方家就提前十多天，向亲戚朋友发出请帖，置办各种用品。办喜酒的那天（结婚日），男方比较隆重。喜酒的前一天，较亲一些的叔侄就来帮忙做准备工作，将该准备的准备妥当，晚餐时叔侄、姑娘姐妹（嫁出去回来住夜的）就在一起吃夜饭，谓之"猪头夜"。在办酒当天，男方家门上要贴大红对联，张灯结彩，红烛高烧，厅堂内外、大屋小屋金碧辉煌，一派喜庆的景象。家境富裕的请牙哈队（乐队）在门口迎接客人。20 世纪六七十年代喝喜酒的都是送实物，送镜瓶、水壶、布料、八挂钟等。午餐是正餐，往往要摆鸡、鸭、鱼、扣肉等丰富的菜肴。正餐时正桌位置（摆在厅屋左边挨神台的一桌）为娘家（母亲）舅佬爷所坐，娘家舅佬爷吃了第一桌后，其他客人才能上桌吃。吃饭时新郎要给舅佬爷敬酒。除了正常的亲戚朋友外，还要请同村的叔侄前来恭贺（只吃正餐），喝酒猜码、热热闹闹。到新娘进屋时大家高高兴兴迎接新娘，大闹洞房。

（7）接新娘。接新娘是男方家办喜事最为隆重的一环，除了派出摘担人和扛杠队去女方家迎亲外，男方家还要派出女青年（一般为 10~20 人）来接嫁。当送新娘的队伍到达男方家的村边时，男方家便有 10~20 个女青年在村边迎接新娘。董家峒一带以前的习俗，在迎接新娘时双方要进行一场别有情趣的对歌赛。

（8）担水、谢媒。婚后第二天，新娘要早早起床，在灶里烧起第一把火（表示接过家婆的家务事），烧热水后给家公家婆送上洗脸水。之后男家举行新娘"担水"仪式，由引成母带领新娘挑三担水，新娘出门时放三响炮仗，到水井时，新娘端一杯酒朝东南西北四个方向依次祈祷，把酒向四方洒去，然后新娘将事先准备好的硬币（双数）丢下井里，表示已用钱买了井水，说明这井水自己也有一份了，名曰"买水"。挑水时只是做个样子，装半桶而已，回到家门时又放三响炮仗迎归。吃过早饭，新娘由送嫁的女青年陪同回娘家。走时，男方女青年要送新娘及送嫁的女青年出村，此时双方一般还要对唱一番。意思是欢欢喜喜地接送新娘仪式正式结束。

在新娘和送亲女青年回娘家后，男方家为感谢媒人牵线搭桥，促成婚姻，举行"谢媒"仪式，酬谢媒人。其仪式过程是"摆谢酒""封封包""送猪头担"等。

（9）回门、行大村。新郎回门、行大村（在过去新郎是不知道岳父岳母家的，回门、行大村是第一次到，所以称为大对）是婚礼的重要一环，在女方看来比女儿出嫁那天还要重要，吃得还要好（以前嫁女酒比较清淡，通常只是几个菜，而女婿回门则摆得较为丰盛），同时还要请村中有声望的男人来作陪。男方也很重视，各方面都准备到位，女方家有多少较亲的叔侄，就要砍多少块猪肉、打多少个红包，名曰"开包"。同时，新郎回门、行大村要注意很多礼节，往往有一个经验丰富的人陪同，在他的指导下行事，以免出洋相、闹笑话。

（10）住够月村。新郎回门、行大村后，新娘于当晚在三四个女青年的陪同下回到夫家。已作为自家人，将礼品及家务做适当的整理。第二天，吃饱早饭后，连同陪来的女青年一起回娘家，住"够月村"。在住"够月村"时，新郎不能去女方家，新娘也不能回婆家。住"够月村"（实际不能住30天，最多28天）回来时，新娘家较亲的叔侄（按开包数）每户要做一个"担"（两个捧合为一担，一个装糍粑、一个装米），由一两个女青年和几个妇女送新娘回到夫家，夫家要备一桌饭菜招待。夫家对娘家挑来的"担"适当地领出一些礼品，又适当地回复一些礼品。岳父母的"担"要有一块猪肉。吃饱午餐后送新娘回来的女青年和妇女就回去了。新娘住下隔几天后回娘家，以后仍然不间断地回娘家，直至一年半载或有身孕后，才安心落定夫家。

总之，董家峒的婚俗是严肃的、认真的，也是烦琐的、复杂的。但其中包含着许多的哲理和文化，也含有不少精华和糟粕。在今天的社会里，我们应取其精华，弃其糟粕，把传统的、好的东西传承下来并发扬光大。

董家峒忌讳习俗文化。董家峒人的生活是丰富多彩的，民俗民风是多样的，讲究的。他们不仅形成了浓郁的地方文化和独特的地方风俗，也形成了一套地方性的、区域性的忌讳习俗。但这些忌讳习俗随着时代变化、社会发展，很多都已经改变，成为一种过去式，不再是约束人们行事的标准了。

（1）大年初一不能讲脏话、不吉利话，初一至初三不动扫帚、不扫地。大年初一是一年一月的开始，是非常吉庆的。传说这一天讲脏话、骂人是最灵的，受到骂的人一年中都不吉利；而讲吉利话、喜庆话则一年都能顺顺利利、平平安安。同时，一年的财富集聚都是从大年初一开始的，大年初一扫地就会把财富扫走，是不吉利的。因此，人们最忌讳大年初一说脏话、说不吉利话，最忌讳初一至初三扫地。

（2）"分龙日"不能挑粪水淋菜。传说"分龙日"是龙的生日，龙是神物，最爱干净，在它生日那天它会到处游玩，看到哪里脏，有臭气就会发火生气，就不降雨到那个地方（龙是管雨的）。人们害怕龙看到脏、闻到臭气。所以，在"分龙"那天是不能挑粪水的。

（3）大年三十晚夜，嫁出去的女子不能在娘家过夜。过去在董家峒，三十晚（除夕夜）在家住的只能是自己家的人，已出嫁的女子是不能在娘家过夜的。

（4）清明节扫墓，嫁出去的女子不能回娘家扫墓。在董家峒的习俗中，清明祭扫，一是祭祀祖先，悼念亲人，二是讲风水，扫墓挂纸是使祖先护佑后人，把风水赋予子孙后代。而嫁出去的女子已算"外人"了，其子孙已不是本宗本族之人，回娘家扫墓就会抢去一部分风水，把利益让外人。所以，清明扫墓是不允许嫁出去的女子回娘家扫墓的。

（5）嫁出去的女子不能在娘家生小孩，坐月子。嫁出去的女子已经是别人家的人，其子孙后代也是人家的人，外人是不能在本家生小孩的。同时，从古至今都传说外人回本家生小孩、坐月子会带来"秽气"，因此，嫁出去的女子不能在娘家生小孩、坐月子。

（6）嫁出去的女子不能在娘家给老人"送终"。女儿虽然也是老人的亲生骨肉，但嫁后已是人家的人了，老了也是人家的太婆。老人过世时已出嫁的女子"送终"的，死后会不安宁，对子孙后代不利。所以，嫁出去的女子是不能在娘家给老人"送终"的。

（7）同姓不能通婚。董家峒的人们很看重伦理道德，认为同姓是一家人，一家人通婚就是败坏道德，扰乱伦理，一家人是不能通婚的。因此，严格禁止同姓通婚，如果同姓通婚，就会被赶出村、铲出族。

（8）不准招婿上门。董家峒人虽然都是从各地迁来的，但绝大部分都是一村一姓，不允许外姓人插居，几百年来没有打乱这种居住格局，当地人认为招婿上门就是容许异姓人插居。家中全是女孩的想招婿上门接个香火，传个后代，寨方叔侄都是不允许的。因此，几百年来不招婿上门的习俗一直延续下来。

（9）生日送礼不能送钟。"钟"和"终"在董家峒土话中是谐音，送钟就是"送终"，生日是一件喜庆的事，只能说吉利话。而"送终"是丧事，是不吉利的，生日送钟就等于骂要人家快点死。因此，生日是最忌讳送钟的。

（10）陌生男人相见不能叫"大哥"。在董家峒人眼中"大哥"是佛子大哥、是舅老子。如果见面叫"大哥"，以为你吃他空子，占他便宜，就不理你，甚至会挨骂的。所以，陌生人相见忌讳叫"大哥"。

（11）不能在家中、村中唱山歌（唎嘿歌）。山歌（唎嘿歌）在董家峒虽然普遍传唱，但被视为一种山野之歌，是情歌。董家峒的村都是一村一姓的，同姓不能通婚，唱山歌就是想谈情说爱。因此，在家中、村中是禁止唱山歌的。

（12）老婆不能直接称呼老公名字。过去女人的地位比较低，要讲究"三从四德"，在家从父，结婚从夫，丧夫从子，总归要服从男人。女人出嫁后要按丈夫的名字中的一个字，重新起名，不能叫原来在娘家的名字。老婆对老公的称呼为"佢（他）"或"孩子他爸"或"我那个"，是不能直接叫老公名字的。如果叫老公的名字，就被视为不贤惠、不忠、不守节之人，会受到旁人议论，就会看不起。

钟山南部地区丧俗。（1）送终，开天窗。在钟山南部地区，老人病危时，家中全体成员都必须守候在其床前，聆听其最后的嘱咐。这在丧俗上来说，叫作"送终"。"送终"是人之常情，也是看护病危老人的一项重要职责。因为，一个人即将离开人世间时，其往往有一番痛苦的挣扎。"送终"既是与病危者作生与死的诀别，又是防止病危者临断气时因痛苦挣扎而跌下床或尸身弯曲。逢此，须由家人护住床沿，必要时还要将其按住。当病人咽下最后一口气时，近亲中就由长者出面，用一长竹竿把死者屋顶（通常是由上而下垂直线对着死者床铺）抵捅穿一个口，曰"开天窗"。和世俗的意识一样，董家峒人亦信奉"人死灵魂升天"。而人死即"阴人"，与活着的人（阳间人）不一样，已不再从大门出入，必须另辟通道。

民间习俗，村里有人去世，除死者家以外的各家各户，立即在各自的房前屋后、门口、窗台、走道等撒上几道石灰线。人们认为，人死会变成鬼，鬼魂尚未有归宿时会到处飘荡，使人畜防不胜防，石灰有避邪的作用，以撒下的石灰线为界，就可以把鬼魂挡在门外或窗外，使鬼魂回到死者的家里。

钟山南部地区，人们对"死亡"一词很忌讳。如果死者不是正常的自然死亡，即不是在家病死和寿终正寝，而是在外面因意外事故死亡（包括凶杀、车祸、溺死、摔死、生病住院死亡等）都不准把死者抬回村里，通常只能把死者的尸体抬到村边找地方停放；如果死者不是成年人，通常不举办丧事，由死者家人直接处理后事，简单埋葬了事。

（2）"买水"，装洗。入棺前，要给死者洗脸、擦身、换衣，统称为"装洗"。在董家峒，给死者洗脸擦身不能用原先挑回来盛在缸里的水，要临时到河里或井里"买水"。买水的具体过程是：孝男一行（由长子带头，如死者无儿子，则由近亲中的晚辈替代）披麻戴孝，手执点燃着的用香火、稻草、篱笆扎成一捆的"哭丧筒"（当地称为"禾稿筒"），一边走，一边哭喊着死者，直到河边或井旁，由长子往水里扔几枚铜钱或硬币，把"哭丧筒"放在河边或井旁，然后用木桶盛半桶水携回，路上，也是一边走，一边哭着死者。

"买"回水后。用干净锅头（不能有油味、腥味，否则被认为会洗坏尸体）放上一些柚子叶，把水烧热（温度在 $50 \sim 60$℃），由死者的子女亲自动手给死者洗脸、擦身，近亲也可以帮忙。

擦洗时，如死者属男，通常要剃光头、刮胡子，如果死者为女性，则只梳头而已。接着，便是给死者穿寿服等，寿衣的件数为奇数，一般是"上五下三"（五件上衣，三条裤子），富裕人家寿衣多一些，但也须凑成奇数，或"上七下三"或"上七下五"。家境差一些的，最少也得"上三下三"。寿服的颜色不是很讲究，但忌红，忌花。寿服中须有一套是白色的（白衣白裤）穿在中间，还有一套必须是黑色的（黑衣黑裤）穿在外面。给死者穿寿服时，须由一孝子或孝媳双手捧一竹筛，上面盛放寿衣、寿帽、寿袜、寿鞋等。由一孝男在寿衣、寿帽、寿袜、寿鞋的四个角和边缘打铜钱印（用木板凳垫住）。打好一件便给死者穿一件，直至穿戴完毕，其间，不能让盛放寿服等的竹筛沾地。因为人们认为，人死灵魂升天，如果寿服等沾地，死者的灵魂就难以上天了。

给死者穿寿衣、寿帽、寿袜、寿鞋时，如果尸体已经僵硬，难以穿进，孝男就须对死者跪着，并说一些祈祷性的话，如"把手放软些，我们才能给你着好衫裤呀"等，如果遇上死者的眼睛没闭上，孝男要赶快在其眼皮揉几揉，使之闭上。民间忌"死不瞑目"，倘若死者真的"死不瞑目"，人们就会说孝子或孝媳等在死者生前有诸多不孝之处。

（3）背尸，停尸。"背尸"，俗称"背过山"。给死者穿戴完毕后，便由孝长子在床边把尸体背上，背至厅堂左侧，与此同时，亲友迅速动手把死者逝世时睡的床搬到厅堂左侧，重新搭好，铺上白布、寿被，然后众人一起帮忙，把死者头朝里，脚朝外，安放在上面，称之为"灵床"。"背尸""过山"时很讲究，先由孝长子把尸体背起，旁边由两个人扶住，绝对不能让死者的脚沾地，须由屋里的侧门进厅堂，而不能从前门或大门进厅堂，"背尸"时忌见阳光；背尸"过山"整个过程不能换人，也不能停步；尸体背到安放灵床的地点时，死者睡的床也要及时搬到，否则会认为不吉利。

停尸。灵床安好后至尸体入棺前这段时间俗称"停尸"，也叫"摊尸"。这段时间必须有人守护在旁，要特别注意防止猫、狗之类动物进入停尸的厅堂。灵床底下点"长明灯"（用一个碗，放一根灯芯和少许花生油或者茶油），在尸体的脚边放一碗盛得满满的饭，上插一双筷，叫"脚尾饭"。接着由孝男往死者嘴里及左右手各放一枚铜钱或硬币，放进嘴里的谓之"含玉",放在手里的谓之"掌乾"。"含玉"和"掌乾"的民俗意义是:死者的子女给死者从阳间带去衣禄。随后,再由孝男用煮熟的煎成块状的鸡蛋捂在死者嘴巴上。

(4)报丧,哭丧。在钟山南部农村,村里有人去世要报丧主要是到外村外地向有关亲戚、亲友报告丧讯。在村里一般不用正式报丧。因为在村里,谁家有人病重,左邻右舍通过串门或探视都知道得一清二楚。而当某人病危或弥留之际,除家属外其旁系近亲也会侍候在旁,互相之间会及时转告。

民间习俗:红喜事非请不到,白喜事不请自到。人们把丧事当作"白喜事",又叫"白事"。逢有丧事,近亲、挚友,左邻右舍都会不约而同地到死者家帮忙料理(新婚不满一年的一般不参加),并推举平时在群众中有一定威望的老年人来当统一指挥的角色,如派谁到某地去向某亲戚报丧,谁去置办丧事用品,谁去报请道公(向亲戚和道公报丧时一定要告知开丧和出殡的时间,以便他们依时前来吊唁和做有关事情)。

哭丧。哭丧是死者家里已出嫁的女儿或侄女等回来奔丧时都必须有的一个程序。通常是:这些已出嫁的女儿们奔丧回到村边(大约离村一里路左右)就放声号哭并不停地诉说,其内容大都是诉说死者生前如何如何的好,自己如何如何的没有照顾好老人以及对一些往事的追忆和对死者的怀念,等等。这种边哭边诉实际上就是唱"哭丧歌",唱"哭丧歌"通常是衡量孝女的平日是否有孝心的一个重要方面,同时也是人们品评孝女是否有歌才的一个机会。这些孝女一边往娘家赶路,一边哭唱,哭得凄惨、悲痛时,听者亦潸然泪下。不过,这些孝女们的"哭",一般只哭到家门口为止,进到屋时如果死者尚未入殓,就要停止哭嚎,否则会被认为冲散死者的灵魂。

(5)入殓,跨棺。把尸体装入棺材称为"入殓",在钟山南部一带,如果去世者属已婚女性,一定要等其娘家来人后方能入殓。之所以这样,一则是为了让死者的娘家人跟其作最后的告别;二则是死者家里人为避免死者死因不明的嫌疑。入殓前,先将棺材搬到灵床的旁侧,棺里摆"七星"——放七枚铜钱或硬币按波浪形摆放棺底。将入殓时,先由道公给死者"开眼":道公持剑画符(大约十分钟左右),然后用剑拍打三下棺材

（据说意为给死者开路），接着，孝男孝女等便放声大哭，并不停地呼喊死者。在这样一片悲哀声中，由两人（必须是男性）抓稳扯牢垫尸被的四个角，抬着尸体慢慢地移至棺内。盖棺前，凡与死者"同庚"（六十甲子中同一天干或地支），"同命"（"十二生肖"中同属阴阳五行：金、木，水、火、土中的某一类）者要躲开，谓之"躲钉"。"躲钉"的民俗含义是："同庚""同命"中的某一个人去世了，不能让其他"同一庚者""同一属命"的人也一起"去"，故要"躲钉"，尸体盖棺后，不用钉子钉，而是用临时砍的新竹破成绳状，即篾片，把棺材的头、尾部框紧。

盖棺封好后，通常要举行"跨棺"仪式，即孝子孝孙由道公带领（女性不参加，否则意味着无后），绕灵柩上跨过三次（年纪小的由大人抱着跨过去）。

"跨棺"后，灵柩正式摆放在厅堂左侧（下用两张木板凳垫着）。棺尾朝外，棺头朝里。棺尾前面置一张八仙桌，上设灵台。牌位外，燃烧香烛、放供品，原来供放在灵床底的那盏"长明灯"和尸体脚边的那碗"脚尾饭"，此时则分别移至八仙桌底和灵台上（主要供拜祭时上香用）。

灵台上所供祭品，一般为"三牲"——猪肉、公鸡、鱼（必须是有鳞的，民间认为有鳞的鱼是吉祥动物，"无鳞鱼"乃邪性动物，祖宗不享用）。厅堂的另一侧，即灵柩的旁边，地面铺有稻草、稿垫或草席，主要是为了孝男孝女等哭灵和守灵以及打地铺用。按照习俗，孝男孝女"戴孝"期间，不能睡高床，不能吃荤；夫妻（指孝子孝媳）不能进行房事，直至脱孝为止。

（6）哭灵，祭灵。尸体入殓后，按照确定的时间，请道公为死者做道场，做道场的活动有"开眼""说半夜""哭灵""祭灵"。

"开眼"，丧家请道公给死者念经超度。其民俗意义是让死者灵魂眼睛睁开，一路走得顺利。其过程和仪式很简单，道公念的经文很少，可以多念或者少念，只要达到让死者"开眼"就行了。做"开眼"，一般是家庭经济条件不怎么好，把丧事程序简单化，走道场形式而已。

"说半夜"，是丧家请道公给死者念经以超度亡灵的一种比较大规模的形式。因为给死者念经的时间一般是从天黑不久至次日的凌晨两点左右，仪式隆重，礼节繁多，故称"说半夜"。解放前，富裕人家为死者做道场有说七天七夜的，称"说七"。有的为灵柩"撑白桥"：做道场至高潮时，用几十丈白布在灵柩前架"白布桥"。解放后，"做七"和"撑白桥"已少做，一般只"说半夜"。

"说半夜"与祭奠常常是合在一起的，先是由治丧主持人以"三牲"上供，道公便开始做道场：道公带来的一班人马各就各位，有敲锣打鼓的、有吹唢呐的、有念经文的，道公则身披大红袍，持法刀在灵柩前画符。"说半夜"的道场活动过程中一般都有间隔性，即道公及所带一班道士念诵经文段与段之间的间歇。而每念诵完一小段，孝男孝女等都要跟着道公一起向灵柩鞠躬。经文念完后，道公便指挥孝男孝女们依次行三跪九叩礼，每人敬酒三杯。民间习俗：如果死者属于非常自然死亡的，做道场时，还要到村边停放死者尸体旁边周围加做"上刀山"（用两根木头做成"梯子"一样，在上面绑扎上镰刀，由道公"作法"之后让孝子光脚踩刀口往上爬）、"过火海"（用若干柴火烧尽烧成"火子"尚未变黑的一瞬间，由道公"作法"之后让孝子赤脚踩着"火子"从上面走过）等道场，民间认为"上刀山""过火海"是从"地狱到天堂"的跨越过程，孝子在阳间以"上刀山""过火海"的苦难换取死者灵魂的超度。

哭灵，是孝男孝女等为配合亲戚朋友来吊唁（拜祭）而设的一项仪式：当宾客来到门外边时，孝男孝女等就要在灵柩旁侧向着灵柩放声大哭（通常是按辈分、年龄有序跪列成行）。一般来说，"哭灵"时，孝男只号不泣，孝女孝媳们则是号泣相兼。

来吊唁的宾客进屋后先到灵位上三炷香，摆好祭品、拜三拜，接着把"祭文布"，即挽幛（尺数逢单，五尺、七尺、九尺不等）挂在灵柩上。祭文词因人而异。如"松林风寒"（悼男性），"驾返瑶池"（悼女性）。如果是岳父、岳母去世，女婿写的祭文通常分别是"泰山隐退"（悼岳父），"泰水冰寒"（悼岳母）。对死者的称呼和"寿数"的论定也各有不同。死者年纪大的，男的尊称"老太公"，女的尊称"老孺人"。二十岁（冠寿）、三十岁（壮寿）、四十岁（强寿）、五十岁（和寿）、六十岁（顺寿）、七十岁（稀寿）、八十岁（耄寿）、九十岁（耋寿）、百岁以上（颐寿）称呼各有不同。来吊唁的宾客完成上述礼节程序后，便过来一个一个地把正在"哭灵"的孝男孝女们拉起。如果宾客们不来拉或腾不出时间来拉，孝男孝女等要一直跪在那里不停地"哭"，直至被拉起为止。之后，宾客们可以和孝男孝女等自由交谈。交谈的内容一般是宾客打听死者临终前的一些情况，并劝慰孝男孝女们节哀顺变等。对来吊唁的宾客，无论是远是近，也无论是否带有奔丧物品，都由主家（死者家）招待吃一餐。这顿饭菜，一般以素食为主，黄豆、油豆腐、四季豆果蔬菜，还有酒。家庭条件好一点、富裕一些的则多摆几碗猪肉和其他荤菜。其中黄豆一味是殡宴中必不可少的。吃黄豆是丧事餐桌上伙食的特征。当地人们骂人时有时会说，"勺你的黄豆酒"，即"黄豆下酒"，也就是办丧事的代称。

（7）出山，上山。出殡分两个程序："出山"和"上山"。把灵柩从厅堂移至村口，叫"出山"；把灵柩从村边抬到墓地，叫"上山"。灵柩"出山"的时辰一般不讲究，通常是在做完道场的第二天上午。

"出山"的整个仪式中有"启棺""扎杠"两项。首先是"启棺"：由四个年轻力壮的小伙子把灵柩从板凳扛上肩。"启棺"前，所有戴孝者都在道公带领下，向灵柩作最后的告别。之后，孝男（孝女、孝媳不参加）跪在门口或门外台阶上，等待"启棺"。临"启棺"时，由道公放一只碗在灵柩上，左手抓一只公鸡，右手持刀在灵柩前念念有词，念毕，画符一圈，一刀把碗劈成两半，喝一声"启棺"，即可抬棺上肩。就在道公举刀劈碗，准备"启棺"的四个小伙子弯腰抬馆上肩的一刹那，跪在门口或台阶上的孝男等须迅速起身往外跑，免得被"启棺"的小伙子赶上。"启棺"后，小伙子们抬着灵柩飞快地冲向村口，并大声呼喊。如果孝男等被"启棺"的小伙子们超过挡在棺后，就会被认为不吉利。

灵柩抬到村口后，要把灵柩紧紧扎牢，这项仪式叫"扎杠"。"扎杠"前，全部的抬棺者都要到此会合，抬棺人数一般为16人，如果离墓地太远需要替换，则要两班人马即32人。抬棺队集合方式通常是：敲锣"打一响"，抬棺的人起床洗脸；敲锣"打二响"，抬棺的人便到丧家去吃饭；敲锣"打三响"，抬棺的人到村口集合。

"扎扛"时，孝男孝孙一行要跪在灵柩前面，灵柩不启，孝男孝孙一行是不能先走的。"扎杠"后，灵柩正式启程，这时，亲戚朋友一一告辞回去。民间习俗：女性不参加送葬，比如，孝女、孝媳不送父母、翁婆"上山"；女婿、外甥不送岳父母、舅父母"上山"。通常只送到村口。

抬棺走到第一个岔路口，按照习俗，要举行"路头祭"。举行"路头祭"时，孝男一行跪列成行，由治丧主持人给灵柩上供品，点香烛、烧纸钱，宣读"路祭词"后，孝男等依次三跪九叩礼，祭酒三杯，最后放九封鞭炮以示结束。

"路头祭"后，灵柩正式"上山"一直往前走，不再停留。在此以前，房族中已扛"祭文布"（挽幛）的青少年在前面引路（扛"祭文布"人数视"祭文布"多少而定，每人只扛一张）。

孝男一行必须走在灵柩前面。孝男们头戴"孝子帽"（用五尺白布做成的尖头帽，下面是一块长长的布条）。孝长子手执点燃的由香火、稻草及篱笆捆扎而成的"哭丧筒"，腰间别一把柴刀（在前引路作"开路"之用），披一只麻袋，内装纸钱、信香、稻草灰。沿途凡遇岔路口、桥拱等，都要撒纸钱，插三根信香，意为"买路"，即替死者买条通往"天堂"或"阴间"的路。"上山"途中，如果抬棺的小伙子们想捉弄一下孝男们，可以悄悄地猛冲上去包抄孝男一行。这时，孝男等必须速往前跑，以免被抬棺的赶上或夹在中间，否则会"身陷其中"被推来推去。不过，如果孝男们被追得跑不动，眼看就要被赶上或夹住时，可以回身向灵柩下拜，逢此，抬棺的这帮人就得立即停下来不得再往前追。

民间流传"扛棺大过官"。因为钟山地区的汉族村寨大都属氏族部落聚居，一村一姓，一姓几村，同姓中严禁男女私情，外姓人进村亦忌唱情歌。平时，在村寨里不能唱山歌，更不能唱情歌。而办丧事时抬灵柩的走出本村、本姓聚居地带后，一路上可以任意地、尽情地唱"哥呀！妹呀！"，可以一直唱到墓地为止，任何人都不能阻拦。出殡"上山"时，抬棺队之间通常会出现意想不到的"打闹"情景：沿途遇到有水（水田、水坑、小溪）的地方，或逢雨天路上有积水，抬棺队的十六个大汉中就有人瞅准机会，互相用脚踢水使之溅到对方身上，或者在兴致大发时，单手提着抬棺的杠杆木，腾出另外一只手不停地捧水洒到对方身上，俗称"打水仗"。遇此，大家都会欢呼助喊，场面极为热闹。

（8）埋葬，圆坟。墓地必须在本姓氏的公共山地里选，由"地理先生"择定（有预先择好的，也有临时上山选的）。按照"生有所养，死有所藏"的传统观念，选择"藏风纳气"之"龙穴"。墓坑挖好后，先要

"暖井"：将香火、纸钱、稻草灰和抬灵枢时用的一些物品如绳子、篾片等放下墓坑焚火一堆。接着，由"地理先生"用刀象征性地拍打预先带来的大公鸡，并丢进墓坑里使之喔喔啼叫，表示此穴吉利，风水好。如果公鸡在墓坑里不啼叫、不蹦跳，则通常被认为这一墓地选择不理想，日后需迁葬。灵枢下葬时，孝男等须跪在墓坑前，等"地理先生"用罗经测准山向后，并念念有词，说一些诸如此地风水如何如何吉利，向着孝男等喊"恭喜、恭喜"之类的话时才能起来。

铲土埋棺时，先由孝男铲第一铲土，其他人才动手掩埋，冢丘垒成后，坟顶要"圆坟"：把篱笆插在坟顶部位并围成一个圆圈，圆圈中间插一根临时砍的带叶的垂直树枝，悬挂一条龙形长幡。接着由孝男把一些绿豆撒向坟顶上的圆圈内，使之来年发芽，以祈死者家的后代人丁兴旺。

凡是坟墓，通常要立碑，丧家经济条件好一些的，一般是在办丧事的同时就一同刻好石碑并于下葬时把碑立好；经济条件差一些的，则是在以后择日再行立碑。钟山汉族民间对坟墓墓碑很看重，一般都选用坚硬的大青石作碑石，碑石造型奇特，普遍在碑石中间凿成一个四方的凹形面，呈外面凸、里面凹的立体形状；碑文简而精，碑石中间的"大四方"凹形面刻记死者姓名、尊称、籍贯、生卒年月、所葬地方"地理山向"和死者后代的名字（按辈分排列）等，还在石碑的两旁边题写墓联（如"青山秀水一佳城，藏风纳气真龙穴"），上有横批（如"万代流芳"）。这也许是人死之后，后人给其一个所谓"盖棺论定"和企盼此处风水庇护后人。

孝男一行离开墓地时，不能让两只手空着，无论是工具，还是其他什么东西，都要携带一件回家表示风水宝地财源不断。

"上山"回来，丧家在门口用稻草烧一堆火，屋里备一盆热腾腾的柚子叶水。众人进屋，要从门口用稻草点燃的火上跨过，然后用柚子叶水洗手，以示"解秽"。当晚，丧家尽最大的财力，热情款待抬棺的这帮人。是宴，孝男们可以开荤。因为是"白喜事"结束，席间，除丧家之外的所有人都一一向丧家孝男孝女道"喜"，都要说一些"恭喜"之类的话，众人开怀畅饮，一醉方休。

第三天（有的是第七天），丧家邀请并聚集亲戚朋友一道去死者墓地"挂新纸"即祭新坟，俗称"挂三朝纸"（如果是第七天才去"挂新纸"

则称作"挂七日纸")。"挂新纸"过程和每年的清明节"做清明"扫墓一样，同时也象征性地修整一下新坟，以示悼念逝者。至此，丧事便结束了。

民间习俗：安葬死者是为了让死者"入土为安"，以告慰其在天之灵，亦是其后人尽孝道的一个必然行为和礼仪。死者"入土"便为先人，而随时间的推移，一代一代地往上溯源，死者便逐渐为"祖先"了。通常情况下，祖先的坟墓是不能"动"的，挖祖坟是民间之大忌，但如果死者不是正常的自然死亡，即不是在家病死和寿终正寝，而是在外面因意外事故死亡（包括凶杀、车祸、溺死、摔死等）的，一般要经过三次葬礼：把死者下葬后，等过一至两年尸体腐化后，开棺捡出尸骨另备新棺盛放迁移到另外的地方安葬，再过一年或者几年之后，再开棺取出尸骨迁葬。民间认为：祖先是神圣的，凡因凶杀、车祸、溺死、摔死等死亡的，需经过三次"迁移"，以"净"尸骨、利风水。

（四）特色物产

英家大头菜，是钟山的标志性特产。英家大头菜于清朝乾隆年间就有种植，迄今栽培已有三百多年历史。当地人也传承了三百多年的大头菜的腌制、糖化、贮存的传统制作和饮食文化。由于英家是客家人主要居住地，且位于思勤江岸边，英家古镇水上交通非常便利，与梧州、广东外地商品贸易日益密切，英家大头菜也通过梧州、广东等地走出家门远销全国。英家大头菜从此成为当地传统的有名的土特产品。现在一些老人，在谈到广西省工委转移到钟山县英家古镇继续从事革命斗争的那段历史时，仍然被革命先辈们靠一碗稀粥一口大头菜依然坚持在深山野外烧石灰从事革命斗争的英雄事迹而感动，敬佩他们无论在多么艰苦、恐怖的环境下都能坚守自己的信仰的精神。传说地下交通员化装成小货郎挑着干货走街串巷传递重要情报时，货担上装的干货里就有英家自产的大头菜，也因此英家大头菜就富有了红色传奇色彩。英家大头菜素以色泽淡黄，味美鲜香，咸淡适宜，略有甜味，质地脆嫩，菜片整齐均匀而著称，含不饱和脂肪酸及钙、锌、硒和多种维生素，营养丰富。经精选加工和包装，不含任何食品添加剂，久藏不褪色，不霉变，实为上乘馈赠、送礼之传统佳品。时下英家大头菜已成为人们喜庆和节日的送礼佳品，亦是南方家居常备的方便食品，深受广大消费者的喜爱。经多年发展，目前英家大头菜在钟山县种植面积 1230 多公顷，年产量 27600 吨。

钟山砂糖橘，又名十月橘，是广西贺州的主要特产之一，因其味甜如砂糖故名。砂糖橘果实呈扁圆形，顶部有瘤状突起，蒂脐端凹陷，色泽橙黄，裹壁薄，易剥离。砂糖橘尤以四会黄田镇出产的为最。其鲜美而极甜，无渣，口感细腻，实为佳品。其含有丰富的维生素 C、钙、纤维质，少量蛋白质、脂肪以及丰富的葡萄糖、果糖、蔗糖、苹果酸，枸橼酸、柠檬酸以及胡萝卜素、硫胺素、核黄素、烟酸、抗坏血酸，以及磷、镁、钠等人体必需的元素，砂糖橘味甘酸、性寒，具有理气化痰、润肺清肠、补血健脾等功效。

钟山青梅，主要产于钟山、贺州、昭平、富川。其中钟山的"大肉梅"，大小均匀，肉厚核小，用来加工话梅、加应子等质量尤佳。

钟山贡柑，素以清甜、爽口、多汁、化渣、多食不腻而著称，与橙类水果对比，其皮薄，果肉与果皮容易分离，有食用较方便和多食不腻等优点；与桔类水果对比，则清甜多汁，爽口化渣，总酸量和固酸比低，口感好，因而深受广大消费者的喜爱。2009 年 12 月获中央电视台第七频道推介优质农产品，2012 年 12 月在钟山县成功举办首届广西·钟山贡柑文化节。钟山贡柑种植历史较久，迄今已有一百多年的栽培历史。相传于一百多年前，钟山有一位种植柑橘的果农到广东德庆走亲戚，在宴席中尝到德庆贡柑，感觉味道清甜，口感很好，于是引进了德庆贡柑到钟山种植。由于钟山县独特的热带季风气候和亚热带季风气候过渡区自然气候条件，培育形成了钟山贡柑甜而不腻、多汁、化渣的独特风味，因而在柑橘类水果中深受广大人民群众的青睐。20 世纪 80 年代以来，钟山贡柑逐步扩大种植规模，特别是 90 年代中期以后，钟山贡柑生产迅速发展，目前，钟山县种植贡柑面积已达到 5 万多亩，成为广西区内最大的贡柑生产区域，年产量在 10 万吨以上，每年 11~12 月成熟上市，产品畅销国内外。

钟山狗肉，是广西贺州的主要特产之一。狗肉不仅蛋白质含量高，对增强机体抗病力和细胞活力及器官功能有明显作用。食用狗肉可增强人的体魄，在中医上讲，狗肉有温补肾阳的作用，对于肾阳虚和早泄的患者有疗效。

狗肉含有丰富的蛋白质和脂肪，还含有维生素 A、维生素 B2、维生素 E、氨基酸和铁、锌、钙等矿物元素。狗肉所含蛋白质量高质优，对增强机体抗病能力、细胞活力及器官功能有明显作用。食用狗肉可增强体魄，提高消化能力，促进血液循环，改善性功能。狗肉中所含的少量稀有元素对治疗心脑缺血性疾病、调整高血压有一定的益处。狗肉还可辅助治疗老年人的虚弱症。

狗肉味咸、酸，性温，有温肾壮阳、助力气、补血脉的功效，可以增强机体的抗病能力，最好在秋冬季进补。

狗肉还有补脾暖胃、温肾壮阳、填精等功效。李时珍《本草纲目·狗》记载：狗味咸、酸，性温、无毒，可以安五脏、补绝伤，轻身益气。宜养肾、补胃气、壮阳、暖腰膝、益气力。可补五劳七伤、益养阳事、补血脉，能增加肠胃运化能力和肾、膀胱的功能，填补精髓。唐《食疗本草》就说，"狗肉补五劳七伤，益阳事，补血脉，厚肠胃，实下焦，填精髓"。宋《日华子本草》也讲狗肉"补胃气，壮阳道，暖腰膝，益气力"。《普济方》同样写着，"（狗肉）味酸咸温，无毒，宜肾安五脏，补绝伤劳损，久病大虚者，服之轻身，益气力"。而《罗氏会约医镜》亦指出，"犬肉，……，温暖脾胃，而腰肾亦受其荫矣。补虚寒，长阳气"。

钟山话梅，是广西贺州的主要特产之一，创制于清代同治七年（1868年），在新中国成立前，钟山话梅分"盐渍水梅"和"黄糖渍梅"两种，前者以青梅晒制，后者将青梅经黄糖腌制而成。后来，盐渍水梅逐渐发展成为今天的话梅，话梅是在盐渍水梅的基础上增加了甘草和香草油等配料制成的。

"铜碗声声街里唤，一瓯冰水和梅汤。"清嘉庆年间经济学家、训诂学家郝懿行（1753～1823 年）在《晒书堂诗抄》中写有一句咏梅汤的诗。贺州人不仅用梅做汤，而且用梅入药、制酒：头痛时把梅干肉敷在肚脐眼上；还把青梅汁煮熟后装入瓶中，一旦肚痛，用筷子蘸点尝尝，就会止痛；用白酒浸泡青梅，需密封一个月，所制青梅酒香醇味美。据说常饮青梅酒，能缓解风湿筋骨痛，其依据是李时珍在《本草纲目》中写道："梅，血分之果，健胃、敛肺、温脾、止血涌痰、消肿解毒、生津止渴、治久嗽泻痢……"

据《广西通志》记载，梅原产西南地区，在广西种植有 2000 余年的历史，兴安县曾发现成片的野生梅林。现在，广西梅主产区为贺州、南宁等地，分红梅、青梅、白梅 3 种，较优的是大肉梅，原产钟山县，有"梅中王"之称，其特点是果实大，肉厚核小，酸甜适度，汁多脆口。宾阳县也有梅及话梅出产并出口。

钟山烤烟，是广西贺州的主要特产之一。烤烟，一年生草本，茄科。植株被腺毛，高 1 米左右。叶柄不明显或呈翅状柄。用手摸起来，叶发黏。圆锥花序顶生。花萼呈筒状，花冠呈漏斗状，形似军号，末端粉红色。蒴果，种子黄褐色。原产于南美洲，世界各地有栽培。

钟山油茶，是广西贺州的主要特产之一。"油茶"顾名思义就是用油及绿茶做出来的一种特殊的饮料。它最初流行于钟山县的红花、两安两个少数民族乡镇。据说是那里地处高山地区，比较阴凉，而且饮用的都是山泉水，偏凉性。人们为了驱寒，就用山上自产的茶叶与姜、蒜头等做成油茶，用以驱寒。没想到这种油茶不仅让人喝了以后能全身暖和还让人精神百倍，所以逐渐流传。现在已成了钟山的一道特殊的饮料，更是人们的悠闲生活方式。

制作方法：①油进茶锅烧热，放入备好的姜，边敲边炒，炒出姜味；②放入备好的茶叶，也是边敲边炒，中间可加一点水，不要让它炒焦了，然后加入蒜米、蒜头、葱头（也可不要这些），一起炒制起茶胶；③最后加入高汤（白开水）、盐，烧开后滤渣，油茶就做成了。喝时放些葱花、炒米，送食自己喜欢的零食；④再把锅烧热，放入油，把上次滤过的茶渣入锅，重新加入 1~3 步骤里的原料，重新操作，如此循环，直到喝过瘾为止。

油茶的制法又很独特，铁锅烧热，加少量素油，待油熬透，推入姜、蒜头熬香，放入用清水略泡过的绿茶。所谓"打油茶"就是用木槌反复敲打，方能使风味俱出，至打透，再加入汤水，加适量盐，待烧滚，倒入小碗，加上葱花、香菜，放点炒花生米，香味四溢，茶色似咖啡，红绿点其间，着实诱人。根据当地人介绍，第一杯的油茶是不能喝的，因为第一杯较苦，第二杯还行，第三杯、第四杯才是最好的油茶。

钟山县的瑶族人喝油茶的历史已经有 600 年之久，由于瑶家油茶本身的确是一种绿色食品，它对人的身体健康有许多的帮助，尤其是它消食健胃、提神醒脑之功能极为明显。因此，喜欢喝瑶家油茶的人越来越多，其油茶文化的传播也就越来越广泛。

龙州县

(一) 基本情况

龙州县地处东经 106°33′11″~107°12′43″, 北纬 22°08′54″~22°44′42″, 位于广西壮族自治区西南部, 全县总面积 2317.8 平方公里, 辖 12 个乡镇, 共有 127 个行政村 (社区), 总人口 26.66 万人, 境内聚居着壮、汉、瑶、回、侗等民族, 其中壮族人口占总人口的 95%。龙州与越南高平省和谅山省接壤, 边境线长达 184 公里, 有国家一类口岸水口口岸和二类口岸科甲口岸以及那花、布局、水口、科甲 4 个边民互市点, 是我国面向东盟各国的主要陆路通道, 是广西最早对外国开放的通商口岸, 区位优势十分明显, 距广西首府南宁和越南首都河内不足 200 公里。

龙州县文化底蕴深厚, 名胜古迹甚多, 是一座有着 1300 多年边关商贸历史的文化名城。境内有抗法古迹小连城, 有一代伟人邓小平指挥龙州起义的红八军军部旧址, 有越南国父胡志明等越南革命者秘密活动旧址 (胡志明展馆) 等古迹。龙州素有 "边陲重镇" 和 "小香港" 之称, 拥有广西最早的军官学校, 广西最早的火车站、铁路局, 最早的法国领事馆, 最早设置的海关等 20 多个 "广西之最"。

距今已有两千多年历史的左江花山岩画是壮族艺术的瑰宝, 是我国现存最大的岩画群, 其中龙州段有 39 处, 目前, 左江花山岩画文化景观已被列入中国 2016 年世界文化遗产申报项目。勤劳智慧的龙州人民在漫长的历史长河中，创造了神秘灿烂的、独一无二的天琴文化。经过上千年的传承发展，龙州天琴文化艺术如今名扬海内外，成为广西的文化与民族标识之一，被列为广西非物质文化遗产，龙州县被授予"中国天琴艺术之乡"和"中国民间文化遗产旅游示范区"称号。

龙州县内有铝、铁、金、银、锰、铜、石灰岩、黏土、建筑用砂、水晶、方解石等 21 种矿产资源，其中已经探明的铝土矿藏量为 5378.57 万吨；水能资源充足，蕴藏量为 7.6 万千瓦，1989 年取得"全国农村水电初级电气化建设达标县"称号，并被水利部批准列为"十二五"水电新农村电气化建设县。农林特产资源丰富，盛产茶叶、八角、地菠萝、香蕉、龙眼、柑橙、荔枝、酸梅等。县内有国家级弄岗自然保护区，该保护区位于以沙漠和海洋为主的神奇北纬 22°上，是难得的绿洲和世界喀斯特原始森林生态系统保存完整的地区，是我国具有国际意义的陆地生物多样性的 14 个关键地区之一，是林业部与世界自然基金会共同选定的 40 个 A 级保护区之一。保护区内有亚热带植物 1282 种，其中，属国家一级保护植物的有野生金花茶、擎天树等，被列为珍稀濒危保护植物的有 51 种。各种飞禽走兽有 281 种，其中，属国家一类保护动物有白头叶猴、黑叶猴等。

龙州县生态旅游景点主要有古朴神秘的左江风光、"天然氧吧"弄岗国家级自然保护区、美轮美奂的"人间仙境"、天人合一的中山公园、宁静优雅的金龙湖、南北宗教圣地上金紫霞洞等；人文景观有被誉为"南疆长城"的小连城、红八军军部旧址、胡志明展馆、法国驻龙州领事馆旧址，以及壮族先祖文化遗产左江岩画、神秘崖悬棺等；民俗风情有壮族的"歌圩节""侬峒节""昆那节""糍那节"等。龙州民俗文化资源丰富，既有源于传统的歌圩，又有源于巫乐的天琴；有以桃榔粉为代表的美食，又有以古壮字、壮拳、壮锦、壮绣为代表的壮文化。龙州是广西边关风情旅游带的重要节点县，旅游资源种类多、品质高。目前全县共有重大旅游项目 26 个；以桃榔粉、天琴等为代表的 10 多种特色旅游商品成为全国知名品牌。近年来，龙州县在打造旅游品牌的同时，积极开展旅游名县创建工作，2015 年，该县已被确定为广西特色旅游名县创建县。

据统计，2013 年全县地区生产总值 70.56 亿元，增长 11.9%；财政收入完成 7.61 亿元，增长 15.1%；全社会固定资产投资完成 59.3 亿元，增长 33.4%；规模以上工业总产值 22 亿元，增长 23.3%；外贸进出口总额完成 25.72 亿美元，增长 100%；社会消费品零售总额完成 13.82 亿元，增长 14.9%；城镇居民人均可支配收入 19469 元，增长 10%；农民人均纯收入 6148 元，增长 12.1%。2014 全年完成地区生产总值 83.05 亿元，增长 10.9%；规模以上工业增加值 25.8 亿元，增长 19.1%；社会固定资产投资 68.5 亿元，增长 24%；财政收入 8.4 亿元，增长 10.5%；外贸进出口总额 39.2 亿美元，增长 52.4%；全社会消费品零售总额 15.7 亿元，增长 13.7%；城镇居民人均可支配收入 21046 元，增长 8.1%；农民人均纯收入 6763 元，增长 10%。其中，地区生产总值、农林牧渔总产值、财政收入、固定资产投资、规模以上工业总产值、规模以上工业增加值、社会消费品零售总额、农民人均纯收入 8 项主要经济指标增速在全市 7 个县（市、区）中均排第一位。几年来，龙州县共荣获"全国双拥模范县"等国家级奖项 8 项，自治区级奖项 51 项，市级奖项 38 项。

2013 年，龙州县 30 名百岁老人中，年龄为 100 岁的有 17 人，101～105 岁的有 10 人，106～110 岁的有 3 人，其中，年龄最大的为 109 岁。2013 年，30 位百岁老人中，只有 2 人是在县城居住，28 人都生活在农村，其中，有四个乡镇有 4 人，三个乡镇有 3 人，三个乡镇有 1 人。2013 年，30 位老人全部有婚姻史，已全部丧偶。结过一次婚的有 28 人，结过两次婚的有 2 人（均为女性）。女性的平均初婚年龄为 23.29 岁，最低为 18 岁，最高达到 30 岁。男性的平均初婚年龄为 24.83 岁，最低为 14 岁，最高达 32 岁。在女性老人中，生育第一胎的最小年龄为 20 岁，生育最后一胎的最大年龄为 51 岁，平均生育子女数为 4.42 人，现存活子女平均为 2.25 人，平均死亡 2.27 人，现存子女数占平均生育子女数的 50.9%。在男性老人中，生育第一胎的最小年龄为 25 岁，生育最后一胎的最大年龄为 54 岁，平均生育子女数为 5.67 人，现存活子女平均为 4.5 人，平均死亡 1.17 人，现存活子女占平均生育子女数的 79.37%。目前，多数老人已不同程度地出现视力、听力减退，驼背现象，吃饭、如厕等日常活动方面基本能自理。视力和听力仍然较好的分别占到 73.33% 和 43.33%，66.67% 的人记忆力和思维能力较好，73.33% 的人语言能力较好，

6.67%的人牙齿较全，43.33%的人还有几颗牙，牙齿全部掉光的占30%。调查显示，百岁老人的语言保持能力最高，牙齿其次，听力、记忆力和思维能力衰退明显。

（二）长寿原因

环境优美气候宜人。龙州地处北回归线以南，地形以"盆地"著称，一般海拔约200米，最高峰大青山海拔1046米，属明显的南亚热带季风气候，四季如春，雨量充沛，日照充足，年平均气温为21.5℃，年无霜期为350天，有霜期13天，年平均降雨量为1854.3毫米，年日照平均时数为1518.3小时，全年最高气温37℃，最低气温-1℃，空气负氧离子每立方厘米高达60000个，温和的气候十分有益健康。龙州县境内青山碧水，植被良好，山峰重峦叠嶂，山峦间泉眼密布，地下水资源十分丰富。全县河流、水库、池塘众多，流域面积400平方公里以上的有8条，县境内长度249.6公里；10平方公里的有25条，县境内长度294.6公里。中小型水库有18座，总库容4548.28万立方米。全县居民饮用水质达到国家二类标准，水质呈弱碱性，非常有益健康。2013年龙州县全县森林面积为7.55万公顷，森林覆盖率达57.13%，境内有总面积为101平方公里的国家级弄岗自然保护区。龙州县完整的喀斯特地貌、较高的森林覆盖率和保存完整的森林生态系统，有效地保持了水土，净化了空气，改善了生态环境，环境空气质量超过国家二级标准。

勤劳乐观健康饮食。龙州人爱劳动，能吃苦。龙州的长寿老人喜欢从事体力劳动，部分老人到80、90岁时还下地干活，到100岁时还干一些家务活，劳动伴随着老人终身。龙州人饮食注重荤素搭配，每日用餐有规律，大多数长寿老人平时少喝酒、少抽烟。长期以来，龙州人民都以水稻、玉米、木薯、红薯为主食，以当地的"甜菜"、"龙须菜"、竹笋、野生淮山、山蕨菜、"白头翁"等纯生态野菜为辅食。龙州人还喜欢吃艾草与糯米做成的黑糍粑，用芭蕉叶或竹叶包成的糯米团，由枫叶、黄姜、"金叶"等做成的五色糯米饭，这些美食具有滋身养颜、延年益寿的功效。龙州人常吃的桄榔粉是森林营养食品中之珍品，其性凉，有去湿热、清凉解暑、滋补的功能，常食用则能清心润肺，益体健身。龙州人常饮用的野生金花茶能提神醒脑、清肝明目、养颜健体、降压抗癌，饮用的乌龙茶具有分解脂肪的作用。龙州人热爱生活，总是以乐观的心态去面对现实，随遇而安，知足常乐，心胸开阔，热情好客，与人为善。长寿老人即使面对困难也能保持乐观，保持平和的心态。龙州人历来都有"日出而作，日落而息"的生活规律。大多数长寿老人都养成了早睡早起的良好生活习惯。

家庭和睦邻里团结。自古以来龙州人就十分注重家庭美德教育，讲究"孝顺"二字。尊老爱幼，夫妻恩爱，兄弟姐妹互帮互让，姑嫂妯娌互敬互谅。龙州县把营造与邻为德、与邻为善、与邻为亲、与邻为乐的邻里氛围，打造团结、互助、平安、文明、和谐的现代社区，作为构建和谐社会的重要内容。邻里之间关系和睦，人际关系和美，无论婚丧嫁娶红白喜事，邻里相互帮助。长寿老人没事串串门，聊聊天，散散心，邻里和谐相处为长寿人生增添乐趣。龙州远离都市，边关文化浓厚，历代人和谐相处，没有较大的民族矛盾冲突。虽然中越关系在历史上几经沧桑，但两国边民始终豁达宽容，友善相亲，睦邻友好。龙州生态保护得很好，世世代代热爱大自然，眷恋大自然，融入大自然。近年来，龙州县更加重视生态建设，坚持示范带动，深入开展"绿色学校""绿色医院""绿色机关"等绿色单位创建工作，已有武德中心小学等3个单位荣获自治区级绿色单位称号，龙州县国家税务局等2个单位荣获市级绿色单位称号。

民生建设逐年改善。近年来，龙州县整合相关部门资金，加快推进文化体育设施建设，加强农村水、路、电及广播电视"村村通"等基础设施建设，目前已新建成县人民医院综合大楼、龙州县中越青年体育交流中心、龙州县第一中学等教育提升工程基础设施，结合开展"美丽广西·清洁乡村"，全县111村（居）委会均通了柏油或水泥路，555个屯实现硬化、净化、亮化、绿化。截至2013年底，全县累计完成危房改造10050户，拥有沼气池34410座；2014年完成危房改造1860户，新建沼气池200座，基本形成了"养殖—沼气—种植"三位一体的生态农业生产模式，龙州县的人居条件得到进一步改善。龙州县积极搭建平台、拓宽渠道，全力推进就业再就业工作。2013年全县城镇新增就业2965人，城镇失业人员再就业 331 人，新增转移就业人数 7954 人，城镇登记失业人率 1.8%；2014 年全县农村劳动力转移就业新增 6820 人，城镇新增就业 2275 人，城镇下岗失业人员再就业 326 人，推荐就业困难人员就业 70 人，城镇登记失业率为 2.0%。扎实推进医疗卫生体制改革，2013 年全县居民健康档案建档率达 84%，新农合参合率 100%；2014 年全县居民健康档案建档率达 89.45%，新农合参合率 100%。大力实施养老保障工程，2013 年城镇、农村人口养老参保率分别达到市下达任务的 100.6% 和 94%，2014 年城乡居民养老参保率达到市下达任务的 95.5%。推进"孝德工程"建设，将尊老爱老助老作为道德教育列入中小学教学计划，开设道德讲堂，为中小学生播种道德、传颂经典、洗涤心灵、感悟道德提供舞台；开展敬老主题活动，教育青少年说感恩话，做孝敬事，从小养成尊老爱老助老的传统美德。把每年农历九月定为敬老月，组织开展丰富多彩的孝老敬老活动；在春节、中秋、重阳等传统节日期间，县、乡（镇）党政领导进村串户慰问老年人，敬老爱老蔚然成风。开展"五好家庭"评比活动，强化家庭养老责任的落实，促进社会和谐。近几年，先后有龙州县老龄工作委员会办公室荣获"全国老年维权示范岗"称号，利民社区获"全国敬老模范村居（社区）"称号，刘生兴、江富绍、农玉梅、黄旭芬 4 名同志荣获"全国孝亲敬老之星"称号。每年为全县城乡低保对象、农村"五保户"、优抚对象缴付基本医疗保障金。2013 年全县贫困老年人 100% 纳入城乡低保，854 名"五保"对象享受供养费用，29907 名 60 岁以上老人享受每月 80 元的社会保障金，1233 名 90~99 岁老人领到每人每月 100 元的生活补助金，30 名百岁及以上老人领到每人每月 300 元的高龄老人生活补助金。2014 年全县有 856 名"五保"对象享受供养费用，30466 名 60 岁以上老人享受每月 80 元的社会保障金，1308 名 90~99 岁老人领到每人每月 100 元的生活补助金，31 名百岁及以上老人领到每人每月 300 元的高龄老人生活补助金；新建 18 个农村幸福院，7 个"五保村"。2014 年，全县共建有 1 家社会福利院、11 家乡（镇）敬老院、92 个"五保村"，1 所老年大学，1 个老年活动中心，12 个乡镇文化广场，110 个村级公共服务中心。2013 年成立了龙州县长寿研究会，完善的保障体系为老年人的老有所养、老有所居、老有所乐、健康长寿提供了坚实保障。

（三）长寿标准

1. 认证范围

区域范围：龙州县是广西县级行政区划单位，符合认证范围的条件。

区域内户籍总人口：2013 年末，龙州县户籍总人口 26.66 万人，2014 年末户籍总人口为 26.96 万人，此项两年均符合认证范围。

2. 基本标准

百岁老人占总人口的比例。截至 2013 年 12 月 31 日，龙州县实足存活百岁以上老人共 30 人，占总人口 26.66 万的 11.25/10 万；2014 年底实足存活百岁以上老人共 31 人，占总人口 26.96 万的 11.50%，此项两年均符合认证指标。

人口平均预期寿命。2010 年全国第六次人口普查龙州县人口平均预期寿命为 74.00 岁，此项指标不达标。但是，这个人口平均预期寿命数没有真实反映龙州县的人口平均预期寿命状况。经深入细致地调查发现，龙州县平均预期寿命偏低的主要原因是，龙州县部分居民为了继续领取各类补助金而瞒报和漏报了多年前死亡人口，直到 2010 年普查时才集中上报，导致人口普查当年死亡人口比前后几年明显偏高，偏离了真实情况。此外，龙州县地理位置、气候和自然生态与周边的大新（77.06 岁）、天等（76.99 岁）、宁明（80.01 岁）、江州（76.8 岁）等县（市、区）相似，人口普查当年死亡率不应明显高于崇左市各县（市、区），人口平均预期寿命不应明显低于上述各县（市、区）。目前，崇左市（77.77 岁）各县（市、区）人口平均预期寿命都高于 76.8 岁，由此推测，龙州县人口平均预期寿命也不应该低于 76.8 岁的认证标准。鉴于此，龙州县人口平均预期寿命应视为达标。

人口长寿比例。龙州县 2013 年底 80 岁及以上高龄人口有 6126 人，60 岁及以上人口有 39415 人，80 岁以上人口占 60 岁及以上人口的 15.54%；2014 年底 80 岁及以上高龄人口有 6498 人，60 岁及以上人口有 41765 人，80 岁以上人口占 60 岁及以上人口的 15.56%，此项两年均符合认证指标。

总之，以上 3 项基本标准全部达标。

3. 参考标准

城镇居民年人均可支配收入：2013 年全县城镇居民年人均可支配收入为 19469 元，2014 年为 21046 元，此项两年均未达标。

农村居民年人均纯收入：2013 年全县农村居民人均纯收入为 6148 元，2014 年为 6763 元，此项两年均未达标。

恩格尔系数：2013 年龙州县恩格尔系数为 0.39，符合指标要求。

基尼系数：2013 年龙州县基尼系数为 0.36，符合指标要求。

人均受教育年限：2013 年龙州县 15 岁以上人口平均受教育年限是 9.43 年，2014 年为 9.52 年，此项两年均符合指标要求。

百岁老人补贴：2013～2014 年龙州县对户籍在龙州的 90～99 岁老人，每人每月均发给 100 元生活补助金，百岁老人获得的政府补贴是每人每月 300 元，此项两年均符合指标要求。

养老床位数：2013 年龙州县拥有养老床位数是 1108 床，每千名老年人平均拥有 28.1 床，2014 年拥有养老床位数为 1178 床，每千名老年人平均拥有 28.2 床，两年都超过全国平均水平，此项两年均符合指标要求。

卫生技术人员数：2013 年龙州县拥有卫生技术人员 1458 人，每千人拥有卫生技术人员数是 5.47 人，2014 年龙州县拥有卫生技术人员 1499 人，每千人拥有卫生技术人员数是 5.56 人，两年都超过全国平均水平，此项两年均符合指标要求。

森林覆盖率：2013 年龙州县森林覆盖率为 57.13%，2014 年为 57.19%，两年都超过森林覆盖率达到 21% 的水平，此项两年均符合指标要求。

环境空气质量：2013～2014 年龙州县环境空气质量都达到国家 GB 3095—1996 二级标准，此项两年均符合指标要求。

生活饮用水质量：2013～2014 年龙州县生活饮用水的各项指标都达到国家规定的 GB 3905—2012 二类标准要求，此项两年均符合指标要求。

长寿研究机构：龙州县 2013 年成立了龙州县长寿研究会，符合指标要求。

总之，以上 12 项参考指标，2013 和 2014 年均有 10 项达标。

（四）特色物产

甘蔗。甘蔗是龙州种植面积最大的作物，2013～2014年甘蔗种植面积达到59万亩，原料总产286.97万吨，产糖35.5万吨，蔗农收入12.63亿元，制糖提供财政收入1.54亿元。蔗糖产业是龙州县第一大支柱产业，在未来几年内，还不大可能找到可以替代蔗糖的产业，继续抓紧、抓好这一支柱产业，是龙州县社会稳定、经济发展，财政增长、农民增收的关键。县委、县政府历来把蔗糖产业放在关乎全县经济和社会各项事业发展的主要地位来抓，先后出台了一系列政策、措施来扶持蔗糖业的发展。

桄榔粉。现代医学研究发现，桄榔粉的成分以碳水化合物为主，含有较高的具有预防肠道肿瘤作用的膳食纤维，并含有多种人体必需的微量元素如铁、铜、锌等以及一定量的维生素和蛋白质。长期食用可以增强食欲，但不会增加体重，同时可以明显地对抗人机体的自由基损害，提高人机体耐力、抗寒能力和抗缺氧能力，增加皮肤弹性，延缓机体衰老的进程。用沸开水将桄榔粉冲熟，其香滑清甜、甘凉爽口、清凉解暑。常服桄榔粉则清心润肺，益体健身，尤其适合工作、生活节奏紧张的人们做早餐、充饥之营养佳品。桄榔粉是一种纯天然绿色营养保健食品，符合现代人的消费格调，如今正悄然走进消费市场，得到了广大消费者的青睐。

青竹鱼。俗称倒刺鲃，珠江水系名贵经济鱼类之一。主要分布在越南河及与越南山水相连的龙州县水口河、丽江河段。常栖息于水流湍急的江河或山涧溪谷之中。为杂扁草食性鱼类，体色清绿，背部灰黑，喜食浮萍、蔬菜、嫩叶及人工配合饲料。青竹鱼具有食性杂、抗病力强和养殖效益高等特点，而且肉质肥美、鲜嫩爽滑，是制作生鱼片、红烧鱼的上好原料。

木薯。木薯原产于热带的南美洲，属亚热带作物。它对环境有很强的适应能力，特别耐旱耐瘠。随着对木薯产品的进一步开发利用，木薯已不仅仅用作粮食和饲料，而是成为一种重要的工业原料，被广泛用于制造酒精、淀粉、金葡萄糖、赖氨酸、高级果糖和甘油醇等。目前，工业酒精作为一种新的再生能源，在石油、天然气、煤等能源逐步枯竭的情况下，已受到许多国家的广泛重视，巴西有三分之一的汽车使用酒精作为燃料，美国也规定在汽车燃油中加入 15% 的酒精，以减轻尾气排放造成的环境污染。在我国，用木薯加工成变性淀粉生产一次性餐饮具、包装材料等，以取代对环境污染严重的塑料制品，成为保护生态环境的一个新举措。

山黄皮。山黄皮为芸香科黄皮属常绿乔木，树高可达 10 米，果实 6~7 月份成熟，果味酸甜可口，具有人体所需的多种微量元素。山黄皮全身是宝，果实含有 18 种氨基酸和多种人体需要的微量元素，可生吃，亦可制成果干、果脯、果酱、果汁。其香醇可口，酸甜适中，与鸡、鸭、鱼、牛等肉类烹调可去异味，增加香味，具有消腻开胃、增进食欲的功效；用叶片制作枕芯，有催眠、醒脑、驱蚊（虫）等作用；煎水洗澡，可治疗痱子、风湿病；树皮可消风肿、去疳积；其根、叶、核入药，能解表行气、健胃、止痛；花味芳香，可为养蜂业提供蜜源；树冠广展，枝叶稠密，是石山地区优良的绿化树种。

（五）民俗风情

歌圩，全县有 23 个歌圩日，43 个歌圩点，其中 11 个点兼有唱彩调、赛龙舟、抢花炮活动。这种歌圩活动，是县内壮族民间传统性文化活动之一。歌圩源于何时，已无法稽考。每年春、夏、秋皆有，以农历三、四月为众。歌圩以男女青年对山歌、找对象为内容，一些老人，也乘兴携带儿孙寻亲探友。届时，男女青年盛装艳服，从四面八方聚集于歌圩场地，一般的数千，多则上万人。各处歌圩日，所在地的居民都备有丰盛的酒菜、米粉，以东道主的身份热情接待歌客。只要一人在那里有一点沾亲带故的人，就可带上十人八人在亲戚朋友家中投宿就餐，当晚摆开歌台，对唱通宵，热闹非凡。歌圩对唱的内容丰富，有猜谜、初识、邀请、相问、赞慕、初交、热恋、送别等。

（六）民间文艺

天琴。天琴是壮族乐器中最古老的乐器之一，在壮民族音乐史、曲艺史、美学史、社会文化史、民族宗教史等方面产生过积极影响，是骆越文化在曲艺方面的主要代表作之一，具有骆越文化传统独特的见证价值。在龙州，每逢重大的民族节庆，必有天琴弹唱。勤劳智慧的龙州人民在漫长的历史长河中，在创造物质文明的同时，也创造了神秘而灿烂的、独一无二的天琴文化。2007年，龙州天琴艺术被列入广西第一批非物质文化遗产名录；同年，龙州县被中国文学艺术界联合会、中国民间文艺家协会授予"中国天琴艺术之乡"称号；2008年，龙州凭借天琴艺术文化遗产成为全国第二批"中国民间文化遗产旅游示范区"。

（七）长寿老人

农氏轮，1907年6月15日出生，农氏轮老奶奶一共有9个兄弟姐妹，姐妹中她排行第三。她有个弟弟2014年已经101岁了，7个哥哥姐姐都活到将近一百岁才去世，她的父母也是活到八九十岁，所以老奶奶认为遗传基因重要。农奶奶一日三餐，不多吃、不暴饮。早上吃玉米粥，中餐和晚餐吃米饭，荤素搭配、偏好清淡，爱吃肉，且肥瘦都吃，爱喝甜酒。晚上9～10点钟睡觉，天亮即起床。平时午睡一个小时，从不熬夜。农奶奶现在五世同堂，一家人同住在一栋宽敞明亮的新楼房里，不愁吃不愁穿，没有忧愁和烦恼。子孙对她非常孝顺，孙子、孙女天天帮她提水洗澡，玄孙整天围着她转，逗她开心，日子过得很快乐。农奶奶虽然耳背眼花，但还能帮家人剥玉米，十年前，还能上山砍柴，下地干活。她总是闲不住，每天都在劳动。眼没花前，她还天天织布，也常常指导年轻人织锦，特别是近年来，村里成立了壮锦协会后，她更是不遗余力地把她精湛的技术无私地传授给年轻人，可以说她是"织锦织出百年寿"。

农日三，1913年3月7日出生，农日三14岁结婚，娶过两个老婆，一共生育了8个子女（3个儿子，5个女儿）。18岁时学会养马、相马，并组织了马帮，从越南运食盐到龙州县城卖。在食盐非常紧缺、时局动荡的年代，像他年纪轻轻就出任帮主、闯荡江湖的，绝非等闲之辈。农日三家庭现在是五代同堂，子孙孝顺，采访他时，他的玄孙还时不时用葡萄来喂他，逗他玩，对他撒娇。老人和玄孙的亲昵举动，让大家感受到了他家庭生活的幸福和美满。想必他就是在这样和睦的家庭氛围中享受天伦之乐，长寿百年的。

李美霞，1913年1月28日出生。要说李美霞老奶奶的长寿故事，还得先从她的父亲说起。李美霞不仅遗传了她的父亲的长寿，她父亲的济世救难的处世之道也一起写入她的基因里。她父亲是龙州县传说中最年长的寿星,活了足足 110 岁。李美霞身体好,她的睡眠质量也非常好,她的食量也比较大,据她儿子说,他母亲的饭量比他还大,母亲一天吃三、四餐,睡前还要吃夜宵。她从不挑食,有什么便吃什么。自从 10 年前牙齿掉光后,肉食要打成浆煮熟了才能吃,味道虽大打折扣,但这样有利于消化和吸收。这种吃法已经持续了 10 年。她没牙齿,好多果子都吃不动了,所以多数的果子都要榨汁才能食用,这全靠家里的媳妇辛劳了。但老奶奶心疼儿媳妇,也不愿每天都让儿媳妇干这种差事,因此她选择吃些软的、咬得动的果子,比如香蕉,杧果和油梨。儿媳与婆婆的这种孝顺与体贴的互动使琐碎的家庭生活平添了几分温馨,和睦的家庭生活非常有利于老奶奶的身心健康,这也许也是她长寿的原因之一。

谭达帮,1913 年 9 月 9 日出生。谭达帮没有驼背,身高大约有 1.7 米,可见年轻时身材是高大的。经了解,老人 2014 年已 101 岁高龄,一共生育了 5 个儿子、3 个女儿,现在是四代同堂,生活得幸福快乐。老人年事已高,但精神饱满,除了眼睛老花,牙齿全无外,其他身体状况尚好,每餐还能吃半斤米饭。老人每餐坚持粗茶淡饭,能吃饱就行的习惯一直未改。虽然不讲究养生,做什么保养,但一天的作息是有规律可循的。他每天晚上 9 点钟睡觉,天一亮就下地干活,中午也很少休息。他一生勤劳,乐观向上,百折不挠。乐观的生活态度和开朗的性格使他的生活充满了阳光,即便遭遇艰难险阻,他也能坚强地面对。良好的心态也许就是老爷子的长寿秘诀之一。

黄国忠,1911 年 11 月 11 日出生。老人 2014 年 103 岁,生育有 3 子 2 女,现在和小儿子居住生活。黄爷爷饮食作息有规律。平时他一日吃四餐。白天吃玉米粥,晚上吃少许米饭。不抽烟,不喝酒,少喝水,多喝粥,年轻时特别喜欢喝酸粥(就是把粥放到竹筒里,直到变酸为止)。荤素搭配,少吃肉,多吃蔬菜和水果。荤的主要吃自家产的猪肉、鸡肉、鱼;素的主要吃自家种的红薯叶;水果主要是门前屋后种植的芭蕉。现在老人的生活习惯是晚饭后看电视新闻,9 点钟准时睡觉,早上天亮起床,起床第一件事就是喂鸡,吃过早餐,10 点后小睡一觉到中午 12 点,午饭后静坐一会儿,下午 3 点再睡到下午 5 点,起床后再喂一次鸡。天天如此，劳逸结合，农忙时，还帮家人炒菜做饭。一家人的生活过得舒心、快乐。

（八）长寿历史

据《龙津县志》记载，从明、清到民国，有数百名 90~100 岁的老人登记在册，其中民国 35 年（1946 年），陶在钧 81 岁，其父陶炳文 100 岁，曾祖母陶曾氏 104 岁，被人们誉为"长寿之家"。近年来，龙州县百岁老年人逐年增长，1990 年全国第四次人口普查，龙州县百岁及以上老人仅有 4 人，2013 年，提高到 30 人。

天等县

（一）基本情况

天等县地处桂西南，位于南宁市、百色市、崇左市交会处，是左江、右江分水岭地带，具有得天独厚的"山庄型"气候。全年气候温和，雨量充沛，环境宜人。年平均气温为 20.5℃，比周边地区低 3~5℃，年平均降雨量为 1554.3 毫米，空气负氧离子每立方厘米高达 60000 个。空气质量达到国家《环境空气质量标准》二级优。天等县生态环境优美，水质优良，居民饮用的多为优质的呈弱碱性和小分子团的山泉水，是名副其实的"避暑养生胜地"。县城直线距自治区首府南宁市 125 公里，距崇左市 110 公里，西南部县界距中越边境最近处 9 公里。全县总面积 2159.23 平方公里。天等县于 1957 年 4 月由龙茗、向都、进结三个县合并，1958 年，天等县曾与大新县合并为新英县，次年恢复两县原制。现辖 5 个镇、8 个乡、124 个村（居）委会，有壮、汉、瑶、苗等多个民族，总人口 44.7 万人，其中壮族人口占 98.83%，是桂西南的壮族集聚区。

天等县是中国指天椒之乡、中国苦丁茶生产基地、中国打榔舞之乡。近年来，天等县立足资源条件，发挥后发优势，抢抓机遇，真抓实干，团结拼搏，奋力建设山区经济强县，全县经济社会发展取得明显成效。先后荣获全国民族团结先进单位、全国人口和计划生育科技工作先进集体、全国社会主义新农村档案管理示范县、广西科学发展十佳县、广西县域经济进步县、广西绿色工程建设先进县、广西最美田园风光县、广西第八届市容"南珠杯"竞赛活动特等奖等荣誉。

根据 2012 年统计数据显示,天等县区域内户籍总人口 447772 人,2012 年底天等县存活实足百岁老人 53 人,占全县总人口的 11.8/10 万。2010 年第六次全国人口普查汇总资料,2010 年天等县人口预期寿命为 76.99 岁。2012 年底全县 60 岁及以上老人 59363 人,80 岁及以上老人 9795 人,80 岁及以上高龄老人占 60 岁及以上的人口比例达到 16.50%。

(二) 长寿原因

具有得天独厚的"山庄型"山地气候。天等县虽地处亚热带季风气候区,但独特的地形,造就了得天独厚的"山庄型"山地气候。全年气候温和,雨量充沛,环境宜人。年平均气温为 20.5℃,比周边地区低 3~5℃,年无霜期为 339 天,年平均降雨量为 1554.3 毫米,年日照平均时数为 1518.3 小时,全县森林覆盖率达 58.95%。空气负氧离子每立方厘米高达 60000 个,空气质量描述为优,达到国家《环境空气质量标准》二级标准,是名副其实的"避暑养生胜地"。

具有延年益寿的"药膳型"饮食习俗。千百年来,天等县人民都以玉米、三角麦、水稻、小米、芋头、红薯为主食,以当地特产的"姑娘菜"、黑珍珠黄豆、野生淮山、山蕨菜、白头翁草等纯生态野菜为辅食。此外,当地还具有迎宾接福的烤石猪、三阳开泰的烤山羊、蕉叶包成的糯米团、白头翁草做的"公结"、枫叶等做成的五色糯米饭、蕨菜包子等,这些美食都具有滋身养颜、延年益寿等功效。素有"中国指天椒之乡""中国苦丁茶生产基地"美称的天等县,其指天椒辣味十足,辣椒素含量是一般辣椒的 155 倍,含有 18 种人体需要的氨基酸成分,氨基酸总含量高达 2.8%,含有钙、磷、铁、钾等有益矿质元素。苦丁茶品质优良,含有人体必需的多种氨基酸、维生素及微量元素,具有降血脂、抗动脉粥样化等作用,备受中老年人的青睐。天等的中草药种类繁多,储量丰富,素有中草药"绿色宝库"之美誉。广东华天、宝天等制药有限公司生产的桂龙药膏、桂龙药酒等一系列保健药品荣获国家星火计划银质奖,20 世纪 90 年代以来一直出口畅销,扬名国内外。

具有长年累月的"运动型"传统农耕。处在桂西南大石山区的天等人民，为了生存和发展，长期与山区自然环境拼搏抗争，长年累月的"出门爬山、牵牛犁地、扛锄除草、躬耕细作"等传统农耕，使他们不畏风吹雨打，不畏千辛万苦。当地通过植树造林、封山育林、退耕还林、种草圈养等方式改造熔岩石漠化地区，与自然和谐共处，把难于生存的石漠化地区改造成为绿满山头、林满山腰、果满山脚的石漠化综合治理的典范，得到国家和自治区领导高度肯定。他们历经数代人的磨砺和传承，不屈不挠地向贫困抗争，不断改造自然环境，苦干、实干、大干，凭自己勤劳的双手和聪明才智，改变了大石山区的面貌，改造了自己的家园。

具有苦干拼搏的"争先型"天等精神。不屈不挠的天等立屯人，为了改善生存环境，破除千年闭塞，全村男女老少举起钢钎向山撬，奋战二十多年，终于打通了大山深处与外界的联系，结束了"出门必爬山，饱受旱涝灾害"的历史，也凝成了"宁愿苦干，不愿苦熬"的立屯精神。胜马村支书黄善军，隐瞒身患绝症的病情，以惊人的毅力战胜病魔，为村里打水井、开山路、修水柜，最后倒在工作岗位上。正当改革开放春风劲吹，天等人不甘人后，抢抓机遇，锐意进取，勇闯繁华都市，征服天南地北，每个行业都涌现出一大批"天等的温州人""天等的犹太人"。正是这些天等创业人群坚忍不拔、勤劳勇敢、顽强拼搏的性格和积极创业、敢于创业、善于创业的行动，造就了令人称道的"天等创业现象"，得到了自治区党委、政府的高度肯定，并被各级媒体广泛报道。逐步形成了"自强自立、苦干实干、团结拼搏、争创一流"的天等精神，这种精神厚积而薄发，成为推动天等发展的力量源泉。

具有纯朴浓郁的"积善德"爱老民风。长久以来，天等县素有尊老爱老的良好习俗。当地人每到49岁、61岁、73岁、85岁生日，都邀请各方亲友前来为老人祝寿。在老人85岁以后，家里每年都会为他们隆重举办寿宴。每逢春节，儿孙们都会给老人买最好的礼物，并送上红包祝寿。每年农历三月三、五月五、六月六、九月九、腊月八，都是当地典型的敬老爱老传统节日。每到节日来临，子孙们都会抽空回家陪老人过节，关照老人生活，问候老人健康。还有一些地方特地举办龙峒祈寿节、霜降祈福文化节等尊老爱老民俗节日。

具有底蕴厚重的"祈福寿"文化渊源。天等县高度重视弘扬传承文化，从财力、物力、人力上大力支持福寿文化的发展，并已成功申报自治区级非物质文化遗产保护名录 5 个，市级 7 个，县级 16 个。其中"打榔舞""壮族霜降节"已经被列入申报国家级非物质文化遗产推荐名录。现在许多 80 岁以上的老年人都是打榔舞的文化传承者。而天等县向都镇的"万福寺"是中国西南地区唯一的"悬空寺"，是当地人民祈福、请愿的有名寺庙。

具有党委政府"强后盾"的政策支持。长期以来，县委、县政府坚持开展尊老、爱老、敬老、助老活动，每年组织全县领导干部走访慰问敬老院高龄老人及百岁老人。每年组织开展各种适合老年人的文体活动。并先后制定和完善《关于深入开展尊老爱老助老工作的决定》《天等县老年人优待规定》等政策，为老年人提供文体、医疗及法律援助等多个方面的优先优待服务。2011 年 1 月起，县财政安排资金免费为老年人办理优待证，为 90 周岁及以上的老年人发放每年 1200 元，百岁及以上老人每年 2400 元的高龄补贴。全县贫困老年人都被列入社会救助范围，全县 60 岁以上农村老年人都享受生活补助金每人每月 80 元，比崇左市兄弟县高 25 元。从 2012 年 1 月起，天等县又加大高龄补贴力度，对 90～99 岁、100 岁及以上老人每人每年分别补助 1200 元、3600 元。从 2013 年 1 月 1 日起再提高高龄补助，100 岁及以上老人每人每年补助 6000 元。同时，天等县随着两条高速路、四条二级路的即将开通，旅游业后发优势会更凸显，已经建成的一个三星级酒店、三个四星级酒店将推进天等服务行业的向前发展。

具有健全"医、居、娱"的老年保障体系。近年来，天等县不断加大医疗卫生服务体系建设，新建成县人民医院 15 层的综合病房楼、县 120 急救中心和县卫生监督所业务综合楼；推进向都等乡镇卫生院、污垃电项目及全县 120 个标准化村卫生室建设。目前，全县医疗卫生业务用房达 66345.78 平方米，有效缓解了就医难问题，医疗床位、医疗卫生技术人员均达到全国平均水平。2009 年天等县建成广西县级一流的体育馆，体育馆建成后经常利用现有的体育设施开展老年人文体活动。同时，投入 500 多万元进行村级老年协会建设。2010 年建立天等县老年大学，2012 年建立县级老干部党风廉政宣传教育活动中心，2013 年起建设占地近万亩的丽川文化森林公园和一所占地 30 亩的县城老年活动中心等。

（三）长寿标准

1. 申报范围

认证区域范围：天等县属广西壮族自治区管辖的县级基层行政区划单位，符合申报范围。

认证区域内户籍总人口：天等县区域内户籍总人口 447772 人，符合申报范围。

2. 基本标准

区域内存活实足百岁及以上老人占户籍总人口的比例：经过深入全县124 个村（居）委会进行实地跟踪调查，调查结果显示，2012 年底天等县存活实足百岁老人 53 人，占全县总人口的 11.8/10 万。此项达标。

人口平均预期寿命：根据 2010 年第六次全国人口普查汇总资料，2010年天等县人口预期寿命为 76.99 岁。此项达标。

人口长寿比：2012 年底全县 60 岁及以上老人 59363 人，80 岁及以上老人 9795 人，80 岁及以上高龄老人占 60 岁及以上的人口比例达到16.50%。此项达标。

3. 参考标准

天等县按照"中国长寿之乡"评审规定的 12 项参考标准中有 10 项达标，即恩格尔系数、基尼系数、人口平均受教育年限、百岁老人政府补贴、养老床位数、卫生床位数、卫生技术人员数、森林覆盖率、环境空气质量、生活饮用水质量 10 项达标，城镇居民年人均可支配收入、农村居民年人均纯收入 2 项虽然没有达标，但已接近指标数。

城镇居民年人均可支配收入：2012 年全县城镇居民年人均可支配收入16469 元，基本接近全国平均水平。此项不达标。

农村居民年人均纯收入：2012 年农村居民年人均纯收入 5353 元，基本接近全国平均水平。此项不达标。

恩格尔系数：天等县恩格尔系数水平为 0.383，小于 0.4 的全国水平。此项达标。

基尼系数：天等县基尼系数为 0.386，小于 0.4 的全国水平。此项达标。

人均受教育年限：天等县人口平均受教育年限为 9.01 年。此项达标。

百岁老人补贴：天等县政府对每位百岁老人补贴达 500 元/月。此项达标。

养老床位数：全县每千人拥有养老床位数为 22.06 张。此项达标。

卫生技术人员：全县每千人拥有卫生技术人员 5.01 人。此项达标。

森林覆盖率：全县森林覆盖率达 58.95%。此项达标。

环境空气质量：环境空气质量达到国家《环境空气质量标准》二级优。此项达标。

生活饮用水质量：全县生活饮用水质量达到国家安全标准。此项达标。

长寿研究机构：天等县已成立了天等县长寿研究会。此项达标。

（四）特色物产

指天椒。天等县指天椒系列产品有：指天椒酱、指天椒罐头、指天椒粉。特别是指天椒酱，加工独特，选料精致，原料以天等县新鲜指天椒为主，新鲜大蒜为辅，碾碎后以本地高度米酒充分搅拌混合，再经密封泡制而成。它保持了指天椒类含有的丰富的辣椒素、辣红素及各种维生素和矿物质，同时含有胡萝卜素、紫色素和抗坏血酸、菜机酸，据有关专家认定，指天椒性热味辛，有温中下气，祛风、驱寒、除湿、开胃消食等功效，可增进食欲，助消化，常食用对防治寒滞腰痛、风湿痛、关节炎有良好的效果。指天椒可直接作为调味品食用，也可加工腌制成辣椒酱、酸甜辣椒罐头等产品，还可以提取制成辣红素、辣椒素精品。干椒粉碎后，可作调味品食用，也可以提取制成干椒粉商品。指天椒酱是理想的调味品，同时又是待客送礼的佳品。因此，天等指天椒已成为千家万户乃至酒楼宾馆必不可少的调味佳品。天等人的各类桂林米粉就是以天等指天椒酱为配料的。据检测，天等指天椒辣椒素含量是一般辣椒的 155 倍，热量是一般辣椒的 15 倍，故享有"天下第一辣"而名扬海内外。

茶类。天等县境内有苦丁茶、顶生金花茶、云南大叶茶、凌云白毫茶、福云 6 号等。其中最有名的是苦丁茶，苦丁茶是天等原生茶种之一。天等县境内自古以来就有野生苦丁茶分布，于清代中晚期人工种植苦丁茶，已有二百年历史。苦丁茶属大叶冬青科，常绿乔木，其味苦，回甘强劲持久，可开发为茶饮、药膳、美容产品等，曾是清朝贡茶。苦丁茶属长绿乔木，一般 12 月份种植，一年四季均可采摘。目前，天等县苦丁茶种植面积达 1.25 万亩，平均亩产 100 公斤，年产鲜茶 1200 吨。可加工制成球形、花形、条形等高品位优质的茶叶。天等苦丁茶于 2000 年荣获国际名茶金奖。2003 年，天等县被评定为"中国苦丁茶基地"。苦丁茶可以加工成袋泡苦丁茶、苦丁茶冲剂、苦丁茶含片、复合型苦丁茶等多种保健食品。国内主要销售广东、海南、北京、上海、山东、福建等地，国外市场主要销往新加坡、马来西亚等东南亚国家。

玉米。玉米是天等县主要粮食作物之一，属一年生高大草本作物，生长期较短。天等气候温暖多雨，对玉米生长有利。县内各乡镇均有种植，一年可种两次。现在天等县生产的玉米主要是无公害玉米。无公害玉米生产基地遍及全县 13 个乡镇，2008 年起建成投产，基地生产的玉米都达到无公害农产品质量标准，面积为 23.81 万亩，年产量 6.36 万吨。天等人食用一般精选二造玉米，喜欢吃玉米粉熬成的黏稠易吃、味道香甜的玉米粥。玉米是粗粮中的保健佳品，常食玉米粥对人体的健康非常有利。

红薯。红薯又名白薯、番薯、地瓜、甘薯等，是常见的多年生双子叶植物，其蔓细长，茎匍匐地面，根块就是红薯。红薯皮色有白有红，肉心大多为白色，有红色，也有紫色，三种红薯中白心薯味稍淡，但质脆多汁，也可生食。红心或紫心的红薯味较甜，但质地紧实，汁略少。外形上分为紫皮紫心型、红皮白心型、红皮红心型、紫皮红心型、黄皮红心型等。红薯曾作为天等人的主食，在天等有悠久种植历史，全县种植规模最高时期曾达到七八万亩，现全县种植面积为 2.1 万亩。2010 年，为发展适合天等气候和土质特点的优质红薯，天等县从广西农科院引进"桂引薯 12号"红薯苗，对天等县原有红薯品种进行改良。现在天等县红薯以龙茗镇、上映乡、把荷乡、宁干乡产的红薯品质为最优，这些乡镇的丘陵地带，以砂质土壤为主，土质疏松，土层深厚，红薯呈纺锤形，外表干净、光滑，个头均匀，形状好，很受人们欢迎。

黑豆。黑豆因种皮乌黑、仁肉青色而得名。一年生草本，高 50~80 厘米。茎直立或上部蔓性，密生黄色长硬毛。一般 4~5 月播种，9~10 月收获。黑豆富含蛋白质、维生素、铁等，除通常用作油料和菜肴外，多作滋补品炖药食用，有补脑、补血、补气、补肾壮阳、明目、乌发之功效。药用价值很高，为滋补佳品。天等种植黑豆历史悠久，主要产于该县进结镇的各村屯，黑豆有种更绝的吃法是制作黑豆腐，其风味独特，营养丰富，含有铁、钙、磷、镁和其他人体必需的多种微量元素，还含有糖类、植物油和丰富的优质蛋白，素有"植物肉"之美称，有降血压、降血脂、降胆固醇的功效。生熟皆可食用，老幼皆宜，是益寿延年的美食佳品。豆腐的消化吸收率在 95% 以上。两小块豆腐，即可满足一个人一天钙的需要量。黑豆腐中所包含的丰富营养，以及美味的口感受到人们的青睐，是上乘的绿色健康食品。

（五）民俗风情

霜降祈福文化节。向都歌节是天等县最热闹的歌圩，规模大、时间长，连续三个街日（三日为一圩），分头霜、中霜和尾霜。"霜降歌节自古有，为忆长奶奇功勋。故事如歌年年记，哥妹再唱一百年。"这首悠远回旋的歌，是向都镇山歌手在用歌声追忆一个逝去的壮民族女英雄——长奶夫人，以及她率领民众抵御外敌、抗击朝廷镇压的不朽功绩，其事迹距今已逾百年。

女婚男嫁习俗。男到女家落户虽然习以为常，但也不是随随便便的，也要遵循一定规矩。婚礼以女方为主，婚礼的规格不能亚于男婚女嫁；结婚典礼当晚，请族中元老围桌商议，按本族姓氏和同辈男子的排行，确定女婿的称谓，女儿排老几，女婿也排老几，日后就和本族男子一样称兄道弟。即使他的年龄大于兄长，也只能称为弟弟。绝对禁忌"姐夫""妹夫"的称呼；以后生儿育女，一律随从母姓。上门后的男子，享有本地男子的同等地位，无论在家庭中还是社会上，都会受到人们的尊重。有能力、有威信的，群众可以推选其为村屯干部。

打榔舞。在天等，打榔舞以其独特的民族个性和民族风格，得到了越来越多的人青睐，不但在广西具有广泛的影响，而且在东南亚等地区也同

样具有广泛的影响，天等县有"中国打榔艺术之乡"的美称。天等打榔舞
一般在开春（正月初一到十五）和秋收（八月十五）以后进行，即所谓春
祈秋报。打榔的仪式大同小异，首先是"请榔"，把收藏在庙宇或者各家
各户的木榔请到指定地点并且按照队形位置摆好，其次是将参加打榔人员
分组配对，榔的每边三人（或若干人），指定一人或者两人为主打或领打，
领打者负责控制节奏和打法的变化。击打的动作和节律由原来的劳作形态
演变而来，原始的打法有春、拖、点、撩等四种，荣华稻香一带兴用短
杆，上映龙茗一带则多用长杆，短杆细密优雅、长杆粗犷大方，各具特
色。近年来，天等县的文艺工作者对打榔舞传承和提高做了大量的工作，
使现代版的天等打榔长短杆相结合，在击打的花样和节律上有了很大的
提高。

喊泉赶水习俗。喊泉，位于天等县天等镇稻香村逐卜屯逐卜上、下屯
之间的田野中，是一处面积不足一亩的地下涌泉形成的水潭，那里群山环
绕，风光旖旎。水潭之所以被称为"喊泉"，是因为只要众人在水潭边齐
声呐喊，部分人跳下水潭，搅动泉水，泉水就会慢慢消退，直至枯竭。众
人上岸停止喊叫后，泉水又会渐渐从潭底的泉眼涌出，恢复原样。"春喊"
活动是最为隆重的。连续几年，每年开春前，稻香村民在"喊泉"周围上
百亩的冬闲田里播撒油菜种子，开春时，油菜花开得正旺，抬眼望去，满
眼黄灿灿的油菜花，天等就选在这开春的前后举行"喊泉"活动，令上万
名前来参加活动的游客和民众欢呼雀跃。如今，为了打造山水宜居、休闲
养生的长寿旅游文化，天等县人民给喊泉"赶水"活动注入了许多新的内
涵，独具特色的民族习俗已演变成当地祈寿纳福的民间活动，内容也扩展
至祭拜天神、文艺演出、山歌比赛、体育竞技等。

（六）长寿老人

赵青晨，1912年12月27日出生于东平镇三寿村持录屯。小时候，因
为家里穷，赵青晨从没进过校门。在村里有文化老人的指点下，天生聪明
的赵青晨学会了看书写字，背会了《千字文》《百家姓》《三字经》。就是
现在，老人也常常书不离手，每天临睡前都要翻上几页。从十几岁开始，
赵青晨便给村里的大地主赵景庭家打短工。经过家人的撮合，21岁那年，

赵青晨与三寿村持录屯村民赵文产喜结连理。然而，正当他们沉浸在幸福甜蜜生活之际，国民党派出部队，来到天等县各村落，进村入户强行征兵。按照国民党征兵条件，赵文产的弟弟赵文兵被列入征兵对象，但具有大哥风范的赵文产宁愿牺牲自己的幸福，毅然顶替弟弟去台湾当兵。这一去就是数十年，而且一直到现在，赵青晨都没有得到丈夫的信息。但她毫不气馁，用自己的期盼和执着，一天一天苦苦等待，等待丈夫能突然出现在自己的面前。赵青晨老人身体硬朗，现在时常自己织毛衣、穿针缝纽扣，动手洗衣服，做些力所能及的轻活。赵青晨介绍，她的"长寿秘诀"是心胸开朗，待人宽厚，知足常乐。饮食以五谷杂粮为主，不偏食不暴食，不吸烟，适度喝酒，多喝白开水，热爱劳动，乐善好施，生活起居有规律。

零金芳，1904 年 10 月 3 日出生在福新乡松山村品外屯。零金芳老人在小小年纪时就非常聪明伶俐，记忆力过人。贫困的家庭使她无法迈进学堂，但是，纯朴善良的母亲在她很小的时候就经常教她认这认那，把从别人那里学会的谜语讲出来让她猜，背着她劳作时经常边干活边唱山歌给她听。天生聪慧的零金芳对什么事情都好奇、好学，父母教她的各种东西她很快就学会，并能提出各种各样的新奇问题。面对她的问这问那，父母常常答不上来，零金芳便将求知的目光投向更广阔、更精彩的领域。解放之后，清贫的家庭背景又使她一家在各种变革运动中免遭不幸，再加上现在依然存活并已经退休的大孩子农必珍的健康成长，她的心完全豁达了，山歌又再次悄悄回到她的生活当中。有歌的日子里生活就不会寂寞，有歌的日子里生活再苦也不觉得苦。赶歌圩回家太晚时觉得来不及赶到田里摘菜，见路边有好吃的野菜就摘一把，姑娘菜、雷公根菜、蕨菜、野蘑菇等野菜，经常成为她家餐桌上下粥的食物。那个年代生活还相当艰难，油料不足，带着涩味的野菜很难下咽，但是为了那心中的歌，她却甘之如饴；多年对野菜的迷恋，也许这也是她今天长寿原因之一。

周草菊，1911 年 1 月 21 日生。周草菊育有三男一女，大儿子在福新乡工商所工作，现已经退休，二儿子、三儿子以及小女儿均在家务农，几个孩子都还健在。周草菊生下小女儿后不久，丈夫即在帮人建房时不慎从房顶跌落下来去世，从此她只好一个人独自扛起抚养三位小孩的重任。在那个艰苦的岁月中，能让一家人吃饱穿暖就已经相当不易，一个寡妇要把三个孩子都养大成人，其难度可想而知。她先后经历民国时期、抗日战争、解放战争、新中国成立、"文化大革命"以及改革开放等，见证了中国一百多年的历史变迁。老人一辈子耕作，一辈子吃红薯、芋头、姑娘菜、旱藕粉、玉米粥；新中国成立后，虽然人民翻身做主人了，但温饱问题还是没真正解决，群众还经常吃不饱穿不暖，但是面对困难生活，她总是很淡然，闲暇时还时不时去听听别人唱山歌。老人的长寿秘诀主要体现在心态好，家庭和睦，子女孝顺，生活有规律，早睡早起，还有好的生活习惯，不挑食，经常吃五谷杂粮，饮食以清淡为主。

黄月娥，1912 年 8 月出生。黄月娥年少时过着贫苦的日子，20 多岁的时候嫁入黄家。跟那个时代出生的人一样，她一生经历过战火纷飞的日子，经历过旧社会的剥削和压迫，经历过抗日战争时期的动荡不安，前大半生过着贫困潦倒，吃不饱穿不暖的生活。结婚后不久就相继生育了儿子、女儿。为了养活孩子，她重活、脏活样样干。犁耙耕种、收割晾晒，样样都是行家里手。凭着多年的辛苦劳作、省吃俭用，她家置有 6 亩多田产，这在当时尚属僻陋之地的农村来说也是算较殷实人家。20 世纪 50 年代开始农业合作化运动，她响应政府号召，土地投股，按劳分配。平淡的话里有豁达的胸怀。无论生活多么艰难，都能积极面对，从没愁眉苦脸、怨天尤人，在她看来，所有一切都是美好的。热爱劳动、勤俭持家是中国农民的传统美德，黄月娥就是一个典型的中国农民。她的身体一直很健康，很少得病。虽没有晨练的习惯，但是她本身的农活劳作就是很好的体育锻炼。即使她患点病，其自愈能力也让人惊奇。2010 年初，她因感冒导致肺部严重积水，其家人心里都做了最坏的打算，毕竟是近百岁的老人了，但经过医生的细致治疗和家人的精心照顾，半个多月后她就痊愈了，如果没有良好的体质和积极乐观的心态，是不可能恢复这么快的。黄月娥老人没有任何的不良嗜好，从没吸过烟，饮酒适可而止，也从不暴饮暴食；生活起居规律有序，早睡早起，劳逸结合；饮食不挑剔，鸡鸭鱼肉、萝卜白菜、米饭番薯干，来者不拒，都能吃得津津有味。黄月娥习惯了粗茶淡饭的简朴生活，不以为苦，反以为乐。也许正是这种达观处世、和善开朗的心态，才是黄月娥健康长寿的主要奥秘。

陆廷汉，出生于 1911 年 6 月 10 日。现今陆廷汉老人头发已经全白，但身体很硬朗，视力还是很好，只是耳朵有点背。每餐还能喝两碗玉米粥，每天还能喝一斤自家酿的土酒，中午和晚上各半斤；平时不抽烟，坚持每天在村里逛逛走走，简单家务活还能帮得上忙。老人从小就出生在贫穷的家庭，父母早逝，一个孤儿孤苦伶仃，三十岁结婚，三十一岁才生第一个孩子。小时候生活艰苦，又缺医少药，小小年纪就要承担起家庭重任，后来妻子又早逝，这对老人来说是一大打击，但老人还是辛苦拉扯大几个小孩，平静面对生活的压力，艰苦坎坷的一生造就了老人能吃苦耐劳，坦然面对的心态，乐观向上、豁达大度的胸怀。在他的影响下，大家庭团结和睦，互相关照，没有口角。他还经常教育孩子们，要踏实做人，放平心态，不论生活艰辛还是贫穷富贵都要积极向上。据他的儿子说，虽然老人没读过书，不识字，却给了他们许多教诲。

扶绥县

（一）基本情况

扶绥县位于广西壮族自治区西南部，地处南宁半小时经济圈、北部湾经济区、西江经济带和桂西资源富集区的交汇点，是南宁—新加坡经济走廊（南崇经济产业带）、陆路东盟大通道的第一节点，具有毗邻首府、紧靠机场、通边达海、面向东盟的区位交通优势。全县总面积 2836 平方公里，辖 8 个镇 3 个乡 132 个村（社区），总人口 45 万人，聚居有壮、汉、苗、瑶、侗等 18 个民族，其中壮族占 84.8%，是广西典型的壮族聚居区。素有 "上龙之乡" "白头叶猴之乡" "甘蔗之乡" "瓜菜之乡" "剑麻之乡" 的美称。

扶绥县县城距离崇左市和南宁市分别为 67 公里和 52 公里，是两座中心城市的 "半小时经济圈" 和名副其实的城际县；距南宁国际机场 28 公里，距中越边境城市凭祥市 150 公里，距越南首都河内 300 公里，是中国-东盟自由贸易区陆路大通道的中间站；南友高速公路、322 国道、湘桂铁路和左江航道均穿境而过。

近年来，扶绥县认真贯彻落实自治区党委和崇左市主要领导关于"建设首府后花园"，打造南宁第二居住区，积极推进扶绥加快发展、率先发展重要指示精神，围绕崇左市委、市政府提出的"四大建设"目标，狠抓项目投资，努力实现县委"七大突破"任务，全力打造"首府后花园"，全县经济社会持续保持良好发展势头。2011 年，全县财政收入突破 12.6 亿元，综合经济实力在广西位列前茅。

扶绥县域内旅游资源比较丰富，主要景区景观有：白头叶猴和黑叶猴九重山自然保护区、上龙蜥脚类恐龙化石群保护区、左江山水自然风景区、岜仙风景区、客兰湖风景区、娜江水泊风景区、归龙潭风景区和笔架山风景区。此外，还有左江远古壮族文化符号的涯壁画景观、传统壮族"三月三"文化风情景观、生态农业景观等一大批各具特色的自然与人文景观。

扶绥县域内有世界上最多的国家一级保护动物白头叶猴群，县域内挖掘出土了世界上最高大的蜥脚类恐龙化石。目前在扶绥县域内共有白头叶猴 62 群 450 多只，白头叶猴是全世界 25 种最濒危的灵长类动物之一，难以进行人工饲养和繁殖，其生存状况受到全世界的高度关注，目前全世界仅中国存有 800 多只，其数量比中国国宝大熊猫还少，而在扶绥县境内就占了一半以上。在扶绥县山圩镇两次挖掘出土距今约 1.3 亿年、世界上最高大的蜥脚类恐龙化石，震惊考古界。可以说，扶绥县是一个神奇的地方，1.3 亿年前的白垩纪，这里水草丰饶，养育着体形庞大的恐龙；1.3 亿年后的今天，这里生态良好，保护着白头叶猴这一群可爱的人间精灵。这就是扶绥的两个"全国之最"和两个"世界之最"。

据初步调查，2009 年、2010 年、2011 年，扶绥县 100 岁以上老人人数为分别为 44 人、46 人和 50 人，分别占总人口的 9.90/10 万、10.21/10 万和 11.03/10 万。2011 年，80 岁以上老人人数为 7183 人，占总人口的 1.66%；人均寿命 76.75 岁，比全国人均寿命高 5 岁多。近年来，扶绥县森林植被、空气质量、社会环境等人居环境不断提高，GDP 及增长率、人均年收入、基尼系数、社会福利、社会救助、医疗保险制度、卫生等基础设施条件不断改善，80~100 岁以上长寿老人数量稳步增长，各项指标均超过申报"中国长寿之乡"的条件和标准。

（二）长寿原因

1. 得天独厚的生态环境、淳朴和睦的民族风俗，是扶绥县人口长寿的基础

历史悠久，环境优越。俗话说："上风上水上扶绥"，"扶绥"喻义幸福相随，历来有风水宝地的传说。扶绥县是壮族（蓝衣壮）的发源地之一，有4000多年前的江西岸贝丘遗址和敢造贝丘遗址，出土有新石器时代的石铲、骨骼化石和铜鼓等，骆越文明的标志——崖壁画于3000多年前就深深地烙印在扶绥县的奇山异水中。扶绥县拥有两个"世界之最"。一是有世界上最多的国家一级保护动物白头叶猴群。在扶绥县域内共有白头叶猴62群450多只，白头叶猴是全世界25种最濒危的灵长类动物之一，目前全世界仅中国存有800多只，其数量比中国国宝大熊猫还少，而在扶绥县境内就占了一半以上。二是曾经两次发掘出世界上最高的蜥脚类恐龙化石。1973年首次发掘出恐龙化石，这些化石现保存在国家自然博物馆，被命名为"扶绥中国上龙"。2001年，扶绥县山圩镇渌榜村又发掘出恐龙化石群，我国著名恐龙研究专家、有"中国恐龙王"之称的赵喜进教授考察后认定，这是目前发现的世界上最高的蜥脚类恐龙化石。在扶绥县两次挖掘出土距今约1.3亿年、世界上最高大的蜥脚类恐龙化石，震惊考古界。此外，该县还拥有野生金花茶、姑辽茶等名贵稀有物种，江西岸贝丘遗址自治区级重点文物保护单位，广西扶绥岜盆白头叶猴自然保护区正申报国家一级保护区，周府山自然保护区还被列入中国-欧盟生物多样性示范项目。明代著名文学家、地理学家和旅行家徐霞客于崇祯十年（1637年）慕名来到扶绥游览后对左江扶绥段秀美的自然山水、厚重的人文历史景观赞叹不绝，因而留下"三误三返"的典故。

民风淳朴，人杰地灵。扶绥县壮族（蓝衣壮）是个兼收并蓄的民族，至今仍完整地保留着自己的民族特色。这里的人们性格淳朴、和睦相处。每逢壮乡丰收节，整村家家户户都要杀鸡宰羊设宴招待亲朋好友，祭祀天地和祖先，共同祝愿来年五谷丰登，场面非常隆重热闹，展现着壮乡浓浓的亲情、友情。2005年扶绥县荣获"全国民族团结进步模范集体"荣誉称号。这里的人们尊老敬老、爱老孝老。扶绥县历来有敬老文化习俗，清朝道光二十七年（1847 年），山圩镇上谦村陈府汪姓妇人因孝敬公婆获皇后赐匾"炜管扬芬"；清朝末年，渠黎镇那隆村黄氏家族建立"节孝流芳"牌坊。至今当地群众都有为老人设宴祝寿的习俗，一旦有 100 岁老人诞辰，全村男女老少都来为其祝寿，氛围非常热烈，场景十分感人。这里的人们热爱文化、传承文化。民间文艺在扶绥得到不断的保护和承传，当地群众喜欢唱山歌，每逢三月三、五月五、重阳节等节日，这里都是山歌的海洋，最具有代表性的是左江彩茶剧。刘三姐的故事在中国家喻户晓，是广西最响亮的文化招牌，但《刘三姐》剧目原创在扶绥县，该县境内、左江河畔至今还保存有刘三姐村和刘三姐墓。如今，具有远古壮族文化符号的崖壁画、铜鼓、彩茶剧、"三月三"等文化风情在扶绥依然保持着旺盛的生命力。这些深厚的文化底蕴也孕育着许多长寿名人，比如原海军少校吴西将军 105 岁、著名翻译家张报 93 岁、著名作家陆地 92 岁，他们都是地地道道的扶绥人。

2. 县域经济的快速发展、生活质量的显著提高，是扶绥县人口长寿的保证

县域经济持续快速发展。 近年来，扶绥县紧紧围绕建设经济强县的奋斗目标，大力实施"首府后花园"发展战略，全力打造一流空港（园区）经济区、生态宜居魅力城、现代物流服务区、休闲度假目的地，经济社会持续快速发展。"十一五"期间，主要经济指标实现翻一番以上，先后荣获中国西部县域经济百强县、全国最具投资潜力中小城市百强、中国最具区域带动力中小城市百强、广西经济发展十佳县、广西科学发展进步县等多项殊荣。2011 年，全县地区生产总值突破 100 亿元，财政收入达 12.6 亿元，总量排广西县域第 4 位，是"十二五"期间广西 25 个首批培育发展经济强县的重点县（市、区）之一。

人民生活水平不断提升。 扶绥县坚持经济社会发展成果与人民群众共享，千方百计提高人民群众的收入水平，努力提升人民幸福指数。"十一五"期间，城镇居民人均可支配收入年均增长 14.9%，农村居民人均纯收入年均增长 16%，均超过广西平均水平。特别是农民增收方面，扶绥县大力发展特色农业，有效促进农业丰产、农民增收，甘蔗生产、瓜菜生产、特色种养已经成为农民增收的主渠道，中东龟鳖养殖、昌平坚果、岜盆皇鸽、东门姑辽茶、山圩上龙西瓜等已经成为闻名区内外的特色品牌。2011年，全县农民人均纯收入6202元，比广西全区人均水平高971元。

3. 民生事业的蓬勃发展、社会保障的逐步完善，是扶绥县人口长寿的关键

民政、老龄工作成效显著。多年来，扶绥县高度重视民政、老龄工作，早在2004年就开始率先全面加强乡镇敬老院建设，目前每个乡镇都建有敬老院，县城建有一个全广西一流、面积达60多亩的花园式敬老院。同时，老年活动中心、老年大学、基层老年协会工作的蓬勃开展，为广大老年人活动提供了活动场所和服务，确保老年人老有所乐、乐有其所，所得其乐。2004年扶绥县被自治区老龄委授予"自治区老龄工作先进县"称号，2006年，渠黎镇渠苗村、新宁镇城厢居委会、岜盆乡姑豆村老年人协会荣获"自治区先进老年协会"称号。

保障制度逐步建立健全。2006年以来，扶绥县坚持每年为民办实事10件以上，有效解决群众最关心的切实利益问题。2011年，县财政用于民生事业配套资金3亿多元，同比增长65.5%；全面推进城乡养老保险，发放企业退休人员养老金1.33亿元；全面启动新型农村养老保险试点工作，发放养老金1476万元；推进老年人协会规范化建设，落实老年人优惠政策，发放老寿星每人每月200元的生活补贴；切实抓好新型农村合作医疗工作，全县参合率达97.24%，已经连续两年荣获"自治区新型农村合作医疗工作先进县"称号。社会保障事业的全面进步，基层医疗卫生机构和公共卫生服务体系不断完善，特别是社会养老保障制度的完善，给扶绥人提供了老有所养、老有所学、老有所乐、病有所医的必要条件。

大力实施全民健康工程。实现全民健康是扶绥县历届县委、县政府致力工作的目标，是广大人民群众的迫切需要和集体愿望。2006年，在时任自治区党委常委、政府常务副主席李金早的悉心指导下，扶绥县出台了《扶绥县全民健康十年行动方案》和《扶绥县全民健康二十年工作计划》。几年来，扶绥县突出重点，多措并举，加大投入，全面加强农村基础设施建设，推进生态环境保护和建设，加强食品安全工作，积极开展文化体育活动，加强医疗卫生建设，认真抓好健康知识教育，积极倡导良好的生活方式，广泛开展爱国卫生运动，全民健康工程的各项工作稳步推进，效果十分显著，人民群众的健康水平明显提高。

（三）长寿标准

1. 前提条件

评定地区：县级以上行政区划单位为广西壮族自治区崇左市扶绥县。

户籍总人口要求10万人口以上，扶绥县共有453338人，此项达标。

2. 必达标准

长寿的代表性。存活实足百岁及以上老人占总人口的比例需连续3年超过7/10万。扶绥县2009年末百岁老人有44人，此项比例为9.90/10万；2010年末百岁老人有46人，比例为10.22/10万；2011年末有百岁老人50人，比例为11.03/10万，此项达标。

长寿的整体性。要求人口平均预期寿命超过全国水平3岁，扶绥2000年平均预期寿命74.4岁，2012年平均预期寿命76.75岁，此项达标。

长寿的持续性。要求80岁及以上高龄老人占总人口的比例超过1.4%，2012年扶绥80岁以上老年人口占总人口1.66%，此项达标。

3. 考核指标

经济稳定发展，扶绥县GDP 2009年为601305万元，2010年为806385万元，2011年为981727万元。增长率为：2010年增长16.70%，2011年增长4.50%。2009年扶绥县城镇居民人均可支配收入为14334元，2010年为16316元，2011年达到17762元；2009年农民人均纯收入为4629元，2010年为5520元，2011年达到6202元。城镇居民人均可支配收入增长比例：2010年为13.8%，2011年为8.66%。农民人均纯收入增长比例：2010年为19.25%，2011年为12.36%。

城乡居民收入差距适中，基尼系数在0.4以下。扶绥县基尼系数：城镇为0.22，农村为0.2552。

城镇职工基本养老保险覆盖面超过全国平均水平，城镇职工参加基本养老保险人数占城镇人口的比例超过38.57%（2010年），城镇职工参加基本养老保险人数占城镇人口的比例超过85.38%（2011年）。

城镇职工基本医疗保险覆盖面超过全国平均水平，城镇职工参加基本医疗保险人数占城镇人口的比例超过 64.91%（2010 年），城镇职工参加基本医疗保险人数占城镇人口的比例超过 98.7%（2011 年）。

农村新型合作医疗制度覆盖面超过全国平均水平，农村居民参加新型合作医疗人数占农村人口的比例超过 96.3%（2010 年），农村居民参加新型合作医疗人数占农村人口的比例超过 97.24%（2011 年）。

每千名老年人拥有老年福利类床位数超过 18.3 张，扶绥县该项数据为 18.6 张/1000 人，此项达标。

贫困老人都能获得国家救助面为 100%，扶绥县获得救助社会救助比例 100%，此项达标。

每千人拥有卫生床位数超过 3.06 张，扶绥该项数据为 3.14 张/1000 人，此项达标。

每千人拥有卫生技术人员数超过 4.37 人，扶绥该项数据为 4.45 人/1000 人，此项达标。

森林覆盖率超过 20.30%，扶绥森林覆盖率 38.66%，此项达标。

扶绥大气质量达到国家二级标准，此项达标。

生活饮用水达到国家 GB/T 5750—2005 标准，此项达标。

（四）特色物产

客兰湖银鱼。银鱼是一种淡水鱼，因其体长略圆，细嫩透明、色泽如银而得名。银鱼是极富钙质、高蛋白、低脂肪的鱼类，《食物本草》中记载食银鱼可"利水，润肺，止咳"，《医林纂要》记载银鱼具有"补肺清金，滋阴，补虚劳"的功效。每百克银鱼可供给热量 407 千卡，几乎是普通食用鱼的 5~6 倍；其含钙量高达 761 毫克，为群鱼之冠。其尤适宜体质虚弱、营养不足、消化不良者，高脂血症患者，脾胃虚弱者，有肺虚咳嗽、虚劳等症者食用。国际营养学界一致认为其对于增进人体免疫力和长寿有很好的功效。

渠旧红瓜子。渠旧红瓜子选用渠旧红沙泥地种植而得，具有粒大饱满、片大厚实、色泽鲜红、易嗑清香、营养丰富之特点。渠旧红瓜子富含蛋白质、脂肪及钙、磷和多种维生素，营养极为丰富。产品经晾干后包装，不经水洗，不含任何化学色素，具有很好的滋补作用，常吃可润肤、美容、健胃，被誉为独一无二的土特产品，是深受青睐的休闲、保健食品。渠旧红瓜子品牌名声在外，是原南宁地区农副产品优秀品牌（2002年荣获南宁地区名牌农产品称号）。渠旧红瓜子种植已有20多年历史。渠旧红瓜子除用作休闲食品外，还可用来作月饼和糕点的馅料、瓜子糖等。红瓜子富含蛋白质、脂肪及钙、磷和多种维生素，含油率达55%，营养极为丰富。经精细加工或咸或甜或五香，乃干货上乘佳品。因其红艳，寓"福星降临"之意；因其籽多，含"人丁兴旺"之喜，是馈宾友的佳品。据国外医学界研究，红瓜子含男性荷尔蒙和抗癌素等，更使红瓜子供不应求。

澳洲坚果。 在世界上众多的干果之中，澳洲坚果的营养价值和经济价值最高，素来享有"干果皇后""世界坚果之王"的美誉。澳洲坚果又名夏威夷果、澳洲胡桃、昆士兰栗、巴布果，属山龙眼科常绿高大乔木，高可达18米，原产于澳大利亚东部沿海、昆士兰州东南部和新南威尔士州北部的亚热带雨林中。产于扶绥县昌平乡四和村的澳洲坚果是扶绥县著名的特产，果仁营养丰富，其外果皮青绿色，内果皮坚硬，呈褐色，单果重15~16克，含油量70%左右，蛋白质9%，含有人体必需的8种氨基酸，还富含矿物质和维生素。澳洲坚果果仁香酥滑嫩可口，有独特的奶油香味，是世界上品质最佳的食用果，被认为是世界上最好的桌上坚果之一，风味和口感都远比腰果好。澳洲坚果除了制作干果外，还可制作高级糕点、高级巧克力、高级食用油、高级化妆品等。澳洲坚果还有很高的药用价值，澳洲坚果油不仅有预防血栓形成和控制血压的作用，还具有预防和抑制癌细胞、肿瘤扩散的功效。坚果中富含的单不饱和脂肪酸能降低血压、调节和控制血糖水平、改善糖尿病患者的脂质代谢，是糖尿病患者最好的脂肪补充来源。除此之外，其对于风湿性关节炎、皮肤病及抗衰老等均有很好的功效。

东门白切鸡。 东门鸡以其肉质细腻，色泽黄亮、味道香醇、油而不腻、食过口齿留香等独特口味蜚声区内外，赢得各地食客的青睐。东门鸡是东门镇的一个品牌。东门鸡之所以有这样的独特口味，是由以下四个方面决定的，缺一不可：一是品种，正宗的东门鸡必须是在本地自孵自养，才能保证品种纯正；二是生长环境，东门镇独特的水土特性，使东门鸡生长有得天独厚的环境，尤其以那江、岭南一带山区饲养的东门鸡为质量上乘；三是饲养方法，饲养东门鸡一定要放养，不能圈养或笼养，以在果园放养为适合；四是烹调方法，一定要用东门本地的活水大锅慢火熬煮，水温以水开但不冒泡为最佳，待鸡浮面即起锅。

粉蒸肉。粉蒸肉是柳桥镇传统地方特色美食。每逢春节、丰收节等传统节日，在餐桌上，粉蒸肉是必不可少的，是招待远方宾朋的主要美食。粉蒸肉主要原料有五花腩肉、绿豆粉，佐料是白酒、酱油、蚝油、盐以及鸡皮果叶子等。制作时，把腩肉切成片，肉片比平常稍厚些。把肉片和白酒、酱油、盐调好，反复搓，让肉片渗出汁水。把绿豆碾成粉状，去皮。按1斤绿豆粉搭配3斤腩肉的比例，把绿豆粉放到调好佐料的肉片中，反复翻动，让每块肉片都均匀沾满绿豆粉。在调好料的肉片上面，放上几张鸡皮果叶子，增加肉的香味。然后把肉放进盘子，盖上盖子，放到灶上蒸一个小时左右即可。粉蒸肉选料简单，做法简便。吃起来既有腩肉的肉味，又有绿豆、鸡皮果叶的香味，肥而不腻，味道独特，十分爽口。

渠黎烤乳猪。渠黎烤乳猪远近闻名，是渠黎镇的地方特色美食，倍受广大群众受欢迎。渠黎烤乳猪成品色泽金黄，皮层酥脆不燥，光滑如镜，肉质鲜嫩不腻，咀嚼之余，唇齿留香；猪皮含大量胶原蛋白，有养颜健肤功能；乳猪较瘦，脂肪含量少，老少皆宜。渠黎乳猪采用农村无公害绿色蔬菜来饲养，养出的乳猪体小腰直，皮薄肉瘦，养至20~30斤的乳猪是上等的烤乳猪原料。渠黎烤猪的制法也是与众不同，一般是先用盐、葱蒜、生姜、蒜头、辣椒、芝麻、南乳、老抽、陈酒及其他香料腌制数小时，然后用炭火炙烤，大约一只乳猪要烤上四个小时左右，至表皮呈金黄色便可斩体装盘。夹一块入口，轻轻一嚼，只觉皮脆、肉嫩、骨酥、吃下后满口余香，同时佐以葱节、姜末、花椒等佐料拌匀食用，口味极佳，实属荤肴佳品。

（五）民俗节日

游神节。游神节是扶绥龙头村人隆重喜庆的狂欢节。家家户户摆宴席宴请亲朋好友来家过节，哪家的宾客多，意味着那家人人丁兴旺，就有面子，有地位。游神节活动包括请神、游神和送神3个主要环节，过程完整，仪式庄重、古朴，具有深厚的传统文化蕴涵。请神时要举行郑重的祭坛仪式。中午时分，由资深的巫师或仙婆领着一群善男信女带着供品早早来到村庙前，架起一个八仙桌子，桌面摆放着诸如鸡、鸭、猪肉、大米、面条、水果等各种祭品，还要准备上几个红包，包里放有十多元不等的钱币，吃的用的一应俱全。这时，穿着特别衣服的巫师口中念念有词，边摇着铃铛边手舞足蹈。据说他能与神灵对话，是天堂和地上的联系人。所有的人都屏神息气，低首祷告。八音乐队在一边演奏，锣鼓喧天。不一会儿，巫师便请到了神灵。然后把主神请上花轿上由人抬着，伴随着热烈的鞭炮声、锣鼓声和优美的管弦乐，身着节日盛装，脖子挂着红布条的众村民用花轿从庙中抬出龙母娘娘（财神爷）神像走街串户巡游，舞狮助兴，腰鼓队、秧歌队、妖娘（妖娘一般由童子扮装）簇拥神像随着鼓乐声舞动绕村巡游，为全村群众送福送财，庇佑四方。村民们则杀鸡宰鹅，摆设各种水果，一碗碗装满米的碗里插放着红包，村民等在门前设桌迎接财神的到来，财神到访预示着今年五谷丰登，福财临门，岁岁平安。各路神仙一到，人们立刻低头拜祭，念念有词，燃放鞭炮，一时间炮火冲天，烟火弥漫，鼓乐齐鸣，游行人们兴奋地舞动，家家喜气洋洋。

东门斗鸡节。东门斗鸡节为扶绥县东门镇传统游艺性节目，又名"斗鸡赛会"。每年，各村自发组织斗鸡比赛，获得冠军的公鸡被誉为"鸡王"。每年农历正月十六日，人们纷纷请"鸡王"到家里啼叫，祈祷六畜兴旺、五谷丰登、增寿发财、出入平安。传说，东晋咸和三年（328年），东门蜈蚣、蝗虫泛滥成灾，农作物被破坏，民不聊生。农历十月初八，玉帝派宝葫芦仙翁下凡到东门降服虫魔，仙翁把宝葫芦中的仙丹喂给啼叫最响亮的公鸡吃，这只公鸡精神倍增，百毒不惧，日夜不停地捕食害虫。49天后，这只公鸡因劳累过度而死去，化成东门公鸡山。为了纪念这只公鸡，东门人把每年农历四月初八定为斗鸡节。

壮乡歌坡会。扶绥壮族能歌善舞，每年都会聚集到一起，举行歌坡会，以歌会友，以歌传情。传说唐代渠黎驮河村有个刘三妹，自幼父母双亡，与兄相依为命，三妹才貌出众，善唱山歌，后因歌生事，被兄推下左江而亡，人们在寻找三妹时在附近山洞里发现一块隆起的似坟墓的大石头，人们认为神仙怜悯三妹就把她葬于此。后人们为了纪念三妹，每年

三、四月间便到三妹墓前唱山歌，后逐渐发展为歌坡。歌坡的山歌曲调优美动听，常用的唱调一般有四五种，有的高昂粗犷，有的悠扬柔和。歌词的内容极为广泛，上至天文地理、下至风土人情，大部分是歌手即兴成歌，随口对答，比喻巧妙，语言生动。比较有名的有渠黎渠笃、渠旧哂沙、东罗、柳桥等歌坡。

丰收节。丰收节又名"十成节""八成节"。扶绥县农村在农历十月过丰收节，丰收节起源的年代很难推考，但从清朝后已十分盛行。过丰收节，不同的地区也有不同的日子。中东镇一带壮族在农历十月初十过节；新宁、龙头、东门、柳桥、山圩等乡镇壮族则在农历十月初九至二十九日择一天过节；西长村及扶岜村巴料屯壮族则在农历十月二十日过丰收节；山圩镇那派村过丰收节，壮话称"扫湖塘"（扫禾堂），每年农历九月初九以后举行；东罗镇客兰村丰收节又称"良节"，每年农历九月初九后的第一个丑日举行。农民们把丰收节作为仅次于春节的节日来过，因为此节是在农闲时，所以特别热闹。农民们从早到晚杀鸡宰鸭，甚至杀猪杀羊等，菜肴甚多，邀请亲朋好友到家中聚餐，划拳畅饮，十分隆重。即使是陌生的过路人，只要碰上了都可以坐下来参加宴席。有的农户过丰收节还祭拜祖坟，祈求来年再获丰收。

（六）长寿老人

黄维莲，1910年1月15日出生。老人共生了九个子女，现在只有五个儿子健在。如今，由老大、老四在家照顾老人的日常生活。老人不挑食，有什么吃什么，但是爱吃的仍然还是玉米粥，一日三餐顿顿黄白相间的玉米粥喝起来总不腻。只是近年怕晚上喝粥夜里起来不方便，才改吃软软的米饭。玉米粥是壮族人最爱吃的主食，由于这里气候比较热，喝玉米粥很清爽，况且这里本来就盛产玉米。黄维莲年轻的时代，粉碎玉米可不像现在有电磨这么简单，那时家家户户都有几个大大小小的石舂，碎玉米是靠一下一下舂出来的，还要拿簸箕去壳筛选。

邓现仁，1912年6月7日出生。邓现仁出生于扶绥县柳桥镇岜留村岜历屯，共有姐弟五人，祖上均是以务农为生。邓现仁虽有姐弟多，但唯有一男，其余均是女子。邓现仁长到21岁，就与邻近村的王氏结婚，因为男方兄弟也较多，且是男丁多，家境贫寒，不得已，只好入赘邓家。那时候，女到男家成亲，是天经地义的事，但是也有男到女家成亲落户的。但旧社会有一种偏见，男到女家成亲落户要随女家的姓氏，男方也常常被人耻笑为"倒扎门""小子无能更姓改名"等。然而，王氏入赘邓家，并没有更改姓氏，其子女依旧随父亲王氏。就这样，邓现仁在这小村庄里生活了一辈子。

吴日新，女，壮族，1912年11月20日出生。过去打仗的时候，时时要担心生命安全，而且生存条件相当恶劣，从来没有一件厚的衣服，冬天大多在火堆旁度过；吃的是粮食、野菜，很少有荤菜，经常吃不饱，没有干净的饮用水源，喝的都是池塘水，非常浑浊；住的是泥土房，漏风又漏雨，而且很不结实，风大点都会吹倒；村子几乎不通道路，与外界隔绝，村子里的路是土路，晴天尘土飞扬，雨天泥泞难行。现在生活好了，儿子、儿媳妇每年都会为她添置新衣裳。家家都通了自来水，再也不用到池塘里挑水喝，而且食物也丰富多样，只是她的牙齿已经啃不动了。前几年她们家刚盖起一幢3层高的小楼，宽敞明亮，但她还是愿意住在老房子里，她说人老了不想改变了。前几年村里的道路及巷道都硬化了，再也不是原来的羊肠小道，前几年身体还健壮的时候，她还偶尔坐三轮车到集镇上走走，现在她只能在村里散步了。

梁连口，女，壮族，1910年6月10日出生。老人出生在渠黎镇笃邦村渠笃屯的一个贫苦农民家庭。她十几岁时嫁给了家境同样贫寒的吴立功，先后生养了二女一男，在那个贫穷潦倒、吃不饱穿不暖的年代，和丈夫一起含辛茹苦把三个孩子养大成人。现在，老人一家五代同堂，子孙孝顺，家庭和睦，晚年生活很幸福。梁连口是一个乐观的慈眉善目的老人。据她的孙子说，奶奶身体一直都很健康，少有病痛，连感冒都很少，早两年还坚持喂猪、种菜、煮饭，这两年在儿孙们坚决制止下，才不干家务活了。但在农忙时，老人还坚持要帮忙带孩子。平时很调皮的几个玄孙跟这位整天乐呵呵的婆婆在一起，反而乖巧听话，从来不惹老人生气。老人也很喜欢孩子在她面前跑来跑去，脸上总挂着慈祥的笑容，乐于享受这种天伦之乐。在村里提起梁连口老人，老一辈的人都对她赞赏有加，说老人特别能干，年轻时候是个非常勤劳的人。据老人的女儿描述，老人在年轻的时候一直是家里的主要劳动力，什么活都能干，是个种地能手，像使犁耙地这种男人干的重活，她也能干得得心应手，当时很多的妇女都很佩服她。在丈夫吴立功去世后，她更是家里的主心骨，打理家里的一切大小事。丈夫吴立功在50多岁时就离她而去，失去爱人曾一度让她悲痛消沉，但家里的十几口人的生计，迫使她坚强起来，一个人挑起了家庭的重担。老人一生辛劳，家里的房子是她辛苦挣钱建起来的，连子女成家后建房子都有她一份功劳。她身为一个女人，却不输给男人，把家中里里外外安排得井井有条。

吴福钦，出生于1910年2月28日。出生于渠旧镇中原村叫艾屯，父亲是上门女婿，在她10岁时父亲去世，为了抚养年幼的弟弟妹妹，她下地干活，上山砍柴，吃尽了苦头。22岁时与该村一个青年结为连理，育有9个孩子，5男4女，如今，大儿子已去世，小儿子双目失明。孙辈都已结婚生子，她的血脉相传已有145人。老人的生活很惬意，想吃就吃，想睡就睡，完全随意。难得的是老人睡眠很好，随时都可入眠；胃口也不错，随时都能吃得下，心情好时还适当地喝点三蛇酒之类的药酒。

大新县

（一）基本情况

大新县是中国广西一个边境县，也是广西壮族自治区崇左市的辖县，位于广西西南部，北纬22°29′~23°05′，东经106°39′~107°29′，东北邻隆安县，正北与天等县接壤，西北同靖西市相近，西南靠龙州县，正西与越南民主共和国毗连，国界线长40余公里，县人民政府距自治区首府南宁143公里。大新县辖5个镇、9个乡：桃城镇、全茗镇、雷平镇、硕龙镇、下雷镇、五山乡、龙门乡、昌明乡、福隆乡、那岭乡、恩城乡、榄圩乡、宝圩乡、堪圩乡。

大新县历史悠久，在新石器时代早期的4500多年前，就有人类在这里活动。大新是土司统治时间较长、制度比较完整的地区。在郡县建置以前，属骆越地；秦属象郡。公元前76年象郡废。汉属郁林郡临尘县地，三国属郁林郡临浦县地，东晋、宋、齐、梁、陈属晋兴郡，隋属郁林郡。唐属邕管，始建五个州，即西原州（今下雷）、波州（今安平）、万承州（今龙门）、养利州（今桃城）、思诚州（今恩城）。五代十国属宜州，西原州改为罗和峒。宋以后属邕管，罗和峒改为下雷州，增设太平、全茗、茗盈三州，波州改为安平州，全县定型为下雷、太平、安平、万承、养利、恩城、全茗、茗盈八个州，属左江道。元属太平路（下雷属镇安路）。明属左江道太平府（下雷属镇安府）。清属太平思顺道太平府。1929 年前养利县先属左江道，后属广西省龙州专区。1950 年养利、雷平、万承县属龙州专区；1951 年属崇左专区，1952 年属邕宁专区；1952 年 12 月属桂西壮族自治区；1956 年属桂西壮族自治州；1958 年 8 月，全县建立人民公社 27 个，不久合并为 8 个大公社。1959 年 12 月调整为 13 个公社。1970 年南宁专区又改为南宁地区后，即属南宁地区至今。

大新县地处云贵高原南缘，县境地形北高南略低，山岭间形成许多小盆地。县出露地层有寒武系、泥盆系、石炭系、二迭系和第四系。寒武系和下泥盆系以及下石炭系为硅质、砂质、泥质夹灰质岩相，构成土山和丘陵地，约占全县总面积的 20%，是林业发展区。上泥盆系和上石炭系及二迭系为灰质岩相，构成峰丛、峰林和孤峰地形，约占全县总面积的 25%。第四系由黏土、亚黏土、亚砂土或碎屑岩组成，发育于溶蚀小平原和圆洼地、槽谷地中，约占全县总面积的 25%，是主要耕作区，面积较大的有雷平、桃城和全茗溶蚀小平原。

大新县地貌分别从西北和东北角向南伸展，北高、南略低，呈东西长、南北窄，形似蹲狮（东头西尾，北背南脚）。县东面有小明山山脉，从东向西和西南倾斜，山脉延至龙门、昌明、福隆、榄圩四乡边缘；县北面亦属西大明山山脉，是西侧山体，由东向西蜿蜒在桃城、全茗、新振、那岭四乡镇边缘；县西面及西北面山脉面积 97 平方公里，山体连绵在县西、西北方向的下雷、硕龙两乡境内；县南面有一片丘陵山体，卧伏在东南面雷平镇的车站、新立村，振兴乡的怀义，怀阳村和榄圩乡的仁合村境内，低丘起伏重叠；县中部、东北部、西南部为石灰岩石山构成的山峰林，中部地势由北向东倾斜，西南部地势由西向东南倾斜。

大新县属于亚热带季风气候，冬春微寒，夏季炎热，秋季凉爽。夏季雨量较多，有时出现汛期，秋、冬、春三季降雨量较少，无霜期长达 341

天。年平均气温 21.3℃。年平均日照时数 1597 小时,年平均阵雨量 1362 毫米。

大新属喀斯特地貌,地下暗河多,泉眼多,地表水河流也多,流量较大,可利用的地面水和地下水源比较丰富。但因县内喀斯特地区地下暗河多,常年冒水,地面河多,池塘多,泉眼也多,夏天雨季常出现涝灾,秋天雨水少又造成旱灾。群众中流传着这样一句顺口溜:"夏天雨来淹死蛤蚧,秋天无雨僵了蚂蟥。"县境内集雨面积在 10 平方公里以上的河流有 21 条,分属左江、右江两个水系。其中集雨面积在 100 平方公里以上的河流有 11 条,黑水河是境内最大的河流。东北面的平良河流入隆安县境然后直接注入右江,南面的怀阳河流入龙州县的响水河后注入左江,其他河流则汇入黑水河流到江州区后注入左江。自县境外发源然后流经县境内的河流有 5 条:下雷河、归春河发源于靖西市,三湖河、上湖河、顿周河发源于天等县。

根据 2014 年的统计数据显示,大新县总人口 37.53 万人,百岁以上老人有 40 名,80 岁以上的有 8740 人,人口长寿比高达 15.24%。大新按照第二届"中国长寿之乡"认证标准,3 项必达指标全部达标,其中核心指标百岁老人占总人口比例达到 10.66/10 万,属于"山地温饱型中国长寿之乡"。

(二) 长寿原因

大新县地处中越边陲,属于温暖多雨的南亚热带季风气候,日照充足,雨量充沛,夏长冬短,无霜期长,气候温暖,年平均温度为 21.4℃,年均降雨量为 1350.3 毫米。全县森林覆盖率为 64.63%,人均绿化面积达到 11.3 平方米,空气中的含氧量逐年增多,空气质量达到国家二级标准,是名副其实的"避暑养生胜地"。大新旅游资源得天独厚,是全国生态示范县,德天跨国大瀑布和明仕田园风光名闻天下,德天瀑布荣获"中国最美的六大瀑布之一"称号,大新县荣获"最值得向世界推荐的旅游县"称号。得天独厚的自然和人文环境孕育了大新源远流长的长寿文化。元朝时期,大新恩城乡山上就刻有"长寿岩"三字。明代著名旅行家徐霞客到大新就见过还能干活的 90 多岁的夫妻寿星。清道光十五年(1835 年)皇太后赏赐养利黄绍明"仁寿登高"牌匾。据1946年《雷平县志》记载，雷平县90~99岁老人就有10人，101岁有1人。而当时雷平县的面积只相当于大新县面积的三分之一，人口6万多人。目前，大新县总人口为37.53万人，共有40名百岁老人，占全县总人口的10.66/10万，人口平均预期寿命77.05岁，80岁以上老人占人口比例达到16.39%。

近年来，大新县推动老龄事业发展作为经济发展腾跃、社会安定祥和、山水秀美怡人、百姓富足安康的"大美大新"的一项重要内容，深入、系统、全面总结健康长寿规律，宣传独具特色的长寿养生文化，倡导科学、健康、文明的生活方式，使人民群众的生活质量和健康水平不断提高，尊老、爱老、孝老的氛围更加浓厚。

（三）长寿标准

1. 前提条件

评定地区：县级以上行政区划单位为广西壮族自治区崇左市大新县。

户籍总人口要求10万人口以上，大新县共有37万人，此项达标。

2. 必达标准

长寿的代表性。存活实足百岁及以上老人占总人口的比例需连续3年超过7/10万，此项达标。

长寿的整体性。要求人口平均预期寿命超过全国水平3岁，此项达标。

长寿的持续性。要求80岁及以上高龄老人占总人口的比例超过1.4%，2014年大新县60岁及以上有60417人，80岁及以上有9904人，占60岁及以上人口的16.39%，100岁及以上有40人，占总人口的10.66/10万，此项达标。

（四）特色物产

苦丁茶。大新县是苦丁茶之乡，是苦丁茶的原产地，据旧版《辞海》记载："苦丁茶者广西特产也，产于万承县苦丁乡。""万承县苦丁乡"即现在的大新县龙门乡苦丁村，千年苦丁茶树王就在大新县龙门乡苦丁村。历史上大新苦丁茶曾作为进贡皇帝的贡品，具有降血压，降血脂等功效，入口先苦后甜。目前，全县苦丁茶累计种植达3.4万多亩，年产干茶500

多吨，产值 4500 多万元，产品畅销北京、上海、山东、海南、香港、澳门等 10 多个省市以及新加坡、马来西亚等东南亚国家。2003 年，中国优质农产品开发服务协会授予大新县"中国苦丁茶之乡"称号。万承苦丁茶是广西的传统名茶之一，产于旧万承县苦丁乡，即现在的大新县龙门乡苦丁村。万承苦丁茶是属中性偏阴常绿阔叶乔木树种，树干通直，树形美观，枝叶苍翠，四季常青，萌芽力强，枝梢顶芽采摘后，易萌发新芽，茶叶产量较高。该树种多分布在低山中下部和丘陵台地，喜温暖湿润气候，适生于土层深厚肥沃湿润的酸性红壤中，较能耐寒冷及一般霜雪。

龙眼。大新县龙眼栽培历史悠久，是全国六大龙眼生产基地县之一。大新龙眼以果大、肉厚、味道甘甜、数量多、产量高而驰名区内外，畅销海内外，多年来均供不就求。曾荣获 2001 年中国北京国际农业博览会名牌产品称号。龙眼在大新有着悠久的栽培历史，百年树龄以上的龙眼树随处可见。据有关资料记载，栽培史在千年以上，且品质上乘，素有"龙眼之乡"之美称，1986 年大新县被定为第一批全国"六大龙眼基地县"之一，2001 年大新龙眼参加北京农业国际博览会，荣获名牌产品称号。大新龙眼因果大核小，肉厚香甜，清脆爽口而驰名区内外，所产龙眼及加工产品远销区内外甚至销往美国等国家。近几年来，大新县致力于实施龙眼"优果工程"，优化品种结构，采用无公害生产栽培技术，龙眼产量和品质有了很大的提高。2005 年大新县龙眼生产基地经自治区农业厅批准，取得创建无公害水果示范基地县资格。目前，全县龙眼种植面积达 16.1 万亩，其中石硖、储良、大乌园等龙眼面积 13 万亩，占种植面积的 82%。主要品种有石硖、储良、大乌圆、广眼、福眼、本地实生龙眼等，果肉白色透明，香浓味甜、核细，可以鲜食或加工成桂圆干、桂圆肉。大新龙眼主要的加工成品有桂圆干、桂圆肉、桂圆糕、桂圆酒等，大新龙眼成熟期在 8 月中下旬至 10 月上旬。从 2004 年起，大新县每年都在龙眼收获季节举办龙眼节，通过举办龙眼节进一步提高了大新龙眼知名度，树立了品牌意识，龙眼产、供、销达到了更高层次。

鸡皮果。比龙眼还小的一种果子，味道有点像陈皮。生吃有酸味，可以炒后使用。当地人喜欢用它炖鸭肉。

艾糍。艾糍是广西崇左大新县的小吃。每年农历二月初二是大新县壮乡山村的"艾糍节"。农历正月的几场春雨让山村的房前屋后、山脚路边、田头地角的艾草散发出阵阵清香，村民们利用工余时间前去采摘、回来洗净置于大锅里加水烧沸，捞出与碾碎的糯米生粉、黄糖片三者混合放进石舂中舂溶、舂匀，捏成一只只艾糍包，然后放进芭蕉叶中包成一包包，蒸笼蒸熟即成，这就是有名地方美食——"艾糍"小吃。

（五）民俗风情

新谷节。新谷节是广西大新县壮族民间农祀节日。每年农历十月收割完后的第一天，用新收获的糯米舂糍粑，同时杀鸡宰鸭祭奉神祖，以示庆丰。新谷节吃八朔糕、小豆饭，中秋节吃米团、栗子、青豆，秋分吃荻草糕、米饭团、什锦饭，秋收节吃亥子糕、小豆饭等。

霜降节。霜降节是纪念反抗外来侵略的女英雄岑玉音的节日，已经有360多年的历史。这个节日流行在大新县的下雷、雷平及宝圩一带，但影响扩大到天等、靖西、德保等县。霜降日凌晨人们便带糍粑、年米、肉、香烛等聚集玉音庙宇供祭。在清代，不但百姓祭祀，州官也必身着官服，率众顶礼拜祭。1949年以后虽不举行供祭。但纪念活动依然十分热烈，如演戏、唱山歌、舞狮等。

"三月三"山歌对唱。每年农历三月举行的壮族三月三歌节，是壮族最隆重的一个节日，每次持续两三天，歌圩少的一两千人，多的达数万人。人们穿上节日盛装，三五成群，从四面八方汇集在一起，除对唱山歌外，还举行抛绣球、碰蛋和其他文体活动，场面热烈，富有情趣。大新县民族风情浓郁。宝圩乡板价、板禄村一带，村民的衣、食、住、行等都还保留原有的风俗习惯，村民热情好客，能歌善舞，民风淳朴，演绎着边关民族民俗风情特色，长期以来一直吸引着海内外学者、游客前来探究。

第五章

桂林市

阳朔县

（一）基本情况

阳朔县地处北纬 24°38′~25°04′，东经 110°13′~110°40′，位于广西壮族自治区东北部，桂林市区南面。东邻恭城瑶族自治县、平乐县，南邻荔浦县，西界永福县、临桂区，北与灵川县、桂林市雁山区相接。县域面积1436.91 平方千米。县城阳朔镇距桂林市区 66 千米。全县总人口 30.83 万人，辖 6 镇 3 乡，有汉族、壮族、瑶族、回族等 11 个民族。

阳朔年平均日照总时数 1432.1 小时，日照率 31%，但日照季节变化较大。全县年平均气温 19.9℃，1 月最冷，月平均气温 8.9℃；7 月、8 月最热，月平均气温在 28℃以上。历年年极端最高气温都在 35℃以上；历年年极端最低气温大都在 1.0℃以下。全县年平均降水量 1538.9 毫米。年降水分布情况是，山区多于平地，并随着海拔的升高而增加，东北、西部山区在17000 毫米以上，东南部在 1500 毫米以下，其他地区为 1500~1600 毫米。

阳朔县境内重峦叠嶂，地形错综复杂，分布有中山（248.68 平方公里）、低山（258 平方公里）、石山（602.81 平方公里）、丘陵（42.37 平方公里）、台地平地（251.96 平方公里）等多种地貌类型。东北部和西部地势较高，为中山、低山盘踞，分布有黄壤、黄红壤、红壤、紫色土，是该县主要林产区。其中以东北部地势较高，最高峰松坪龙海拔 1701 米；西部次高峰为木湾岭，海拔 1394 米。石山星罗棋布，约 56% 为喀斯特地貌，无数奇峰平地拔起，遍布于江河两岸。特别是漓江两岸，山清、水秀、洞奇、石美，清澈见底的漓江水蜿蜒于丛山之中，江流成峡，山光水色相互辉映，景象万千，构成绮丽多姿的山水美景，素有"桂林山水甲天下，阳朔堪称甲桂林"之称而扬名于世界，成为祖国锦绣河山的一颗明珠，吸引着众多的中外游人。境内中部、东部、南部地势平坦，水源条件好，是该县最主要的产粮区。在县内的中心地带有一块方圆 150 平方公里的丘陵，坡度较缓，土层较厚，土壤含钾高，是该县四大名果金桔的主要产区。

（二）长寿原因

2012 年该县有百岁以上老人 43 人。联合国规定的"长寿之乡"标准为"每 10 万人中百岁以上老人有 7 人"，而阳朔县现有人口 31 万人，百岁以上老人是联合国规定的"长寿之乡"标准的近 2 倍。2012 年，阳朔县政府启动了申报认定"中国长寿之乡"工作。

阳朔县 9 个乡镇中每个乡镇都有百岁老人，以白沙、兴坪、高田和葡萄镇的居多，而白沙镇的最多，共有 8 人；年龄最大的是葡萄镇杨梅岭村委的杨七嫂，已有 110 岁。在这 43 名百岁老人中，女性占了绝大多数，达 35 人。阳朔属于新兴起的长寿之乡，据阳朔县统计局提供的资料显示：1964 年 7 月 1 日第二次全国人口普查时尚只有 3 名百岁老人。

该县近年来之所以出现大量百岁老人，主要得益于以下原因。一是气候温和，环境宜人。阳朔县地处中亚热带季风区，日照充足，温和湿润，雨量适中，四季分明，山清水秀，适宜居住。全县已建立自治区级自然保护区 2 个，全县的森林覆盖率达 63.74%，2007 年荣获全国"生态示范区"称号。漓江水质一直保持着二类以上标准，属内地流经城市最好的河流之一。二是政策好。为了让老年人安度晚年，该县早在 2004 年就出台了《阳朔县老年人"三优"服务暂行办法》，让全社会都来关心老年人，每年县相关职能部门都要到百岁老人家中进行慰问，县财政还安排了专项经费让百岁老人每月都能领取到"长寿补贴"。三是尊老敬老，蔚然成风。阳朔作为具有悠久历史文化的地区，儒家文化底蕴深厚，县城有"寿阳城"之称，阳朔公园也有"寿阳公园"之称。该县每年都开展"五好家庭""敬老模范村"等评选活动，社会各界主动为孤寡老人、贫困老人做好事、送温暖。中共党员、福利镇居委干部粟玉萍就 32 年如一日先后照顾 24 位孤寡老人，荣获"全国道德模范提名奖"，受到了党和国家领导人的亲切接见。四是喜爱劳作，怡然自得。阳朔县长寿老人多生活在风景如画、环境优雅的乡村，一生以勤劳为本，与节俭为伴，远离不良嗜好。他们食用无污染、无公害的新鲜果蔬。良好的生活习惯，合理的膳食结构，让老人们身体健康，颐养天年。

阳朔长寿现象引起了广泛关注，不少新闻记者纷纷前来阳朔采访，一些专家、学者也赴阳朔进行科学研究，而从全国各地慕名到阳朔养老的老年人也越来越多。2012 年 3 月，一位来自北京的专家总结出阳朔长寿之乡的特点：相对于环境恶劣、经济落后的"贫困型长寿之乡"和经济发达的"富裕型长寿之乡"而言，阳朔是"生态小康型的长寿之乡"。

（三）民俗文化

民间对歌。阳朔居有汉、壮、瑶、苗等 11 个民族，各民族除有自己的习俗、节日外，一个共同的特点便是擅长对山歌。不论是婚丧嫁娶，还是逢年过节，每每摆起歌台，都要一比高低，直至通宵达旦仍不肯散去。这些山歌有谈情说爱的，有倾诉生离死别、崇尚忠孝的，也有谈古论今叙事的。唱者少则三五人，多则几十人，歌声或激越高昂，悠扬动听；或深沉委婉、如泣如诉；或轻吟浅唱、闲适洒脱……尤以壮乡高田的中秋节对歌、福利龙尾瑶民的"歌堂愿"会最富特色。

福利五月八节。阳朔县福利民间的传统节日，中国农历每年的五月初八前后，由民间组织在福利镇上开展的民间文艺、体育及祭祀活动。

"五月八"会期俗称"仔头节"。民国以前福利的"仔头节"很隆重，很热闹。"仔头节"，是指祝贺当年生了仔的人。每逢"仔头节"，仔头的任务很重，负责捐款、请戏班子、设道场、抬菩萨等一切事务。

相传很早以前福利圩建有三座大庙：天后宫、水源宫和行宫。宫里分别供奉着大小菩萨一二百尊，其中有两尊大菩萨，人称公公婆婆。公公是春秋战国时劝郑庄公黄泉见母的颍考叔，婆婆是福建省莆田的林氏女。传说林氏女卒后，屡于海上显灵，元朝皇帝封她为天妃，清康熙加封为天后。旧时通海之地多立天妃庙和天后宫，福利的天后宫因此而立。农历五月初五日是公公的诞辰，五月初八日是婆婆的诞辰，因而以初八为纪念日。旧时实际节日从初四便开始了，直到十五才结束，但以初八为高潮，最热闹。

旧时节日期间，除了抬菩萨游街、请戏班子唱戏、打醮念经外，还要舞龙舞狮、跑排灯、踩高脚排、扎故事亭、放花炮、放烟花等，同时宫门上贴对联，上联是"婆婆一片婆心，保佑人人生仔"，下联是"公公十分公道，教育个个孝亲"。

新中国成立后，抬菩萨、打醮念经的活动没有了，但增加了打篮球、拔河、下棋等文体活动。节日时间没有旧时那么长了，但仍很热闹。

五月初八，圩上各户扎起三尺六寸高的立式彩灯到镇上公公、婆婆庙前燃放，然后祭祀两庙中的一百余尊菩萨并将其抬、抱于大街上游行。随队游行的有文艺、体育队伍，舞狮、耍牌灯、踩高跷、八仙纸扎、锣鼓篷、故事台、旱船……街道上一时水泄不通，人声沸鼎，十分壮观。

游行完毕则是民间文艺表演（唱桂戏等）、文体活动（球赛、棋赛等），伴随着各种商贸活动。这些活动一般为时五至十天，节日期间（当地人称赶会期），家家酿制苦瓜酿作自家主菜和款待宾客之用。

人们在五月初八这天去祭祀公公、婆婆庙可多子多福、国泰民安。在祭祀公公、婆婆庙的神坛上有这样一副楹联：婆婆一片婆心保佑人人生仔，公公十分公道教育个个孝亲。活动中，谁来组织，抬、抱菩萨游行的是什么人，都有具体的规定。

六月二十三节：阳朔县白沙镇民间传统节日，始于民国 3 年（1914 年）。会期一般前后十天左右，高潮是二十三日，故称六月二十三会期。农历每年的六月二十三日前后，由民间组织在白沙镇上开展民间文艺、体育及祭祀活动，当地人亦称赶会期。六月二十三，是白沙镇一年中最为热闹的日子。

当初会期的发起者是"万利行"老板刘全甫，商号老板鄢海清，地方绅士黎积卿、熊茂兰等。当初他们选择六月二十三日是有来由的。一是早稻开始收割，新谷上市，村民正好走出青黄不接的困境；二是二十三日是关公的诞辰，人们敬重关老爷忠义双全；三是福利选了"五月八"，白沙不好再在五月举行。发起者的目的，是吸引更多的村民聚会白沙圩，好做更多的生意，吸引更多的人参与。开始只是给各家各户送花灯，请戏班子唱戏、扎纸麒麟、锣鼓亭，舞龙，舞狮，跑排灯，踩高脚排，装扮刘备、孔明、张飞、赵云骑马游行，不太热闹，发起者就搞打"太平醮"，把会期拖长。后来又增加"抢炮"，散发"武圣宫、丁财贵"等活动，集会才逐步热闹起来，不仅白沙的村民聚会白沙圩，连附近乡镇的村民乃至外县的村民也纷纷聚会白沙看热闹。解放前除非遇战事会期不举行，正常年景会期每年都举行。

新中国成立后，会期不像之前那么频繁，但活动内容却比解放前丰富得多。除以前的活动内容打醮没有外，其他都照常进行，并且增加了打篮球、下象棋比赛、白沙土特产品广告牌游街等活动。每逢节日到来，村民们穿戴得整整齐齐、干干净净到白沙看热闹，比过传统节日还要高兴，还要快乐。

六月二十三这天上午，先是到"关圣帝君"塑像前祭祀，然后由一些执事往镇上各家各户送一张印有"武圣宫""丁财旺"的红纸帖，紧接着首事们以首领身份走在游行队伍前面开始游行。首事身后是舞龙、舞独角兽的，青少年化装成的刘备、孔明、张飞乘马而来，有一匹马身上虽披着红毡子，却无人骑在上面（据说上面坐着关羽，一般人看不见）。接下来是由男女儿童化装成仙童坐在纸扎亭里的"故事亭"，最后是四台"炮"。

六月二十三的重头戏是抢"花炮"，花炮其实是四个等次的奖励，或实物或奖金或二者兼有，价值几百元至几千元不等。之所以称为"炮"，是因为决定奖励名次时，用一种小铁炮将一个直径约一寸的红铁环冲到天上，供各抢炮队去抢。这些抢炮队伍一般有十队左右，每队有十来个赤膊壮汉。只听得炮声一响，唢呐、鼓锣齐鸣，四周人山人海，呐喊声一时雷动。在未到首事台报到以前，不论是谁拿到红环都可以抢，这是力量和智慧的较量，其凶险与诡秘，令人赞叹不已。

阳朔上新坟节。农历二月初二日，凡家中有在头年去世的亲属，至此日，所有出嫁的姑娘都携带着艾叶粑、香烛、钱纸、鞭炮、腊肉等礼品回娘家，与叔伯、兄弟共同到新坟祭奠，以示哀悼。在壮族农村尤为盛行。

阳朔社日。阳朔的社日分春社和秋社（立春第五个戊日为春社，立秋第五个戊日为秋社），一般在农历二、八月间。阳朔农村普遍流行有"做官三年不如耍社一天"之说法。因为在每个村子里，不分贫富贵贱，少则十户，多则二三十户，为了互相办理丧事，在社日中都要聚会"吃社"（每户1名男子），并就一年中办理丧事立约，规定当年丧事每户对丧主助钱、粮数额，负责抬棺送葬则是义不容辞的。农村俗称"十友社"。凡不参加"吃社"的，则被开除出"十友社"，社友不再负责料理他家的丧事。

阳朔牛王节。农历四月初八日，传说是牛的生日。阳朔乡下农民在这一天，家家吃黑糯米饭，并用它喂牛，为耕牛消灾解难，同时感谢耕牛对人的辛勤劳动。

阳朔尝新节。农历六月初六日，农家都备酒礼到田头地角供奉，用钱纸扎谷桶盛满新谷插在田基上，以示稻谷满仓，或是"抬菩萨"游行祈祝五谷丰登。

阳朔中元节。又名鬼节，俗称七月半。壮族在农历七月初七到十四过节，其他民族农历七月初八至十五日过节。节日里，家家户户早晚供奉祖先神牌位，到送祖之日（十四或十五），用封包（即纸袋装着钱纸、金银纸锭之物，写上祖先的名讳）到野外焚烧，是夜，野外烛光片片，其间人影晃动，俗称"送鬼"。

留公十月香。一年一度的普益留公传统民俗庆祝活动，时间是农历十月初十日，俗称十月香。会期一般是两天两夜。"十月香"源于明朝万历年间。留公人举办这样的活动，意在庆祝当地丰收的喜悦和平安的生活。因为农历十月是稻熟果香的季节，处处洋溢着丰收的喜悦，所以村民把节日叫作"十月香"。旧时"十月香"期间，有武道师戴着面具表演各种技艺，有舞龙舞狮、唱戏等活动。解放后，增加了打篮球、下棋、打牌等文体活动。每逢节日这天，村民们买酒买肉、杀鸡宰鸭，欢欢喜喜，比过其他传统节日还高兴。

阳朔冬至节。农历十一月冬至这天，农村有"冬至大过年"之说，家家户户早吃汤圆，晚吃油豆腐肉圆及鸡、鸭、鱼肉，大肆庆贺。

阳朔的小年。又称送灶节。农历十二月二十三日晚上，传说灶王爷要上天了，农村便以糖果、豆腐在灶头供奉，"送灶君上天"。供奉毕，则家人大宴，称过小年。

瑶族风俗。目前全县有瑶族 2400 多人，绝大部分居住在福利镇龙尾瑶村。龙尾瑶的瑶族，史载来源于广东省肇庆府封川县猪记港。景泰元年（1450 年），广西平乐府天宝县上北乡津平里的雷通天、李通地、雷五子等人纠众作乱，到处抢劫，乡民不得安宁。肇庆知府命令瑶民首领于同年润之月初三日领七姓瑶兵进行围剿，经瑶兵苦斗，杀死了雷通天、李通地、雷五子等人，平息了患乱。后来赵通添、邓德堂、郑元安、李元应等人被留守大源瑶和小源瑶，东至金竹冲、长岭界，南至边山厄、倒地葫芦，西至冬笋塘、天堂岭，北至凉伞顶、笋山槽，此地应他们永远耕种。七姓瑶民落户龙尾瑶村现已 550 余年，当初的几户人家现已发展到佛子坳、河背村、新村、白鹤岭等 16 个村屯，共有瑶民 1588 人。几百年来，龙尾瑶村的瑶族人民形成不少独特的风俗习惯，现仅选几个与汉族和其他民族不同的风俗记述如下。

兴过盘王节。龙尾瑶村的瑶民，有过盘王节的习惯。每年的农历十月初十日，龙尾瑶村都举行盛大的盘王节活动。盘王节这天，瑶民们穿戴起本民族的服饰，高高兴兴地到盘古庙朝拜盘王，并摆上供品烧香朝拜。旧时盘古庙设道场，请道师佬念经，道师佬一边手摇铜铃，一边嘴念经，他的助手则吹笛子和牛角，擅长跳舞的瑶民则跳起腰鼓舞，古庙周围响起悦耳的铃声、笛声、牛角声和瑶民的鼓声、舞声及欢笑声，汇聚在一起非常热闹。晚上瑶民们杀鸡斩鸭举行丰盛的晚宴，喝起自酿的杂粮酒，唱起瑶民喜爱的山歌，亦非常快乐。瑶民们举行盛大的节日活动，据传说是为了"还盘王愿"。解放后，瑶民们仍旧过盘王节，但活动内容有所改变，设道场的活动已经没有，增加了一些文体活动，节日的气氛仍很浓，瑶民们很快乐。

禁忌吃狗肉。瑶家自古以来禁忌吃狗肉。传说狗是瑶民的祖先。《评王卷牒》记载：盘瓠是评王的龙犬，评王意取高王的首级，盘瓠身游大海七天七夜到高王国，高王认为评王来投，说异物进朝而国兴，便引入内宫待之。时遇高王酒醉不省人事，盘瓠乘机将高王的首级咬下，复游大海回报评王。评王将宫女嫁给盘瓠为妻，宫女生六男六女，评王赐盘瓠的子女姓盘、沈、包、黄、李、邓、周、赵、郑、胡、雷、蒋。因此，瑶家不吃狗肉。瑶家禁吃狗肉，科学地讲主要有两方面的原因。一是瑶民都住在山上，深山野兽多，经常出入伤人，瑶民为了防避野兽侵害，就养狗防身；二是住在山上的瑶家都比较分散，旧时土匪多，经常打劫瑶家，养狗是为了防匪防盗。鉴于这两方面的原因，瑶民对狗比较有感情，几乎把狗视为家庭成员，所以禁忌吃狗肉。由于祖先禁吃狗肉，久而久之这种习惯就成了自然，所以现在的瑶民照样禁忌吃狗肉。

招上门女婿。招上门女婿，是瑶家的特别婚俗。汉民的婚俗一般是儿子不去做上门女婿，除非家里兄弟多，或父母无钱帮儿子讨老婆，没有办法才出去上门。瑶家则不同，不管父母有钱无钱，也不管有子无子，一般情况下儿子出去上门，女儿留在家招婿上门。这种婚俗旧时比较兴盛，如今虽不及过去但仍有不少家庭招上门女婿。上门女婿到女家落户，女家父母视作自己的儿子，家族亦平等对待，从不歧视，所以这种婚俗直到现在仍存在。

（四）特色物产

金桔，是阳朔传统水果之一，已有 140 多年的种植历史，其果实富含维生素及人体所需的微量元素，具有润肺健脾、定喘止咳、化痰消气、生津止渴等保健作用，是良好的天然保健食品。鲜果既可生食，也可加工成蜜饯、果脯、果酒。金桔，又名金柑，为芸香科柑橘族金柑属，每 100 克果肉内含维生素 C 40~50 毫克及维生素 A、维生素 P 和芳香油、类胡萝卜素等多种物质，有治疗眼疾、咳嗽、哮喘、高血压，防止动脉硬化等特殊功效。除鲜食外，金桔还可加工成果汁、蜜饯、罐头、果脯、果酱、果酒等，用途之广实为"果中之王"。

阳朔油茶，由于其味道鲜美，是阳朔名吃之一。所谓油茶，就是用油煮的茶，比用开水泡的茶更加可口。其制作的独特过程是：先把谷雨时节采的茶叶用水泡，然后放到锅里，与辣椒、姜、蒜子炒，一边放少许水，一边炒，直到把茶叶味炒出，最后，放一大锅水，等到茶水开了后即可，然后配上香花生、油果等佐料，又香又可口。

玉米酥，是桂林传统美食，按民间传统方法精制而成，色香味俱全，口感酥松，甜而不腻，老少皆宜，是休闲自享、馈赠亲友之佳品。

其制作选用上等玉米，经过脱粒、风选、去石、烘（晒）干等几道工序，将挑选好的玉米粒密封待用。在专业的容器内加入一定量的食用油加热，待油温达到180℃左右，放入适量的玉米粒进行炸制，达到一定火候捞起控油待用（炸制10次玉米粒就重新换油），将精选的饴糖、白砂糖、麦芽糖等放入容器内熬制，到一定火候（此时混合饴糖的温度约为230℃左右）放入待用的玉米粒，直至混合饴糖和玉米粒等均匀黏附，然后经过模具成型，手工切制而成。

阳朔田螺酿，阳朔的田螺非常特别，首先是大，最大的差不多有乒乓球大小了；其次是它的味道，完全不像螺肉本身的味道。吃的时候并不直接食用，而是先把螺肉掏出来，混合猪肉、香菜及其他调味品一起剁碎，再填入螺的空壳里混合汤汁一起烧制。酿菜既是阳朔人的传统，又折射出阳朔人的饮食爱好。田螺酿是桂林的特色美食，是阳朔"十八酿"之一，又是最受欢迎的一种，它不仅味美，还有健胃消食之功效。制作此菜是很费工夫的，制作时必须将田螺漂尽泥浆（至少要用清水养几天，让田螺吐尽泥），切去尾壳，挑出田螺肉，再用螺肉加上其他肉菜，加入香菇、马蹄、葱（根据个人的口味），剁碎，塞入田螺肚子里，还需掌握火候，炒到刚刚熟，才能别具一格，如果有喜欢薄荷的朋友，加入一些薄荷叶和田螺一起焖几分钟，那就更鲜美了。

阳朔"啤酒鱼"，是阳朔有名的地方特色菜，鱼肉鲜辣可口，无一丝鱼本身的腥味，啤酒和鱼肉的香味可以让人胃口大开。阳朔的啤酒鱼是选用阳朔漓江里鲜活的大鲤鱼，先用桂北山区出产的生茶油烹炸，然后放入桂林产的上等啤酒红焖而成，具有独特的香酥鲜嫩风味。

啤酒鱼从选料到做工，道道讲究。鱼的重量一般在二三斤左右，最好是漓江生猛的野生鲤鱼、毛骨鱼或桂花鱼等，不用刮鱼鳞将鱼剖成两半，活鲤鱼开膛破肚但不刮鳞，去掉内脏，投入油锅猛煎，下锅煎成两面金黄色，直到鱼鳞变软微卷起，鱼身变焦黄，而鱼形保持完整，不散不烂。

鱼煎好后，放入先煎炒好的配菜，淋入酱油，加入西红柿块，撒上红辣椒，然后用漓泉啤酒代水，倒入半瓶啤酒，把鱼煮熟，留汤汁二成时出锅（此汤汁用来泡饭也是一绝），啤酒鱼就算大功告成了。做鱼的关键是火候，先大火后文火，直到鱼的色泽渐渐变黄，形状成块。

烧的器具也很特别，鱼放在一个平底的盘子里，盘子下面是一个盆子，放了些水，再下面才是火，而不像是川菜火锅直接将锅放在炉火上面。这样上面的鱼不易烧糊且受热均匀。

营养价值：草鱼，俗名鲩鱼。属草食性鱼类，为温中补虚养生食品，有利湿、暖胃和平肝、祛风等功效，适用于胃寒体质、久病虚弱、头痛、食少等。

阳朔的酿菜，特点鲜明，品种很多。酿菜既是阳朔人的传统，又折射出阳朔人的饮食爱好。特别是在阳朔农村的许多大小宴席上，几乎是无酿不成席。什么都敢酿，酿什么都成。的确，阳朔人对酿菜情有独钟，而且，阳朔酿菜正随着旅游的发展而声名远扬。中外宾客都非常喜欢吃阳朔酿菜，使这些纯粹的民间菜肴登上了大雅之堂，其中如田螺酿、柚皮酿、辣椒酿、茄子酿等都已进入各大宾馆、饭店的菜单上。阳朔酿菜的馅有猪肉、牛肉、鱼肉、鸡肉等，一般配之以提香增味的佐料。酿体的选择，更是丰富多彩、五花八门。比如，鱼酿、油豆腐酿、水豆腐酿、香菇酿、蘑菇酿、松树菌酿、芋头酿、慈菇酿、节瓜酿、冬瓜酿、腿瓜酿、葫芦瓜酿、黄瓜酿、丝瓜酿、苦瓜酿、茄子酿、辣椒酿、竹笋酿、豆芽酿、蒜梗酿、田螺酿、蛋子酿、柚皮酿、莲藕酿、鱼肚酿、南瓜花酿，蛋包、四叶菜包、黄芽白叶包、有菜叶包、油炼菜叶包、芥蓝菜叶包等。

永福县

（一）基本情况

永福县位于广西东北部，地处东经 109°36′50″~110°14′19″，北纬 24°37′48″~25°36′39″。县城距桂林市 48 公里，距桂林两江国际机场 35 公里，湘桂铁路和桂柳高速公路纵贯县境南北。全县土地面积 2806 平方公里，人均占有量居桂林各县之首。辖 6 镇 3 乡，人口 28 万，居住着壮、汉、瑶、苗、京、回等 18 个民族。永福县气候温和，生态环境良好，是一个长寿养生之地。全县森林面积 1475 万公顷，森林覆盖率 74.8%，耕地面积 32.8 万亩。永福还是一个富硒县，每公斤水含硒 2 微克，土壤每公斤含硒 1.1 毫克，是全国平均值（每公斤 0.29 毫克）的 3.8 倍。2007 年 8 月 20 日，世界养生大会组委会将中国首块"养生养业示范基地"牌匾授予永福县；

2007 年，中国老年学会授予永福县"中国长寿之乡"称号。

永福县地处中亚热带季风气候区，冬短夏长，气候温和，日照充足，雨量充沛。永福县山多、丘陵多，属于典型的喀斯特地貌。海拔在 1100 米以上的山地分布在县的西部、西北部和东南部，西南部是海拔 300~500 米的山峰林地带，河谷平原以及山弄平地遍布其间，东北部为海拔 200 米以下的冲积平原。永福县地貌复杂，地形多样。天平山两支脉大雾山、大崇山，由西北向南和东南延伸，架桥岭自南向北和西北走向，构成县域近似 N 形山体。县内最大的河流为洛清江，其一级支流有龙山塘河、相思江、茅河、西河、头陂河、马陂河、中村河、古立河、大邦河、木皮河、矮岭河 11 条。其余集雨面积在 10 平方公里以上的大小河流 43 条。水域面积 35.7 平方公里。

（二）长寿原因

2007 年，广西壮族自治区永福县被中国老年学学会授予首批"中国长寿之乡"的称号。也是从那时起，杨泽带领他的团队，对永福的长寿人群展开了研究。这里成为他对"世界长寿之乡"巴马进行长期研究以后的另一个研究基地。

知足者乐，常乐者寿。广西永福县龙江乡龙山村，102 岁的谢老元家门前流水，背靠青山。一进门，迎上来一位满面红光的"中年人"，其实他今年已经 60 多岁，是百岁老人的倒数第二个儿子。老人共有 8 个子女，现在是五世同堂。大女儿如今也有 81 岁了，而最小的儿子 50 岁，与老人的一个孙子一样大。

按照国际标准，90 岁以上的老人称为长寿，80 岁叫高龄，65 岁以上算老年。杨泽指出，长寿老人的身体状况一般都很健康，平时很少得病。问起他们有什么长寿秘诀，都说"想吃什么就吃什么，按时睡觉，早睡早起"，与常人无异。也有的老寿星有自己独特的生活习惯，比如有人只喝直接打上来的井水，从来不喝开水。

已有研究表明，人体正常每天至少需要摄取 1500 卡的热量，而据杨泽的调查，永福的长寿老人们年轻时大多生活贫穷，吃过很多苦，平时饮食习惯也偏清淡，很少吃肉。他们的日平均摄入热量只有 1440 卡；热量摄入与支出的比值在 1：0.9983，基本达到了收支平衡。

永福的长寿老人绝大多数都是女性。她们的一个共同点便是，最后一胎的生育时间都较晚。比如，谢老元生最小的儿子时都已经 50 岁了。长期的低热量摄入与生育晚有助于延缓衰老，这是国际科学界已有的定论。但永福百岁老人们的长寿秘诀似乎不仅如此——谢老元有一个爱好，便是爱听当地一种叫"采调"的民歌。她的床头，放着一堆旧磁带，和一个两年前在集市上卖菜时买的便携式录音机。每天晚上，她都要听一会儿采调才入睡。

水土蕴含长寿因子。从永福县城去最北边的龙江乡，沿江逆流而上，一路山明水秀。县"福寿办"副主任赵修瑜向《中国新闻周刊》记者解释说，永福境内的山与别处不同，呈"阳山"（即石山）和"阴山"（即土山）交织分布。这种自然环境的"阴阳平衡"，也被当地人看作长寿的奥秘之一。自 2006 年开始，当地每年举办"福寿节"活动，并成立常设机构——福寿节组委会办公室，简称福寿办，负责活动组织及日常相关事务。

永福的地理条件确有独特之处。据县政协副主席黄泽治介绍，在北纬 24°37′~25°26′的区域，大多数地方都是沙漠气候，寸草难生，人迹罕至，而唯有处于同纬度的永福，全年降水量在 2000 毫米以上，森林覆盖率高达 74.1%，境内树木郁郁葱葱，冬无严寒，夏无酷暑。

2007 年出版的《永福福寿文化志》记载，由于植被茂盛，污染少，永福的空气中负氧离子含量很高，西江河谷每立方米空气中负氧离子的含量相当于长江三角洲地区的 1800 多倍、珠江三角洲地区的 3100 倍。同时由于山多雾多，这里的日照时间要比平原少，日照百分率只有 32%。

曾有专家指出，由于当地居民受太阳辐射的影响较少，引起早衰的情况也比平原少，这也是有利于长寿的因素之一。而罗汉果的生长更是这一独特地理条件的最好证明。医学研究表明，罗汉果含多种维生素和氨基酸，有清肺止咳、降血脂、降血压的作用。此外，还富含一种名贵的稀有物质——甜甙，其甜度是蔗糖的 300 多倍，但热量却几乎等于零，特别适合糖尿病和肥胖症病人。因此，自古以来，罗汉果就被誉为"东方神果""长寿果"，是历代朝廷贡品。

2008 年，中科院地理科学与资源研究所研究员王五一曾对永福长寿老人较多的几个乡镇做过科学考察。结果发现，当地的饮用水中富含对人体有益的多种微量元素。而据抽点检测，永福土壤中的硒含量为每千克 1.1毫克，是全国平均值的 3.8 倍，可称作富硒土。

（三）民俗文化

瑶族过春节。该县瑶族过春节时，还保留着祭祖仪式，即瑶族人民会在除夕日或前几日，杀过年猪。之后，将整个猪或猪血供于家祖神台，由长辈念祷词，敬请祖先"还阳"与子孙共度佳节。吃团圆饭时，会举行纪念祖宗的仪式：上香酹酒，由家长由近及远一一念出所知历代祖先的名字和诞生日，以及历代迁徙途中曾居住过的地名，家人静坐恭听。守岁时，有的人家会将灶堂铁三脚锅架翻转平放于灶旁，意为让其休息一日。

回族过春节。当地回族由于其信仰的关系，春节食品有其自己的特色。并且回族人民和汉族人民一样，会打扫房舍，清洁衣物及生活用器等，只是不是在腊月二十四，而是在除夕日；然后就是沐浴洁身。晚上跟汉族相似，也是守岁迎新。并且在除夕日，会备集各色年货，其春节食品是做清真食品，年糕、油饼、鸡蛋、牛羊肉必不可少。

壮族过春节。该县壮族大多已被汉化，过春节也与汉族大致相同，只略微有些差异。除夕前，家家户户赶圩买年货、扫尘、贴春联和年画、杀猪宰羊、供祖神，守岁迎新。尤其是除夕晚煮年粽，粽分大中小三种。大者有数斤重；中者称"凤皇"，又称皇粽，一般一斤左右，用作春节食品或礼品，作祭祖专用；小者仅二三两，称"凤勒"，又称子粽。不论贫富，每家均杀大阉鸡祭祖先神。若杀鸡数只，多半于牛栏灶房处割血；若杀一只猪，则多于牛栏处割血，意为给牛、灶两神血祭。给鸡去毛时，鸡屁股处须留一根羽毛，煮熟后再供祖先，以铭记祖先曾茹毛饮血之艰辛。滨海临河人家，还有用火煨的几条鲜鱼和几碗稀粥供于神台的。吃团圆饭的时候，凡年内有父母去世或有人因事外出未能回归的人家，餐桌必摆有他们的碗筷，给他们留有座位，以示共享团圆。晚上守岁，壮族称为"守鸡嘴"。当晚各家需留火种，称"波肥"（火父），然后在一段坚硬木头的一端系上小粽粑，另一端插在灶灰中，使其慢燃，直至初三或十五，以示日月长久。

六月节。农历六月初六又称为"娃仔节""小人节"。是日，本地有表现爱幼的习俗，外婆会为小孩包长角粽，俗称"生日粽""孃孃粽"，有的小孩会在当天认寄妈。

福寿节。福寿节是本地特有的节日，它在原有的重阳节，即农历九月初九举行。由于本地长寿老人比例非常高，且在百寿镇有一块百寿石刻，在一个大"寿"字内包含着一百个小的"寿"字，字体各异，是不可多得的文化瑰宝，而在县城内的凤山上又有一个硕大的"福"字，本地可谓集"天人合一，阴阳合一"文化于一身。基于此，本地政府把农历九月九定为"福寿节"。

2006年农历九月九日，本地政府举办了第一届"福寿节"，可谓盛况空前。政府举行了一系列的活动：在永福县天凤广场举行了"盛世金秋千叟宴"、书法、绘画大赛优秀作品展、彩调剧会演、厨霸擂台赛、十大健康长寿之星评选大赛、十大孝顺之星评选大赛等，可谓精彩纷呈，夺人眼球，也证明了本地政府为福寿老人办好事、办实事的精神。

盘王节。农历十月十六为盘王节，又称"跳盘王""做盘王""还盘王愿"等。盘王节历史悠久，早在晋干宝《搜神记》中有记载。节日时间一般三天两夜，也有长达七天七夜的。活动内容丰富多彩，有跳长鼓舞的，唱《盘王歌》的，青年男女还会在村里村外摆歌堂，答歌对唱，通宵达旦。未婚的姑娘小伙常常通过对歌物色对象。盘王节表现了瑶族人民对祖先的怀念和对美好生活的追求。

盘王节的早期形式，与瑶族历史上的图腾崇拜、祖先祭祀活动有关。现在已成为各地瑶族纪念祖先、欢庆丰收的隆重节日。据说古时评王和高王打仗，评王出了赏格：若谁能取得高王首级，给予重赏，并将第三公主嫁与他为妻。由于困难重重，任务艰巨，众群无人敢应，而瑶族始祖盘瓠应召出征，漂洋过海取回高王首级。因此，盘王娶了评王第三公主为妻，并受封在南京会稽三十宝殿当王。盘王与公主相亲相爱，生下六男六女，传下后来瑶族的十二姓氏。后来有一天盘王上山打猎时，被羚羊触下山崖身亡。盘王的子女为了替父报仇，就用羚羊皮制成长鼓，到一定时间就敲响长鼓，跳舞唱歌，以示纪念盘王，故盘王节又称"跳盘王"。旧时县内瑶族"跳盘王"掺杂祭祖，有很多迷信色彩。解放后，本县瑶族对"盘王节"已不太时兴，只是近年来又有所恢复。

开斋节。"开斋节"是阿拉伯语"尔德·菲士尔"的意译，在每年公历七八月间，回历即希吉拉历（又称伊斯兰教历）第九个月举行。斋月，阿拉伯语称"莱麦丹月"，回族同胞认为这个月是十二个月中最吉祥、最高贵的月份。回族群众逢此月应封斋，故称斋月。成年的回族群众从封斋这天起，举行斋戒一个月，每天从破晓起要戒绝饮食，不喝一口水。待到黄昏后方能开始饮食，吃一些清淡的饭菜（病人、孕妇除外），回族同胞称这一活动为"把斋"。以此表示对真主"安拉"的虔诚，然后在清真寺内举行一次二十拜的礼拜。据说，"斋戒能使有钱人尝尝饥饿的滋味，不要挥霍无度，要节衣缩食，尝到别人的痛苦"。斋月的开始和结束均以见月为准，天数为二十九天或三十天。于月首以见月为准，见月后即进入"斋月"，俗称"入斋"。斋月最后一天寻看新月（月牙），见新月后的次日，即开斋节。在这一天，回族群众沐浴净身，喜气洋洋，聚集在清真寺，举行会礼、团拜、茶话会、集体扫墓等活动。回族同胞各家还炸"油香"（传统油炸面饼），互致"赛拉木"（问好的意思），互相祝贺，家家户户都拿"油香"招待客人。这些食物除了自己家里的人吃以外，还赠送给和睦相处的汉族邻居，以增进民族间的团结友爱。有些成年男女还特意选择这一佳节举行婚礼。为了尊重少数民族的风俗习惯，国家还规定每逢开斋节，信仰伊斯兰教的回族群众放假一天，并特殊供应茶油、面粉及牛肉等，使回族群众欢度自己的民族节日。

宰牲节。宰牲节又名古尔邦节、忠孝节或小开斋节。从开斋节那天算起往后推迟七十天即宰牲节，公历一般在每年 10 月左右。关于这一节日的起源是这样的：相传北部阿拉伯人的祖先易卜拉欣受安拉（伊斯兰教崇奉的真主）的启示，要宰杀自己的儿子伊斯玛仪勒以表示对安拉的忠诚，当易卜拉欣遵命执行而举起刀子的一刹那，安拉派遣特史牵着一只羊匆匆赶到现场，命令以宰羊代替献子，从此就在阿拉伯民族中形成了每年宰牲献祭的习俗。伊斯兰教产生后，根据这一传说，承认先知易卜拉欣为圣祖，并继承这种礼仪，把古尔邦节定为宗教节日之一。在这一个节日里，回族同胞中经济条件许可的，在节日的早上沐浴更衣，将鸡、鸭、鹅、牛、羊牵（拿）到清真寺去，在做完礼拜后进行宰牲，以示纪念，缅怀先人。各自所宰的牛、羊等肉类，除留下一部分自用外，其余分别赠送亲友和较贫困的回民。是日，回族群众还会集清真寺举行会礼，走亲访友，相互祝贺节日。

圣纪节。"圣纪节"在回历三月十二日，公历 1 月中旬，是伊斯兰教创始人穆罕默德诞生纪念日。一般认为穆罕默德生于古阿拉伯太阴历象年元年（571 年）三月十二日。据传，教历十一年（632 年）三月十二日是穆罕默德逝世的日子，故又称该日为"圣忌"。中国穆斯林习惯将圣纪和圣忌合并纪念，故称为圣会。在这个节日里，回族同胞都集中到附近清真寺做礼拜，吟诗文，然后会餐。

三月三。广西壮族以善于唱歌而著称。每年农历三月三又叫作"三月三歌节"或者是"三月歌圩"，是壮族的传统歌节。在永福，壮族的新郎新娘一般会挑在三月三举行婚礼，其实它也是壮族的"情人节"。壮族每年有数次定期的民歌集会。

敬牛节。又称"天牛节""牛生日""牛王诞""收牛魂""脱轭节""洗牛脚节"。壮族农家祭牛有"栏祭""野祭""堂祭""庙祭"四种形式。"栏祭"即牛栏，是祭牛最为普遍的形式。届时，以鸡、肉、酒、菜、五色饭供祭牛栏。"野祭"即祭野外牧场。届时，人们特别是牧童带着食品、祭品到牧牛山坡、牛寮等处供祭并团坐宴饮。"堂祭"即在家中堂屋祭牛并唱"牛歌"。"庙祭"即祭牛庙、牛社。每年四月初八牛节，农家杀猪祭庙、社，并举行唱彩调戏会和歌圩会。

生日寿庆。永福人一般认为小孩长到十六岁便是成年人，在这之后如果家中有长辈，即便是到六七十岁，也都不再过生日。在十六岁之前，给小孩过生日，也有区别，一般是"大生日"较隆重，"小生日"较普通。所谓过"大生日"，是指小孩过一岁、三岁、六岁、九岁、十二岁、十六岁等较隆重，会请亲戚朋友来家中喝酒。其中，过一岁和三岁生日时，尤为隆重，又称为"对岁"。过"大生日"所摆酒席，一般是由女性朋友出席，买上新衣新裤，或是带上红鸡蛋，或包一个小红包，给小孩庆生。过"小生日"时，一般不摆酒席，而是自己家里人稍备一些好菜，给小孩煮几个鸡蛋，算是给小孩过完生日了。

瑶族的"度戒"。"度戒"是瑶族男子必经的宗教手续，在瑶族只有经过"度戒"的男性，才能够称为成年人，否则，即使到老，在族内也不会被承认是成年人，因此，"度戒"其实就是瑶族的"成年礼"。旧时，瑶族的男孩子年满十六岁后，便可举行"度戒"仪式，其"度戒"年龄一般在十六岁到二十二岁之间，但一定要在婚前举行。因此，几乎每年都有"度戒"仪式举行，只是举行的地点不同。现在十一岁以后便可"度戒"。"度戒"一般在农历的十月至十二月间举行，一般以家族为单位，地点可以不同，且每次时间都是三天三夜，在这三天三夜中，道公师傅要将盘王舞的内容全部跳完。

寿礼。寿礼是生日礼的一种，俗称"生日酒"，本地人要年满花甲才可以做寿。六十岁称为"花甲"，这时就可以举办寿礼了。花甲的来源一是因为一个甲子为六十，二则是此时头发花白，故有此美称。人到了这个年纪，晚辈为他过生日，祝他长寿，就称为寿礼。

瑶族丧葬。瑶族认为，人死后其灵魂存在，在另一个世界生活着，保佑着子孙后代。因此，瑶族对老人的葬礼十分讲究，要请师公为死者超度亡灵，子女要守孝，在丧期内要斋戒，不能吃肉。如老人为凶死，子孙后代还要过"火炼"。瑶族实行土葬和迁葬。

凶死葬。一般不在家里殒命的，不得迁回正堂开吊。产死不得走大门出枢（一般由窗下开个洞，把棺材递出去），不开吊，不送葬，抬至半途，还要打旋。这样，以避免死者灵魂回家。

垃葬迁葬。垃葬迁葬在永福丧葬礼仪中是比较次要的习俗，就是出枢后，不开井，葬于地面，用土块砌成坟，以后再行择地复葬。二次葬时，用坛罐或小红棺材，实施捡骨，用酒洗净，从脚趾到头骨依次置放，然后封盖迁葬。

回族生育习俗。回族的生育习俗至今仍保留着穆斯林的色彩，最有特点的是"取经名"和"交还十六"。一是取经名，这是婴儿出生后请阿訇为婴儿举行的一种命名仪式。婴儿出生后半月左右，洗过澡，由家长抱出来，请阿訇念经文，给孩子取经名。阿訇念过经取好经名后，用红纸写好贴在门内或者交给家长收存。经名一般只用于回族内部。取好经名后，阿訇要对着婴儿的耳朵轻轻吹口气，意思是，求主赐他健康。二是"交还十六"，又称"出幼"。小孩不论男女，满十六岁时都要举行"交还十六"

仪式。举行仪式时，不仅阿訇要念经，而且小孩也要跟着阿訇"举意"，诵读"清真经"。仪式结束后，就标志着小孩已经成年。这天，一般都要宴请亲朋，进行庆贺。这个仪式的意思是：在孩子未成年以前，孩子的一切行为是无知的，他们所犯的过错都要由其父母来承担责任。举行仪式后，表明儿童已长大成人，今后的责任就交还给他们自己了。

瑶族的拜寄。永福的瑶族对小孩的成长特别的关注，有一种叫"拜寄"的习俗，就是希望小孩顺利长大。如小孩有病难，就要寄拜某自然物，如木、石、水等，依托他们保佑孩子免遭灾难，健康成长。有的父母以为孩子命薄，须拜寄"寄爷""寄妈"。选择拜寄对象，一般要生辰属命相生且子女较多的健康长辈为宜，男孩拜寄"寄妈"，女孩拜寄"寄爷"，并由寄爷、寄妈为小孩另起新名，以禳灾招福，健康成长。"寄仔""寄女"到结婚时，要对寄爷、寄妈进行"谢寄"，以示他已成年。

瑶族婚俗。在永福，瑶族人口数量仅次于汉族，他们在婚姻方面崇尚男女平等，婚姻自由。在永福堡里一带的瑶族，多系过山瑶，由于居住分散，他们的婚礼也别有一番风味。这里的瑶族喜欢留女儿在家招郎上门，让男孩出去入赘，男来女去，两相情愿，不受约束。这就是瑶族婚俗中有名的"招上门"。男婚女嫁的时候，他们要的彩礼很少，一般是二十斤自酿的酒，两只鸡，二三十斤猪肉和几块礼钱。

结婚那天，女方送亲客颇多，除了祖辈以上，父母、叔伯、大娘、婶婶和兄弟姐妹以及舅父母、姑妈表亲都一同浩浩荡荡到男方家做客，借此机会认识亲家亲戚。男方则事先找到几个年轻漂亮的小伙和姑娘相陪，带上四到六人的乐队，敲锣打鼓，吹着唢呐和木叶去迎亲。迎亲队伍根据男女双方的居住条件而定，近的直达新娘或新郎家中，远的则要到半路迎接。

双方住得近的，乐队则围绕送亲队伍和新娘走三圈，将送亲队伍迎回新郎（娘）家门前。新娘进门时要脱鞋，洗脚后换上婆方备好的新鞋，在新郎或新娘入门前，清水师公要给新人祈祷祖先，即"厅棉苦"，即向先祖禀报添了一个新人之意。然后，清水师公挥手用利刀斩掉一只公鸡头，称为"斩写"，即"断煞"，意即砍掉一切邪气。进门举行婚礼时，由清水师公筛酒双手交叉给新郎新娘喝交杯酒，拜过祖先之后，即意味着已经拜完堂了。主人随即摆起美食招待客人。席间，由男方早已选好的烟师，和漂亮的茶娘分三次给客人们递烟请茶，新人则腼腆地给客人们敬酒。这时候，俏皮的人就会拿新人开玩笑，使新人害羞，让大家哄堂大笑。最使人敬慕的是堡里的瑶族特别热情好客，只要碰到新人办酒，无论是熟人，还是陌生人，他们都会拉入席，待如宾客，与他们共享美酒佳肴。

更有意思的是，新婚之夜的时候，洞房里并不是新郎新娘同房，而是婆婆与新娘同床，新郎则与岳父另房同床。照传统说法：一是表示儿女对老人的孝敬；二是老人对儿女作人生教育。

大家吃过夜饭后，就开始对歌，一般是结婚的男子与女子对唱，未婚的小伙与姑娘对唱，歌声彻夜不息，同时也为主家解决了缺少床铺的难题。对歌的同时，也会摆上一些酒水茶点，喝完吃完就会再添上一些，这也就是瑶族的"流水席"。到第三天的时候，人们便开始散去，大家在短短的时间里产生了深厚的感情，有的离去后都会再联系，变成了好朋友；尤其是一些未婚的小伙和姑娘，可能会在这些天里产生甜蜜的爱情，甚至也有可能结成连理。

回族婚俗。本县回族的婚姻，仍然以族内婚为主，现在也有一部分族外婚，这主要是由于社会发展、民族关系融洽而形成的。当地回族的婚姻程序大体要经历"保亲""定亲""成亲"几个阶段。

"保亲"就是男方请本族中德高望重的人到女方家提亲，向女方的家长介绍男方的家世和人品，提出男方求婚的意向。同时也了解女方的家境、家教和人品，在这之后会给一段时间让男方和女方交往，以增进双方的了解，如果双方愿意，就可以定亲了。现在按《婚姻法》规定婚姻自由，"保亲"仅作为一种传统形式，不像过去那样显得重要了。"定亲"是在男女双方或家庭都有联姻意向之后，男方就给女方家送去一定的聘礼，聘礼规格、数量没有规定，一般以送果品为主，也有送玉饰、戒指和钱的，送礼时也要送给女方的亲属。女方回礼相应的一般也是果品之类，有的还送布鞋。现在，回族的这种定亲的内容和形式也有了变化。

"定亲"之后，就是"成亲"了。成亲时要请阿訇写"伊扎布"和"念配"。写"伊扎布"就是写"婚书"，现在都由政府部门登记发给《结婚证》，但"念配"还是要举行的。"念配"俗称"念喜经"。婚礼那天，八仙桌上摆上糖果、花生、瓜子、鸡蛋等，阿訇坐在上首，主持成婚仪式，双方家长在两旁陪伴，新郎、新娘跪在桌子边由阿訇"念配"。阿訇念一段经文以后，对新郎、新娘说一段"祝辞"，然后对新郎、新娘问及婚配的意见，双方均答"同意"或"没意见"，婚礼才算告成。事后，众人将桌上的糖果、花生等（鸡蛋除外）撒向新郎、新娘，以示祝福。整个婚礼就完成了。

按照教义，回族一般是族内通婚，如果与外族通婚，对方须入教，信仰伊斯兰教。解放前，由于民族成见和文化习俗的鸿沟，在回族，娶个汉族姑娘问题不大，只要过门之后遵循族规就行；但回族姑娘绝不许嫁到汉族家里，否则，姑娘及其家人在族内会遭人非议。现在这种情况已有改变，过去的"门当户对"、民族成见已逐渐消除。

壮族婚俗。永福百寿一带的壮族有一种结婚礼不用人抬着新娘的婚轿，而是由新郎去迎亲。在回来的时候，新郎走在前面，新娘跟随走在新郎后面，打着一把"窝伞"，就是将伞半开半收，把头罩住，这样，别人一看便知道新娘是谁了。

其他婚俗。在永福，除了正式迎娶和各少数民族等婚俗外，还有一些不是很常见，但也还存在的婚俗，一般有招赘、续弦、再嫁和招童养媳几种。首先，是招赘，即以女招郎，男到女家落户。男方先一天宴请六亲，次日由女方缝制新衣及备三牲酒礼迎亲，有的女方不去迎亲，由男方伴郎送到女家拜堂，次日举行回门。尽管招赘在瑶族很盛行，但是在汉族招赘郎被称为"上门郎"，是受人歧视的。其次，是续弦，俗称填房，婚礼多数从简，但对送嫁人及媒妁，须设宴招待，并给步金彩仪谢媒，或鸣炮迎来送往，这种在永福基本已不再有。还有一种就是再嫁，旧时妇女亡夫再嫁，尤其是离婚者（俗称生人妻）再婚，较为人所鄙视。凡到择日从嫁之前，须到野外岩洞或厂房等候，不准在家或村里"出脚"，男方亦多半在黄昏暮夜或天未亮之前，持衣在半路迎接，故再嫁者又被称为"半路嫂"。解放后，再婚妇女不再受人歧视。

旧时，还有招童养媳的，买卖婚姻相当严重，嫁女要向男方家索取钱财、猪肉，有的仅钱财、猪肉两项就值100担谷子，还要"奶水钱""舅公礼""五更鸡"。新娘还要四时服装，有的迎娶到门口，新娘还要男家送烟、茶、糖果给送亲的人，否则新娘不进门，男家宾客便不能入席开宴。

永福千叟宴。千叟宴是中国桂林永福首届福寿节的重头戏，其场面壮观，在中心广场上用 200 张桌子摆成一个大"寿"字，1199 名老人在桌前共进晚餐。据有关资料记载，千叟宴始于清朝康熙，盛于乾隆时期，是清宫中规模最大，入席者最多的盛大御宴。按照清廷惯例，每五十年才举办一次千叟宴，清代共举办过四次千叟宴，其参加者多为年老重臣、皇亲国戚及社会贤达，菜谱也因人的身份而分等级摆设。千叟宴菜谱用料全部产自永福，闻名于世的罗汉果也在其中，另有三皇西红柿、百寿香菇、永安黄竹笋、苏桥马蹄、板峡竹鱼等一批特产，其菜名更别具匠心，千叟宴上每桌共有十道菜，每道菜与一个乡镇及特产有关，具体为金玉汤（永福镇）、寿桃（桃城）、麻菇献寿（百寿镇）、果汁鸡球（三皇乡）、佛果酿（龙江乡）、马蹄胶（苏桥镇）、常安宫丁（永安乡）、板峡竹鱼（堡里乡）、锦寿面（罗锦镇）、福敬亲人（广福乡）。

（四）特色物产

永福罗汉果。广西桂林地区永福县是罗汉果的故乡，种植罗汉果已有 200 多年历史。罗汉果是一种藤状植物，盛产于桂林市临桂区和桂林地区永福县的山区，是名贵的药材、高级清凉饮料兼调味佳品。成熟的罗汉果含有丰富的糖分，味美香甜，既有清热润肺、化痰止咳、益肝健脾、降血压的作用，又有防治呼吸道感染和抗癌的功效，食用其干果，味美香甜，含丰富的葡萄糖，有清热、润肺、止咳、化痰、益肝、健脾、提神生津的作用，还有降低高血压的功效。在日常生活中，此果可作清补汤料有机调味品，肉及肉汤里放半个作调味，其味自然鲜甜隽永。罗汉果又名汉果、长寿果，是我国独有的名优特产，素有"东方神果"美誉。罗汉果属葫芦科藤本落叶植物，主要利用部位是果实，含有多甜甙物质、丰富的维生素 C、硒及多种氨基酸，因具有清肺止咳、益肝健脾、抑制哮喘以及降血压等诸多功效。小小的罗汉果虽然外表不起眼，但研究表明，它竟含有高于蔗糖 300 倍的甜甙——这种甜甙味纯无糖，具有抗衰老、防肺结核与抗癌等作用，这正是罗汉果的"神奇"之源。永福年产果在 8000 万个以上，是世界上最大的罗汉果产地。

罗汉果茶是罗汉果与优质茶叶加工成的细末。方便的小包装，温水一冲即可。香气浓郁，鲜甜爽口，生津止渴，清肝润肺，化痰止咳，明月益思，回味无穷。购买罗汉果时，个大形圆，色泽黄褐，摇不响，壳不破、不焦，味甜而不苦者为上品。

永福桂花橙。该甜橙叶子与桂花树叶相似，果实呈桂花黄，皮薄籽少，肉质脆嫩，汁多清甜，具有桂花芬芳，故称为桂花橙。有关科研部门用它与广东新会橙等对比化验分析，发现桂花橙皮最薄，种子粒数最少，可食部分最多，果汁量最高，而且果汁一点也不酸。永福桂花橙具有开胃、帮助消化、提神醒脑的作用。其还含有多种维生素、桔皮甙、橙皮甙、陈皮素、柠檬酸、果糖、葡萄糖和挥发油等，可利尿、止咳生津，对身体虚弱以及高血压、血管硬化症、冠心病等有一定的疗效。

永福西红柿。素有"桂北西红柿第一市场"之称的三皇乡，位于桂林市永福县西南部，年平均气温为 26～29℃，是西红柿种植的理想之地。该乡于 1984 年开始大面积种植西红柿，现在已发展到年种植西红柿 2.2 万多亩，产果 6 万多吨，人均产量居广西第一，是桂林市最大的西红柿市场。现全县种植达 3.5 万多亩，年产量 8 万多吨。

永福县西红柿每年 7 月至次年 2 月供应市场，果实呈鸡蛋型，果大，果色鲜红、外表美观、籽少肉厚，含多种维生素，含糖分高，可鲜食，常吃能美容悦颜；极耐运输、储藏，在常温下置通风处可自行保鲜 15～20 天。产品远销哈尔滨、北京、湖南、广东、海南、香港等地，1997 年已走出国门，销往越南、新加坡等地。

百寿椪柑。永福县百寿镇椪柑，品质优良、果实扁原形，果皮微凹，有放射状沟线，果皮油脆、色泽橙红，皮松易剥、汁多化渣、瓣胞肉嫩，味香甜、风味独特，储存时间长。成熟期为 11 月下旬至 12 月下旬，目前永福县栽培面积 3 万多亩，产量 30000 多吨，是永福县主要农产品之一。

永福山葡萄酒。永福县得天独厚的水土、气候等优良自然环境，不仅孕育了大量天然野生山葡萄，而且适宜于山葡萄的大面积培育种植。据专家考证，永福县是全国最适宜野生山葡萄生长的地区之一，是广西野生山葡萄的主产地。

经过科学检测，山葡萄酒富含 18 种氨基酸、20 余种微量元素、13 种维生素和人体必需的微量元素，含有大量抗衰老物质 SOD，同时还富有防癌物质白藜芦醇。经常饮用，具有增进食欲、促进血液循环和补血之功效，对控制动脉硬化、防止胆固醇增加、预防心脑血管病有明显效果，还具有防癌抗癌，美容养颜、延年益寿的功效。永福县的长寿老人，许多就常喝自己酿造的山葡萄酒。

永福山葡萄酒是精选野生山葡萄经低温发酵，结合现代酿酒工艺，精心酿造的。其风味浓郁，入口饱满，酸甜醇和，自然爽口。由于野生山葡萄具有比人工栽培品种更优良的品质，加之绿色纯天然，无污染，人们对野生山葡萄更为青睐。产品不仅在广西、广东、云南等省市占领了市场，而且还走进了人民大会堂，远销香港及东南亚国家。

永福大米。永福香米是从 20 世纪 80 年代末开始向商品化发展的。经过三十年的培育，涌现了"永福香"系列全区知名品牌大米产品。永福县是广西有名的优质大米生产基地，2012 年优质谷总产量 10.5 万吨，占粮食总产量的 70%，畅销广东市场，产品供不应求。企业参与开发程度大，共有永福福寿米业、永福绿禾米业、永福银禾米业对全县优质米进行商品开发。永福县农业技术部门针对当前农家肥缺乏的现状，结合国家农业项目，大力推广稻草还田和冬季播种紫云英，提高稻田土壤有机质，确保永福香米特色产地；成功开发的富硒大米产品具防癌抗癌、养生美容功效，推向市场后反响强烈。

恭城瑶族自治县

（一）基本情况

恭城瑶族自治县位于桂林市东南部，东与富川瑶族自治县及湖南江永县交界，南与钟山县、平乐县毗邻，西接阳朔县、灵川县，北临灌阳县，县城距桂林市 108 公里。辖 5 镇 4 乡 117 个行政村，总面积 2149 平方公里，总人口 30 万人，其中瑶族人口占 60%。贵广高铁在恭城过境设站，直达桂林仅需半小时，2~3 小时可到达广州、贵阳、南宁 3 个省会城市和佛山、深圳等珠三角重要城市。2015 年，全县实现生产总值 78.95 亿元，财政收入 4.82 亿元，城镇居民人均可支配收入 25391 元，农民人均纯收入

8890 元。

恭城瑶族自治县境内地形以山地、丘陵为主，河流沿岸有较为平坦的小冲积平地，全县东、西、北三面为中低山环抱，中间为一条南北走向的河谷走廊；属中亚热带季风气候，主要特点有夏湿冬干、夏长冬短、四季分明，光热充足，雨量充沛等。

恭城北邻三湘，南望粤梧，自古为中原进入岭南之咽喉要道，置县于隋大业十四年（618 年），2014 年入选第六批中国历史文化名镇。恭城县以坚持"三位一体"生态农业发展模式而闻名全国，并被联合国确认为"发展中国家农村生态经济发展典范"，获得"国家级生态示范区""全国休闲农业与农村旅游示范县""中国长寿之乡""中国月柿之乡""中国人居环境范例奖"等荣誉。2015 年 11 月，全国第二次改善农村人居环境现场会在恭城召开。

2013 年底，恭城县全县 60 岁以上老年人有 5.6 万人，占总人口的 18.72%；90 岁以上老人有 1205 人，占总人口的 4.03‰；百岁及以上老人有 33 人，占总人口的比例为 11.03/10 万。

（二）长寿原因

恭城的寿星多，童颜鹤发、腰板挺直、行走自如、笑语朗朗的老人随处可见。恭城长寿现象的形成，是长期以来瑶乡人民坚持生态发展、循环发展，人与自然和谐相处的结果。其主要原因有七个方面。一是有优良的自然生态环境。恭城属中亚热带大陆性季风气候区，全年四季分明，雨量充沛，夏长冬短，具有明显的山地立体气候特征。全县年平均气温 19.8℃，优越的生态条件造就了恭城宜居、宜业的特质，为全县人民提供了理想的生存环境。二是有独具特色的养生习惯。恭城的各族同胞，一生勤劳，作息极为规律，生活有序。大多都遵从自然规律，日出而作，日落而息，养成了独特的生活习惯。恭城最具特色的饮食习俗是打油茶，恭城油茶被列为自治区级非物质文化遗产。在恭城，油茶已经成为款待亲朋好友的食品，是一种礼仪，一种文化，常喝油茶可保持身材健美。三是有独特的民族习俗。恭城人民保持着良好的传统风尚和美德，倡导男女平等，丰富多彩的民俗、歌舞活动极大地充实了人们的精神生活。恭城瑶族是一个能歌善舞的民族,以歌传情、以歌会友是瑶族一大特色,绚丽多彩的瑶族文化造就了恭城民众热情好客、性格开朗、心胸阔达、乐观向上的品格。四是有经济快速持续发展作保证。恭城始终坚持生态立县战略,创新发展生态农业、生态工业、生态旅游业,加快建设生态城镇,生态品牌优势越来越明显。五是敬老、爱老蔚然成风。恭城老人大多与儿孙们生活在一起,四代同堂乃至五世同堂,家庭和美,邻里和谐,老人们衣食无忧,精神开朗,身心愉快,其乐融融。六是党委、政府高度重视老龄事业。历年来,恭城县委、县政府高度重视发展老龄事业,对老年人实行一系列优惠政策,老年人福利保障、社会救助等体系日益完善。七是文化积淀深厚,尊师重教氛围浓厚。恭城历史文化积淀深厚,民族风情浓郁,地域文化独特。恭城人民崇文重教,送子女上学蔚然成风,学校里学风浓厚,学子们勤奋刻苦,全县实现了"村村都有大学生"。

(三)民俗风情

恭城盘王节。盘王节是瑶族祭祀祖先盘王的节日,为农历十月十六。节庆之日杀牛宰猪,隆重祭祀盘王,并抬盘王塑像出游,请道师做法事,同时开展演戏、挞鼓、唱山歌、抢花炮、舞龙舞狮等文体活动。第九届中国瑶族盘王节就在恭城举办,由相关瑶族县组成的代表队参加活动。近年来,当地政府在活动中注入旅游理念,以节庆活动为载体拉动县域经济发展。

桂林恭城观音水滨盘王节有非物质文化遗产的吹笙挞鼓舞,还原梅山文化、瑶族绝技原汁原味展示,野性抢河鱼、傩面抢山猪、瑶妹采菊花、油茶迎宾、体验糍粑制作、民俗大游行、瑶乡古村落摄影体验等极富乡土气息的民俗活动。

恭城月柿节。月柿节始于 2003 年,举办时间为每年中秋节至春节期间。月柿节举办地点在莲花镇红岩旅游景区,景区内设有主会场。届时,在会场举行开幕式,随即举行大型歌舞表演,邀请国内著名艺术家、歌唱家登台表演,同时举办经贸洽谈以及各种民间竞技活动。游人们在欣赏精彩歌舞节目的同时,可领略浓郁的瑶族风情,品尝独具特色的瑶乡风味小吃。

恭城桃花节。桃花节始于 2002 年,举办时间为每年的 2 月底至 3 月上旬。举办地点在西岭乡大岭村至潮水岩万亩桃园景区、嘉会镇和县城中心广场等地。届时，在主会场举行开幕式，开幕式后举行大型歌舞表演，邀请国内著名表演艺术家登台献艺，同时举办各种民间传统活动和经贸洽谈会。游人们在欣赏歌舞表演的同时，领略民族风情，观赏万亩桃花胜景，游览自然山水风光，品尝地方特色小吃，体验农家生活情趣。

恭城三江花炮节。位于三江乡石口村，元大德二年（1298年）从湖南千家峒迁徙而来，是千家峒文化保存最完整的村落，拥有自己独特的语言、风俗。大村盆氏两大支系两座祠堂、小村黄氏一座祠堂保存完好，从村到本源（地名）约5公里，沿河、沿路风光秀丽、奇特；正月十四定期举办会期，活动以游炮、抢花炮为主，同时举行古老的羊角舞、舞狮等民间民俗活动，四方亲朋踏至而来，热闹非凡，如能把石口村古老民俗文化、建筑及本源山水相结合，精心策划，就是具有瑶族特色旅游胜地。活动时用地范围4平方公里。

恭城西岭牛王节。四月八日为牛王节，俗称牛王公生日。这天普遍不用牛，要给牛吃好料，到牛栏设供烧纸。不讲蚊子，忌蚊咬牛。过山瑶地区取番树叶和糯米煮乌饭，而后混入青草中喂牛，有的将乌饭混入潲水中，让牛喝乌饭水。三江伸家瑶、嘉会唐黄瑶还愿奉神，以牛为牲品，师公要祷告一番才能杀牛。至今三江伸家瑶老人仍以乌饭喂牛，据说是：牛吃乌饭容易长膘。

观音平川瑶除在四月八煮乌饭、禁役使外，对牛特尊，老牛死了，挂其头于栏，焚香祭供。养牛之俗特殊，早上放牛吃露水草，下午再放牛至晚。立冬以后，牛放浪于外，任其自由觅食，至春社日方收牛于栏。西岭海洋山一带过山瑶和梅山瑶亦有牛放浪之俗，于草场四境出入之道设栅并挂草标，将牛群控制在一定范围内。若行人过路开栅，见有草标，需将栅复原。无草标时，说明放浪结束。

2013年，恭城举办了首届恭城牛王节，这是一次规模宏大、集民族风情、人文景观于一体的旅游民俗盛会，反映了当地浓厚的历史文化蕴涵。恭城人民用祭牛王的民俗，祈求国泰民安、五谷丰登，规模仅次于瑶族盘王节。

恭城嘉会婆王节。道光十五年（1835年）在九板桥建婆王行宫，形成九板桥会期，道光二十三年（1843 年）建立戏台，将会期推向鼎盛阶段。会期延至 1956 年，因反对封建迷信而中断，1986 年重新恢复，改称婆王节，1987 年以后三年为一届期，截至 2008 年已举办 10 届。2010 年经自治区申报工作领导小组审批，九板婆王节列入了广西壮族自治区级非物质文化遗产名录。

恭城油茶节。恭城油茶文化节充分展示了恭城油茶的独特文化和历史底蕴。恭城油茶及十大名小吃展示，现场展示了恭城油茶及十大名小吃的制作全过程，并让游客免费品尝香喷喷的恭城油茶及精美可口的油茶小吃，让游客领略到恭城独特的民族文化和地方饮食文化。恭城土特产展销，汇聚瑶乡丰富的物产。恭城民俗文化表演，让游客充分领略瑶乡原汁原味的民族风情。

恭城关公文化节。恭城武庙、关帝庙会，又称关帝庙，是祭祀三国名将关羽的庙宇。始建于明朝万历三十一年（1603 年），现为国家级重点文物保护单位。整个庙宇占地面积 2100 平方米，建筑面积 1033 平方米。坐落在印山南麓文庙的右侧。印山一山分二脊，一东一西，一左一右。左为文庙，右为武庙，文武两庙浑然一体，相得益彰。

恭城县的先民为什么要将文庙建在左边，把武庙建在右边呢？这是因为在中国古代传统观念里，左为东、为阳，东方主生，为尊，故为文庙，以示崇文；右为西、为阴，西方和杀，为卑，故为武庙，以示抑武。而文庙与武庙之相依相傍，又表示阴阳相合，文武相成。既崇文，又尚武，先文后武，充分体现了中华民族的文化精神。恭城文武两庙一东一西同处一地，这在全国都是绝无仅有的。

武庙建筑分戏台、正殿、协天宫、后殿及东西两厢配殿。整座建筑重檐歇山，翼角飞翘，脊山花饰泥塑，龙凤呈祥，明暗八仙，人物花鸟，栩栩如生。黄绿琉璃瓦顶与文庙的芒辉融为一体，形成了印山下金碧辉煌的光波海洋。武庙戏台是目前广西保存最完整的两座古戏台之一（另一座在昭平县的黄姚古）虽经四百年沧桑，却风采依旧。

有庙便有庙会，早在明清时代，每年的农历五月十二（关公诞辰）为关帝庙会日，广大民众自发地到武庙烧香祭拜，祈求风调雨顺，五谷丰登。在"文化大革命"期间一度停办，自 1995 年恢复以来，年年一小祭，三年一大祭。恭城关帝庙会于 2010 年被列入第三批自治区级非物质文化遗产保护名录，其举办活动的主要场所恭城武庙是迄今为止广西保存较为完整的关帝庙，并与相邻的恭城文庙一起被列为国家级重点文物保护单位。文武庙相邻而建，据说在全国仅此一处。

（四）特色物产

恭城油茶。恭城瑶族自治县位于广西东北部，山地丘陵占 70%，山高林密，自古是广西产茶区。因茶叶衍生出的恭城油茶文化也源于民间，并为当地瑶、壮、侗等少数民族所喜爱。瑶族"打油茶"被誉为"桂北油茶之冠"，其油茶"打"法比较特殊。这种特殊的"打油茶"方式与广西瑶族长期世代而居、联姻而落、与世隔绝的生存方式有着密切的联系。一是茶汤的煮法特殊。在煮茶时，瑶族同胞将茶锅烧热后放入少量茶油，再将茶叶和生姜稍炒后放入适量的水，用茶具敲打碾磨，使茶叶和生姜全部与水融合。再加上磨碎的花生粉，这样使其汤浓而味精，使油茶的味道多了醇厚，少了苦涩。二是"打油茶"的佐料特殊。除了桂北一般打油茶的佐料糍粑、花生仁和黄豆外，还把生猪肝、猪粉肠、鱼、肉和青菜等，用茶汤来煮熟，盛在碗中，各自享用。三是瑶族喝油茶的方法与吃饭一样，用的是同一双筷子。[1] 科学研究证明，作为非物质文化遗产的恭城油茶对人体健康养生有着很大的帮助，随着人们生活水平的提高，当地人民将喝油茶作为养生保健的一种方式。这从恭城油茶的几种重要原料就可以得出结论。据科学测定，茶叶含有蛋白质、脂肪、茶多酚、咖啡碱和脂多糖以及 10 多种维生素，还有硒、锌等近 400 多种化学成分，都是有效的抗氧化剂，有增强抗体氧化系统、免疫系统和延缓衰老的功能。[2] 此外，生姜含有生姜辣素和芳香成分有解表散寒、化痰止咳、发汗解毒的功效，最后加放的花生米和蒜米等，也都有很好的保健功能。[3]

恭城月柿。又名恭城水柿、柿饼。柿果色泽鲜艳，味甜汁多。除供鲜

---

① 熊素玲：《桂北少数民族"打油茶"习俗及其可持续发展对策》，《当代广西》2014 年第 8 期，第 52~53 页。

② 李军：《绿茶多酚抗衰老作用的实验研究》，安徽医科大学，2013。

③ 石小松、莫模林：《非物质文化遗产视角下广西恭城油茶文化研究》，《东方企业文化》2015 年第 18 期，第 18~19 页。

食外，可制成柿饼、柿角、柿汁；可加工成柿糖、柿蜜；可代替粮食制醋、酿酒。柿的果实及其加工品，还有医疗作用，可治肠胃病，可止血润便，对降低血压有一定作用。恭城月柿是广西传统出口创汇的名优产品之一，果型美观，色泽鲜明；脆柿味甜可口，冻柿清香甜心，柿饼甘柔如饴。形似圆月的柿饼，肉红透明无籽，凝霜后，白里透红、皮脆柔软、清甜芳香。

恭城月柿果实为扁圆形，果皮为橙黄色至橙红色，皮薄光滑，有果粉，无核。红柿：果肉红色、透明，质软，汁多，味清甜。脆柿：果肉黄色，质地脆，味甜，有香味。柿饼：形似圆月，故名"月柿"，有柿霜，肉红透明，质柔软，清甜，有香味。恭城月柿每 100 克含总糖大于等于 16.7 克、维生素 C 大于等于 19.4 毫克、钙大于等于 4.99 毫克、磷大于等于 12.0 毫克、粗纤维大于等于 0.4%。恭城月柿实行无公害标准化生产，产品符合 NY5421-2004《无公害食品柿》标准要求。

恭城娃娃鱼。 恭城娃娃鱼是广西桂林恭城瑶族自治县的特产。恭城县良好的自然气候环境、独具的地形地貌和植物植被、丰富的矿藏及水生生物资源、独特的差异性水域条件，不仅可以为恭城娃娃鱼提供得天独厚的栖息及生长繁殖环境，同时，形成了恭城娃娃鱼特有的地域特性及风味，使其极具科研保护、养殖开发等价值，经与部分区内外不同地方成年娃娃鱼对比，其具有显著的地理特性，主要表现在：①恭城娃娃鱼因栖息环境的不同背部斑块表现一定的规格及颜色差异，有黑色、暗红色、棕红色或黑色和棕红色不规则斑块交错分布，背部红黑（褐）斑块颜色更深、对比更明显；②最显著特征是头背部对称疣粒较其他地方的娃娃鱼明显且多。大鲵在当地统称恭城娃娃鱼，也有部分山区俗称狗鱼，民国版（1936 年）及 1992 年版《恭城县志》分别有记载，恭城的名特鱼类中，"特产狗鱼产于山源形似鲜鱼有四足眼细近嘴能上岸下水小则四五斤大则十余斤味极美"。

恭城竹鼠。 恭城竹鼠体大肉多，味道鲜美，营养丰富，毛皮绒厚柔软，有较高的经济价值。恭城竹鼠为国家农产品地理标志保护产品。

竹鼠又名竹狸、冬芒狸，是我国南方山区的珍稀野生二级保护动物。《本草纲目》中提到，"竹鼠肉甘，平，无毒。补中益气，解毒"。国家把人工养殖竹鼠列入星火计划，发动群众养殖。

竹鼠特性：体大肉多，味道鲜美，营养丰富，毛皮绒厚柔软，有较高的经济价值。据测定，它含粗蛋白质 57.78%、粗脂肪 20.54%、粗灰分 17.36%、粗纤维 0.84%、胆固醇 0.05%，还富含磷、铁、钙、维生素 E 及氨基酸、甾类，其中赖氨酸、亮氨酸、蛋氨酸的含量比鸡鸭鹅、猪牛羊、鱼虾蟹有过之而无不及，是一种营养价值高，属低脂肪、低胆固醇的野味上品。

茶江鱼。恭城河流污染较少，鱼的肉质鲜美、口感丝滑脆嫩。其实，恭城的牛杂火锅味道也不错，牛肠、牛百叶等牛的内脏一块炖，味重辛辣油腻，冬天食用最佳。火锅饭也是这里一种特殊的风味，白稀饭做底料加热后倒入各种动物肉、肝脏或鱼，搅和以后加碎花生、菜叶等食用，味道清淡爽口。

这里还有一种下火锅的菜肴，称作菜包，做法是用生菜叶包裹上糯米、干虾肉、鲜肉、青豆，吃时放入火锅内煮熟，虾的鲜、糯米的韧、豆的甜尽在其中，可谓名副其实的菜包。油包鱼也不可错过，鱼小而肥，身上有许多脂肪，据说煎炒时都不用放油，上桌后鱼身外表金黄酥脆，里面肉质细嫩甘甜，极其味美。同时，恭城的各色圆子也可品尝一下。至于小吃方面，恭城人较偏爱芋头粑，芋头丁加碎肉放在掺了蛋的面糊里一裹，下油锅炸熟即可食用，物美价廉，只是吃多了容易上火。恭城的年糕品种也有很多，萝卜的、芋头的、南瓜的；甜的、咸的，应有尽有。

瑶乡甜酒。瑶乡甜酒非常有名，是当地人爱喝的一种含酒精饮品，一般为 2 度左右，小酌无碍，但是喝多了也会上头。甜酒以女性为主要饮用群体，它通过糯米发酵酿制而成，甘甜、醇香，一般可直接饮用，也可加热放入姜、枸杞、红枣、蛋一同食用，城里多用它给坐月子的女性饮用，有调节精气神、祛寒的用途。

恭城粑粑。恭城美食中光粑粑就有十数种之多，有水浸粑、糍粑、芋头粑、萝卜粑、糖粑、船上粑、大肚粑、柚叶粑、桐子叶粑、油炸粑、艾粑、狗舌粑、羊角扭（粽子）、黄毛粽、粟粉粑、印子粑、发糕粑、水糕粑、灯盏粑（斗斗粑）等。

恭城人对粑粑情有独钟，俗话说，"油茶当饭，莫忘粑粑"，讲的是很多人虽然是干体力活的，但早餐一般只喝油茶不吃饭，靠几个粑粑抵挡饥饿。当地人把做粑粑、吃粑粑当作过节的一种象征，每逢过节家家户户必做粑粑、吃粑粑，而且每一个节气的粑粑各有不同。

清明节做艾粑：在恭城的田间地头，用来做艾粑的艾叶随处可见。这种艾叶与端午用来避邪的艾蒿相似，但没有硬而高的茎秆，做出来的艾粑没有丝毫的纤维，整个绿而晶莹剔透，吃在嘴里散发出艾叶特有的清香。恭城人做艾粑，一是用来供奉祖先，二是利用艾粑这一具有药性的野菜来清凉解毒、祛病强身，三是利用做艾粑使全家老少聚在一起，增进家庭成员之间的感情。

端午节做粽粑：恭城人把粽子称为黄毛粽，因为恭城捆绑粽子的材料是恭城本地特产的一种叫作黄毛叶的草。恭城黄毛粽的个头很大，这与南宁、柳州等地做的粽子有很大的不同，一般直径达 10 厘米，长度为 30~40 厘米。恭城黄毛粽是用纯糯米做的，一般蒸熟后横切成约 1 厘米厚的片状蘸姜糖水吃，别有一番风味。恭城黄毛粽还有一个用途就是给年轻的男子拿到未来的岳丈家 "摆节"（送礼）。

七月半做狗舌粑：恭城人在农历七月十四日或者从七月初七到十四日隆重纪念祖先，每年这个时候，家家户户就要把祖先的魂灵 "请" 回家中供奉，而供奉的一个主要食品就是狗舌粑。狗舌粑因形似狗舌而得名，一般是将糯米磨成粉，加入黄糖，拌水后做成一个个狗舌头模样的糍粑团，然后裹上黑芝麻粉，再用粑粑叶一个个地包好，用大锅蒸熟。狗舌粑有一个很大的特点，就是在温度很高的七月天里不容易馊。

中秋节做大肚粑：大肚粑可以说是 "超级汤圆"，因为它的做法与吃法和汤圆极其相似。不同的在于大肚粑个头是一般的汤圆的数倍甚至十倍，馅更是丰富得多，一般有香菌、木耳、黄笋干、槟榔芋等恭城山货和土特产。中秋佳节在我国讲究月圆人团圆，一家人团聚在一起吃上两三个大肚粑，那个场面绝对不会比元宵节一家人在一起吃汤圆逊色。

除此以外，恭城人还会在春分、六月六、冬至、小年夜、春节等节日里做羊角扭小粽子、松糕粑、熟粉粑、水浸粑、恩粑、萝卜粑、茜子粑、芋头粑、糖粑、笼粑（年糕）等。随着恭城旅游业的不断发展，粑粑这一恭城特色小吃与恭城油茶已逐渐被世人所熟知，成为到恭城旅游的人必尝的风味食品。

恭城沙田柚。恭城沙田柚是恭城县传统的名特优果品之一，至今已有120 年历史。果实呈梨形或葫芦形，果顶有金钱印，果皮油胞细小，金黄色，果肉晶莹透明、脆嫩化渣、清甜爽口、香味浓，经测定，可食部分在47.7% 以上，可溶性固形物高达 13.7%，含糖量 12.4%，含酸量 0.36%，100 克果汁含维生素 C 71.7 毫克，含氨基酸 739.4 毫克。具有养颜、润肺、利便、降低胆固醇之功效，享誉为"天然水果罐头"的称号。1994 年在福建省平和县召开的全国第三次柚类科研生产协作会上被评为全国优质产品金牌奖。在 1996 年和 1998 年的第四次、第五次全国柚类科研生产协作会上连获 3 个优质产品金杯奖，1999 年获全国柚类商品评比金杯奖。现栽培面积 8 万亩，商品量 5.5 万吨，是全国沙田柚主产区。

恭城瑶族自治县位于广西桂林市东北部，南望粤梧，北邻三湘。恭城东、西、北三面环山，中间为河谷、草地、丘陵交错地带，茶江河贯穿县境，支流纵横密布，县内冬暖夏凉、气候温和，属中亚热带季风气候，年平均气温 19.7℃，全县森林覆盖率 77%，年平均降雨量 1437.7 毫米，水能蕴藏量 11.07 万千瓦。旅游资源丰富，特色产品种类繁多。

恭城槟榔芋。恭城槟榔芋是恭城瑶族自治县名优特产，芋呈纺锤形，肉质灰白色带有紫红色槟榔花纹，富含多种微量元素和无机元素、纤维、蛋白质、淀粉、维生素、氨基酸等，营养丰富，是良好的保健食品。它以肉质细、香味浓、品质好，甘香可口而驰名中外，是该县销往香港、东南亚等国家和地区的传统产品之一。年种植面积 2 万亩左右，总产量 6 万吨，10 月上旬可开始供应市场。销售时间可以推迟到次年 2、3 月。

恭城瑶族自治县大部分区域水源丰富、土壤肥沃，自然条件较好，适合发展槟榔芋种植，其在本县已有 300 多年的栽培历史，是本县传统的名优土特产品，也曾是外贸出口的主打优质农产品。恭城槟榔芋具有补气养肾、健脾胃之功效，既是制作饮食点心、佳肴的上乘原料，又是滋补身体的营养佳品，清朝年间被列为大清贡品，因而享有"皇室贡品"之称。

第六章

南宁市

马山县

（一）基本情况

马山县隶属于广西壮族自治区南宁市，位于广西中部略偏西位置，居红水河中段南岸、大明山北麓，地貌以山区丘陵为主，东西部为大石山区，中部和西南部为土岭丘陵；地处低纬度地区，属南亚热带湿润气候区，光热充足，雨量充沛，夏长冬短。马山县位于东经107°41′38″~108°29′00″，北纬23°24′06″~24°02′06″。处在地球南亚热带，属南亚热带季风型气候。县域东与上林县镇圩瑶族乡、来宾市忻城县北更乡、遂意乡交界，南与武鸣区两江乡相邻，西与河池市大化瑶族自治县大化镇、百色市平果县坡造乡接壤，北隔红水河与河池市都安瑶族自治县安阳镇相望。

2014年末，马山县户籍总数159041户，总人口555887人，其中，男性293474人，女性262413人；农业人口466943人，非农业人口88944人；城镇人口93500人。出生人口12091人，死亡人口3542人，人口出生率21.69‰，死亡率6.35‰，人口自然增长率15.34‰。人口密度每平方千米237人。马山县是一个多民族聚居的地方，居住有壮、汉、瑶、苗、仫佬、毛南、水、彝、白、黎、土家11个民族。2014年末，全县人口555887人，其中壮族人口414700人，占总人口的74.60%；汉族94169人，占总人口的16.94%；瑶族45822人，占总人口的8.24%；其他民族1196人，占总人口的0.22%。世居马山的壮、汉、瑶3个民族均有自己的语言，本族交谈以母语为主。

马山县是"国家扶贫开发工作重点县"，主要农土特产有黑山羊、金银花、旱藕粉等，是"中国黑山羊之乡"。马山也是"中国民间文化艺术之乡"，壮族三声部民歌发源于该县，另有壮族扁担舞、会鼓等多种文化艺术形式。

经调查核实，截至2014年底，马山县总人口55.59万，其中100岁及以上寿星71人，占总人口数12.77/10万。区域分布为：白山镇13人，百龙滩镇3人，古零镇10人，古寨乡3人，加方乡6人，里当乡4人，金钗镇1人，乔利乡7人，林圩镇7人，周鹿镇10人，永州镇7人。年龄分段为：100~104岁寿星59人，105~109岁寿星9人，110岁及以上寿星3人，周鹿镇马周村六周屯兰玉英寿星年龄最大，实际年龄113岁。民族分布为：汉族11人，壮族57人，瑶族5人。性别比例为：男性7人，女性64人，男女比例为1∶9.1。家庭婚姻情况为：均有家庭婚姻，其中林圩镇韦兰花寿星老伴（99岁）尚健在，乔利乡林先花寿星因早年丈夫被抓做壮丁不归终生未育。健康状况为：身体健康，无严重疾病55人，占77%。自理能力情况为：能够独立或需要帮助就能维持日常生活者69人，占97%；完全丧失独立生活能力者3人，占4.2%。共性特点是：环境清静、生活简单，喜爱劳动、甘愿付出，知足常乐、心态平和，子女孝顺、邻里和睦，为人豁达、遇事泰然，顺其自然、身体健康。

（二）长寿原因

马山历史文化独特厚重，人文环境天人合一，经济社会协调和谐等诸多因素，成就了马山人的健康长寿。

1. 环境得天独厚，物产天然丰饶，食品绿色生态，为马山人健康长寿奠定了自然基础

环境宜居，奇山益寿。马山县年平均气温21.7℃，最高气温40.1℃，最低气温1.0℃；年平均降雨量1707.6毫米，平均无霜期362天，年平均风速1.3秒/米，常年风向为东北风。马山县南有大明山环抱，北有红水河缠绕，山奇水秀，林木葱茏，空气清新，气候宜人。2014年，全县森林覆盖率 62.95%。境内大明山地处北回归线上，森林覆盖率达 98.8%，是全国 20 个国家森林公园之一，山上空气负氧离子平均含量每立方厘米高达 7 万个，最高可达每立方厘米 9 万个，远远高于"清新空气"的标准，许多地区的负氧离子达到每立方厘米 3 万个，是名副其实的"天然氧吧"，是我国南方避暑胜地；弄拉是国家级药用植物自然保护区，素有"喀斯特地貌区的香格里拉"之美誉，一年四季都呈现"万座青山是乐园，无边绿海为怀抱"的美丽画卷。

大明山是南国广西的父亲山，红水河是壮族人民的母亲河。马山地处巍巍大明山脚下，滔滔红水河南岸，是广西唯一同时拥有"父爱"与"母爱"的一个县，自然景观奇特多姿，旅游资源丰富多彩。拥有被誉为"世界十大溶洞之一"的金伦洞，"广西庐山"大明山风景区，广西最大的岩洞式寺庙、佛教圣地灵阳寺，"广西八大美景"之一的红水河风光，被誉为"天然氧吧"的广西自然保护区、国家级药用植物自然保护区——弄拉生态旅区，广西可开发游览的最长暗河——永州定乐江地下暗河，广西最大的石林城堡——金钗石林城堡以及千姿百态的红水河奇石等独具特色的旅游景点和南国壮乡风景。

雨量充沛，秀水延年。马山水资源丰沛，红水河流经该县 80 公里，享有"水电资源富矿"盛誉，全国重点开发红水河的 10 座大型梯级水电站中的百龙滩水电站、大化水电站、乐滩水电站距县城不足 30 公里。除红水河外，还有地表河 11 条、地下河 11 条、地下水 203 处、蓄水工程（水库、山塘）606 处、山泉无数。水、土壤中富含硒、钙、磷、镁、铁、锌等多种有助于健康长寿的微量元素。

物产丰饶，绿色生态。农业盛产水稻、玉米，尤以优质大米、黄玉米驰名。主要土特产有黑山羊、金银花、旱藕粉、黄豆等。全县黑山羊年存栏 5.46 万只以上，2003 年，马山不仅被中国品牌保护活动组委会命名为"中国黑山羊之乡"，而且黑山羊品牌还获得了国家原产地标识认定；种植金银花 5.5 万亩，年产金银花 40 万公斤以上，是广西最大的金银花生产基地和广西金银花中药材产业重点县，也是全国闻名的金银花主产地。

马山饮食文化独特，原生态食品丰富多样。马山黑山羊、马山土鸡、周鹿香牛、红水河水产系列、黑豆菜、金银花、旱藕粉、开心红薯等原生态绿色食品风味独特，让人回味无穷。马山实属养生胜地、福寿之乡、祥瑞家园。

2. 历史源远流长，民族文化底蕴深厚，民间文化多姿多彩，为健康长寿提供了精神支柱

马山是壮族骆越文化的发祥地之一，民族文化底蕴深厚，民间文化多姿多彩。地方传统民族节庆主要有：三月三壮族歌节、达努节等；传统文化主要有壮乡会鼓、扁担舞、三声部民歌、歌圩、抢花炮、踩花灯等。其中"文化三宝"更是享誉国内外：马山壮族三声部民歌，被尊称为"中华民族文化瑰宝"，蜚声海内外；马山壮族扁担舞，素有"广西民间舞蹈一枝花"美誉，曾在人民大会堂向全国人大代表展演；马山壮族会鼓，历经千余年历史，气势磅礴，2010年被选为上海世博会广西馆参展表演项目。2008年，马山壮族三声部民歌和壮族会鼓分别入选国家级和自治区级非物质文化遗产名录。2008年、2011年马山县两度荣获国家文化部授予的"中国民间文化艺术之乡"称号。

3. 经济持续发展，百姓年年增收，保障不断完善，为马山人健康长寿提供了物质基础和社会保障

随着经济社会的不断发展，城乡居民收入不断增加，人民群众生活水平逐步实现小康，为健康长寿奠定了坚实的物质基础；同时，政府加大民生保障力度，不断发展和完善社会保障事业，为马山人健康长寿提供了社会保障。2014年全县财政完成总收入18.6亿元（其中地方组织收入3.29亿元），公共财政总支出18.6亿元，其中政府用于民生（教育、文体、社会保障、医疗卫生、住房保障、节能环保等）支出总额达13.76亿元，占财政支出总额的73.93%。全县贫困老年人有48620人次全部纳入城乡低保，贫困老人得到社会救助比例达100%。对户籍在马山且60岁以上的老人每月发放养老补贴80元；另外年龄在80~89岁的老人政府每人每月发放50元的生活补贴；90~99岁的长寿老人，政府每人每月发放100元的生活补贴，对年满100岁及以上的长寿老人，政府每人每月发放生活补贴300元。全县城镇职工基本养老保险、基本医疗保险和新型农村合作医疗等覆盖面不断扩大，社会保障体系不断完善。2014年全县共救助29.33万人次，金额3080万元，其中救助60岁以上老年人4.862万人次，金额 339.7 万元，占救助总金额的 11.02%，老年人的社会救助得到保障。

4. 政府关心，社会关爱，家庭和谐，老年人生活幸福指数高，"老吾老以及人之老，幼吾幼以及人之幼"

县委、县政府通过政策和资金扶持，促进老年团体的建立和发展，先后成立了老年人书画协会、武术协会、文艺队等多个老年组织，让老年人老有所乐。在重大节日期间，组织老年人自编自演文艺节目参加庆祝活动，并开展棋牌、气排球、门球、太极等系列体育活动，让老年人在快乐中生活。县委组织开展的"先锋连万家，三情促和谐（情系外出民工、情注留守儿童、情暖空巢老人）"活动已经深入人心，各级领导经常深入农舍亲自看望和慰问老人，机关单位、社会团体、普通党员、社会公民平时都自发为老年人提供各种形式的帮助，并结成对子，定时定点看望孤寡老人和贫困老人，给老人带去了经济支持和精神安慰。此外，全县中小学通过授课、组织看望老人等多种形式，在广大青少年之中播种传承尊老、爱老、助老的传统美德。

5. 民风纯正朴实，民俗自然融合，生活习惯科学合理，老年人安享晚年乐在其中

马山民风淳朴，各族人民勤劳善良，邻里之间和睦相处，无论婚丧嫁娶红白喜事，邻里之间都互帮互助。马山民俗很多，其中各民族尊老、敬老的传统相互推广融合在一起至少也有上百年的历史了。全县长寿老人热爱劳动、生活自理，八九十岁的老人下地干活动作自如，年逾九旬照看子孙也是家常便饭。老人们讲究卫生、少得疾病，即便身患小恙，也是通过自身调养的方式和方法自行处理的；老人们饮食清淡，素荤不拘，结构合理，营养均衡；老人们为人豁达，遇事泰然处之，安享晚年。

（三）饮食习俗

马山县人民过去因生活条件和生活水平限制，一天一般只吃两餐饭，一般是在早上 7 点起来就出去干活，10 点钟左右才回家吃早饭，吃完早饭又继续下地劳作，到晚上六七点钟才回家吃晚饭。晚饭过后就有人们开始三五聚集聊天，农忙时节晚上还要做一些农杂活，这些都是要因地、因时而异的。随着生活条件和生活水平的不断提高，人们的饮食习惯也开始随之而变化，现在马山县人民一般每日都吃三餐，即每天早上六七点吃早餐，吃完早餐就开始下地干活，中午12点左右回家吃午饭，午饭过后休息一两个小时再继续下地干活直至下午六七点钟。

1. 食物结构

马山县民众以大米、玉米为日常主食，其中稻米几乎三餐必备。马山县产的优质大米受到各方人士的称赞，使用马山县产的优质大米煮出来的米饭色泽油润、味道幽香，而且营养价值也很高。马山县产的稻米分粳米、糯米，米类不同其制作的方法也多种多样。比如平时用于做饭、煮粥的优质大米，味道清香可口。至于糯米马山县人们通常用来制作粽子、糍粑、油馍以及菜馍等。人们经常用糯米来制成糯米甜酒（醪糟），营养丰富，在冬天食用，能御寒滋补。副食多为本地生长的各种蔬菜和宰杀本地饲养的家畜家禽。马山县人民夏天喜欢吃粥，尤其是玉米粥，早上起来用玉米粉煮一锅粥，再炒上一两个绿色蔬菜就可以供全家人享用两餐了。有老人的家庭经常采用晨起食粥的方法以益胃生津。

2. 食品特点

马山县壮、汉、瑶等民族饮食习俗多种多样，食品烹制很有特点，别有风味。壮族依山傍水而居，以耕田种地为主要劳作。平时以大米、玉米为主食，豆类、薯类等杂粮补之。独特食品有五色糯饭、黄花饭、菜包饭、艾莱馍、粽粑、白梳把灌龙碰、生榨酸米粉等；肉类以猪，鸡、鸭、鱼等为主，也喜欢吃腊肉、鱼生，牛、羊、狗肉少吃。山里壮、瑶族人民有灌串肉的习俗。汉族为马山县第三波移民，即所谓"后来民"，居住地以小圩镇和丘陵地区为主，除饮食习俗大部分和壮族相同外，但又有他的独特之处。平时以大米为主食，干稀搭配。小吃烹制具有特色：米花、凉粽、糕饼、油馍、酸粉、凉拌等。人们特别爱吃鱼生、白斩狗肉、腌制品，味道酸甜辣麻俱佳，非常爽口。山里的汉族还有一种叫作"蒸玉米饭"的食物。做法是先把玉米打磨成小颗细粒状（不成粉末）用热水淋湿浸泡，然后倒入蒸笼加火蒸煮，待水开热气腾腾之际。又将笼里的玉米饭翻动淋水，经过如此三番五次后，"玉米饭"就可以出锅了。出锅了的玉米饭松软醇香，配上精腌腊肉、特制的腊猪板油和火麻青菜汤，油而不腻，清爽可口，独具一格，天下少有。瑶族过去生活艰苦，吃法较简单：平常以玉米为主食，杂粮参半，逢年过节才有大米饭吃。肉类以猪肉、羊肉为主，少吃牛肉，不吃狗肉，喜欢吃动物内脏、腌腊野味。瑶族吃羊肉很有特色，烹制特有的"血旺""羊酱""骨圆""全羊汤"等。这些食品闻名遐迩，如今成了"贵客菜"。吃野味也是瑶族人得天独厚的条件，鼠类、鸟类、狸类、香菇、木耳、竹笋等山珍是瑶家特有的佳肴食品。酒在瑶族人家非常受欢迎，逢年过节、接待客人总要一醉方休，素有"无酒不成瑶"之称。灌串肉也是瑶家接待客人的一种特有习俗，是瑶家待客最高的礼仪。

3. 生育礼仪饮食

壮族人家生孩子，3 日内不管是隔壁邻居还是亲朋好友，一般不得探视，否则让人生疑。3 日之后隔壁邻居和亲朋好友才可探视，探视时一般给产妇送些汤饭吃，俗称乳饭。孩子满月前，产妇一般不走出房间，更不能去很远的地方，家中大小农活均由家人去做。如果要走出房间，不管晴天、雨天、阴天，均要带上雨具。在这期间，亲朋好友都送来一些鸡、猪肉之类的补品，有些也送上孩子的衣物。孩子满月时，产妇第一次带孩子回娘家探望父母，娘家则准备一些粽粑或肉饼、鸡（生女孩送公鸡，生男孩送项鸡，娘家送的鸡称为"小鸡种"，意为陪伴外孙健康成长，平时不得随意宰杀）给产妇带回，肉饼或粽粑送给本屯各家各户（肉饼一户两个，粽粑一户一个），鸡则留作自养繁殖。从娘家回来后，产妇家要置办满月酒。满月酒那天娘家以母亲为头领（母亲没有则长嫂代之）组织族内的姑婆婶嫂、同年小姨约一二十个人左右的女性队伍来到女儿家，称为"看孙"。看孙团主家要办两挑以上的小粽粑，蒸粉、猪肉若干斤，以及鸡、饼、糖、果等，特别要有背带、小被褥、两三套衣物，有钱人还置办金银小手镯、玉器等物。房族来的人少则给一件衣服，多则一整套，这些礼物一般都给小外孙享用。女儿家这边准备充足酒、肉，邀来亲朋好友和外家人，隆重举办满月酒，晚上双方唱山歌，一直闹到凌晨三四点。此种风俗，从古到今普遍存在，特别是第一胎孩子，做得更加隆重热闹。汉族人家生育孩子，常拿鸡及姜酒到外婆家报喜，外家则回赠一批礼物及补品。满月时举行的满月酒跟壮族一样隆重。瑶族同胞生小孩，绝大部分都以家里为产房，直至现在，瑶族妇女住院分娩的人仍然不多。小孩出生后，产妇除享用猪、鸡肉外，家人上山捕抓竹鼠，他们把竹鼠当作瑶家的福物。捕到竹鼠，一般先祭拜祖宗神灵，然后煮给产妇吃，说是可使小孩百病消除。

4. 百岁老人饮食

截至 2014 年底，马山县的百岁老人分布在县内各乡镇村屯，依多年的地域共性饮食传统和个人习惯食谱，形成了个人独特的饮食习惯。他们讲究卫生，少得疾病，生活简单，饮食清淡，荤素不拘，结构合理，营养均衡。

清淡的饮食。据调查百岁老人的饮食规律和习惯得知，老人们的饮食都比较简单，一日三餐有规律，但也有个别老人少吃多餐：有的喜欢喝粥，有的喜欢吃面条和干饭。共同之处是每餐配以各种时令新鲜蔬菜加点荤菜；食量有度，每餐七八分饱，绝不贪食，不暴饮暴食，不挑食，不熬饿，不过饱；粮食粗细搭配，杂以薯类、瓜菜。饮食讲究清淡，喜喝茶和粥，大部分老人不爱吃辣椒。日常饮食不求山珍海味，面对普通的米面蔬菜吃得津津有味，绝大多数老人很少吃补品和营养品。

均衡的饮食。在日常生活习惯上，马山县东西部山区居民常年以玉米为主食。中部丘陵地区居民以大米为主食，并常年食用红薯、豆类等粗粮，饮食较为清淡。这些当地原生态农作物日照充足，能充分地吸收土壤中有益于人体健康的微量元素，并且不施化肥无污染，是天然的绿色食品。很少有抽烟喝酒的，如果饮酒，以自酿米酒为主。黑山羊、金银花、旱藕、旱藕粉、里当土鸡、红水河油鱼、玉米粥、黑豆苦马菜和百香果等活色鲜香的原生态食品，为马山县注入了灵动的活力。尤其是黑山羊，自由放养在群山野岭之中，饿了吃百草，渴了喝山泉，肉质鲜美，营养价值高，胆固醇含量低，还有人体必需的 15 种以上氨基酸，具有滋阴壮阳、延年益寿和美容之功效。

规律的饮食。他们的饮食营养全面，每天早中晚餐定时，食味清淡不过咸，不吃或少吃油炸、烧烤食物，不食隔夜、过期不洁食品，不吃霉烂腐烂食物，不食坚硬难消化的食物。

烹饪方式讲究。百岁老人们大多喜欢用"炖汤"的方式烹饪菜肴，即使是吃酒席,也仅是选择性地品尝其他菜品,主要进食的还是汤菜。汤的制作一般都是采用自家自产的原生态食材,加以简单的烹饪,煮出来的汤清淡鲜香,营养价值也很高,而且还能保证低脂。如南瓜苗汤、苦马菜汤、黄瓜鸡蛋汤、香菇汤、鸡汤、鸭汤、排骨汤等。

饮水科学。马山县的百岁老人,基本上都是喝当地的山泉水和井水。马山县具有丰富的水资源,水体十分干净,水质特别优良。全县境内的天然泉水很多,而且地下水资源也很丰富。经检测,马山境内水体中富含硒、钙、磷、镁、铁、锌等多种有益于健康长寿的矿物质和微量元素。他们多是清晨起床后,喝一杯水,晚上临睡前,喝一杯水。

马山县很多百岁老人在饮食方面有其相同点,但也有个人的喜好:有的百岁老人爱喝茶和喝粥,如韦秀莲老人爱喝当地自产的金银花茶和自家种植的玉米粥;有的老人爱喝酒,如韦兰花、黄大美双百夫妇都爱喝酒。

(四) 特色物产

黑山羊。马山县养殖黑山羊历史久远,古时的羊原是波斯地区(今伊朗)的山羊和阿富汗的捻角羊相杂交,经人工选择育成的。汉唐时期,在"丝绸西去,佛教东来"之际,山羊由波斯地区开始流入中国。其中一支往北方、一支往南方。由于地理环境的差异,饲养方法和食料有所不同,南北的羊都各有量和质的变异。广西各地饲养的山羊中,桂中、桂西地区产量最多、品质最好,尤以马山为甚。马山黑山羊是全国最优秀的山羊品种之一。之所以出名,首先得益于先天的优良品种,因为它是以本地山羊为母本,经过长期复杂的杂交提纯复壮而形成的优良品种。加上得天独厚的地理环境和饲养方法,得益于马山县水量充沛、草木茂盛、树叶常绿,马山黑山羊肉质鲜嫩可口、膻气少、味道鲜美、营养丰富、蛋白质含量高、胆固醇含量低,是人们理想的肉用食品,在我国南方及港澳地区占有颇大的消费市场,10多年来,国际市场上的羊肉价格以每年7%的速度攀升,贸易额也逐年提高。马山黑山羊还具有相当高的药用价值,据《本草纲目》记载:"羊食百草可疗百病。肉是十全大补,肝可明目清肝,血是消邪解毒,胆是疗痔治疮,乳是润肺清心。凡食羊者,男则补阳,女则滋阴,少则强身,老则延年。"马山人不仅有丰富的养羊技术,而且还有高超的山羊食品烹饪手艺，如香椿羊扣、炖蹄煎肝、贵妃羊血、王子羊酱等都是马山独有的美味佳肴。

红河鱼。红水河流经马山县境100多公里，在两大梯级电站之间所蕴藏的鱼虾类资源可谓马山县的一大财富，特别是近几年来加大红水河水产品培育、开发力度，建成了红水河各类鱼虾苗繁殖育种基地，利用宽敞的河面又推广人工养殖，使红水河鱼虾类产业得到进一步发展，其中以红水河油鱼、剑鱼、蛇鱼、塘角鱼、白鳝、黑鳝、花鱼、团鱼、草鱼、第鱼、鲢鱼、河虾等最负盛名。这些鱼虾通过人工育苗、自然放养，既可增加红水河原有的鱼虾类种群、数量，又使红水河鱼虾不失原生态的"野味"，因而成为水产市场上的抢手货。红水河鱼虾，品质上乘。草鱼、鲤鱼、鲢鱼是鱼生的好料，又是蒸煎和煮汤的佳肴；剑鱼、绘鱼、塘角鱼、白鳝、黑鳝是上等滋补佳品；花鱼、团鱼是术后良药；油鱼、河虾是下酒的好菜。史载，明代白山土司，全家好吃红水河鱼类，尤以白鳝、黑鳝、剑鱼为甚，称其为"红河三娇"。红水河还有一种油鱼，越煎越出油，因而盛名，千里红水河流经广西数县，唯独马山数十里的百龙滩产这种鱼。鱼和羊是天下最"鲜"的食物，马山的特产正是天下最"鲜"的鱼和羊。过去，马山人善于一材多用，一菜成宴，"全羊宴""全鱼宴"令人回味无穷。而今，该县把鱼、羊这两种最"鲜"的食物，采取原生态传统技艺同烹则更鲜美，同席则更令人垂涎三尺。

里当鸡。里当鸡，是马山县东部石山区8个乡镇的优质特产，因里当瑶族乡盛产而得名。里当鸡体型适中，分速羽、慢羽两种，速羽型较小，慢羽型较大，成年公鸡体重2~3.5公斤，成年母鸡重1.2~2.25公斤。公鸡毛色暗红偏黄，母鸡毛色多为麻黄，爪嫩纯黄，脚径三角且矮小。里当鸡皮黄肉质细嫩，口感香甜，是上等的肉质补品。里当鸡已被列为广西名优地方鸡种。里当鸡质优名贵，得益于独特的地理条件和饲养方法。主产区总面积约13万公顷，是典型的喀斯特地貌。峰峦连绵，沟谷纵横，海拔多在200~800米；年平均气温为20.7℃，四季物候变化明显，昼夜温差5℃左右；峰丛中的山谷洼地面积狭小，山中草木四季葱茏，空气清新，环境幽静。产区农民在沟谷中依山傍水造屋，分散居住，房屋四周无围院，鸡群活动空间大，每户养有3~5只母鸡，自繁自育，品种不受外来基因混杂。产区农作物以玉米、高粱为主，辅以红薯、豆类、花生、火麻和蔬菜，这些都是里当鸡的主食饲料。

旱藕粉丝。旱藕粉丝是马山县盛产的绿色食品，其原料为旱藕（又名食用美人蕉、芭蕉芋，生长在亚热带山地，一年生草本）。旱藕其根部块茎含有丰富的钙、磷、铁及 17 种氨基酸、维生素 B、维生素 C，鲜藕淀粉含量达 24.3%。种植旱藕，施足农家肥，亩产高达 3 吨。马山大石山区的壮村瑶寨有种旱藕的传统。马山旱藕粉丝是采用民间传统手工艺精制而成的，加工出来的粉丝淡黄透明，无点状杂质，无碎条并条，手感柔软，富有弹性，粉丝难以拉断、折断，是为优质真品。旱藕粉丝耐煮不糊、质地细腻、口感滑嫩、无异味，是为粉丝中之上品。食前用开水浸泡 10 分钟即软，可凉拌、可煮汤、可炒食，亦宜下火锅，添加如意佐料，便成宴餐美食。久食旱藕粉，可健胃脾、降血脂、清肠道、益血补髓、清热润肺、减肥增智。马山旱藕粉丝不仅是平民百姓饱腹健身、延年益寿的家常菜，且已成国宴精品。2007 年春节前，中国政府官员与企业家峰会暨新春联谊会人民大会堂宴会指定用品最终评审结果，马山生产的"明山人"牌旱藕粉丝，经严格审核，获准进入人民大会堂宴会，成为国宴指定用品。近年来，伴随旅游业的盛兴，马山旱藕粉丝的名声已驰名大江南北，远播世界各地，身价日高。

金银花。金银花，又名忍冬花，是忍冬科多年生常绿藤本植物开出的花，《神农本草经》《本草纲目》等药典对金银花清热解毒之功能均有详述。金银花原生于石山峰丛地区的石缝乱草之中，自古民间广采为药，量少价高。20 世纪 60 年代，马山人发现如此名贵之花，可以打条发根，种植于那"九分石头一分土、碗一块、瓢一块、一个草帽盖三块"的山地上，而且花质更好，产量更高，效益更好。于是纷纷仿效，将山地退粮种花，种植方法不断改进，种植规模逐年扩大，至 1990 年，全县年产干花40 万公斤，马山县成为闻名全国的金银花主产地。每年三四月，村村寨寨银花香，男女老少采花忙。金银花的加工，传统方法是晒干即可，包装得当不回潮，无虫蛀，可多年入药。如今科技发达，用的是脱水适温烘干法，加上银泊纸盒真空包装，野生金银花茶实现了无硫多年保存，药效更佳。金银花不仅同多种药材配伍制成多种中成药和保健饮品，还可以同苦丁茶、绿茶浸泡即饮，既原汁原味，又怡神醒脑，抗毒消炎，增强人体免疫力。2003 年，我国部分地区发生非典型肺炎疫情，马山县医家商家所存金银花脱销，销价高出常价 10 倍以上，达每公斤 150 元，又一次激起花农种植积极性，种植面积大增。马山县金银花产品主要有金银花茶，金银花茶产地是山清水秀的古寨瑶族乡本立村古朗屯，当地以原生态出名。每年的 5~7 月为金银花采收期。在此期间，当花蕾由绿变白，上部膨大，下部青色时，即可采收。每天都要在上午 9 时以前采摘，此时露水未干，不会伤及未成熟的花蕾，而且花的香气最浓，也便于保持原有花色。经过茶胚吸香、花茶配制等工序，即制造出成品。马山金银花具有清热解毒、通经活络、护肤美容的功效，能降血压，降低血清胆固醇，增加冠脉血流量，预防冠心病和心绞痛，抑制脑血栓的形成，改善微循环，清除过氧化脂肪沉积，促进新陈代谢，延缓衰老，润肤祛斑。

上林县

（一）基本情况

上林县隶属于广西壮族自治区南宁市，位于广西中部，南宁市东北部，大明山东麓，东经 108°23′~108°52′，北纬 23°12′~23°28′，西南毗武鸣区，南接宾阳县，东北邻来宾市兴宾区，西北连马山县，北靠忻城县。

全县辖 7 镇 4 乡 131 个行政村（社区），面积 1890 平方公里，总人口 50 万人，有壮、汉、瑶等多个民族，其中壮族占 82%。汉族 54322 人，占总人口的 13.87%；瑶、苗、侗等 11 个少数民族占总人口的 6.51%。壮族是本县的土著民族，汉族自秦汉以来陆续从外地迁入，回族是元朝以后迁入，瑶族和苗族大多是清代以后迁入，其他民族是中华人民共和国成立后尤其是改革开放以后陆续从外地迁入。2013 年，全县总人口 49.00 万人，其中少数民族人口 42.04 万人，占全县总人口的 84.70%；汉族人口 7.5 万人，占全县总人口的 15.30%；瑶族 3.2 万人，占少数民族人口的 7.60%。有民族乡 1 个（镇圩瑶族乡），总人口 24690 人，其中瑶族 6870 人。2016年，全县生产总值 53.26 亿元，同比增长 2.5%；社会消费品零售总额 19.99 亿元，同比增长 9.6%；城镇居民人均可支配收入 23249 元，同比增长 8%；农村居民人均可支配收入 9289 元，同比增长 9.1%；固定资产投资 41.66 亿元；财政收入 4.047 亿元；规模以上工业总产值 19.85 亿元。

上林县属桂中南山区，西部多山，东南部多丘陵和平地，山脉多呈西北至东南走向，整个地势自西北向东南倾斜；地处低纬，北回归线横贯县境中部，属南亚热带季风气候，湿润温和，夏长冬短。上林山清水秀、生态优美，气候宜人，负氧离子局部含量达到每立方厘米 20000 个，是世界卫生组织"清新空气"标准的 20 倍。境内有大明山、大龙湖、金莲湖、云里湖、三里·洋渡、唐代"壮都"智城遗址、"岭南状元村"不孤村等景区景点。上林盛产优质米、甘蔗、桑蚕、八角、茶叶、黑山羊、清水河鱼等，其中上林大米、大红八角被列入国家地理标志保护产品。上林文化底蕴深厚，龙母文化、渡河公文化、万寿公文化、师公戏文化、徐霞客文化、唐城唐碑文化等历史民俗文化丰富多彩。

上林县有"南宁后花园"之称，是广西传统节日"三月三"的发祥地和珠江流域龙母文化的源头，也是国家生态示范区、首批"国家生态文明建设示范县"、中国长寿之乡、广西特色旅游名县、全国首批全域旅游示范区创建单位、"徐霞客最眷恋的地方"、国家扶贫开发重点县。

上林县古属百越之地。秦始皇八年（前 214 年）置桂林郡，县境属桂林郡地。唐朝武德四年（621 年）置上林县，隶南方州。此后上林县隶属关系及辖境虽屡有变动，但县名历宋、元、明、清一直未变。清咸丰七年（1857 年）李锦贵农民起义军攻占县城，改县名为澄江县；同治元年（1862 年）起义失败后复称上林县。民国 2 年（1913 年）6 月，上林县隶属邕南道；次年 6 月隶属南宁道。民国 16 年（1927 年）直隶广西省政府。民国 19 年（1930 年）属宾阳民团区。民国 21 年（1932 年）4 月改属南宁民团区。民国 23 年（1934 年）3 月改属南宁行政监督区。民国 28 年（1939 年）2 月改属武鸣行政监督区。民国 29 年（1940 年）4 月改属第八行政督察区。民国 31 年（1942 年）3 月改属第四行政督察区。民国 37 年（1948 年）10 月改属第十一行政督察区。1949 年 11 月 20 日，中共上林县委、上林县人民政府成立，1949 年 12 月 1 日上林县解放，县名不变，隶属武鸣专区，县治大丰圩。1951 年 1 月 25 日，撤销武鸣专区，上林县改属南宁专区。1952 年 8 月 11 日，南宁专区改称宾阳专区，上林隶之。

1953年4月23日，宾阳、崇左两专区合置邕宁专区，治邕宁，上林县归属邕宁专区。同年，撤销邕宁专区，原辖县为桂西僮族自治区直辖县。1956年3月2日，上林县改属桂西僮族自治州。1957年12月20日，复设邕宁专区，上林县属邕宁专区管辖。1958年11月14日，邕宁专区更名南宁专区，上林县改属南宁专区；12月，上林县与宾阳县合置宾林县，治芦圩镇，属南宁专区。1959年5月10日，撤销宾林县，恢复上林、宾阳两县，治依旧，仍属南宁专区。1971年南宁专区改称南宁地区。2003年6月27日，南宁地区建制撤销，上林县划归南宁市管辖。

（二）长寿原因

截至2011年底，全上林县50万人口中，80岁以上高龄老人共有11582人，占全县总人口的2.31%；平均每万人当中有231.64人超过80岁；其中百岁以上老人有56人，年龄最大者为116岁；而且，长寿人口群体的基数也很大，年龄阶梯的延续也很完整而绵密，每年渐次进入80岁年龄段，直至进入百岁高龄的老人也在不断增加。2012年，上林县被中国老年协会评为"中国长寿之乡"。截至2016年9月，上林县百岁以上老人达87人，百岁老人占总人口的比例达17/10万，远远高于国际长寿乡的标准。这些长寿老人的分布十分均衡，全县11个乡镇都有。

闲居养生。上林县山川秀丽、物产丰饶、文风鼎盛、地理环境优越，位于大明山东北部迎风坡一侧，属亚热带季风气候。境内雨量充沛、雨热同季、冬无严寒、夏无酷暑，加之大明山横贯上林东西，形成了局部气候环流，又起到了调节气温的作用，使得整个上林地区的气候更为宜人。上林县的年平均相对湿度稳定在80%；年平均气温20.9℃。在最冷的1月份，月平均气温为11.5℃；在最热的7月份，月平均气温28℃。全县森林覆盖率较高，负氧离子含量高于一般城市的3000倍以上，特别是下水源一带村庄，山中负氧离子含量为每立方厘米10万个以上，是世界卫生组织"清新空气"标准的100倍。上林县因此被称为"广西腹地最清凉的世界"。在春天，田野上盛开金黄的油菜花让人感受到春天的明媚之美；在夏天，淙淙流水和醉人绿意就像一支动人的乐曲；秋冬季节，金黄的油葵花和形形色色的格桑花点缀大地，让人觉得春天似乎从未走远。居住在

"南宁后花园"上林，呼吸的是清新的负氧离子，眼里尽是五颜六色，人们精神不易疲劳，身心得到放松，精神状态健康向上。如此优越的自然环境，对于上林人健康长寿起到了重要的作用。

饮食养生。上林人讲究"养生之道，莫先于食"，特别讲究食材生态环保安全。大多食材来自好山好水好田。

上林县居民的主食是稻谷、玉米，辅以木薯、红薯、芋头、豆类等。由于地理条件独特，环大明山土壤结构富含抗衰老元素硒，加上大明山溪洞流水养育，使得大明山脚下生产的上林农产品品质上乘。徐霞客曾在他的游记中提过上林的水稻："所艺禾稼特大，恒种一郭，长倍之，性柔嘉，亦异庶土一般地方所植。"意思是：所种的庄稼特别好，往往是种有一畦庄稼，却多了一倍的收成，稻谷质地柔软，这只能在特别肥沃的土地才能种植出来。2012 年，上林大米被国家质监局评为"国家地理标志"产品。人们吃到的上林大米饭，香糯柔软、营养丰富、易于吸收。

上林多为山区，旱地、畲地种出的玉米颗粒饱满。玉米一般用来煮粥，也有用来煮饭的。传统玉米粥的煮法：把玉米粒磨成粉状，煮时加入适量大米，待锅里水烧开，将玉米粉倒入锅中，搅成糊状，看个人需要可稀可稠，继续加火烧开，不断搅拌，直到煮熟。在煮前也可放入少许大米，也别有一番风味，在白圩、澄泰、大丰、明亮一带普遍采用这种做法。另一种煮法是先把玉米磨成绿豆状大小的颗粒，熬煮成粥即可，这种做法在塘红、乔贤、木山、镇圩一带较普遍。

富硒土壤和弱碱水培育的上林花生优质丰产。各乡镇群众习惯以土榨花生的方式生产花生油，花生油也成为上林县居民的烹调常用油。

性情养生。慈孝文化的传承则是上林成为长寿之乡的精神保障。中华传统慈孝文化在上林积淀深厚，石门龙母文化中体现的母慈子孝精神，影响了一代又一代上林人，成为上林人的道德自觉并传承至今，也使得广西壮族三月三发祥地上林县塘红乡石门村成为远近闻名的慈孝之乡。营造敬老氛围，关爱是重要因素。千百年来，上林人延续和保持了源远流长的长寿文化和尊老尚孝传统。上林县历来重视老年人工作，先后成立了老年人书画协会、武术协会、文艺队等多个老年组织，每年重阳节县乡举办各种"孝老敬老"主题活动，经常组织老年人自编自演文艺节目，开展棋牌、太极等系列体育活动。其中"夕阳红"、澄洲艺术团汇聚众多老年人，老年人在社团里尽享文艺乐趣，欢度晚年。无论是县城还是乡村，给老人添新衣、过寿辰都被子女视为应尽的孝道。机关单位、社会团体和公民个体自发自愿为老年人提供各种形式的帮助，定时定点看望孤寡老人和贫困老人，给老年人带去了经济支持和精神安慰。正是这些和谐的社会环境与全社会一同营造的尊老爱老的浓厚氛围，为上林的老年人铺就了"长寿之路"。

上林县长寿老人大多长期从事体力劳动，八九十岁的老人仍然能下地干些轻活或是帮家里做力所能及的家务。他们个人卫生做得很好，衣着整洁、干净卫生、少恙少病，而且他们生活大多简单清静，心态平和，为人豁达，遇事泰然处之，因此便得以安享晚年。龙母文化发祥地的塘红乡百岁老人之众居上林县各乡镇之首，这应验了先圣孔子提倡的"仁者寿""大德必得寿"的哲理。

（三）特色物产

上林八角。八角是广西特有的经济树种，是制作香皂、化妆品、牙膏、甜香酒、啤酒和糖果等物品的香料。在制药上，又是合成阴性荷尔蒙己烷雌酚的主要原料，具有祛风、健胃、祛疾、治咳等药用，是广西重要的出口物资之一。上林位于广西大明山的东麓，雾气重、湿度大，十分适宜八角生长，其出产的八角产品果粒大、饱满、味浓、色泽好、含油率高，备受国内外客商的青睐。目前，全县八角种植面积13.51万亩，年均产八角鲜果700万公斤，特殊年份可产780万公斤，茴油1.2万公斤。

上林大米。上林大米以色泽光洁清亮、滋味清香、蒸煮品质柔软可口、营养丰富的特点，享誉广西区内外，畅销全国各地。上林县盛产优质大米的历史悠久，上林大米产区自然条件十分优厚，境内受大明山脉西南对大气阻滞作用形成独特的小气候特征：气候温和，雨量充沛，光照充足，水源丰富，水质优良，土壤肥沃，昼夜温差大，水稻生长期长。上林县把发展大米产业作为富民强县的基础工作来抓，不断出台多项政策给予重点扶持，积极帮助和引导农民推广种植优质稻谷，鼓励、支持和引导企业加快大米生产加工业的发展。上林大米被国家质检总局批准为地理标志保护产品，是广西首个列入地理标志保护的大米产品，这将进一步提升上林大米的品牌知名度，提高其市场竞争优势和经济发展优势，更好地促进地方特色经济的快速发展。

瑶族金银花。上林县镇圩瑶族乡地处大石山区，石山林立，属南亚热带气候，雨量充沛，年平均气温 19.6°C，年平均降雨量 1677 毫米。两年来，乡基层农技人员认真做好基层农技推广体系改革与建设补助项目，通过走访群众，实地调查，发现该乡龙贵、佛子、正万、正浪、排红这五个村的石山上较适合种植金银花，即向当地政府反映，得到政府的大力支持，两年来全乡共发放金银花苗 45 万株，种植面积 1.1 万亩。加快了农业产业结构调整，实现农业增效，农民增收。现金银花已发展成为当地的一个特色产业。

2014 年以来，全乡种植金银花 2.2 万亩，产值达 4000 多万元。全乡已成立了 4 个金银花种植合作社，也成立了自己的金银花加工厂，并成功打造了"瑶山情"金银花茶品牌。为巩固金银花产业，2014 年以来，瑶族乡再支持瑶民扩种约 8000 亩金银花。

金银花的功效为抗菌及抗病毒，即对金黄色葡萄球菌、溶血性链球菌、痢疾、伤寒、脑膜炎双球菌、肺炎双球菌、绿脓以及流感病毒等都有明显抑制作用，有增强免疫力的功能。金银花能促进淋巴细胞转化，增强白细胞的吞噬功能；抗炎、解热。金银花能促进肾上腺皮质激素的释放，对炎症有明显的抑制作用；金银花的作用除药用外，其美容、减肥和保健养生的作用更为神奇，对身体所起到的巨大保护和修复作用是十分显著的。金银花的功效具有解暑、醒酒、清脑、解渴、清除体内有毒物质，降脂、减肥、美容洁肤、预防衰老、延年益寿的效用。

大明山红碎茶。上林县的茶叶种植历史悠久，茶园大都在大明山脉丘陵山地，当地常年云雾缭绕，茶芽粗壮。目前，全县茶叶种植面积已达 200 多公顷，年产茶叶近 400 吨。大明山茶汤色明亮、滋味鲜醇、清香，声名远扬。

红碎茶外形呈颗粒状，色泽乌黑，汤色红艳，滋味浓烈。该茶以其香醇甘爽、茶色清新而深受消费者青睐。大明山所产特级银毫茶经农业部茶叶质量监督检验测试中心检验，符合 NY 5071—2001 "无公害食品—茶叶"标准要求，多次获国家级和自治区级特等奖和一等奖、二等奖。年产量为 200 吨。大明山茶场茶叶种植面积 186.67 公顷，其中国家认定的茶叶优良品种 100 公顷。

碎红茶中含有多种抗癌防衰的微量元素。有助于保持皮肤光洁白嫩，减少皱纹，还能抗氧化、提高免疫力、预防肿瘤。碎红茶还具有提神醒脑、振奋精神、增强免疫力、消除疲劳等作用。

上林大龙湖银鱼。北回归线上神秘的大龙湖盛产小银鱼，是南宁后花园上林县绿色环保的水产特产。银鱼通体透明，无鳞无骨，味道鲜美，不但富含蛋白质、钙、磷、铁、维生素等营养物质，还有人体必需氨基酸，营养价值很高，而且能滋阴润燥、养血安胎，有益于胎儿的神经系统和骨骼系统的发育。银鱼的吃法很讲究，夏天可与冬瓜煲汤，喝着清凉美味，冬天可将干银鱼浸泡后与黄豆或鸭蛋焖炒，也可拌上面粉油炸，味道十分鲜美。干银鱼有两种，一种是自然晒干，一种是用文火烘干。烘干的银鱼颜色呈浅黄色，干银鱼在烹饪前需浸泡约 40 分钟。小银鱼细嫩透明，色泽如银，无腥味，味美却难以捕捞。刚打捞上来的银鱼每公斤 40 元，干银鱼每公斤 200 元。据当地人介绍，银鱼只有晚上才出来，根据它们喜好光的特点，每天黄昏时分就要就要开船去下网，用一盏灯将银鱼吸引过来，凌晨 4 点就得去收网。

上林五色糯米饭。五色糯米饭也称"五色饭"，又叫青粳饭或花米饭，因糯米饭呈黑、红、黄、紫、白 5 种颜色而得名，是过清明节和农历"三月三"歌节时，家家户户都蒸煮的一种米饭，是壮族用来招待客人、祭祀祖先的传统食品，也是老少皆喜的特色食品。节日当天，家家户户的餐桌上都摆着五色糯米饭，一家人用生的包菜叶将五色糯米饭连同猪肉、香肠、油豆腐等菜包起来津津有味地吃，大家有说有笑，场面别有一番情趣。

五色糯米饭的制作分为五种不同颜色，即红、黄、紫、黑、白。红色多用红蓝草或大红叶的汁染成，黄色用黄花草汁染成，紫色用紫蓝藤汁染成，黑色用枫树叶汁染成，再把上林优质糯米分别浸泡染色，然后分色装笼上锅蒸熟即成。五色糯米饭也用作"三月三"或清明节祭祀祖先的供品。

上林马肉。上林县距南宁不过 140 公里，资源丰富，号称南宁的"后花园"，也是南宁的绿色农副产品重要供应基地。上林是一个多民族聚居县，这里的饮食风格也融汇了多民族特色，别具风情。说到上林美食，当地人首推马肉："马肉可不是在什么地方都能吃到的，可在我们上林就有，而且做法还很独特。"其中，上林三里镇的炒马肉最为出名。炒干的马肉很有嚼劲，而且味道十足，是下酒的好菜，也可以作为零食吃。现在游客也可以在上林县城的一些美食店里品尝到。上林人还就此开发出了马肉系列美食，如炒马杂、马肉火锅、马肉粉、马肉汤等。

马肉是游牧民族常用肉食之一，我国已有 5000 年的食用史，只是煮或炒有泡沫产生，且发出恶臭，因此有人不喜欢马肉味道，敬而远之。历代由于马数量不多，因此不是普通肉类，然而马肉的品质相比鸡肉和牛肉，含有更高的蛋白质。

（四）民俗节庆

渡河公节与"渡河公"。农历五月初五是中国传统节日端午节。但在这一天，广西上林县的壮族人家纪念的却不是屈原，而是他们信仰的人类先祖——"渡河公"。除了吃粽子、洗药浴、挂葛蒲、喝雄黄、吃艾菜糍粑等传统习俗之外，上林人有一套独特的壮族古老民间仪式来纪念。

渡河公节这一节日起源于一个流传久远的传说。相传远古时候，九重天上的银河突然决堤，天河之水淹没大地，浊浪滔天，浮尸遍野。只有一对金童玉女幸运地抱住一个大南瓜在湍急的水面上漂流数日，历尽千辛万苦，终于在农历五月初五这天漂到了如今上林县三里镇的船山顶上，才最终得以幸存下来。洪水退后，两人结为夫妇，子孙后代也在此繁衍下来，逐渐形成了今天的壮族，因此被壮民奉为先祖。

为了纪念先祖、祈求平安，每年五月初五，三里一带的姑娘们都会聚在一起，边哼山歌，边制作"渡河公"：用彩布缝绣着明朝装束的小人，小人怀里抱着一个装着风干的艾草、白芷、苍术等多种中草药的金黄色南瓜，当地人管这些装进去的材料叫"香艾"。"渡河公"因为其似金黄的南瓜，寓意为人们带来财富；艾草的香气，能辟邪防病，保佑安康，"香艾"即谐音"相爱"，送给自己的心上人更有意义；而"渡河公"的传说，更让人们产生很多悠远而美好的联想。

制好的"渡河公"用红黄丝线挂在小孩的脖子上，垂到肚脐的位置，因为香艾有驱邪压惊和镇痛等作用，可保佑孩童安康。端午傍晚，三里汇水河畔上，成千上万男女老少一边吟咏祝寿词，一边把孩童脖子上的

"渡河公"放在一艘艘用竹片、芦苇或铁皮做成的小船上，点燃红烛，放到河里任其漂流；青年男女还唱起壮山歌，让那"渡河公"渡走不幸和忧伤，寄托来年丰收、安康吉祥的愿望。如今汇水河边的明清摩崖石刻上还记载着当年渡河公节的盛况。

渡河公节是具有丰富壮族文化内涵的民间传统节俗，历经 400 多年的历史演变，仍然保持着壮族原始的简朴美，是上林壮族本土风俗的缩影，在广西全区乃至全国民俗史上能保持着这种本上面貌的风俗都不多见。

"渡河公"布偶最早只是一副无脸、黑头、无辫、四肢抱南瓜的模样，在发展过程中被人们加上了憨态可掬的笑容和精致的辫子，使形象变得更加灵动可爱。"渡河公"工艺品色彩艳丽、造型独特、结构复杂、形式多样，其中以一对金童玉女合抱一个金黄色南瓜造型为主，另外也有两人、三人、四人等。从外形上说，"渡河公"多以红、黄、青色为主色调，用绸缎缝制，小的如拇指一般大，最大的直径可达一米。上林县的"渡河公"以其历史悠久、寓意深刻、工艺独特、绣功精湛而远近闻名，成为当地壮民族文化记忆的"活化石"，也是游客最喜爱的纪念品之一。"渡河公"传统手工艺现已被列入广西壮族自治区非物质文化遗产保护名录。

"三月三"龙母节。珠江和西江流域的重要人文始祖之一——龙母，是壮族乃至珠江流域民族至高无上的女神。在人类历史长河中，她曾经对壮族社会的政治、经济、军事、文化艺术、民间习俗、妇女的地位等都打下深深的烙印。在全国乃东南亚各国，及海外华人中都有广泛的影响。

龙母文化讲述的是龙母妈妈仁慈、善良、博爱及龙子"特掘"知恩图报、乐善好施、孝敬父母的故事，记载了上林壮族人民从古至今对善、孝两大传统美德的不懈追求。

在广西大明山周边几个县的老百姓，历代都以不同名称和称呼，为龙母立庙，塑其神像，昭示其神圣。由于历史原因，壮族的村村寨寨，也都为其立个小庙，其名"社坛庙"，神坛上大书："天王地母之位"，使龙母与天神雷王平起平坐，作为村落的保护神。在"三月三"各家各户蒸好五色饭，先给社坛庙进供，可见龙母在人们心中的地位。

上林县塘红乡石门龙母文化历史悠久，是珠江流域龙母文化和"三月三"传统节日的发祥地之一，每年农历"三月三"，塘红乡通过举办龙母文化节来弘扬母慈子孝，不断拓展龙母文化内涵，推动社会和谐发展。"九龙祭母"仪式是龙母文化节的核心环节，在锣鼓声的伴奏下，九条舞龙同时起舞，追着绣球，做着腾跃、翻滚、盘起、穿插等动作，既保有传统的象征意义，又极具观赏性，深受各族群众的喜爱。除此之外，在文化节中还有师公舞、壮山歌、壮鼓祭龙母表演、慈母孝子教育活动、百岁老人祝寿、百家宴、品壮族长寿五色饭等丰富的活动内容。近年来，上林龙母节传统民俗活动的影响逐渐扩大，有力地推动了龙母文化和上林旅游业的发展。

"卢於春社"，是上林县木山乡一个具有数百年悠久历史的盛大庙会。古时春秋季节有两次例行的祭祀土神的日子，分别叫作春社与秋社。春社亦即农历二月初二，木山乡的"卢於春社"将古风传承至今。"卢於春社"的传统庙会是由附近的村民自发组织的，经过近十年的不断发展，庙会的规模越来越大，活动内容也越来越丰富，在春耕、春种即将全面展开的春季，人们通过逛庙会、看表演，祈盼着一年的风调雨顺。

每逢二月初二，上林县木山乡卢於寺都会举办斗牛、斗鸡、扛甘蔗比赛、拔河、开春仪式、祭祀等活动，本县、附近县、南宁市，以及全国各地的数万名观众及摄影爱好者将慕名而来，观看和参与斗牛、斗鸡、斗马、山歌对唱、打陀螺、拔河、民间歌舞表演等多种活动，其中斗牛是最吸引眼球的重头戏。不但木山当地的群众会踊跃参与，邻近的来宾、忻城、宾阳等外县的农民也会带着牛儿云集于此，参加每年一次的斗牛"华山论剑"。斗牛的擂台设在卢於寺寺外的池塘附近，比赛还没开始，山坡上往往就已站满了上万名前来观看的群众，场面壮观，可谓人山人海。斗牛开始后，伴随着场外震耳欲聋的呼声，壮硕的斗牛时而以角相抵，时而扬蹄冲撞，让每一个到场的观众大开眼界，深感不虚此行。

（五）民间文艺

上林壮族八音。上林壮族八音是盛行于上林县壮族居住的白圩镇、大丰镇、明亮镇、澄泰乡等地区的传统民间音乐。它起源于广东佛山地区。清朝道光年间，出于经商的目的，不少广东省佛山一带的商人移民至上林定居，并将佛山的音乐带到上林，聪明的白圩一带的壮族先民吸收了佛山移民的音乐精华，并与本地的音乐相互融合，逐渐形成了极具壮民族特色的上林壮族八音。

上林壮族八音演奏的范围十分广泛，在元宵佳节、婚娶、满月、贺新屋、祝寿、迎神、祭祖、殡丧等风俗活动中都要演奏，演奏的内容包含喜乐和丧乐两大部分，在结婚、贺寿、节日等喜庆场合演奏喜庆的曲目，在老人千古逝悼等丧事场合则演奏哀乐曲目。其形式分为武场和文场，武场以乐器演奏为主，文场不仅有乐器演奏，还有壮语清唱。

上林壮族八音具有鲜明的民族风格及独特的艺术特征，它具有固定成套乐曲，演奏内容和曲目多样化，乐曲具有鲜明的主题性，直接反映了乐曲的内容，它在上林白圩一带壮民族日常生活中起着十分重要的作用，它与壮族人民同歌哭、共悲欢，真实地反映了上林白圩一带壮族人民的思想感情和审美趣味，为广大百姓所喜爱，是上林白圩一带壮族人民音乐生活中不可缺少的重要部分。随着现代社会的发展，八音音乐面临着现代音乐的挑战，以及传承面临断层的境况，上林县文体局和文化馆已启动对上林壮族八音文化遗产的保护工程，并制定各种措施和计划对其进行依法保护。

上林四六联壮族民歌。四六联民歌历史悠久，流传于上林县及周边地区，于唐朝唐武德四年（621年）置上林县隶南方州时，由京官、州官常到上林，带来汉文化，聪明的壮族先民将汉赋，特别是魏晋南北朝的骈赋的四六、四七句式吸收过来，与自古就有的壮族民歌相结合，在漫长的历史中创作加工，逐步形成四六联壮族民歌格式。四六联民歌的发展，自唐太宗、高宗时期已初成定格。锲于上林县澄泰乡清水河畔的唐《六合坚固大宅颂碑》（唐永淳元年立）就有四六联民歌句。"回波所利，不耕□获之□，和之所多，未乏南山之有，若池之流……卿述短辞，用申诚曲云尔！"此后四六联民歌不断发展，便成为如今腰尾互韵的定式。

四六联民歌的特点一是记以汉字，唱以壮音；二是固定曲谱，随文可唱；三是句式字数为前四后六，四六两句合十，为前半节，符合完满吉数，下半节亦为四六相对，两半节合为一小节，节数多少根据内容而定；四是尾腰共韵，错落优美，上半节首句尾字，即四六联的首句第四字起韵，押第二句，即"六"中的第四字作腰韵，第二句末，即第六字又起韵，押第三句尾字韵，即第四字韵，第三句第四字韵又押第四句第四字腰韵。

　　四六联民歌集诗词歌赋骈于一体，形式美，韵味浓，是丰富多彩的壮族民歌中的精华之一，同时也是中原文化对少数民族地区社会文化渗透和影响的产物。其内容如其他民歌一样，多是吟唱生产、生活，抒发对生产生活的快乐与苦衷；歌唱生息环境、祖国山河，赞颂田园风光、城镇景色；祭祀神灵，寿宴、婚礼贺喜；交友传情，联谊求婚；批判丑恶，揭露时弊；等等。

金秀瑶族自治县

（一）基本情况

金秀瑶族自治县隶属于广西壮族自治区来宾市，位于广西壮族自治区中部偏东、来宾市东北大瑶山主体山脉上，地跨北纬 23°41′20″～24°27′58″、东经 109°48′47″～110°27′20″。东与蒙山县相连，南与平南县、桂平市、武宣县毗邻，西与象州县接壤，北与鹿寨县、荔浦县交界。自治县境东西最大横距 62.4 公里、南北最大纵距 93 公里，面积 2468.7901 平方公里，辖 3 个镇、7 个乡，总人口 15.46 万人（2014 年）。金秀瑶族自治县境地，除北部三江乡东北缘属架桥岭余脉外，其余均为大瑶山山脉所盘踞。山地面积占县境土地总面积的 73%，山势大致为北—东北—南—西南走向，而向西、东两侧迅速下降，形成古生代碎屑岩陡坡中山、低山地形，海拔在 500～1979 米；四周边缘为丘陵、河谷、台地，海拔在 115～500 米。整个地势中间高，四周低，中部为中山、低山，四周为丘陵、台地和小片平原。

金秀瑶族自治县属南亚热带季风气候区，季节性气候变化很明显。夏季湿润多雨，冬季干冷少雨。又因县内多山，海拔较高，地形复杂，从而使大瑶山具有显著的亚热带山地气候特点，即冬暖夏凉，阴雨天多，日照少，湿度大，气候的垂直变化和水平变化都较明显，有"隔岭不同天"之说。金秀瑶族自治县多年平均日照时数 1269 小时，占可照时数的 29%。

多年平均气温 17℃，由于地理环境的不同，全县各地年平均气温差异显著，海拔越高，气温越低，变化幅度为每百米 0.5℃左右。年平均最热月（7 月）平均气温为 28.5℃，年平均最冷月（1 月）平均气温为 8℃。全年无霜期 283 天，多年平均降雨量 1648 毫米，年平均降雨日数 190 天，雨季分布在 5~8 月。多年平均相对湿度 83%，县城年干燥度为 0.66，蒸发量小于降雨量，空气湿润。风向变化明显，一般冬多偏北风，频率平均为 27%，夏多偏南风，频率平均为 33%。春秋两季为北风和南风交替时期。

金秀瑶族自治县水系属珠江流域西江水系。全县主要河流有 26 条，总长 1879.4 公里，河网密度达 0.74 公里/平方公里，26 条河流呈放射状流入周围各县，主要有金秀河、长滩河、滴水河、长峒河、古麦河、六巷河、盘王河等。

（二）长寿原因

金秀瑶族自治县成立于 1952 年 5 月，是全国最早成立的瑶族自治县，地处桂中东部的大瑶山，是广西壮族自治区一个多民族聚居县。县境内主要居住有瑶、壮、汉等民族。瑶族中有盘瑶、茶山瑶、花蓝瑶、山子瑶、坳瑶五个支系。县内民族文化古朴浓郁，自然生态和人文环境良好。

金秀瑶族自治县有森林面积 300.24 万亩，森林覆盖率为 83.58%，其中水源林面积 158.59 万亩，年产水量达 25.7 亿立方米，夏无暑热、冬无严寒，旅游舒适期长达 240 天，被誉为"岭南避暑胜地"和"人世间之桃源仙国"。负氧离子含量每立方厘米最高达 6.6 万个，能增强人体抵抗力，促进新陈代谢，缓解支气管哮喘，稳定血压。在金秀县 15.46 万人口中，年龄超过 100 岁的老人有 14 名，90 岁以上的老人有 378 名，80 岁以上的老人有 2144 名。按照联合国规定"长寿之乡"的标准即每 10 万人拥有百岁寿星 7.5 人，金秀于 2012 年 10 月 28 日全票通过专家评审团的评审。成为长寿链条持续延伸的"长寿之乡"。

金秀县的长寿现象主要得益于县境内空气中高含量的负氧离子和舒适的气候环境。据监测，境内空气中负氧离子含量每立方厘米最高达 6.6 万个，大气空气质量优于国家《环境空气质量标准》中的二级标准；而县境内全年平均气温为 17~21℃，夏无酷热、冬无严寒，气候宜人，空气清新。

"三圣""四库"养天年。金秀县作为珠江上游水源林保护区，拥有丰富的水源、动植物资源和氧离子资源，加上自然的地理优势，有"三圣四库"的美誉。"三圣"即圣堂山、金秀水、瑶族文化之都；"四库"即碳库、水库、氧库和生物基因库，是广西壮族自治区级风景名胜区，也广西最大、最重要的水源林区，国家级森林公园，国家级自然保护区。

（三）特色物产

金秀红茶。金秀瑶族自治县茶叶生产历史悠久，是"茶圣"陆羽所著《茶经》中提到的42个著名产茶区之一。民国《象县志》评象州茶"其特佳者，中平有青山茶，色黄绿，味香滑；大樟乡有东温茶；瑶山中有瑶茶，微红，极促消化，隔宿其味不变"。其中所指的"青山""东温""瑶山"等地名，均在现金秀瑶族自治县境内。另有罗香乡罗运村所产白牛茶，清朝年间，官府曾进贡皇上，颇负盛名，当地群众将采制的谷雨茶细心保存，用于治疗痢疾和咳嗽等病。近年来，金秀县境内陆续发现大量原生态野生茶群落，资源丰富、品种稀有。据有关专家研究，金秀县有些古茶树年龄达几百至上千年，属乔木、半乔木型，大、中、小、叶种均有，极具有研究开发价值。

大瑶山香菇。香菇，又名香蕈、冬菇、香信、香菌、香菇，是菇类家族中一颗璀璨的明珠，自古以来就有"山珍之王""健康食品"等美称。香菇性平味甘，有健胃益气、治风活血、化瘀理气、益味助食、理小便不禁，促小儿麻疹发出以及护肤、美容、健脑等奇妙功能。生长在大瑶山的深山之中，野生或半人工半野生用椴木种植的原木香菇，在自然气候环境中生长，味道特别香甜，营养价值高，是香菇中最珍贵的品种。

三叶香茶菜。绵延起伏的大瑶山，群峰嵯峨，林海苍茫，是一个充满神秘的地方。广西金秀这块古朴自然的土地横贯在瑶山之巅。嶙峋陡峭的山壑，孕育出奇种精灵；迷雾深锁的云海，幻化出珍异植物。这里集中了世界最多的瑶族人口，同时也聚集了世界上最多的瑶药专家，三叶香茶菜，就是在这一扑朔迷离的土地上生殖繁衍的。

最早破译出瑶人长寿秘诀的是中国科学院昆明植物研究所。该所历经数年，集现代科技手段，终于诠释了遍布大瑶山的神奇植物——三叶香茶菜。中国科学院院士、世界知名药学专家孙汉董博士说：三叶香茶菜含有保护肝脏和促进肝糖原生的重要活性成分。该成分通过杀死肝细胞内的病毒，达到净化肝脏环境、修复肝细胞，最终杀死血液中的肝炎病毒的目的。时下，广西金秀圣堂药业有限责任公司已经将该研究成果融入百年瑶药的神秘配方，开发出成品瑶药——复方三叶香茶菜片，该产品经临床验证，对慢性乙肝及乙肝病毒携带者有显著疗效，使 HBV 丧失活性效果十分明显，国家中医药管理局对此给予了高度评价，在北京隆重颁发了鉴定证书。

金秀绞股蓝茶。广西金秀大瑶山绞股蓝生长在大瑶山原始森林下，无空气、水源、农药和化肥等污染，其绞股蓝皂苷含量均高于其他地区，故被专家们誉为"绞股蓝之王"。

中医学认为，绞股蓝味苦、性寒、无毒。民间多用于消炎解毒、止咳祛痰，产区群众在夏季采其茎叶煎水作清凉饮料。1972 年，云南省曲靖地区中西医结合小组首次将绞股蓝应用于临床，每日剂量 2.5～3 克，每日 3 次水煎服，10 日为一疗程，共治疗老年慢性气管炎 537 例。其中临床治愈 25 例，显效 133 例，好转 266 例，总有效率 79%，一般无副作用。

绞股蓝又名乌七叶胆，为葫芦科绞股蓝属植物。它在世界上已被鉴别的有 13 种之多，中国有 11 种。生长在田间的绞股蓝与乌敛梅（葡萄科）在植物形态上很相似。鲜绞股蓝是多年生草质藤本植物，茎细长，有 1～3 米，横断面呈五角形或多边形，卷须生于叶腋，叶色墨绿，复叶，椭圆形小叶 5～7 瓣，有小叶柄，叶片皱缩，易破碎，边缘有锯齿，圆锥花序，长 8～20 厘米，果球状小花，直径 5～6 厘米，成熟后为黑色，稍带清香、微苦。

"圣塘山"牌绞股蓝茶是由全国最大的绞股蓝生产企业——广西金秀圣堂药业有限责任公司（原广西金秀圣塘山天然保健品开发公司）出产的名牌产品，是大瑶山野生绞股蓝与现代高科技相结合的产物。自 1987 年投放市场后即以其天然奇特的保健功效与优异品质赢得国内外用户的青睐。1990 年 1 月，国家科委下发［1990］1 号文对其良好的保健功效给予充分肯定，并向社会各界推荐。1998 年 4 月，获国家卫生部批准为"保健食品"。

（四）民俗节庆

"舞香龙"，是金秀大瑶山过年期间的一项民俗活动，主要流传于金秀忠良乡。早在明朝末期，高田屯一带瑶人祖先从浙江等地迁徙到金秀大瑶山定居后，瑶民们过年时为了庆祝丰收，祈祷吉祥、富贵、平安，希望神龙庇佑，便用稻草制作香龙。

"制作香龙是用竹篾编制龙头，竹子做龙身，再用稻草捆扎龙，龙头粗壮，龙身分为9节或11节，每节长约1米、直径有30厘米，每节用稻草绳活动相接。"据高田屯"舞香龙"传承人周育庆介绍，舞龙时龙身扎满香火，在香龙周围，其他人有的举着纸扎成空心的点上烛火的红鲤鱼、千年龟、大龙虾、大螃蟹，"舞香龙"从大年三十晚上开始至来年正月十五结束，经过"请龙""拜会""调堂""送龙归海"四个过程，历时十六天。

据村中老者说，该习俗自建村时便有，距今有200多年历史。每年小年夜这天，村上的舞龙队便会在河边举行"请龙"仪式，也叫"开光"仪式。由"龙头"到高田河杀三牲（鸡、鸭、鱼）、烧香、提四句、祭拜社庙后完成"请龙"仪式。

接着全村各家各户、男女老少都聚集到河边，大家换上清一色的服装，由舞龙队的壮士每人擎着支撑龙头和龙身的竹竿，其他人有的拿红鲤鱼，有的拿千年龟，有的拿大龙虾，有的拿大螃蟹，等到舞龙队里的元老为龙头插上第一柱点燃的香后，大家便纷纷为龙插香、为"虾兵蟹将"点燃烛火。

等待鼓乐队装备完毕，舞龙队领头人在队伍前摆上供品，焚香烧纸，口里默念请龙诀。接着对大众喊"打起锣鼓响叮咚，喜庆新年舞香龙。舞出大吉和大利，家家户户立新功"，随即鸣炮示意，"舞香龙"活动正式开始。

"舞香龙"由吹号角、灯笼开路，左右各一个灯牌护卫，一人举着龙珠左右摇摆滚动而行，龙头紧咬着龙珠，龙身跟着龙头伴随锣鼓声的节奏上下摆动，"虾兵蟹将"舞动着跟在后面。整支舞龙队两三百人，浩浩荡荡，非常壮观。当晚，舞龙队要对当地的社山、庙宇、土地神进行拜会，祈求保护一方水土风调雨顺。

待到大年三十晚，舞龙队挨家挨户的"拜会"仪式就开始了。由灯笼、灯牌开路，把写着"恭喜发财、身体健康"等字样的平安帖挨家挨户地发到家中，跟着舞龙队逐户拜访。每到一家，户主要端出自家酿的米酒、水果、茶水等热情款待，然后户主要给香龙更换香火，把龙身上旧的香换下来插到自家的各个角落，祈求香龙保佑全家身体健康、顺风顺水。

直至正月十五晚，全村人聚集在村上最开阔的地方举行"调堂"。最后，舞龙队要到"请龙"的河边举行"送龙归海"仪式，至此整个"舞香龙"活动结束。

"高田屯地处大瑶山区，交通不便、信息闭塞，因而能够比较完整地保留本民族的传统习俗，使舞香龙得以延续。"该县文化馆馆长庞晓华介绍道。目前该县正在进行对"瑶族舞香龙"民俗活动的挖掘整理、传承保护以及申报非物质文化遗产工作。

跳盘王，是盘瑶族支系教奉祖先和崇拜英雄的一种宗教仪式，源远流长。瑶族敬奉盘王，并当作祖先祭祀，随着社会的发展，有如下几种形式。

（1）图腾崇拜。瑶族先民把龙犬当作保护神，加以祭祀，晋代《搜神记》已提到瑶族先民"用糁杂血肉，叩槽而号，以祭盘瓠"。"每值正朔，家人负狗环行炉灶三匝，然后举家男女，向狗膜拜，是日就餐，必扣槽蹲地而食，以为尽礼。"这种仪式比较简单，带有原始宗教色彩。

（2）还盘王愿。传说盘王夫妇原住南京十宝殿（店），会稽山一带，后入山居住，勤耕苦作，生了六男六女，繁衍成十二姓瑶人，盘王因狩猎丧生，日后其子孙受到民族压迫和自然灾害，背井离乡，漂洋过海，遇着狂风巨浪，木船有被漩下海底的危险。在这生死关头，他们向盘王祈祷，请他显灵搭救，不久果然风平浪静，漩涡散开，经过七天七夜，终于安全过海上岸。为了报答祖先之恩，便举行"还愿"活动。

（3）应急祭盘王。若遇到有瘟疫蔓延或兵匪风声紧，瑶民就商量乞求盘王，由祭司前往盘王庙烧香许愿，如遇兵乱的许愿：某地因兵匪乱战，瑶民在山里躲藏，日夜不安，望盘王作主，阴中作事，让兵乱远离本土，人财无损，平安度日。地方安定之后屯丁齐力筹钱备物，举行还愿仪式。

（4）固定祭盘王。按古规一年一次跳盘王，时间是在秋后的农历十月，整个仪式要三天三夜，充满着道教色彩。布置祭坛时要挂瑶族祖先神盘王像，道教方面的神像要全部搬出，备办酒肉，准备法具。仪式分四步进行。

第一步上香。由全家和师公烧香，通报天神。伴随着锣鼓、唢呐、镲声，把烧香插在香炉中，乐声停，师公念咒："手持铜铃，开话牙筒朝声。龙凤鼓乐，焚香转奏。如奏如真，如笔谨通众圣。尤其八宝，远在高台，近在案前。锣声鼓响，惊动神名，当接请弟子来迎。摇铃接圣，伏为从圣，头戴金冠，身着龙衣，脚踏云车，飞云走马，退车下降，鉴事香坛。起手一转宜香，通到行是三步，串破龙门入殿……"

第二步请圣。先请祖先神盘王，唱他的功绩，接着请他降坛。请过盘王，接着请三元，即上元唐将军、中元葛将军、下元周将军。请完了三元又请三清（玉清、上清、太清）。三元、三清均是瑶族师公祖先师神，瑶族民间法事必须请他们降坛，保佑法事顺利进行。

第三步祭盘王。全家端出供奉盘王的供品（猪头、橄粑、小公鸡、酒等），击锣敲鼓，吹唢呐，放铁炮，气氛热烈。乐声停，在场者一齐默念，默念毕，乐声又起，男女青年跳长鼓舞、出兵舞、收兵舞，以展现盘王操练兵马、驱魔赶邪的情景。

第四步座席唱。热烈庄重的舞蹈告一段落，转入"座席唱"，唱者有师公、家主、亲友。边饮酒边唱，生动活泼，有齐唱、独唱、对唱等。主要唱《盘王歌》和《流落歌》，以《盘王歌》为主，它是瑶族民间歌谣的代表作，是盘瑶的百科全书，集古典瑶族歌谣之大成，有一万多行，主要内容有：歌唱盘王、人类起源、万物起源神话、对桃源洞美好生活的憧憬、瑶族社会经济、自然变化纪实、传授自然知识、婚姻发展形态以及对宗教神祇的崇祀等。

第五步退席、倒坛。座席唱结束，放鞭炮、铁炮退席。众人送盘王出大门，遥望天边，祈祷盘王赐予幸福吉祥。最后，将祭坛上的道具、色纸、竹蟠拿到室外的空地焚烧。倒坛毕，仪式结束。

坳瑶跳盘王，晚上在山野进行，用簸箕装好供奉盘王的祭品猪肉、公鸡、糯米糍粑、酒等，放在山谷，燃起篝火，人们唱起盘王歌，跳起黄泥鼓舞，缅怀英雄的祖先盘王。熊熊的篝火映红天边，极富山野风味。解放后，瑶族沿袭传统习俗，继续跳盘王，按道教仪式进行，怀念祖先赞颂英雄的内容不变，但增加了庆丰收、歌舞娱乐的节目，使跳盘王的内容更加丰富多彩。

功德桥的架设及其祭祀仪式。"做功德"，起初是茶山瑶一村或几村联合举行的一种超度亡魂的集体祭神仪式，后来发展成为以修桥补路为中心的隆重的集体祭祀活动。

在金秀瑶山的腹地——金秀、白沙、六拉、昔地（习惯称"四早"，即四村），每隔 18 年做一次功德。六段、寨保等村（俗称"大铜"），每隔 12 年做一次；长二、长滩等村，每隔 20 年做一次功德。无论是相隔多少年举行一次，其目的是一致的，做功德在于求得人丁安乐，五谷丰登，六畜兴旺。

就金秀四村而言，每隔 18 年做一次功德，在此期间每 3 年进行一次小型的祭祀仪式。

第一次叫"做五谷"。由几个师公到地主庙前的坪场上摆井祭品祭神，祭品有 1 只煮熟的公鸡、6 个煮熟的鸡蛋，谓之"七牲"，49 个糯米饭团，香、纸、蜡烛。众师公们诵道经，跳道教舞一天一夜，这活动在冬季为宜。

第二次小祭祀是隔 3 年之后，称为"做大节"。这次是在地主庙内祭祀。祭品有 3 只大公鸡、6 个熟鸡蛋（谓之"九牲"），81 个糯米饭团，香烛是必备的供品，由几位师公主持念经，跳道教舞一天一夜。

第三次也是之后 3 年举行，称之为"做瞭望"。这次比前两次要复杂一些，金秀四村所有师公、道公，齐到村旁田桐中，摆一张桌子，上供 1 只煮熟的乳猪，还有 3 杯酒、3 杯茶、3 杯水，点香、烧纸、燃蜡烛后，由两位老师公坐在桌旁念咒施法，其余师公、道公绕着桌子作法三迎众神仙，祭毕分猪肉到各家各户，哪怕只是三两块肉也是与神仙分享幸福。

第四次小祭祀也是距前次后 3 年，称之为"做越"。这次是由自愿做此仪式的师公二三十人向四村居民领做。金秀四村共有 9 个庙宇，每个庙宇分别有两三名师公前去作法祭祀。四村各户都捐些鸟鲊或猪肉块、糯米饭团、酒和香烛等去祭神。师公们诵经祈祷半天而毕，事后便吃用供品。

第五次是"架桥",也是"做越"后的第3年进行。架功德桥以及上述祭祀均在冬季选一个"复、生"吉日进行活动,架功德桥是十分庄严的活动。金秀四村各户出一男丁去砍伐两根大杉木,按规定是六拉、昔地两村的代表抬木根一端,金秀、白沙两村的代表抬木尾一端,横架于河上,桥架成后,由道公去上木夹。民间有种说法是当这个道公钉最后一颗木钉时,若是看着人钉的,这个被看着的人,不久就会病死,原因是道公在下钉时施了法术。所以当架桥完工的那天,一般是没有人敢近桥边的。道公如若没有见人,而时辰又到了,只好以动物为对象。据说这时有小鸟飞过桥的上空,给道公见到了,小鸟会马上掉下来死去的,当然这仅是传说。大桥架成后3年内禁行。

上述五次活动共为15年,功德桥架好之后3年就举行盛大祭典,谓之"做功德"。

"做功德"的祭坛设在功德桥附近,法事由道公主持,师公也来帮忙,神坛设在一个临时搭盖的大棚厂里。坛内正面挂三清画像(玉清、上清、太清),对面挂救苦菩萨、九幽、朱林像,左边挂张天师,把坛,邓、辛两元帅像,右边挂李天师,把坛,赵、马两元帅像。棚外竖三幡,黄幡通玉皇,红幡通太公(祖先),黑幡送孤魂野鬼。所祭的神鬼多而复杂,有上下几百个神鬼,可称聚佛道天地诸神鬼于一堂。神坛内祭品有整猪3只,公鸡3只,鸡蛋3个,合谓"九牲"。糯米饭团笼供上,香、纸、蜡烛以巨形为佳。祭典进行三天三夜,道公作法诵经,师公击鼓跳道教舞。

功德祭典的程序是,第一天,由四名道公主持祭坛"发奏",击鼓、摇铃诵经,众道公边诵经边拜。先拜三清——玉清圣正元始天尊、上清真正灵宝天尊、太清仙正道德天尊。道公的"拜"很有特色,他们身穿大罗短袍,下身着多褶法裙(类似筒裙),头戴"三元"帽,帽呈立体扇形。四名道公站立成一横排,手持木剑,木剑长一尺,宽一寸许,瑶民称之为"占"。道公双手握"占"于肚脐之部位,一仰一合地"拜"。众道公有的摇铃,有的击鼓,有的打锣,有的打镲。还有一种小锣成对的用架子装上,一手端着架子对锣,一手用弓子敲锣。他们边拜边诵经。道公开场之后,拜过三清,请了天地诸神降坛领宴,下面的活动就以师公为主了。

两名师公跳"上香舞",众师公击"蒙鼓"、皮鼓、敲小锣,跳舞的师公头戴"三元"帽,身穿中兵短袍,下身着多褶法裙,跳"上香舞"以"拜"的动作为最多。师公的"拜"与道公的"拜"不同,舞者双手举燃烧着的香,在"咚达咯达咯达,咚达咚达咚达"的"蒙鼓"点中进行上香舞蹈。

"蒙鼓"是一种陶身牛皮蒙的鼓,腰部细,也称"蜂鼓"。师公上香舞中的"拜",以半蹲的姿势边舞边拜边前进。向三清供香,向张大帅、李天师以及天地诸神供香。祭坛四周香火升起,有似云雾升腾。进香到位之后,师公们手持红绸巾,翩翩起舞,多以手腕向里向外有节奏地舞动、扭腰,膝盖是半蹲式,随着鼓点有节奏地边扭腰边向前,伴唱经书的声音委婉动听。两名师公跳上香舞,也不时向周围观众拜谢。

"上香舞"之后,由四位师公跳"地官"舞。"地官"者,道教初起时"三官"之一也("三官"即天官、地官、水官)。跳地官舞,拜请地官领宴,保佑村民五谷丰登。地官舞动作多变,有开山挖土的动作,有弓身扶秧苗姿势,有谷堆成山的造型,优美的舞姿,明快的鼓点,动听的伴唱,一直到下午时分结束。晚上,由师公跳"女游"舞。

"女游"舞的大意是:海龙王的第三公主,羡慕人间的美好幸福,推开千层海浪,露出水面,来看人间盛会,给人间以祝福。舞蹈者身穿龙袍,头戴"引光"(女神)面具,在节奏明快的鼓点中舞蹈。舞者从蹲居式慢慢由里向内甩手,先蹲后站立,时而"推浪",时而"飞奔"向前,时而回头"俯视"海底龙宫,时而"腾空"而起,时而"降临"人间,舞姿刚柔相济,伴唱委婉动听,鼓点节奏明快有力,女游舞是第一天祭祀活动的高潮。

第二天,除道公、师公照本顺次诵经外,主持祭祀的道公,带领男女老幼一起到祭坛外面的田坪上,绕着"三蟠""行道",并齐跳"福喜"舞。

"福喜"是大型的集体舞,动作比较简单,手腕灵活地随着鼓点向外挥舞,腰部向左向右扭动,欢快的人们绕圈跳几圈之后,静了下来,由六位师公跳"云雾"舞。跳"云雾"舞意在请雷王、风伯、雨师、禾魂下凡间领宴，舞者轻松活泼，他们双手挥舞着白绸巾，舞姿似云似雾翻滚，鼓声、伴唱声、掌声此起彼伏。

下午，人们又回到大棚里，由师公跳"三元"舞。三元者，上元唐将军、中元葛将军、下元周将军，跳三元舞的意思是祭上述 3 位将军，参加舞蹈的师公人数不定，可以是 8 位，也可以是 12 位的群舞。有"骑马"动作，有"鸣枪"动作，有"人"字排列，也有"一"字排列，舞蹈者时而"练兵"，时而"作战"，舞姿优美，刚中有柔，变换迅速，通过"舞"来表达三位将军的威武，还通过面部表情，用目光神态来刻画出 3 位将军"为民众除害"的内心世界。跳"三元舞"之后，由两名师公跳"梁吴"舞，这个舞蹈是祭梁王和吴王（不知其名）的双人舞，动作比较简单，多以互拜、互请的动作为主，有腰部左右扭动，手腕灵活挥舞，腿膝自然下蹲等动作，并不时向众人招手，舞蹈时由众师公伴唱，庄重而和谐。跳完"梁吴"舞，已是深夜时分了，师公、道公进贡夜香。

洪门祭典。俗称"做洪门"，是茶山瑶一种重大民间宗教仪式。这一活动旨在消除野兽之害，祈求人畜平安，五谷丰登。做洪门通常要许多年才举行一次，由血缘较近的同族联合举行。

祭典仪式十分隆重，要做三天三夜。首先要设神坛。神坛设在家里（即宗族主之家），祭祀由师公主持。

装神坛时，要挂许多神像，请他们降坛领筵。这些神是：大圣、北府、当山、虎相、梁王、吴王、雷王、甘灵圣、社王、陈宏谋、五郎、六郎、三元、三师、三界（冯三界）等诸多神。神坛用五色纸装裱，分为 3 个营盘，各营盘分别插上刀剑及大小旗帜，上写星宿、日、月、虎兵、龙兵等名称，用 120 面小旗排插成阵，分为东、西、南、北、中 5 个门，互相通联，各门再用 12 支小旗插成一殿，共 12 簇，每簇代表一种动物，如某某飞鸟、某某野兽。此外，尚有明利堂、金牛殿、玉皇宫等布置。在坛堂户外竖幡，把白布幡悬挂于约二丈高的竹竿上。师公们头戴面具，身穿法衣，着法裙，在庄严堂皇的神坛里边唱边念经，做法术，舞蹈一番。师公每到一门就要学鸟兽叫，或装作鸟兽动作，到代表着老虎的那簇小旗时，由师公做法将"老虎"杀死，并把各种旗帜烧光，表示把一切害鸟害兽、凶神恶鬼一齐驱逐，即可保五谷丰登，人畜安康。

洪门祭典师公要跳以下几个舞蹈。

"女游"舞，描写龙王女儿从海底游上岸参加人间重大祭典，显示"做洪门"场面盛大，气势恢宏以及人间充满了欢乐。

"六郎"舞，师公表演六郎砍山伐木，烧山开地，唱山歌等节目，等他种的"谷米"成熟时，便有各种飞鸟来扰害，都被六郎打死，庄稼得到保护。

"恋船"舞，象征丰收之后青年男女纯真的自由恋爱。

"鸡公"舞，体现五谷丰登，六畜兴旺。

"催财马"舞，表现洪门祭典后，喜气盈门，财源广进。

"杀吊猪"舞，是洪门祭典的重要内容。"杀吊猪"，即杀掉损害农作物的野猪。这个节目在村头山坡上表演，师公们武装打扮，手持木棍、刀矛等武器。山坡上竖着祭典的旗，旗下架着木桩，桩上挂着有竹笼装着的野猪（没有野猪用家猪代），仪式开始，师公念经、做法，举剑遥指东方，通报天神，以剑、长矛戳去，猪"嗷嗷"大叫。此时鼓声、锣声、唢呐齐奏，师公绕猪起舞，边舞边唱洪门祭典歌，共转6圈，前3圈开手亮刀，后3圈举刀棍戳猪，最后把猪杀掉，分给每人1小片。这一宗教信仰，反映了瑶族初入瑶山时的艰苦生产斗争，它说明瑶族先民在农耕生活中，在依靠集体力量与各种危害庄稼的野兽进行搏斗的同时，还求助于神灵保佑。

洪门祭典非常隆重，男女老少着盛装，各主家都要备酒备肉，每家杀1头猪，净重在50公斤以上，还要做粑粑、染红蛋等，宴请前来参加祭典的亲朋，连续三天三夜，直到祭典完毕，亲朋才离去。洪门祭典只在解放前举行，现在只作为一种道德教仪式表演。

金秀瑶族婚俗。秋收过后，蓝靛瑶族的未婚青年大都要背着米去串情人。一伙同性别青年按事先约定来到一个瑶家山寨，该寨的异性青年则备下酒菜款待。款待还有仪式，先是客人即兴唱起山好水好主人好的赞词。然后双方在唱中交流感情。盛宴间眉来眼去选中了对象，就成对成双地到寨子外边，尽情地倾吐心中的爱慕之情。于是按祖先留下的规矩，由那情郎往爱妹的手上咬一口，再由爱妹朝情郎手上还一嘴，咬这一口还有许多讲究：咬重了，说是狗咬；咬轻了，表达不了对情人的爱。这一口还必须

往手背上，咬手背又不得咬着凸起的骨节处。假若咬的规模位置都合规定
人情理，被咬的伤口发炎化脓、表示恋人的情意已经融入对方的肌体和血
液里。再加上互往手上拴了红、蓝丝线（男给女拴蓝或黑丝线，女给男拴
红丝线）这对恋人就可以等着良辰吉日成亲了。

在金秀瑶山有五个瑶族支系，婚姻习俗各不相同，其中茶山瑶的婚姻
习俗别开生面，独具特色。

茶山瑶多住在河谷两岸，依山傍水、景色秀丽，每个村寨几乎家家都
有"吊楼"，男女青年住在吊楼里，互相对歌，特别是逢年过节，唱到通
宵达旦，倾吐爱慕之心，歌声娓娓动听，情意绵绵。

他们在对歌中选择配偶，在劳动中建立爱情，当爱情种子发芽的时
候，男方便托媒去说亲，定下过门日期。

接亲的日子来到了，一不吹唢呐，二不抬花轿，三不敲锣鼓放鞭炮。
男方派房族兄弟四至六人。半夜点火把去接新娘。接亲的这天晚上，女方
家里每一重门都点上一盏油灯（茶山瑶的房屋深而长，一般都有三四重
门）照着接亲房族。新娘早已梳妆打扮好，等候接亲。当男女房亲兄弟进
屋向女方父母贺喜、道谢，吃罢"领情饭"之后，便把新娘接走。陪同新
娘出嫁的有新娘房族姐妹四至六人。熊熊的火光把新娘的脸映得绯红，这
时万籁俱寂，正是午夜，人们已进入甜蜜的梦乡，新娘离开村寨人们还不
知道呢。

新娘到新郎家，堂屋早已摆好酒席，酒席很简单，只有一只鸡和两三
斤猪肉。全家老少和送新娘的双方同族兄弟姐妹，陪新郎新娘欢欢喜喜进
餐，老人讲乐话，后生家敬酒，表示祝贺新婚。进餐完毕，婚礼也就结束
了。当太阳升上东山，新娘、新郎扛着锄头双方下地劳动。这时，人们才
恍然大悟，原来昨天夜里，寨里又添了一对新婚夫妇。

（五）瑶族康养

瑶族医药。在长期以来的生产生活实践中，瑶医积累了丰富的诊疗用
药经验。瑶医诊病，除了传统的望闻问切外，还会使用掌诊、甲诊、舌
诊、面诊等多种方法进行病情判断。瑶医擅长于多种疗法的综合运用，疗
效显著确凿，疗程亦短。由于居处深山老林，海拔高，气候寒冷潮湿，风

湿痹痛、痧、瘴、蛊、毒等为常见病、多发病，瑶医对这些病症的治疗，以草药内服、外敷、外洗为主，配合药浴、拔罐、药垫、火攻、杉刺、陶针、针挑、刮液、挟捏、蛋灸、艾灸、油火灯灸等多种方法进行综合治疗，往往取效迅捷。[①] 广西金秀瑶族自治县是"医不乏人，药与医术享誉山内外"的著名瑶乡，县内几乎人人识药，家家有医。由于瑶族没有文字，瑶医治病诊疗理论只能通过口授相传，瑶医行医也只能凭祖传经验，绝大部分瑶医没有取得合法的医师执业资格，这就不可避免地造成了行医过程中的诸多不便。[②]

瑶药种类繁多，据调查，所用品种达1236种，其中最常用的是"五虎""九牛""十八钻""七十二风"共104种，对于药的分类有其独特的民族特点。瑶医根据药物性能，结合长期的临床实践，对具体某一种药，除了按其性分为温、热、寒、凉、平性外，还按药物功效分为风药及打药。其中又有"温热药""寒凉药"之分。瑶药的药味可分为苦、甜、麻、酸、锥、辣、涩、淡八种，分别具有不同的性能和功效。[③] 瑶族自古以来，瑶医都是自己诊病，自己采药、加工、配方、发药。瑶族居住的广阔山区是天然药物产地，鲜药的有效成分未经破坏，疗效远比干药好，因而瑶族群众家家户户都有种植草药的习俗。

瑶族是劳作民族，在经过一天的田间劳作之后，瑶民们就喜欢泡上一个热水澡，放松身体，恢复体力。与其他民族不同的是，瑶族泡澡喜欢采用十几种甚至上百种药材，置于锅内熬煮出浓浓的药汤，而不只是清水。这些药材通常是种植于房前屋后或上山采集的中草药，随处可见，使用便捷。药浴针对不同的人群还能发挥不同的功效，如祛湿散寒、清热解毒、活血化瘀、舒筋活脉等。在金秀大瑶山广泛流传一句瑶族民谣："若要长生不老，天天洗个药水澡。"瑶族所居住的地方大都天无三日晴、地无三尺平。在这样的环境下，除了产妇，当地人都会选择药浴来进行养生，有病治病，无病强身。药浴贯穿瑶族人的一生，新生儿从生下来的那一天起就进行沐浴，可预防新生儿常见疾病。村中家家户户、家中老老小小均有

① 覃迅云、李彤：《瑶医基础概论》，黑龙江科学技术出版社，2013。
② 招殷：《金秀长寿文化传播研究》，广西大学，2016。
③ 覃化云：《中国瑶药学》，民族出版社，2002。

"先洗澡，后吃饭"的习惯。逢年过节，瑶族人民都有上山采药回家泡药浴的习俗，如端午节人人上山采集"百草药"，即除了毒草和致敏草药，凡是对绿色的中草药都会进行采集，而且通常只取其藤蔓和枝叶，不会连根挖起，避免"坐吃山空"。瑶民们将采回来的"百草药"在家中洗净、晾晒、切片、熬煮，用其汤药进行泡澡，对春季流行疾病起到一定的预防作用。

瑶族在诊疗方面所用的方法和技巧是多种多样的，而且具有鲜明的民族特色。他们认为，人之所以会发病，除了风、气、虫、毒、饮食和外伤之外，体内的五脏六腑、气血与疾病的发生和发展有着密切的联系，从而总结出了各种各样的诊断方法，如除了望、闻、问、触之外，常用的还有甲诊、掌诊、舌诊、耳诊和面诊等。根据疾病发生的原因和症状特征，总结出了风、锁、豆、痧等病症和名称。在治疗上除了采草药内服、外洗、外敷和熏、熨、佩带等之外，还有放血、点刺灯划灸、艾灸、骨灸、席灸、药物灸、药棍灸以及拔罐、针挑、捶击、拍击、搔抓、滚蛋、推拿和指刮、骨弓刮、碗刮、匙刮、青蒜刮、秆草刮、萱麻刮等。其所治疗的病种包括了内、外、妇、儿、皮肤、五官及神经等各科，许多方法疗效显著。

瑶医不光重视疾病的治疗，而且在预防医学方面很有研究。他们很早就认识到某些疾病是可以相互传染，病初是可以预防的，并采取了一些有效的措施。如"惧患痘，有出而染者，不得复入"；"有疫疬，则并焚其尸徒居焉"以及用芭蕉叶当碗，分菜吃饭等。

瑶族人喜爱喝茶。在金秀，除了绿茶，当地还有野生石崖茶、野生红茶、绞股蓝茶、野生甜茶等茶类。野生茶是金秀的特产，在诸多乡镇和原始森林里均发现有上千亩的野生茶，除桐木镇和头排镇之外的所有乡镇均分布有野生茶资源。2011年，广西桂林茶科所对金秀县中四大片区的野生茶成分进行了科学鉴定，发现这四种野生茶中茶氨酸含量在 2.073% ~ 3.169%，远远高于一般茶叶含量的 0.5% ~ 3%；茶多酚含量为 21.8% ~ 26%，高于一般茶叶含量的 15% ~ 25%，属于高茶多酚种群。茶氨酸具有抗高血压和协助抗肿瘤等功效，而茶多酚则具有抗氧化功能，能用于多种食品和药品。除了茶氨酸和茶多酚含量高外，金秀野生茶还有一个特质，那就是带有天然的玫瑰花香，这一特质非常罕有，根据目前记载，世界上只有印度大吉岭阿萨姆邦、斯里兰卡和我国安徽祁口茶具备该特质。[1] 除了当地的野生茶，当地瑶民还喜欢喝桂皮老姜茶、血藤银万茶、山楂茶及各种凉茶，其中绿茶是主要的茶基。绿茶具有提神醒脑、延缓衰老的功效，以绿茶为基底的养生茶在具备了绿茶功效的基础上，针对不同人的体质，能发挥滋阴润肺、健胃消食、清热解毒等功效。

瑶族酒文化。金秀瑶族人民在多年的生产、生活实践中总结出了丰富的酒文化。古人在《汤液醪醴论》记载中，酒就是养生保健用的。在金秀，很多百岁老人都有睡觉前饮用一杯米酒的习惯，这些酒都是由各家儿女自酿而成。瑶家的米酒有自己的特色，瑶家人使用的酒曲都是瑶药配方，这也正是瑶家米酒的精华所在。睡前饮用少量或低浓度米酒，容易被人体消化吸收，具有补养气血、健脾养胃等功能，有利于改善睡眠。酿造时间越久，酒越绵长醇香。瑶家养生酒使用传统手工方法酿造，无添加剂和工业酒精等有害物质，不仅是生活中一道健康饮品，更是一种养生文化，得以世代传承。瑶族人从大瑶山中采集各种中草药，拿回家中根据不同季节、不同体质调配、酿制出具有不同功效的药酒，有的用于防病强身，也有的用于延年益寿、美容养颜等。如瑶民常用的菖蒲酒，是用水菖蒲的根茎放置在瓦罐内酿造而成的。这种药酒除了可饮用内服，也可外用，将酒涂在太阳穴、手背或者疼痛的关节部位，轻轻揉擦至微微发热即可。此酒外用可抗菌镇痛、解毒，内服则有镇静、降血压、止咳平喘等功效，是瑶族民间常用的养生酒之一。

（六）民族文艺

黄泥鼓。在瑶族人民生活当中，体育锻炼和舞蹈通常是结合在一起的，不仅能强身健体、提高免疫力，同时具有很高的趣味性和观赏价值。舞蹈是瑶民意识的反映，与本民族的劳动生产和思想感情有着本质联系，并形成了多种体裁和类别，各有特点，如跳盘王、三师舞、白马舞等。在金秀的一些瑶寨，舞蹈往往与当地的祭祀活动有关，如长鼓舞、铜鼓舞和

---

[1] 黄亚辉、卢政通、曾贞等：《金秀野年茶树资源的特征及开发现状》，《中国茶叶》2015年第7期，第22~23页。

师公舞等。金秀大瑶山上的五个瑶族支系，其古老的舞蹈艺术得以流传至今，很大程度要归功于当地所保留的艺术队伍。2011 年 6 月 10 日，金秀六巷乡上古屯村黄泥鼓舞成为第三批国家级非物质文化遗产名录之一，体现了当地的地方特色和浓郁的民族宗教色彩。

黄泥鼓是瑶族先民为了纪念祖先盘王而用的。相传，瑶族始祖盘王为国立功，评王赐三公主与之为妻，夫妻二人搬至白云深处南山脚下安居，数年后生下六男六女。一日，盘王上山打猎，在追赶羚羊时不幸跌落山崖被梓木叉死，其子女不见父归便上山寻找，结果在山崖梓木树上找到了父亲和羚羊的尸体，悲痛不已，于是将父亲尸体扛下山，同时又将父亲死因归罪于铃羊和梓木，就将梓木砍下挖成鼓身，剥下铃羊皮蒙住鼓的两端，用黄泥糊鼓面，遂有黄泥鼓之称。为了纪念盘王，瑶族先民就对着黄泥鼓拼命敲打，边打边舞，时而还配以歌曲"唱盘王"，一方面泄恨，一方面招魂。这就是黄泥鼓的来历。[1] 如今，黄泥鼓舞已发展成为当地一年一度的隆重祭祀仪式，人们以这样的方式，在纪念祖宗盘王的同时，祈愿来年风调雨顺、五谷丰登、人畜兴旺。跳黄泥鼓舞时，往往是由一只母鼓搭配多只公鼓，母鼓为轴心，公鼓围绕母鼓屈蹲、跳转，表演者边跳舞边击鼓，动作变化多样，有独特的风格和韵味。[2]

瑶族民歌。金秀瑶族是一个历史悠久和传统文化神奇的民族，他们勤劳、勇敢，在漫长的历史长河中，不仅创造了物质财富，而且创造了丰富多彩的民族文化艺术，他们以自身的经历和感受，创作了大量的歌舞，广泛传承了瑶族远古以来生息繁衍的自然环境、历史变迁，瑶族不同支系的生活习俗、伦理道德和宗教信仰，表达了人们的悲苦和欢乐、理想和愿望。

金秀瑶族自治县长期流行于民间多彩的歌曲，是瑶族人民生活和斗争的艺术再现，无论是在丛林、田野、山坡劳作还是在木楼、棚、火塘边，歌声总是不绝于耳，尤其是逢年过节，会聚歌堂，唱歌成为不可缺少的部

---

[1]　马燕虹、梁干强：《对瑶族民间体育文化功能的探析——以广西金秀大瑶山黄泥鼓舞为个案》，《体育科技》2011 年第 2 期，第 18~20 页。

[2]　李婷婷、伍广津、何飞：《非物质文化遗产视野下瑶族传统体育文化的传承与保护——以广西金秀瑶族自治县六巷乡上古屯村坳瑶黄泥鼓为例》，《中华文化论坛》2013 年第 4 期，第 147~151 页。

分。由于五个瑶族支系聚居的地域不同，造就了瑶族民歌的绚丽多姿，风格各异，体现在"香哩""离惯""刮架""嘎直""门钟""贵金钟""机社""吉冬诺""央唱"等数十种不同称谓的瑶族传统民歌中。这些广泛传于民间的歌曲，都具有悠久的历史、传奇色彩及古今融汇的思想，是金秀瑶山人民智慧的结晶。

瑶族乐器。大瑶山上的民间器乐同样很多，而且源远流长。盛行的有"好金"，人称床头琴，系瑶族男女青年谈情说爱时，双双坐在床头边用琴声交流感情而得名；"杂"即唢呐，其形态、制作及演奏方法同于汉族，但曲调却有"三十六段"和"七十二调"，多用娶亲喜庆及送丧的场合；"尼王公"就是黄泥鼓，用于每年八月或十二月还盘王愿。

瑶族舞蹈。瑶族民间舞蹈艺术别具一格、风情独特。它是大瑶山人民意识的反映，不仅与本民族的劳动生产、生活环境、思想感情有着本质的内在联系，同时与其历史传统、风俗语习惯，以至图腾、神话传说等有着密切的渊源，并在此基础上形成各种不同的类别、形式、体裁及各自的风格特点。主要有黄泥鼓舞、出兵收兵舞、八仙舞、跳盘王、三师舞、白马舞、舞灵舞等到具有独特代表性的瑶族舞蹈。居住在大瑶山上五个支系的瑶族人民，千百年来，他们古老而醇朴的艺术得以完整地流传至今，缘由是这里始终保持着完整的艺术队伍。目前该县的农村业余文艺队伍有 60 多支，尤其是坳瑶，几乎每个村寨都有一支队伍且演员阵容较大。如金秀县六巷乡的古陈屯，全屯不过 120 人，演员就有 40 多人，是一支典型的具有代表性的瑶族民间艺术队伍。1996 年，他们在国家民委的关怀和帮助下，赴日本成功演出，历时一个多月，把瑶族文化艺术逐步推向国际舞台。此后，日本的瑶族友人多次到六巷乡回访。

（七）社会组织

在瑶族社会，老人尤其受到尊重，俗语说"深山看大树，瑶家敬老人"，这是瑶族传统的社会风尚。如八排瑶"凡相聚议事，必设凳以延老者，无凳则以银酬之，名曰坐凳银。此礼犹近古者"[1]。大源瑶"有所争不

---

① 嘉庆《广西通志》卷二七八。

决，则推其乡高年众所严事者往直之，谓之叫老。老人以为不宜，则罚酒食分策谢罢，故器人讼鲜至官府"①。在瑶族家庭中，晚辈尊重长辈，遇上重大事或需评理，都请老人做主，逢年过节举办的家宴中，必先敬老人坐上桌，老者决定的事，年轻人都要遵意执行。直至 20 世纪 50 年代前，排瑶社会依然存在比较完整的"瑶老制"，就是瑶族社会敬老的一个典型例子。"凡相议事，必设凳以延老者。"②

瑶老制，是古代瑶族社会遗留下来的一种社会组织，最初源于原始社会氏族部落酋长制，秦汉时称其头领为"渠帅""精夫"，宋代称为"徭酋"，元明清时期称"徭老"。最初的徭老制和血缘有着十分密切的关系，是血缘关系的产物。随着氏族制的解体，地缘关系逐渐取代血缘关系，徭老制成为村落的社会组织。明清时期，瑶族由于频繁迁徙，散居湘、桂、粤、滇、黔各地，社会发展差异较大，即使是在仍保留瑶老制的地区，其内部经济结构也大不一样，称呼也有差别。根据 20 世纪 50 年代的调查，瑶老在各地分别有"社老""庙老""目老""村老""寨老""瑶长""油锅头""石牌头人"不同的称呼。称呼不同，社会内部经济结构也不一样。

在称为"油锅头""庙老""寨老"的瑶族地区，多以一个自然村寨为一个社会组织，村寨内往往居住着一个或几个不同姓氏的家族，血缘关系的特点较突出。土地分为个体家庭私有、家族公有、村寨公有。其中尤以个体家庭私有土地最多，家族公有次之，村寨公有最少。生产活动基本上以一家一户为单位进行，但也存在以血缘关系为纽带的家族成员在公有土地上共同生产、平均分配收获物的方式。村寨公有土地多为村寨附近的荒山、河流、山林，各家各户可以自由垦荒耕种、放牧、采集野菜等，但不能将荒山、河流、山林占为己有。血缘关系在生产、生活中还起较大的作用。凡有血缘关系的家庭，在生产、生活中有互相帮助、保护的义务，有共同的生产活动和共同的宗教祭祀活动。此外，有的还有公共墓地。村寨的头人"油锅头""庙老"和"寨老"多由神判或自然选择产生，主要职责是为村民选择农时、排解纠纷、主持召开村民会议、主持宗教祭祀活

---

① 同治《连州志·瑶排志》。
② （清）李来章：《连阳八排风土记》卷三。

动、领导村民抵御外族的入侵。头人平时靠生产维生，无特权，为村民办事时不得索取报酬。①

石牌制，这一习俗是金秀瑶山瑶族人民为维护社会秩序和生产秩序，共同订立规约，并镌刻在石牌上或抄写在纸上、木板上，供大家共同遵守的习俗。从明代至 1940 年以前，它一直在瑶山社会管理中起着重要作用，较好地维护了金秀瑶山的社会秩序。

石牌习俗大约在明代产生，经过长期的发展，到 20 世纪三四十年代以后逐步走向衰落。但是由于它在金秀瑶山瑶族社会沿袭了几百年，它本身具有的原始民主色彩及对瑶族社会和经济发展所发挥的重大作用仍然在瑶民心中产生了深刻的影响。1951 年，在中央访问团的帮助下，瑶山各族人民用石牌形式，订立了《大瑶山团结公约》，为消除不平等、促进民族团结、安定社会秩序、发展地方生产，以及为次年建立大瑶山瑶族自治区（县级）发挥了重要作用。近年来，金秀瑶山各地群众还以石牌形式订立了大批村规民约，使石牌习俗在新的历史条件下，注入了新的内容，为构建和谐的社会主义社会服务。瑶族石牌习俗是金秀瑶族历史上特有的社会现象，它为研究瑶族社会历史提供了重要的资料，也为民族学研究，特别是习惯法研究提供了一个成型的、个性独特的实例，同时对瑶族地区的社会主义精神文明建设具有重要的实际应用和借鉴价值。

由于时代久远，加之没有得到重视和保护，许多记载有石牌条规的瑶族石牌遭到破坏和损伤，留存至今的已经很少，完整的更少。随着时间的推移，那些会 "料话"、介绍办案程序的 "社老" 亦不断辞世，剩下已是绝少的了。如不及时加以抢救、挖掘，我们将无法再现和演绎石牌习俗中许多重要仪式内容。

象州县

（一）基本情况

象州县隶属于广西壮族自治区来宾市，地处广西中部、大瑶山西麓，

---

① 奉恒高主编《瑶族通史》，民族出版社，2007，第 351 页。

西接兴宾区，南靠武宣县，东邻金秀瑶族自治县，北连柳州市鹿寨县、柳江区，位于东经 109°25′～110°06′，北纬 23°44′～24°18′，县治象州镇距广西首府南宁市 189 公里。象州县行政区域总面积 1898 平方公里，截至2014 年末，下辖 8 个镇、3 个乡，总人口 367136 人，其中常住人口 292500人。2014 年，该县完成地区生产总值 91.29 亿元，比 2013 年增长 11.1%。象州县地处山地丘陵区，西北部高土坡连绵，西南部为石灰岩群峰，中部是丘陵、岗地和平原相间交错地带；属南亚热带向中亚热带过渡季风区，季风特点显著，降水比较集中，有雨季和旱季之分。象州县历史悠久，先秦置象郡；汉朝置桂林县；三国置武安县，为当时之桂林郡治；隋朝始置象州；民国改称象县，建置历史长达 2100 多年。是清代"江南才子""两粤宗师"郑小谷和现代漫画大师廖冰兄的故乡。

近年来，该县依托象州温泉、凉泉旅游资源，努力打造全区健康、生态养老基地，在老年疗养、老年用品、老年服务、养老地产、老年文化、老年出行、老年餐饮七个方面做足、做好养生养老产业文章，重点突出"六大产业"，即休闲旅游景区养生（养老）基地、生态休闲旅游业养生（养老）房产业、养生（养老）医疗与健康管理业、养生（养老）文化教育产业、生态养生农业、养生（养老）用品制造业，不断拓展生态休闲养生（养老）工作新领域，为象州"十三五"经济社会健康持续发展开辟新的空间。当前，象州拥有全区最大的养老基地，基本建成的一期设计床位1000 张，二期按"医、养、康"三位一体定位，以 PPP 模式吸引民间资本参与建设、运营、管理。养老基地建成后，将夏天吸引南方的老人来养老泡凉泉，冬天吸引北方的老人来养老泡温泉。

象州县资源独特、物产丰富。人均产粮居广西首位，人均有桑面积和人均有茧量居全国第一；境内重晶石矿资源储量达 3000 万吨，出口量位居全国第一。系国家优质谷生产基地县、国家"双高"糖料生产基地县、蚕茧生产国家农业标准化示范区，被誉为"重晶石之乡"、"桂中粮仓"和"优质米之乡"。旅游方面，既有堪称"中南第一泉"的象州温泉、"八桂一绝"的古海底迷宫，又有常年恒温的象州凉泉、灵巧俊秀的大梭生态峡谷、婀娜多姿的七星古榕群，还有文化底蕴浓厚的郑小谷故居、漫画大师廖冰兄展馆及古色古香的明代朱氏王府古建筑群、运江古镇等人文景观。

2016 年 1 月，象州县获认证第二届"中国长寿之乡"。同时象州县交通便利、区位优越。国道 209 线、省道 307 线贯通全境，距柳州市 68 公里、距来宾市 90 公里、距南宁市 265 公里。2017 年"三高一铁"和"一港两园"加快推进，柳武高速建成通车、梧柳高速（象州段）、象州二桥通车，贺巴高速（象州至蒙山段）开工建设，猛山作业区开港运营，大藤峡水电站蓄水后，3000 吨船舶从象州可直通粤港澳。象州高速公路和现代化港口实现从无到有的历史性突破；实现乡乡通油路（水泥路）、行政村通油路（水泥路），县内 11 个乡镇 20 分钟均可进入高速公路。

象州县地处亚热带季风气候区，光热充足，雨量充沛，夏季炎热多雨，春秋季易旱，冬季温暖少雨，偶有霜雪。年平均气温 21.7℃，最热的 7 月份，平均气温为 28.6℃，极端最高气温 40.7℃；最冷的 1 月份，平均气温 12.8℃；极端最低气温 -0.8℃。自县西南向东北，常年温度递减 1~2℃。大明山上和山脚温差为 7~10℃。县境年降雨量 1100~1700 毫米，呈东北向西南递减，南北差 300~500 毫米。

全县人口 36 万人，2014 年末存活实足百岁及以上老人有 44 人，占全县总人口的 11.98/10 万人，高出评审标准 1.98 个百分点。据全国第六次人口普查，象州县人口平均预期寿命为 77.46 岁，高出评审标准 0.66 岁。2014 年末，象州县 60 岁及以上老年人 58233 人，其中 80 岁及以上高龄老人 10019 人，占 17.21%，高出评审标准 3.21 个百分点，属于山地型中国长寿之乡。

（二）长寿原因

千年古郡生态优。作为长寿之乡，象州的生态资源优势十分突出。近年来，该县把生态文明建设放在突出位置，大力保护生态环境。2017 年，全县累计投入乡村建设经费 3600 万元，巩固了"清洁乡村"成果，加大了村屯绿化、饮水净化、道路硬化"三化"建设和村屯特色建设，在"一轴"（S307 省道沿线驱动轴）、"两带"（柳江沿岸风光带、生态农业旅游观光带）、"四区"（古镇休闲区、森林游憩区、田园度假区、产业观光区）的生态旅游观光格局基础上，确定了 59 个行政村为"宜居乡村"各类示范村，6 个综合示范村已通过来宾市检查验收。基本形成温泉—白石—六道—纳禄和凉泉—九龙湖—大窝—古朴—大梭两条乡村旅游线路，通过示范带动深入推进村容村貌和人居环境改善，全力打造"美丽象州"乡村建设升级版。据统计，目前象州共有可测流量的泉眼 87 处，出水量 0.8179 立方米/秒。不论是山泉水还是地下涌泉水，象州泉水在体量、组合度、清洁度、温度和环境等方面均独具特色，与发源于大瑶山等山岭的 35 条水质优良的山泉溪流构成了一幅"长寿地图"。

民风淳朴孝道盛。象州民间爱老、敬老活动蔚然成风。马坪镇木堂村自 2005 年以来，已连续 13 年举办重阳节敬老活动，由村里的年轻人集资，摆上百家宴，请山歌王举办歌会，有时还请县里的文艺队来举办文艺晚会，为 60 岁以上老人送祝福，其热闹程度不亚于县城里的春节。据不完全统计，该县 2017 年 11 个乡镇约有 67 个村委（社区）自发组织重阳敬老爱老活动，惠及 60 岁以上老人 2 万多人。县委、县人民政府把农历九月九日重阳节定为全县老年人送温暖日，集中开展大规模的尊老爱老活动，文明办、妇联、团县委会同有关部门多年坚持开展敬老养老"学、比、评"活动，引导居民学孝德典型、比赡养水平、评孝敬家庭，各中小学更把尊老、爱老、助老作为道德教育的重要内容纳入教学计划。

地含富硒物产丰。象州县地处桂中盆地东南，土地肥沃，气候温和，夏长冬短，盛产稻谷，农民人均产粮、人均提供商品粮均列广西第一位，优质稻商品率达 85%，象州红米成为国家地理标志产品。2015 年，广西大学农学院检测象州县 14 个土壤样品，结果土壤样品最高含硒量为 1.81 毫克/公斤，最低含硒量为 0.28 毫克/公斤，平均含硒量为 0.752 毫克/公斤，是土壤富硒标准的 1.88 倍。硒是人体必需的一种微量元素。经有关部门检测，长寿之乡均为有硒地区，百岁老人的密度与土地和食物的硒含量密切相关。据有关机构抽样分析，发现在富硒地区产出的桑果、稻米、红薯、玉米、花生、辣椒、罗汉果等农林产品中硒的含量相当高，是天然的富硒农林产品。象州主要农产品稻米、桑果、红薯、玉米、花生、辣椒等属于富硒之列。

惠民工程福寿添。2018 年 2 月 28 日，象州县教育园区棚户区改造项目等 4 个城建民生项目开工建设，标志着该县新一年十大民生工程项目建设开始。在关爱老人方面，该县 2014 年 10 月 1 日出台并实施《象州县 100 周岁以上高龄老人生活津贴发放工作方案》（象政办发〔2014〕69

号），2015 年 6 月 1 日再次出台《象州县 90 周岁以上高龄老人生活补贴发放工作方案》（象政办发〔2015〕42 号），在前两份文件的基础上，2016 年 1 月 1 日再次出台《象州县 80 周岁以上高龄老人生活津贴方案》（象政办发〔2016〕18 号），文件规定：凡持有象州县城乡居民户口（包括在象州县各单位退休及在象州县缴纳社保后退休）且年满 80 周岁的高龄老人均可享受高龄生活津贴待遇。年满 80~89 周岁的高龄老年人，每人每月发给 50 元生活津贴；90~99 周岁的高龄老年人每人每月发给 100 元；100~104 周岁的高龄老年人每人每月发给 300 元生活津贴；105~109 周岁的高龄老年人每人每月发给 500 元生活津贴；110 周岁以上的高龄老年人每人每月发给 1000 元生活津贴。财政每年列入年度预算，实行专项管理，老龄办每月 25 日前将应发生活补贴款直接划入高龄老年人的专用账户。

（三）特色物产

红米。象州县红米种植历史悠久。据史料记载在 13 世纪以前的宋代即有种植，过去壮话叫"花米"，只有富人才能吃上，但产量低，种植面积很小。因其米质较优，且富含多种营养保健成分，口感佳，营养价值高，深受市场欢迎，产品远销区内处和港澳市场。该品种糙米呈赤红色，精米呈淡红色，蒸煮时具有浓郁的广西芋香味，米质较优，根据农业部稻米制品质量监督检验测试中心分析，象州红米当家品种科德优 33 米质主要指标为：糙米率 8.12%，整精米率 67.6%，长宽比 3∶1，垩白米率 10%，垩白度 1.2%，胶稠度 61 毫米，直链淀粉含量 12.2%。除直链淀粉含量偏低外，其他指标均达到国标一级米标准；科德优红 33 不仅米质比广西主栽优质米对照的主要品质指标好，主要保健成分维生素 B1、维生素 B2 比对照高 30%~60%，维生素 E 总量是对照的 5.3 倍，胡萝卜素含量 10 毫克/100 克，花青素含量 4.75 毫克/100 克，黄酮类化合物比对照高 10.2 倍，硒元素是对照的 217%，医学营养研究表明，维生素 B1 具有增进食欲与消化功能，维护神经系统正常功能等作用；维生素 B2 具有利尿消肿、防止过氧化脂质形成作用，并可阻止动脉硬化的发展；黄酮、花青素具有如延缓老化、消除自由基、预防心血管疾病、提高免疫力及抗炎作用、改善糖尿病；胡萝卜素减少前列腺癌、肺癌和肝癌的发生作用最为明显。因此科德优红大米具有良好的保健作用。煮饭、粥香味可口，老少皆宜。

山野百合粉。"山高不过圣堂山，好吃不过百合粉。"象州山野百合粉历史悠久，乃象州著名土特产，县志记载：早在民国时期就远销粤、港、澳及东南亚而驰名中外，百合粉用种植 3 年以上的多种野生型百合（颜色分红、黄、白）为原料精制而成，洁白晶莹、颗粒细小、糊状透明、清见碗底、气味纯正，具食用、药用双重功效。《本草纲目》已对百合的疗效有详细注解，该产品保持了百合的原汁原味，对体内过热者，特别是吸烟、饮酒者效果甚佳，同时也是历代医家推崇的排毒出热最佳食品之一，更是外出送礼、孝敬老人、探望病人的首选佳品。

柴胡。多年生草本植物，味苦，性微寒，具有退热升泪、解郁调经的功效。县境内各乡镇的低山矮丘均有出产，象州镇东岗岭所产的柴胡根肥须少，药效尤为显著，名为"独脚柴胡"。历史上象州柴胡曾声名远播，远销东南亚市场，外地中医师均喜将象州所产柴胡入药，称之为"象州柴胡"。

（四）民俗风情

师公戏。师公戏源于傩祭古俗。乡人俗你"唱师""跳师"。师公是当地民间祭礼的主持者，在祭祀活动进行时，以演唱或舞蹈伴之、使祭拜活动娱神、娱人，因而深受群众喜爱。师公戏广泛地吸收当地流传的民间故事、传说以丰富演出内容。在戏中有唱词、唱腔和舞蹈，初具了戏剧的雏形。起初，师公在表演时戴上假面具，以化作神的形象为人间驱鬼逐疫。随着演出剧目的增多，"人神"比例的变化，面具逐渐为化妆所代替，师公戏遂演变成一个剧种——壮师剧，它与壮戏一道，成了壮族艺术的并蒂莲。早期的师公戏，"跳师"多是在民俗活动中表演。如祭祀、敬神、打醮、农闲时节、正月十五、八月十五、十月十五等，都是跳师的时间。如今，师公戏已作为群众喜闻乐见的文化娱乐活动，以新的形象从草坪走上了舞台，放出时代的异彩。同时，古老的师公戏又为戏剧的研究和民俗学、社会学等学科的研究，提供了珍贵的资料。

板鞋舞。在壮族的文体技艺中最妙趣横生的就是像军阵般有威有势的"板鞋竞技"和"板鞋舞"。板鞋竞技是以几个人为一队，大家同穿一对长板鞋赛跑；参加者必须步调一致，同心全力，谁要是一个不小心，就会令全队人仰马翻。相传板鞋舞源自明代。嘉靖年间，壮族女英雄瓦氏夫人率领广西郎兵赴浙江抗击倭寇，她用三人缚腿赛跑的方法训练郎兵，使得军纪严明、同心协力，后来便演变成这种有趣的运动了。板鞋舞千姿百态，有板鞋花肩舞、板鞋扁担舞、板鞋双刀舞、板鞋花棍舞等十几种，现在已向空中发展，艺术节上表演的叠艺板鞋舞还揉入了杂技的技巧：地面6个人走板鞋，上面3人也穿着板鞋，踏着6人的肩膀剽悍起舞。

岑溪市

（一）基本情况

岑溪市是广西壮族自治区下辖县级市，由梧州市代管；位于广西壮族自治区东南部，两广交界处，是两广交流和珠三角经济圈与大西南的结合点之一。地势东南高，西北低，属典型亚热带季风气候区。总面积 2783 平方千米。2015 年总人口 94.46 万人。

岑溪市辖 14 个镇，市人民政府驻岑城镇，行政区域面积 2783 平方千米。2013 年末总人口 92.60 万，其中农村人口 78.32 万，有壮、瑶、苗、侗、仫佬、毛南、回等少数民族 0.61 万人，人口自然增长率 21.86‰。耕地面积 3.73 万公顷，农田有效灌溉面积 1.75 万公顷，粮食播种（含复种）面积 4.58 万公顷，经济作物种植面积 1.32 万公顷。林地面积 20.32 万公顷。社会用电量 8.26 亿千瓦时。农业机械总动力 28.23 万千瓦。等级公路里程 1440.5 千米，其中二级以上公路 261.5 千米。主要旅游景区有石庙景区、天龙顶山地公园、白霜涧景区三大景区，有邓公庙、樟木古街、关帝庙和"五世衍祥"牌坊等景点，全年接待游客 99 万人次。岑溪红花岗岩资源丰富，储量约 21 亿立方米；铅金属资源量 248513.73 吨，铅锌矿主要集中分布于安平镇、诚谏镇的佛子冲。著名地方产品有岑溪古典三黄鸡、砂糖桔、玉桂、桂圆肉和软枝油茶。岑溪是中国花岗岩之都和全国花岗岩石材生产基地、中国玉桂之乡、中国古典三黄鸡之乡、中国观赏石之乡、中国长寿之乡、中国绿色名市、全国生态文明先进市，有西部地区农民创业促进工程国家试点县、全国农村中医药工作先进单位、全国计划生育优质服务先进县（市），自治区创建无公害水果生产基地县（市），自治区无公害粮食生产示范基地县（市）、自治区粮食生产先进单位、自治区双拥模范城等称号。

2013 年实现地区生产总值 203.48 亿元，其中第一产业增加值 30.91 亿元，第二产业增加值 139.31 亿元（其中工业增加值 127.55 亿元），第三产业增加值 33.27 亿元。人均地区生产总值 25789 元。财政收入 16.42 亿元，其中公共财政预算收入 128788 万元；公共财政预算支出 32.95 亿元。全社会固定资产投资完成额 1831480 万元，社会消费品零售总额 53.46 亿元。外贸出口总额 2199.88 万美元，实际利用外资 3655 万美元。城镇居民人均可支配收入 23200 元，人均消费性支出 14317 元。农村居民人均纯收入 7641 元，人均生活费支出 6696 元。城乡居民年末储蓄存款余额 104.60 亿元。

2010 年岑溪市 80 岁以上老人为 15598 人，占人口比例的 1.74%。岑溪市百岁老人分布面广，全市 14 个镇均有百岁以上老人。至 2011 年 11 月，岑溪市百岁老人共有 116 人，其中最长寿的寿星年龄达 111 岁，百岁及以上老人占总人口的 12.92/10 万。岑溪市创建"中国长寿之乡"达标的前提条件、必达指标、考核指标均符合规定标准。

（二）长寿标准

1. 前提条件

评定地区为县及以上行政区划单位（以下简称区域）。

区域户籍人口在 10 万人以上。岑溪市共有 90 多万人口，此项达标。

2. 必达指标

长寿的代表性。区域现存活百岁及以上老年人占总人口 7/10 万以上。

长寿的整体性。区域人口平均预期寿命比全国水平高 3 岁。

长寿的持续性。80 岁以上高龄老人占总人口的比例 1.4% 以上。

岑溪市全市人口约 90 万人，全市有健在的百岁以上老人有 108 人，全市平均寿命为 76.97 岁。岑溪市远超中国老年学学会和联合国教科文组织规定的"长寿之乡"存活百岁老人占户籍人口的比例分别为 7/10 万和 7.5/10 万的指标。

3. 考核指标

考核指标是决定区域长寿的重要原因,要有三分之二以上的项目达标。

近些年经济稳定发展,人均年收入不断增加。

居民收入差距适中,基尼系数在 0.4 以下。

实行基本养老保险制度覆盖面超过全国平均水平。

实行基本医疗保险制度覆盖面超过全国平均水平。

农村新型合作医疗制度覆盖面超过全国平均水平。

每千名老年人拥有老年福利类收养单位床位数超过全国平均水平。

贫困老年人都能获得政府的社会救助。

每千人拥有卫生床位数超过全国平均水平。

每千人卫生技术人员数超过全国平均水平。

森林覆盖率或城镇人均公共绿地面积超过全国平均水平。

大气质量达到或超过国家二级标准。

生活饮用水达到国家规定的 GB/T 5750—2005 标准。

岑溪市符合这 12 项考核标准。

(三)特色物产

三黄鸡。岑溪三黄鸡是具有地方特色的传统名鸡,是广西历史上四大名鸡之一,此鸡是由一种野鸡长期驯养而成的。1977 年广西外贸系统在灵山以统一加工、不标名、现场品尝的方法,对全省 16 个肉鸡品种进行品尝评比,最终品尝者认为肉质最佳的是岑溪三黄鸡;1993 年广西外贸系统又在南宁西园饭店,邀请香港九龙一带有几十年经营家禽经验的商人,对全省 16 个供港活鸡品种进行外表评定,商人们一致认为岑溪三黄鸡和贺县的信都鸡为最佳品种;同年在北京"全国出口商品生产基地专厂建设成果展览会"上展出,对外经济贸易部领导对其给予了赞誉和好评,并向岑溪人民政府颁发荣誉证书。为了全方位开发这个优良的地方品种,岑溪外贸鸡场于 1983 年起,对岑溪三黄鸡进行开发,1987 年起,连续七年对其进行严格的系统选育。经过系统选育的岑溪三黄鸡,全面保留古典型的体型、外貌和肉质的特色，型、色、香、味俱臻一流，是广西唯一经过系统选育的地方土鸡。目前岑溪市外贸鸡场把选育后的岑溪三黄鸡放到果园、林区、山地进行放牧饲养，用传统的饲料喂养，所养出的肉鸡与传统的放养鸡保持了一致的特色，是制作白切鸡的最佳品种。

软枝油茶。岑溪软枝油茶是我国第一个油茶良种，因枝条柔软，多数呈弧形下垂而得名。由岑溪市软枝油茶种子园利用植物无性繁殖技术并经不断筛选，培育出的岑软 2 号、3 号两个高产无性系。1991 年获广西区林业厅科技进步二等奖，1992 年获林业部科技进步三等奖，2004 年被广西林木评审委员会评为广西区林木良种，2008 年被审定为国家级林木良种。岑溪软枝油茶属常绿树种，喜温暖湿润气候，适生范围广，耐干旱瘠薄，具一定耐寒性，以采果为主，具有生长快、结果早、产量高、抗性强、油质好等优点。10 月中下旬果实成熟，种仁含油 51.37%~53.6%，酸价 1.06~1.46，折光指数 1.4672。压榨生产出的山茶油油质极优，黄色透明，味香，无苦涩味，可直接食用。茶油具有降低胆固醇，预防高血压、心脑血管疾病的功效，还有清热化湿、清胃润肠、治疗气腹痛等作用，被誉为"中国橄榄油"。

砂糖橘。岑溪市位于梧州市南部，地处北回归线以南，为丘陵地带，属南亚热带季风气候区。当地山清水秀，沃土成片，气候优良，所生产的砂糖橘鲜果果色鲜红，肉质细嫩，皮薄化渣，味甜汁多，少核或无核，营养丰富，果靓质佳，老少咸宜，深受广大消费者的欢迎和喜爱。2009 年 4 月，岑鲜牌砂糖橘获广西名牌产品称号。2010 年 1 月，筋竹镇被自治区人民政府办公厅命名为"广西砂糖橘之乡"。2013 年 6 月，岑溪市被中国绿色生态农业发展论坛组委会授予"中国绿色生态砂糖橘之乡"称号。2006 年开始，岑溪市成功举办 7 届"砂糖橘节"，不断扩大岑溪砂糖橘的市场影响，提高岑溪砂糖橘的知名度，促进了砂糖橘的销售和流通，进一步加快了砂糖橘产业的快速发展，产品畅销华东、华中、东北、西南、华南等地区市场，还大量出口越南、泰国等东盟国家和地区。

（四）文艺节庆

牛娘剧。牛娘剧又名"牛娘戏"，起源于梧州岑溪地区，2007 年被列入广西第一批自治区级非物质文化遗产保护项目。牛娘剧最初脱胎于粤剧，又在粤剧的基础上荟萃了岑溪的历史文化和风土人情，形成如今极具地方特色的剧种，深受当地老百姓喜爱。牛娘剧融戏曲音乐、唱腔艺术于一体，表演以唱吟为主，唱腔简洁、柔美动听。演唱内容从最初的祈祷祝福，到表现农事劳动过程，再发展到现在百姓喜闻乐见的故事生活片段，极大地丰富了牛娘剧的内涵。

上灯节。在岑溪，"上灯节"发展到今天，已经是个盛大的传统节日了。这种在正月初十同一天内，全市人民基本都到有男孩"上灯"的亲戚朋友家里喝喜酒的风俗在全国绝无仅有。每当正月初十上灯节来临，岑溪市会出现三大奇观。第一奇观是街上挂满花灯，任人采购。一般"上灯"人家要买回两盏灯，一盏挂在厅堂，一盏挂在家乡村里所属的寺庙。每盏灯里要包两颗卵石，表示后继有人，可以传宗接代。第二奇观是全市的大小饭店，全都爆满。有的在一个月前就订了酒桌，少则十几桌，多则上百桌。有的酒店摆四轮，上午9点开桌，12点一轮，下午3点又开桌，6点又一轮。第三奇观是市民都有喜酒喝。谁都有三姑六婆，七叔八舅，添丁了，"上灯"了，可喜可贺、封红包、喝喜酒。城里人到各家饭店，农村人走村串户。

蒙山县

（一）基本情况

蒙山县是广西壮族自治区梧州市辖县，位于自治区东部大瑶山之东，东经110°19′~110°45′，北纬23°52′~24°23′，东邻昭平，西连金秀，南毗平南、藤县，北接荔浦。县城蒙山镇陆路距首府南宁市460公里，北上距桂林市146公里，南距梧州市186公里，西距柳州市186公里，东距贺州市180公里，国道321线贯穿县境南北6个乡镇。全县面积1279平方公里，辖6镇3乡，总人口22万人，其中有瑶、壮、侗、回族等12个少数民族3万余人。

蒙山县属亚热带季风气候，县内气候温和，雨量充沛。雨热同季，夏季长，酷热；冬季短，严寒期短，无霜期长。年平均气温为19.7℃，平均最高气温 24.5℃，极端最高气温 38.5℃（1971 年 7 月 22 日），极端最低气温-4.5℃（1955 年 1 月 12 日）。全县太阳年辐射总量为 102.03 千卡/平方厘米，平均年日照总量为 1581 小时。年平均降雨量为 1738.7 毫米，最多为 2529 毫米（1970 年），最少为 1138.3 毫米（1958 年）。降雨季节分布不均匀，雨季一般始于 4 月中旬，终于 8 月下旬。

蒙山县物产资源富集。粮食作物以水稻为主，经济作物主要有桑、木薯、甘蔗、黄豆、茶叶等；主要的矿藏有金、银、铜、钛、铝、锌、重晶石等，其中以铅锌储量最丰富。县境内群山环抱，襟江带水，风光旖旎，气候宜人，年平均气温为 19.7℃，森林覆盖率达 77.6%，有"天然氧吧"的美称，是国家生态示范区及自治区重点生态功能区。蒙山县不但生态良好，风光秀丽，而且历史文化底蕴深厚，尤以太平天国封王建制而驰名中外，是抗法英雄苏元春、老一辈革命家陈漫远、新派武侠小说开山鼻祖梁羽生等名人的故乡。

据中国老年学学会调查显示，目前，蒙山县九个乡镇均有百岁以上老人。2009 年至 2012 年，蒙山超过百岁的老人人数分别为 25 人、27 人、27 人、25 人。其中 2011 年百岁老人占总人口的比例达 12.32/10 万，远超中国老年学学会和联合国教科文组织规定的"长寿之乡"存活百岁老人占户籍总人口比例分别为 7/10 万和 7.5/10 万的指标。此外，2011 年全县有 80 岁以上老人 4337 人，占总人口数的 1.98%，百岁老人长寿比连续保持较高比例并呈上升趋势，远高出"中国长寿之乡"1.4% 的标准。按照首届"中国长寿之乡"标准，蒙山县不仅三项必达指标均超过规定，12 项考核指标有 10 项达标，超过了 8 项达标的规定。

（二）长寿标准

1. 前提条件

评定地区为县及以上行政区划单位（以下简称区域）。

区域户籍人口在 10 万人以上。蒙山县有约 20 万人口，此项达标。

2. 必达指标

长寿的代表性。区域现存活百岁及以上老年人占总人口 7/10 万以上。

长寿的整体性。区域人口平均预期寿命比全国水平高 3 岁。

长寿的持续性。80 岁以上高龄老人占总人口的比例 1.4%以上。

3. 考核指标

考核指标是决定区域长寿的重要原因，要有三分之二以上的项目达标。

近些年经济稳定发展，人均年收入不断增加。

居民收入差距适中，基尼系数在 0.4 以下。

实行基本养老保险制度覆盖面超过全国平均水平。

实行基本医疗保险制度覆盖面超过全国平均水平。

农村新型合作医疗制度覆盖面超过全国平均水平。

每千名老年人拥有老年福利类收养单位床位数超过全国平均水平。

贫困老年人都能获得政府的社会救助。

每千人拥有卫生床位数超过全国平均水平。

每千人卫生技术人员数超过全国平均水平。

森林覆盖率或城镇人均公共绿地面积超过全国平均水平。

大气质量达到或超过国家二级标准。

生活饮用水达到国家规定的 GB/T 5750—2005 标准。

蒙山县符合这 12 项考核标准。

（三）特色物产

屯巴茶。蒙山屯巴茶是广西壮族自治区梧州市蒙山县屯巴山的特产。屯巴茶冲泡后汤色清澈，翠绿，香高味美，甘醇回味久，品质优良。屯巴茶于 1981 年被列为全国名茶；1983 年列为广西名茶第三名；1989 年在广西名优茶评比中获名茶称号；1990 年获广西优质食品奖。屯巴茶是一种产于广西蒙山的条形烘炒绿茶。清明前采摘一芽一二叶，经摊青、杀青、轻揉、青锅做条、烘干制成。屯巴茶是在 20 世纪 60 年代定型的，1981 年的时候曾被列为全国名茶，品质精良，是蒙山地区有名的茶叶品种。屯巴茶的品质主要分特级、一至六级。色泽墨绿，有干茶香，滋味甘爽醇正，香高持久。屯巴茶，产于蒙山县新圩镇的屯巴山上，故称屯巴茶。1965 年 10 月 18 日，蒙山县 135 名知青来到新圩屯巴山创建茶场，1969 年被分成若干组下放各乡镇生产队插队。现有茶场近千亩。

桑蚕。桑蚕属寡食性昆虫，除喜食桑叶外，也能吃柘叶、楮叶、榆叶、鸭葱、蒲公英和莴苣叶等，桑叶是蚕最适合的天然食料。蚕是完全变态昆虫，一生经过卵、幼虫、蛹、成虫四个形态上和生理机能上完全不同的发育阶段。其中幼虫期在适宜温度条件下，自孵化至吐丝结茧需要 22～26 天，一头蚕一生约食下桑叶 20～25 克，一般经四次休眠和蜕皮，至生长极限时，体重约增加 1 万倍。末龄期的食桑叶量占其总食桑叶量的 85% 以上。桑蚕结的茧可以缫丝，蚕丝是优良纺织纤维，是绸缎的原料。桑蚕的蛹可食用，蚕蛾和蚕粪均可综合利用，是多种化工和医药工业的原料。

大肉姜。蒙山有种植生姜的历史习惯，种植的大肉姜，肉厚嫩、肥壮，肉色鲜黄，含有多种营养成分，有特殊的香辣味，可腌制成或加工成香辛料，也可入药。用姜芽腌制而成的姜芽酸品，酸辣宜人，香脆可口，深受人们的喜爱。蒙山大肉姜作为出口外销产品而盛名。随着人们生活需求，蒙山大肉姜种植不断发展，亩产可达 5000 公斤。

（四）民俗风情

"上刀山，下火海"。"上刀山，下火海"是少数民族绝技中的一种表演项目，源于人们对火神的敬畏，相信经过火的洗礼后，可以消灾解难，五谷丰登，通常是在重大的节日中举行祭祖、祭祀活动，法师在敬神驱鬼的过程中为东家、村民祈求消灾避难，安居乐业，只有经过"上刀山，下火海"等这些灾难才会消除，保一方平安。

凌云县

（一）基本情况

凌云位于广西西北部，县域面积 2053 平方公里，辖 4 镇 4 乡（其中 4 个瑶族乡）110 个村（社区）委会，1552 个村民小组、2622 个自然屯，居住着汉、壮、瑶三个主体民族，全县总人口 22.5 万人，其中汉族、壮族、瑶族分别占总人口的 45%、33% 和 22%。除壮族、汉族、瑶族三个世居主体民族，还有布依族、彝族、土家族、苗族、仫佬族、哈尼族等人数极少的少数民族居住，这些人数极少的民族主要是分配交流到凌云工作，或经商，或婚姻迁入，这些迁入的少数民族人数总量约占全县总人口的万分之四左右。壮族、蓝靛瑶、盘古瑶分布于土山地区，少部分壮族分布在石山区。壮族多数居住在较低洼地型平缓或河边地带，蓝靛瑶和盘古瑶喜居住在山里近水的溪沟边。

凌云气候属南亚热带季风气候。光照充足，雨量充沛，冬无严寒，夏无酷暑。年平均日照 1443.7 小时，无霜期长达 343 天，年平均气温 20.5℃，极端最低温 -2.4℃，极端最高气温 38.4℃，大于等于 10℃ 的年平均活动积温 6000℃；1 月最冷，月均温 11.4℃；7 月最热，月均温 26.4℃。年均降雨量 1700 毫米，集中在 5～10 月份，年均蒸发量 1406.9 毫米，降雨量大于蒸发量，年平均相对湿度 78%。夏热多雨，间有涝灾，冬温凉而干燥，偶有低温霜冻，高山地区常有冷冻积雪，秋高气爽，常有春旱、冬旱发生，四季明显。有澄碧河、布柳河，河网密度 0.134 公里/平方公里，年径流量 18 亿立方米。地势自西北向东南倾斜，中山地貌类型。全县群山起伏，地貌由土山和石灰岩喀斯特山地两大类型构成。土山地区占全县总面积的 60%，居住着全县 40% 的人口，而 40% 的石山地区却居住着全县 60% 的人口。母岩主要有砂页岩、石灰岩。土壤类型主要有黄红壤，占 45%，分布在海拔 800~1200 米地带，肥力高；黄壤占 11%，分布在海拔 1000 米以上地带，土壤湿润、疏松、肥力高；棕色石灰土占 34%，分布在石山地区；红壤占 10%，分布在海拔 500 米以下的高丘深谷地带，土壤干燥，肥力一般。

凌云建制历史悠久，宋皇佑五年（1053 年），宋皇朝在凌云设置泗城州，管辖利州、侯唐州、归乐州、龙川州，也就是如今的百色、田林、西林、凤山以及贵州的一部分，管辖面积十分宽广。清顺治十五年（1658 年）设为泗城府，乾隆五年（1740 年）清朝在泗城府设置凌云县，至今有近千年州、府、县治历史。时至今日，境内仍保留有挹翠门、文庙、三星塔、水源寺、云台寺、中山纪念堂等古建筑，千年州府底蕴深厚。

凌云白毫茶历史悠久，在凌云栽培已有三百多年的历史，是亚洲唯一能加工出绿茶、红茶、白茶、黄茶、黑茶、青茶六大类茶品的茶树品种，1915 年，和国酒茅台同台获得巴拿马奖，1984 年，经全国优良茶树品种审定委员会认定，成为第一批 30 个国家级茶树良种之一，2005 年获地理标志产品，2015 年获得意大利米兰世博会名茶评比 "红茶类" 金奖，2016 年获 "凌云白毫" 国家地理标志证明商标。其有无公害茶园 6.1 万亩，有机茶园 1.39 万亩，涉及种茶、制茶、售茶的从业人员占全县总人口的 22.5%。凌云是广西茶叶第一大县、中国名茶之乡、全国重点产茶县、中国十大生态产茶县。

凌云地处云贵高原的延伸部分，大石山区占 93.6%，是比较典型的山地地形。县内河流有泗水河、布柳河 2 条干流，总流域面积 1777 平方公里，年平均降雨量 1235 毫米。县内生态环境优美，森林覆盖率达 78%，是百色澄碧河的主要源头，也是珠江水源的发源地，素来享有 "山雄、水秀、洞幽、城古" 的美誉。境内有集休闲、考察、观光于一体的茶山金字塔国家 4A 级景区、被誉为 "亚洲神奇第一洞" 的纳灵河谷国家 3A 级景区、泗城文庙国家 3A 级景区，有正在开发的国家湿地公园浩坤湖等景区，凌云是巴马长寿养生国际旅游度假区的一部分。荣获"国家园林县城""中国最佳养生休闲旅游名县"。

凌云地处"世界地质公园""世界长寿之乡""中国红色旅游目的地"的区域之间，空气纯净清洁，水质优良稳定，全县每立方厘米负氧离子含量在 2000~5000 个，最高可达 10 万个，被称为"天然氧吧"。全县百岁以上寿星有 28 人，占总人口比例 12.4/10 万，高于世界长寿区认定标准（7/10 万），2015 年获得中国长寿之乡，是全国首个"全国异地长寿养老养生基地"。现还留有光绪年间慈禧太后赐给时任两广总督岑春煊的一块"禾寿"牌匾。

凌云具有悠久而厚重的历史文化底蕴，"凌云壮族 72 巫调"被列入国家级非物质文化遗产名录，"凌云白毫茶制茶技艺""凌云瑶族龙凤舞"等 7 个民俗文化被列入自治区级非物质文化遗产名录。朝里那巴吼敢歌圩文化节、金保"二月二"民俗文化节是广西壮族"三月三"文化节重要组成部分，凌云完成培育了一大批文学、舞蹈、书画等反映凌云民族特色的艺术精品，民族民俗文化多姿多彩。2013 年，荣获"中华诗词之乡"称号。

凌云属后发展欠发达地区，自然条件差，基础设施落后，1992 年自治区人民政府批准享受少数民族自治县待遇，2012 年被国务院确定为新一轮扶贫开发工作重点县。

（二）长寿原因

2014 年 4 月 25 日，中国老年学学会秘书长翟静娴为凌云授予"中国长寿之乡"的牌匾，凌云成为广西第八个获此殊荣的县份，也是百色市唯一获得"中国长寿之乡"的县（区）。早在 2013 年 1 月 16 日，中国老年学学会正式下文授予凌云县"中国长寿之乡"称号，这次"中国长寿之乡"的授牌，使凌云这座"山上水城、古府茶乡、养生天堂"绽放了迷人的光彩。

厚重的养生历史文化、自然人文环境以及良好经济社会秩序是凌云获得长寿之乡称号的三大因素所在。

凌云地处"世界地质公园""世界长寿之乡""中国红色旅游目的地"

的区域之间，与巴马、凤山、乐业、田林、右江五县（区）毗邻。凌云有山皆绿、有水皆清、四季花香、生机盎然，属亚热带季风气候，冬不严寒，夏不酷暑，年均气温 19~20.4℃；年平均降雨量 1235 毫米。森林覆盖率达 77.71%，城区绿化覆盖率达 47.8%，绿地率达 44.8%，人均公共绿地面积 15.4 平方米。全县每立方厘米空气中负氧离子含量在 2000~5000 个，最高可达 100000 个，被称为"天然氧吧"。境内生态保存完好，土壤微量元素丰富，盛产白毫茶、油茶、八角、龙骨花、火麻等绿色有机无公害作物，是"绿色长寿食品"首选之物。特定的地理区位，天造地设了凌云极为丰富的养生长寿资源。

民国首部《凌云县志》中就记载了许多长寿者。清朝慈禧太后曾题赐泗城籍宠臣岑春煊"禾寿匾"，现"禾寿匾"珍藏于该县民族博物馆。凌云县朝里乡六作村那巴屯，有一座坟墓，坟前立着康熙六十一年（1722年）十月泗城军民府正堂岑恩赐的墓碑："清故享寿一百二十七岁老人陈岑碑"。陈岑是凌云县有史料记载的"寿命最长"的奇人。

凌云县境内"山雄、水秀、洞奇、林茂、城古、茶香、佛灵"，是集休闲度假和开发探秘于一体的旅游胜地，全县有 21 万人口，100 岁以上的长寿老人就有 25 个，百岁老人占总人口的比例为 11.9/10 万，大大超过了中国和联合国"长寿之乡"规定的存活百岁老人占户籍人口比例的标准。凌云曾被中国老年学会授予"全国异地长寿养老养生基地"，成为广西首个获得这一称号的县，每年吸引大批候游人来此进行生态疗养、休闲避暑、吟诗作画、修身养性，长寿文化和旅游发展相得益彰。

截至 2011 年 12 月 31 日，全县总人口 19.55 万人，其中百岁以上老人有 25 人，占总人口比例 12.3/10 万，2013 年 3 月凌云县被中国老年学学会正式命名为"中国长寿之乡"县。

（三）长寿老人

沙里乡那坝村果立屯 114 岁罗妈那是凌云最老的寿星，她自己能够穿衣、吃饭、洗衣服、梳头，每餐都能吃上一碗煮得酥软的米饭，爱喝骨头汤。据村里的群众介绍说，罗妈那长寿的主要原因是她爱喝自己种的无公害白毫茶，白毫茶具有提神醒脑、解疲生津的功效；她经常吃山坡上种植

的绿色食品山茶油，而且果立屯四面环山，森林茂密，空气清新，住着
让人舒爽。该县加尤镇杂福村的百岁老人付春秀 2014 年时已经 103 岁高
龄，如今的付春秀一家五代同堂，大儿子都已经 82 岁了，而最小的玄孙
也已有 6 岁。老人一生生活简朴，喜欢吃自家种的玉米、蔬菜和自制的
腊肉，每天还喝一小杯自酿的"爬岩香"白酒养身。老人性格开朗，胸
怀宽广，不计较小节，心态平和。据了解，付春秀老人长寿的奥秘主要
是因为凌云生态环境好，空气好，利于颐养天年；同时，老人一生心态
平和，不计较得失，善于修身养性；此外家庭和睦，子孙孝顺，心情开
朗，得益于养心。

凌云县长寿老人多的现象并非偶然。民国 31 年（1942 年）出版的首
部《凌云县志》列传记载的 75 人中，80 岁以上长寿者就有 9 人，占 12%。
在凌云县朝里乡那巴村，有一块由清康熙六十一年（1722 年）泗城军民府
所立的墓碑，碑文记载了一位名叫陈岑的老人，他生于明朝万历年间，故
于清朝康熙年间，跨越明清两朝，享年 127 岁，成为凌云县有史料记载以
来，存活岁数最长者。

（四）特色物产

凌云白毫茶。凌云白毫茶属于绿茶。原名"白毛茶"，又名"凌云白
毛茶"，因其叶背长满白毫而得名。主产于广西壮族自治区凌云、乐业二
县境内的云雾山中，以青龙山一带的玉洪、加尤两地的白毫茶品质最佳，
产量最多。素以色翠、毫多、香高、味浓、耐泡五大特色闻名中外，成为
中国名茶中的新秀。凌云、乐业是位于广西西北部的山区县，靠近云贵高
原，地势高峻，峰峦起伏，树高林密，山泉遍布，溪流纵横，郁郁葱葱，
云雾蒙蒙，日照适宜，漫射光多，气候温和湿润，春夏更是"晴时早晚遍
山雾，阴雨成天满山云"，冬不严寒，夏无酷暑，年平均温度 19～23℃，
年降雨量 1700～1800 毫米，茶树多生长在 800～1500 米的群山峻岭上，连
片茶园多分布在峡谷溪间，土壤多为高原森林土，有机质含量高，土层深
厚肥沃，适宜茶树生长。这里山岭重叠，峰峦起伏，土壤肥沃，终年云雾
缭绕。

《中国名茶志》记载："凌云白毛茶为历史名茶，创于清乾隆以前，原

产凌云县。"《凌云县志》载:"凌云白毫自古有之(是指茶树而言),玉洪乡产出颇多。"据《广西特产物品志》(1937年)载:"白毛茶,树大者高约二丈,小者七尺,嫩叶如银针,老叶尖长如龙眼树叶而薄,皆有白色茸毛,故名,概属野生。"《广西通志稿》载:"白毛茶……树之大者高二丈,小者七八尺,嫩叶如龙眼树叶而薄,故名,概属野生。"

经过精细采摘和加工后制成的白毫茶,条索紧结,白毫显露,形似银针,汤色嫩绿,香气馥郁持久,滋味浓醇鲜爽,回味清甘绵长,有板栗香,叶底呈青橄榄色。色泽淡绿,茶身柔嫩,汤色清绿明亮。有助消化、解腻利尿、提神醒目等功能。据中国农业科学院茶叶研究所对凌云白毫茶烘青绿茶的生化成分测定,该茶含咖啡碱4.91%,氨基酸3.36%,茶多酚35.6%,儿茶素总量182.92mg/g,因而该茶品具有提神醒脑、消暑止渴、解疲生津、帮助消化、增强食欲之功效。在饮食回归自然的社会风潮下,凌云白毫茶无疑成为时尚饮品。凌云白毫茶的用途主要是作为饮料,而且是色、香、味兼具的天然最佳饮料之一。

大红八角。大红八角香味浓,果大籽粒饱满,远销港澳、东南亚,全县拥有14.5万亩;凌云大红八角素称香料之王,是凌云最著名的特产之一,凌云八角风格独特,果型比一般八角大,肉质肥厚,芳香特别浓郁持久。八角叶可制茴油,茴油是食品工业的重要香料,特别是化妆品更离不开茴油。八角果是人们日常生活不可缺少的调味香料,在医学上有寒温、理直止痛、止咳健胃的功效,为医药工业的重要原料。

川木瓜。川木瓜属蔷薇科,灌木,系果药兼用型水果,是凌云独产的一种野生的水果,生食味道很酸,经过民间祖传加工方法加工过之后,就会变甜。含极丰富的维生素C及多种矿物质,能舒筋活络、和胃化温,有防血管硬化、降低血压、减肥的作用。

牛心李。牛心李是凌云李果中的一个优质品种,因其果形似牛心而得名。果实向阳为红色或粉红色,果肉橙黄色,可食率高,味甘甜,具有独特风味。6月下旬成熟,是鲜食或加工应子、果脯、罐头的绝好原料。

麻竹。麻竹是凌云县传统经济林种之一,在凌云已有200多年种植历史,竹笋是凌云县久负盛名的特产之一,营养特别丰富,是一种高纤维素、低脂肪又富含氨基酸的绿色食品。

芭蕉芋粉。芭蕉芋粉由凌云特产芭蕉芋淀粉所制，其透明度好，耐煮度高，韧性好，口感爽滑，易于消化。

红薯粉。自然是用红薯来做的，其香、脆、甜。尤其是用来打火锅，是可以清肠的一道绿色粗粮食品。

（五）民俗文化

凌云壮族自称"布楼""布依"，壮族是古代骆越民族的后裔，秦汉称傣、狸，唐朝称蛮，解放后称僮-壮。语言属汉藏语系壮侗语壮傣语支。

凌云瑶族分为蓝靛瑶、背陇瑶和盘古瑶三支。背陇瑶自称"布努"，因头帕喜用红绣、红须，又称红头瑶；又因住高峒峻岭，女人常年背笼干活，故现称背陇瑶。背陇瑶系古时长江武陵蛮的一支系，其语言属汉藏语系苗瑶语族的苗语支。蓝靛瑶自称"谦门"，原称"山子瑶"，因种植南板兰泡制蓝靛漂染土布，又称蓝靛瑶，其语属汉藏语系苗瑶语族语支的绵荆方言荆门土语。盘古瑶自称"勉"，因崇敬盘古王为祖先，故称"盘古瑶"，他们以"过山榜"为族著，又称过山瑶，使用的语言属汉藏语系苗瑶语族瑶语文绵荆方言尤绵土语。县境盘古瑶很少，仅有280多人，分布在力洪乡靠近田林县边界地带。

特殊的地理位置、特殊的历史背景造就了这里少数民族特殊的土著风情。壮族夜婚、朝里歌圩、新寨蓝靛节、春节对歌等民俗风情古朴有趣，多姿多彩。

壮族夜婚。凌云县城内壮族过去有一种"夜婚"习俗。这一习俗系明清时期土司荒唐的"初夜权"制度下的产物，即土官规定土民娶婚时，新妇必须到土司那里去过初夜生活。这是一种卑鄙无耻的霸婚行为，日子越久百姓越难忍受，但在封建王朝和土司统治下，平民百姓是呼天无门，只能选择夜深人静之后进行接亲，以避免土司对百姓婚姻的糟蹋。凌云县城的壮族历代有夜婚的习俗，为广西唯一具有地方特色和民族特色的婚俗。这种婚俗直到现在，虽然在婚序婚礼形式上已经简化得多了，但仍经久不衰，甚是流行。

世居凌云县的壮族喜欢以歌传情，以文会友，未婚男女通过对唱山歌互诉衷情，越唱越深，恋恋不舍，双双坠入爱河，最后互赠礼物后私订终身，然后男方再委托媒婆择黄道吉日带礼品到女方家定亲、讨八字，最后再隆重举行婚礼。在凌云泗城镇，壮族婚礼一直保持着夜婚的习俗，当地壮族把嫁、娶喜事在夜间悄悄进行。夜深人静时，男方由护轿的几十个男青年拥着花轿去女家接亲，不放鞭炮，悄悄地把新娘接回来。凌云县泗城壮家"夜婚"习俗从明朝时期沿袭至今，虽然在婚序婚礼形式上已经简化，但仍经久不衰，流行甚广。近年来，凌云县把壮族夜婚习俗作为一项宝贵的民间非物质文化遗产进行挖掘和保护，2012 年壮族"夜婚"被列入广西第四批非物质文化遗产保护名录。

朝里歌圩。壮族的歌会和歌节。在壮语中，歌圩有出田垌之歌、山岩洞之歌、坡圩、垌市等名称。凌云县朝里乡位于凌云县城西南部 30 公里处，主要居住着壮、汉、瑶三种民族，这里由于交通不便、交流封闭，至今仍然保存有壮族最古老、最纯朴的民间原生性本土交流文化——朝里"吼喊"歌圩文化。在远古时期壮族先民认为，人是布洛陀与姆洛甲共同创造的，农历三月十六日是他们俩进行生殖创造人的日子。① 凌云县朝里歌圩定于农历三月十六日，与布洛陀和姆洛甲生殖创造人的日子同一天，预示已到婚育年龄的男女，谈情说爱，寻求配偶，为繁衍下一代准备，让人丁得以生生不息，兴旺发达。朝里歌圩地壮语叫"吼喊"——进洞之意。为何朝里歌圩被称为"进洞"呢？其实这与壮族的"生殖崇拜"有密切的联系。壮族先民是一个情感丰富的民族，常以歌代言，以曲代情，祭祖活动也不例外，由诵念经文到歌颂经诗，甚至谈情说爱，都以歌为先，歌者传意，乐于其中。以歌会友，以歌传情是朝里壮民族祭祖文化的一种发展与演变。相传宋朝年间，岑大将军（岑仲淑）随从狄青平侬智高，后来官府在朝里乡六作村那巴屯建一座岑大将军庙（今遗址尚在）以记其功。每年旧历三月初八，凌云县泗缄、田林利周、百色市汪甸乡（现为右江区汪甸乡）的各族人民群众再聚朝里，那巴"吼喊"节也把将军庙当作敬仰神灵来朝拜，据说后可保佑风调雨顺，于是朝拜的人越来越多。祭祖拜庙之余，男女青年就在河滩、林间相会戏耍，三三两两，三五成群，或是对歌，或是姑娘们对抛绣球，小伙子打陀螺、吹木叶。慢慢地，相沿成

---

① 张声震主编《布洛陀经诗译注》，广西人民出版社，1991，第 127～135 页。

习惯，习惯变自然。后来因为三月初八月亮下山得早，男女青年玩乐不能尽兴，老人们拜完庙也不方便回归，于是大家商定再加一个八天，变成了十六日，庙会由此改期为三月十六日。随着时间的推移及社会的进步和发展，三月十六日的庙会逐渐演变，拜庙会的青年男女数量激增，老人们的朝拜社神反而成了附属的东西。在那巴村一带，特产一种花生、黄豆和糖制成的豆糖，拇指大小，白色，硬而脆香。青年男女在对歌、游戏、谈情说爱、寻求对偶时，男青年常用这种豆糖扔到中意的女青年身上，这时被扔中的女青年是绝对不会恼怒的，因为被人扔中越多，说明爱慕的人越多，值得骄傲。豆糖扔到意中人的身上后，如果她回眸一笑才走，说明她愿意和你交谈，这时候就可以跟她谈情对歌了。有的姑娘背着雨帽，豆糖扔到她身上后，如果她把雨帽反过来背，就表示她愿意了，你可以相邀而去；若她不把雨帽翻转，说明她已经有意中人，或者是不愿意。一番试探之后，你情我愿的男女青年就自寻地方对歌交谈。谈不拢的散开再找，谈得拢的，有的相约明年再来，有的男方送豆糖一包，女方回赠布鞋一双，之后大家就可以凭此信物求家长为他们求娶完婚，到了此时，山歌声、嬉戏声，男欢女笑，此起彼伏。从某种意义上来讲朝里"吼喊"歌圩是当地土著民族的"情人节"。

新寨蓝靛节。活动当日，新寨屯的瑶族同胞以特殊的礼仪——敬拦路酒、吹奏长号、蓝靛点额头、唱山歌、制作特色民族美食等迎接远方的贵宾。各路来的蓝靛瑶族同胞将当地的民族特色文化、民族风情展现得淋漓尽致，吸引了众多群众前来观看。

蓝靛瑶是瑶族的一个支系，蓝靛瑶族是一个能歌善舞、勤劳的民族，他们大多都是居住在土坡高山有水地区，主要是靠种植八角、茶叶等作为主要经济来源，因穿着用板蓝植物制作蓝靛染的衣物而得名，他们有区别于其他两个瑶族支系的语言和服饰。据了解，居住在桂西的凌云县逻楼、玉洪、沙里、加尤、伶站、朝里等乡镇的蓝靛瑶族村寨的妇女们都会在自家的林里、沟边种植板蓝植物，用蓝靛染布匹制作土布或加工成成品衣服，这是蓝靛瑶族妇女们的主要工作，也是她们致富的一条好门路。20世纪80年代以前，凌云县的蓝靛瑶族大部分家庭都会通过种植板蓝、制作蓝靛、染布匹、制衣服并拿到市场上销售解决温饱。

蓝靛瑶族妇女们都是在每年秋收后农闲时 8~11 月采收板蓝植物制作蓝靛，制作蓝靛首先要采摘板蓝植物，拿到自家的蓝靛池放水浸泡 5~8 天，然后排除废渣，拿 10 公斤石灰溶于池内搅拌 30 分钟，等数日沉淀凝结成蓝色蓝靛固体，染布时把蓝靛成品放入桶内，调整好水量，把布浸泡于内 10 个小时左右，拿出晾干，重复两次即可。

蓝靛瑶族同胞善良好客，农闲时，他们喜欢走村串户，以歌会友，以歌传情，他们经常聚在一起帮助生产、共同编织腰带、制作特殊民族服饰，加深感情。近年来，他们还经常走出大山参加全国各地的瑶族联欢活动，增进了民族之间的友谊。据了解，每年的农闲时节，新寨屯都会举办"蓝靛节"。

容 县

（一）基本情况

容县古称容州，地处广西东南部，位于广西壮族自治区玉林市辖县，东经 110°15′~110°53′，北纬 22°27′~23°07′，是沙田柚的原产地，也是全国沙田柚最大生产基地。容县是广西最大的侨乡，旅居海外的华侨、华人和港澳台同胞共 70 多万人。容县地貌类型复杂，各种地类兼备，有堆积平原、台地、丘陵、山地等。河流两岸为狭小的平原台地，山地丘陵向中部逐渐下降，呈中山地、丘陵、台地、平原递次分布，在中部的槽谷地带，丘陵起伏，沟谷纵横，地表切割强烈，无平坦辽阔的平原。

容县历史人文底蕴深厚。自西晋置县至今 1790 年。历代名人辈出，是中国古代四大美女之一杨玉环、清朝乾隆太子太傅何崶的故乡，著名历史学家徐松石、戏剧家封凤子、香港影星刘嘉玲的祖籍地。辛亥革命时期，中国同盟会容县籍会员超过 50 人；抗战前后，涌现了黄绍竑、黄旭初、夏威、伍廷飏、杨愿公 5 位省主席，380 多位其他军政要员，170 多名黄埔军校学生。是中国诗词之乡、中国楹联文化县，是著名的道教、佛教、儒教三教合一圣地。

容县生态优美，森林覆盖率达 68.2%，排广西前三，城区绿化覆盖率达 35.2%，空气质量保持在国家二级以上，饮用水源地水质达国家二类标准。是中国长寿之乡，中国深呼吸小城。重点旅游资源有天下奇楼真武阁、道教二十洞天都峤山、民国将军故居别墅群、杨贵妃故里、天堂湖温泉、绣江湖生态景区等,共有国家 4A 级旅游区 1 个、3A 级旅游区 7 个;四星级酒店 1 个、三星级酒店 3 个;另有 9 家高级旅游定点餐饮购物娱乐中心、43 家自治区级星级农家乐。2015 年游客量 520.86 万人次,旅游总收入 44.44 亿元,完成旅游固定社会投资 21.03 亿元。容县境内沙田柚、铁皮石斛、霞烟鸡、野生红菇等名优特产品丰富,是中国著名的沙田柚之乡,中国铁皮石斛之乡,2015 年沙田柚种植面积达 18 万亩,产值 12 亿元;都峤山牌铁皮石斛种植 3100 亩,产值 18 亿元,是农民致富收入的重要来源。

容县申报"中国长寿之乡"的 2 项前提条件、3 项必达指标和 12 项考核指标均已符合规定标准。一是容县属广西县级行政区域单位,2011 年末总人口 82.39 万人,两项前提条件指标均符合要求。二是 3 项必达指标均达到和超过规定要求。三是考核指标方面。容县在经济发展、人均收入、城乡差距、养老保险、城镇医疗、农村医保、老年福利、贫困救助、卫生保障、医务人员、森林覆盖、大气质量、饮用清洁 12 项考核全部达到或超过相关的标准。

(二) 长寿标准

在长寿代表性方面,容县 2009~2011 年百岁老人数分别为 84 人、86 人和 91 人,百岁及以上老人分别占总人口的 10.62/10 万、10.59/10 万和 11.05/10 万,超过 7/10 万的指标要求。

长寿整体性方面,容县 2000 年人均寿命为 74.41 岁,2010 年人均预期寿命为 77.84 岁,达到或超过相应的指标要求。

长寿持续性方面,容县 2011 年有 80 岁以上老年人 14923 人,占总人口数的 1.81%,超过 1.4% 的要求。

(三) 特色物产

沙田柚。容县沙田柚是我国柚类中独树一帜的优良品种。其果大形美、味甜蜜、耐贮藏,其果实为葫芦形和梨形,果蒂部呈短颈状;果底常有古铜钱大的环状印圈,内有放射沟纹,常称为菊花底或金钱底;单果重

1000~1500 克；果面金黄色，果肉虾肉色，汁饱脆嫩、蜜味清甜；10 月下旬成熟，极耐贮藏，果实可贮藏 150~180 天，贮后风味尤佳，有水果珍品"天然罐头"之美称。柚皮可作蔬菜或制蜜饯，有化痰、止咳功效。

都峤山铁皮石斛。铁皮石斛对生态环境要求严格，多附生于海拔2100~2500 米的林缘岩石或林中长满苔藓、爬满野藤，直径粗的阔叶树上，喜阴凉、湿润环境，通常与地衣，蕨类和藓类植物互生。适宜在空气相对湿度大于 70%的环境下生长，生长期年平均温度在 17~22℃，最冷月最热月温差不明显，1 月平均气温在 10℃以上，无霜期 250~250 天，年降雨量 1000 毫米以上，耐干旱与严寒。开花期主要集中在 5 月至 6 月下旬，花期 3~6 个月。蒴果于 10 月上旬至翌年 2 月陆续成熟。铁皮石斛的种子极为细小，胚胎发育不完全，无胚乳组织，在自然状态下发芽率极低，有性繁殖极为困难，主要靠无性繁殖，其从根部不断分蘖或从上部茎节处生根长出新的植株。茎的生活期通常为三年，3~4 月初二年生茎的基部腋芽萌发成幼苗，1 枚母茎能发 1~3 个新苗，一般在第三年秋末春初采收。

肉桂。又名玉桂、牡桂，亚热带常绿乔木樟科植物，是广西亚热带芳香药料植物中的"三宝"之一。肉桂树的皮、枝、叶用途很广。可作药用，可制香料和提炼桂油。成品有桂皮、桂子、桂丁、桂辛和桂油等。防城区、上思县等地一般年产桂皮 200 万公斤以上，最高年产达 350 万公斤。桂皮是传统的出口商品，多年前就已远销欧洲，在国际市场上久负盛誉。广西肉桂系中国广西南部亚热带地区特产，国家地理标志产品。该地区独特的自然环境条件，悠久的栽培历史，传统的生产农艺和加工工艺，形成了广西肉桂皮厚、色泽光润、含油率高、味辛香偏辣、药用和调香料用兼优等特点。肉桂属樟科樟属，是亚热带特有的经济树种，具有生长迅速、收益快、经济价值高的特点，造林后 5~6 年即可剥取桂皮和采叶蒸油，桂皮和桂油是中国的传统出口商品。

（四）文艺习俗

采茶戏。明代劳动妇女上山，一边采茶一边唱山歌以鼓舞劳动热情，这种在茶区流传的山歌，被人称为"采茶歌"。由民间采茶歌和采茶灯演唱发展而来，继而成为一种有人物和故事情节的民间小戏，由于它一般只有二旦一丑,或生、旦、丑三人的表演,故又名"三角班"。容县采茶戏由唱竹马发展为载歌载舞地唱采茶。根据衬词的特点,又叫"吁嘟呀"。采茶戏到了民国期间,逐步发展成熟,成为中国戏曲中一个独特的剧种。

第十一章
防城港市

东兴市

（一）基本情况

"边海之城，国门东兴"，东兴地处我国大陆海岸线最西南端，区域总面积 590 平方公里，陆地边境线长 39 公里，海岸线长 50 公里。全市辖 3 镇 31 个行政村 10 个社区，常住人口 30 万，其中京族人口 1.87 万，是我国唯一海洋少数民族京族的聚集地。先后荣获广西首批特色旅游名县、中国长寿之乡、中国最佳生态旅游城市、中国十大养老胜地、中国电子商务百强县、中国最具竞争力百强县、中国最具海外影响力城市、全国双拥模范城等荣誉称号。

东兴历史悠久，东兴境古为百越之地。秦始皇八年（前 214 年），东兴境属象郡地，始收归版图。汉高祖三年（前 204 年），属南越国辖地；元鼎六年（前 111 年），属交趾郡辖地。三国、两晋时，属吴国合浦郡地。南朝梁大同元年（535 年）置黄州，黄州置辖宁海郡，宁海郡置辖安平、海平、玉山 3 个县，东兴境属安平县，东兴镇为州、郡、县驻地。隋开皇十八年（598 年），黄州改为玉州；大业三年（607 年），废玉州，安平县更名安海县，改属宁越郡，治所在今东兴镇。唐武德五年（622 年），在今东兴镇附近置玉山州，东兴境为该州安海县辖地；贞观二年（628 年），废玉州，安海县改隶钦州；上元二年（675 年），安海县改隶陆州；至德二年（757 年），安海县更名宁海县，治所在今东兴镇，东兴境随之改属。宋开宝五年（972年），废宁海县，东兴境改属钦州安京县辖地；景德三年（1006年），东兴境属钦州安远县地。元、明时，东兴境属地不变。清光绪十三年（1887年），置防城县，东兴境属防城县辖地。民国因之。

"五大名片"：国门城市、生态东兴、养生胜地、电商之城、开放东兴。

国门城市。东兴是我国唯一与越南海陆相连的国家一类口岸城市，建市20年，城镇化率69.4%。据《2010年中国城市化率调查报告》，东兴城市化率增速位居全国369座县级市之首。东兴正突出边关风情、民族特色、东盟元素"三融合"，大力推进城市建筑艺术化、城市建设景观化、城市环境舒适化、城市生活时尚化、城市服务国际化、城市形象品牌化，塑造边海文化名城，构建"一带一路"重要门户城市。"十二五"期间，经东兴口岸出入境人数年均达到600万人次，2016年突破700万人次。经东兴口岸赴越南游客占广西90%左右，已成为中越边境最大的旅游集散地，是我国第三大陆路口岸。

生态东兴。东兴生态环境优美，有山、有海、有边关、有平原，平均气温22.4℃，气候温和宜人，冬暖夏凉；雨量充沛，是广西乃至全国著名多雨区之一。位于我国唯一未遭受污染的北部湾海域，全市森林覆盖率超过55%，环境空气优良率达到100%。

养生胜地。东兴是一个既沿海又沿边的小康型养生胜地，是中国长寿之乡。百岁老人24位，百岁老人占户籍人口比例达到万分之一点七；90岁以上老人410多位，80岁以上老人2340多位。东兴是我国较少民族京族唯一的聚居地，集边关文化、海洋文化、长寿文化、红木文化、伏波文化、京族文化以及历史文化等特色于一体，有京族哈节、京族独弦琴艺术等2个国家级非物质文化遗产和京族独弦琴、京族鱼露、京族民歌等多个自治区级非物质文化遗产。

电商之城。东兴推动落实"互联网+"行动计划，加快实施东兴电商发展规划，建设中国-东盟跨境电商交易中心，争创国家级电子商务示范基地；依托十大类专业市场，建设了一批特色产品专业电商交易平台，电子商务发展迅速。2013~2015年电子商务发展指数稳居全区首位，三获全国"电子商务百佳县"称号，成为全国电子商务进农村示范县（市）。

开放东兴。东兴是走向东盟的桥头堡，海陆东盟走进中国第一站。通过加强与越南芒街市的交流合作，健全两地政府、部门定期会晤机制，推动与越南芒街市在商贸、旅游、卫生、文化、体育、警务等领域的深入合作，形成了中越国际商贸·旅游博览会、中越青年界河对歌、中越边民大联欢、中国-东盟国际青少年足球邀请赛、中越元宵节足球友谊赛、中越跨境足球、网球联赛等品牌活动。东兴的国际友好城市已达三个，分别是越南芒街市、韩国高兴郡、印尼东勿里洞县。

（二）长寿原因

东兴市山清水秀，碧海蓝天，气候温和湿润，被誉为"天然氧吧""边境花园"，拥有"上山下海又出国"的知名旅游品牌，是中国最佳生态旅游城市。东兴市生态环境优越，自古就是一块养生长寿之地。在这个只有十多万人口的小城里，就有百岁老人二十多名。

2010 年 7 月，据统计，东兴市总人口 12.56 万，80 岁以上老人 2567 人，占总人口的 2.19%；100 岁以上老人 13 人，占总人口的 10.34/10 万，平均预期寿命达 77.2 岁。2010 年 10 月，东兴市被中国老年学会授予"中国长寿之乡"称号，成为我国第 16 个长寿之乡。2012 年 6 月，在"中国十大养老胜地"评选活动中，东兴市被评为中国最适宜安度晚年的城市之一。

东兴市具有人口显著长寿、生态环境优良、社会心理平和、经济发展适度、社会事业协调、长寿文化厚重 6 个基本特征。东兴呈现一片和谐氛围，人与自然的和谐、人与社会的和谐、人与人的和谐，以及人自身的和谐，是第一个边关型和京族唯一聚居地的中国长寿之乡，也是人口最少的中国长寿之乡。

人与自然的和谐。宜居的环境，有益于人的健康长寿。保持人与自然的和谐发展、科学发展，对于人口长寿至关重要。东兴人口长寿，正是有了生态良好、环境宜居这个前提。东兴市地处亚热带、十万山山脉，沿边沿海，气候温暖湿润，空气清新，每立方厘米空气中负氧离子含量有 2500～5000 个，比内陆城市高出 50～100 倍。改革开放以来，为保护好这块宜居福地，东兴人在开发、开放过程中，始终坚持"要金山银山，更要绿水青山"的理念，高度重视环境保护，注重人与自然的和谐发展。以致到了今天，不仅经济发展了，而且多项指标一直稳居广西各县（市）前列，也依然是"蓝天白云、绿水青山"的优美环境，依然是绿色的海岛、青色的山坡，洁净的沙滩。

全市森林覆盖率达53.9%，城区人均公共绿地8.8平方米，河水清澈、空气清新，环境宜居、大气质量达到国家二级标准，环境空气优良率达到100%。辖区内，万山吐翠，风光秀丽。有集"边、海、人文"于一身，融"优、雅、古、奇"为一体的北仑河口景区；有集"阳光、沙滩、海水、民族"于一身，以沙细、浪平、坡缓、水暖天然滨海浴场而著称的4A级景区——京岛风景名胜区；有以"雨淋、石奇、谷幽、瀑多、树茂、宜漂"而著称的红石谷景区；有被列为国家级海洋自然保护区、素有"海底森林"之称的世界珍稀保护植物——万亩红树林；有树龄达几十年、几百年至一千三百多年，阔叶、针叶兼有，独木成林，千姿百态，堆碧涌翠的古榕部落；有万鹤迎客、素有海边"小西双版纳"之称的万鹤山滨海湿地公园等。丰富的植被、适宜的雨量和气候以及"青山绿水、空气清新、宜人环境、傍山而居、踏海观涛、吸取天地精华"的人与自然和谐状态，无疑是东兴人健康长寿的环境要素。

人与社会的和谐。人的生命延续，除本身所具有的特质外，与其所处的社会环境，包括社会的稳定状况、居民生活水平、社会保障水平等有着密切的联系。社会环境深刻影响着人体生理和心理的变化。人处于良好的社会环境中，会心旷神怡，精神振奋，有利于身心健康。因此，促进人与社会的和谐，是人口长寿的有效保证。东兴市长寿现象的产生，充分证明了这一点。近些年，东兴人把握住机遇，充分发挥优势，加大开放、开发力度，推动经济稳步发展，城乡居民收入稳步提高。城乡居民收入在广西处于较高水平，于20世纪90年代步入了小康生活。2010年，东兴市农民人均纯收入达到6929元，城镇居民可支配收入达到21069元；2014年，东兴市农民人均纯收入达到11860元，城镇居民可支配收入达到31363元。从1996年起，东兴市委、市政府坚持"以人为本"的理念，对长寿老人倍加关爱。2002年成立老龄委员会，协调各部门积极开展老龄工作，从建立社会养老体制入手，推行五保合一，认真解决老有所养、老有所医、老有所学、老有所为、老有所乐等一系列问题。2005年起，东兴市41个村（社区）开展社会养老保险工作，10%的农民参加养老保险。2014年，全市领取城乡居民养老保险待遇的有 14260 人，其中城镇居民 758 人，农村居民 13502 人。2006 年起，农村 90 岁以上老人和城镇 100 岁以上老人被列入"低保"。农村 90 岁以上老人低保金为：2006 年每人每月 15 元，2007 年每人每月 20 元，2008 年每人每月 35 元。城镇 100 岁以上老人低保金为：2006 年每人每月 100 元，2007 年每人每月 150 元，2008 年每人每月 170 元。城市基本养老保险面达到 91%，农村养老保险覆盖面达到 100%。2009 年，东兴市实施高龄补贴制度。80 岁以上不足 90 岁的每月补助 50 元；90 岁以上不足 100 岁的每月补助 80 元；100 岁以上不足 105 岁的每月补助 500 元；105 岁以上不足 110 岁的每月补助 1000 元；110 岁以上的每月补助 1500 元。2013 年，东兴市出台《关于调整我市高龄老人生活补助标准的方案》，全市高龄老人生活补贴全面提标。80～89 岁老年人月生活补贴提高到 100 元；90～99 岁老年人月生活补助提高到 150 元；100～109 岁老年人月生活补助提高到 1000 元；110 岁以上（含 110 岁）老年人月生活补助提高到 1500 元。全年为全市 2793 名 80 岁以上高龄老年人发放生活补贴 298.97 万元。全市老年人福利事业走在全自治区前列。

东兴是全广西新型农村合作医疗试点市、自治区新型农村合作医疗管理先进市。2014 年，全市共有卫生机构 38 家。其中二级甲等医院 1 家，妇幼保健院 1 家，疾病预防控制机构 1 家，卫生监督机构 2 家，卫生院 3 家，村卫生所 31 家，病床 368 张，每千人口拥有 2.1 张，固定资产 98652 千元。有专业卫生人员 961 人，其中执业医师 454 人，执业助理医师 214 人，注册护士 233 人，平均每千人口拥有卫生技术人员 5.4 人，平均每千人口拥有执业（助理）医师 3.7 人，平均每千人口拥有注册护士 1.3 人。2005 年全市参加新型农村合作医疗人数 47985 人，占总农业人口的 70.5%。2006 年全市参加人数 64748 人，占市农业人口的 87%，筹措合作医疗资金 234.06 万元。2008 年有 79113 人参加合作医疗，参合率是 95.8%，集资 617.86 万元。2012 年，有 94797 万人参加合作医疗，参合率是 100%，集资 2749.11 万元。2014 年，全市参加合作医疗 9.77 万人，参合率是 100%，集资 4495.4 万元。城市医疗保险覆盖面达到 76.73%，"新农合"覆盖面达到 98.8%。这些措施，让全市市民真正共享发展成果，提高幸福指数和生活安全感，使人们心境平和，降低心理压力，保持稳定的情绪，促进了人与社会的和谐。在这样一个环境里生活，可以放松，保持愉悦心情，可以滋养五脏六腑，可以焕发活力，保持身心健康。

人与人的和谐。良好的人际环境，对人的生命运动有着积极推动作用。只有保持人际关系的和谐，才能使人心情舒畅、和睦相处，从而促进人的健康长寿。东兴市人谦逊温和，待人友善，家庭邻里关系和睦，尊老敬老的好传统尤为突出。2010年全市民风普查显示，东兴市民风特点为"淳厚"。"家有一老，如有一宝"，子女不把老人看成是累赘，而当成家庭的荣耀，家有高寿长者，子女在社会上就受到人们的尊重，这就为老人们的健康长寿提供了最佳的社会环境。据调查，东兴市有94.1%的百岁老人与子女、孙子女、重孙子女等生活在一起。应当说，大多数长寿老人能获得高寿，其后代确实是功不可没。他们对老人经济上给予支持，物质上给予保障，生活上给予照料，精神上给予慰藉。四代或五代同堂，儿孙绕膝，尊老爱幼，这正是东兴市的传统文化和传统美德，也是老人能够健康长寿的重要因素。

2008年，东兴市委、市人民政府把农历九月九日定为全市为老年人送温暖活动日，集中开展大规模的尊老爱老活动，同时，还建立百岁老人生日祝寿制度。市精神文明办公室会同有关部门多年坚持开展敬老养老"学、比、评"活动，引导居民学孝德典型、比赡养水平、评孝敬家庭。各中小学把尊老、爱老、助老作为道德教育的重要内容纳入教学计划。东兴红木商会筹集了专项基金，定期组织对百岁老人及有困难的老年人进行慰问。在这种和谐的人际关系中，老年人心情舒畅，享有天伦之乐，人体免疫功能相应增强，有利于生命的延续。

人自身的和谐。心理与健康的关系非常密切。一般而言，平和、开朗的心态对人的健康有积极的作用。健康的心理可以维持和增进人的正常情绪，维护人的正常心理状态，使人适应环境和社会的各种变化刺激，保持身心健康。因此，保持人自身的和谐，养成对家庭、对周围环境和事物、对生活有一种欣然接受的态度，是健康长寿所必需的。2010年，东兴市对90岁以上高龄老人的生活习惯进行抽样调查，发现有三个比较共同的特点。一是粗茶淡饭。百岁老人饮食习惯以素为主，荤素搭配。饮食方式一般是一天一干两稀，主食除大米、面粉外，还兼有玉米、麦类、薯类等杂粮，这种粗细相搭配的食物结构为东兴人提供了多种易于吸收的营养物质，东兴俗语说得好，"掺儿粥米打底，吃了能活九十几"。二是心态平和。在被调查的百岁老人中，绝大多数老人对生活、对周围环境的人与事、对自己的评价，总是体现出一种与人为善的豁达胸怀。调查显示，百岁老人的性格开朗，对待人间是非，能够放得下，想得开，淡泊人生，与世无争，经常保持坦荡豁达的精神境界。他们的性情较为温和，无论是家庭还是邻里关系都比较融洽。三是经常活动。百岁老人们年轻时都是勤快人，年纪大了仍闲不住，只要身子骨还能动就不肯歇着，老人喜欢帮儿女干点家务活，到田边地头走走，到邻居家拉拉家常。年轻的时候生产劳动练就了他们一副好身骨，年老的时候文艺活动又让他们找到了快乐。

东兴人这种良好心理的形成，与东兴的人文历史有着密切的联系。东兴直面东南亚，自古商贸旅游繁荣。经贸往来促进了各种文化间的交流与融合，使东兴人对人潮往来，有一份淡定从容，对相互间交往十分诚实守信，对各种现象有一种正确的态度，对别人的过错有更多的宽容，过着恬静、怡然自得的生活。这种心理，促成了人口的长寿。

东兴市"青山绿水、空气清新、环境宜人、傍山而居、临海观涛、吸取天地精华"的独特环境，以及和谐的社会氛围、稳固的经济基础，加上东兴人顺应自然地生活态度及丰富多彩的文化生活等，造就了一个沿海的、小康型的、增长型的长寿之乡。

（三）长寿文化

京族传统非物质康养文化是京族群体在长期的社会实践中创造的以精神产品为载体表现的与健康、长寿有关的文化，是无形的、非物质的文化，主要包括京族生产技能、艺术、信仰、态度、规范等。

1. 早起劳作：京族健康的生产方式

《黄帝内经·素问》上古天真论篇载"食饮有节，起居有常，不妄作劳，故能形与神俱，而尽终其天年，度百岁乃去"。[1]有规律的饮食、起居、劳作，是养生之道，是长寿的主要原因。

---

[1] （战国）佚名：《黄帝内经素问》，中国医药科技出版社，2016，第 1 页。

京族靠海而居的生活，形成适应海洋的生产方式。依照作业的范围与使用的渔具分为浅海渔箔、拉网、塞网、墨鱼笼、鱼钩等，深海大渔船、围网、孤网等，杂海沙虫锹、蚝蜊刨、蟹粑、鱼叉、锄头、铲、锹等。①京族三岛处于不同的地理位置，劳作的方式有所差异，潕尾村高跷捕鱼、拉大网，巫头村挖沙虫，山心村渔箔逮鱼。无论是何种生产方式，京族渔民在大海潮起潮落的生产规律下形成了顺应自然早起劳作的健康生产方式。京族高跷捕鱼、拉大网、挖沙虫等生产方式都遵循了自然的规律，日出而作，日落而息，劳作有度。

第一，踩高跷捕鱼捞虾。高跷捕鱼捞虾是京族传统的劳作方式，在京族贫困时期是男子必备的生存技能。在金滩涂滩 2 米内的海域常有成群的鱼虾活跃，用船捕捞易吓跑鱼虾，因此，聪明的京族先民便发明了高跷捕鱼这种独具特色的劳作方式。高跷工具由高跷具和虾笼网组成。高跷具由木条和木板制成，高 0.3~2 米，形状类似符号"卜""丬"，京族渔民脚踩横杆木托，小腿的上方和高跷的上端用布捆绑，起到辅助支撑作用。虾笼网由蚕丝织成，固定在 Y 形笼架上，网头宽、网尾窄。要用 Y 形笼虾架进行捕鱼首先需要有很强的臂力与手握力，因为京族捕鱼捞虾需要涨潮时捕捞，海浪的冲击力会很大，需要较足够厚实的木条制成的笼架抵御较大的海浪冲击，以防折断，笼架顶有 2 米宽，底到顶端有 5 米长，因此重达30 斤，加上蚊帐布眼小的虾笼网目在海水中又增加了一定的阻力。

捕鱼捞虾是力气活。踩高跷需要身体平衡协调能力，在平坦而泥沙不容易深陷的浅海域，脚踩高跷要在保持平衡的基础下，稳步快速地平行前进，不断来回奔走，同时手拿虾笼网架，通过在海水中推笼、起笼、抖笼等动作将鱼虾传送到网尾里。

高跷捕鱼是健康的生产方式，渔民在天刚蒙蒙亮，海水还在涨潮时进行作业，形成了健康早起的生活习惯，同时在劳作中练就了惊人的脚力、手握力、眼力及整体的协调能力。因高跷捕鱼诸多的高要求，所以高跷捕捞的渔民都为成年男性。

---

① 廖国一：《东兴京族海洋文化资源开发——环北部湾地区边境旅游系列论文之一》，《西南民族大学学报》（人文社会科学版）2005 年第 1 期，第 328 页。

在美、英国家，普遍认为手握力与长寿有着很大的关联，握力大的人能反映人体内各个器官运行正常，骨密度高，身体强健等特征，因而手握力越大寿命越长。[1] 这种说法与我国的中医理论相契合，中医认为人手的握力与肝经有重要关系，肝在中医里面属于厥阴之性，有生发的能力和条达之性，要加强身体素质，可以适当进行握力训练。例如通过揉核桃法、十指相敲法等方法，锻炼肝气，促进血液循环。

第二，团结一致拉大网。拉大网是京族较大型的群体性操作的渔业生产方式之一，从制网到撒网、拉网需要至少20人的团队一起通力合作。拉大网由经验丰富的网头领导指挥，其余网丁听从指挥。捕鱼的网大号的长400多米、高约3米，中号的网长330米、高2.3米。京族所处的沙岛面积小，做网的材料有限，勤劳的渔民便翻越十万山寻找野生的搓麻树和山藤，用搓麻树的树皮纤搓网线，用坚韧的山藤做网纲，所有网丁分段编成大网。在天气、风向、潮汐、流水适宜的早晨，网头侦查鱼情划定地点，指挥网丁划小艇或竹筏到距海边70多米远的海面，整个网呈半月形撒开，等待鱼群进网。收网时，网丁分排成左右两组，用绳子一头系在网上，一头系在腰上，用手拽着网结，手和腰并用从海里拖出大网，由于网有数百米长，数百公斤重，因此收一次大网需要近五个小时，[2] 制网、撒网、收网均体现了京族的团结精神、吃苦耐劳的品质。

一网一般能打几百至上千斤鱼，有墨鱼、大小黄鱼、马鲛鱼、乌鲫婆鱼、鱿鱼等六十多种，大种的鱼类京族人们当天拿来清蒸或者煮粥，小个头的鱼种，如乌鲫婆鱼则用来做制作鱼露等材料。京族还有见者有份的古老习俗，他们认为大海不是个人财产，而是大众共享。在京族的村庄里，人们相互合作形成了互相信任，相互扶持的良好生活环境。

第三，机警敏捷挖沙虫。挖沙虫是京族技术含量较高的劳作方式。沙虫是一种长条形软体动物，喜欢潜伏在沿海滩涂的泥沙之中，具有身体柔软、移动迅速的特点。对于挖沙虫的人有很高的技术要求及身体素质的要

---

[1] Bohannon, R. W. "Hand-grip dynamometry predicts future outcomes in aging adults," *J Geriatr Phys Ther*, 2008, 31 (1): 3-10.

[2] 中国人民政治协商会议广西壮族自治区委员会：《京族百年实录》，广西民族出版社，2015，第28页。

求。挖沙虫需要视力佳、反应快,既要能识别其裸露在沙面上的洞眼,又要动作敏捷,迅速拿下。因此京族挖沙虫的人多为有一定经验和技巧的年轻女性。首先,她们根据洞眼判断沙虫洞形成的时间,是之前形成的还是刚形成,预判后用挖沙虫的工具挖铲(锹)配合脚在离洞眼一定的距离成45°~50°的夹角铲下去,从铲起的沙中挑出沙虫,最重要的是要保持沙虫的完整性。完整又肥大的沙虫才能卖出好的价钱。挖沙虫需要一定的身体素质,脚步要轻否则一有动静,沙虫会钻得很深;手脚要协作,用脚铲沙,用手捡虫;眼疾且手快,有时沙虫会成群出现,一旦没有注意到旁边的沙虫或者动作不够迅速,就会让灵活的沙虫溜走,此外挖虫的地点都为涂滩,湿润的沙子有一定的重量,每铲一下需要发动很大的臂力,烈日炎炎挥汗如雨。挖沙虫时间选在退潮后,最佳时间是早上5点到10点,勤劳的京族妇女每天早早地就扛着沙铲背着沙笼成群结队地上涂滩,京族妇女几乎都是偏瘦体型,身体灵活,相比男士有过之无不及,在赶海工具不发达的贫困时期,京族妇女靠挖的沙虫能维持家人的生计。每天的收获有三四斤,手脚敏捷的女性一般一天能挖到四五公斤沙虫。

2. 广、深、多、专:京族的医药文化

医药是健康长寿文化体系中最重要的一环,京族的医药在京族老人们的生活中起到了重要的作用。特殊的地理环境,如北部湾海洋、红树林等,孕育了京族大量的植物药材、海洋生物类药材,造就了广、深、多、专的医药文化,为京族人民的健康提供了保障。

第一,多样的中草药及海洋药物疗法。京族使用中草药与海洋药物有较长的历史,有使用记载的中草药和海洋药物有200多种。这些中草药主要来自京族海岸潮间滩涂的红树林湿地。与我国其他沿海城市的红树林相比,京族的红树林的罕见植被种类相对较多,[①] 且药用知识更加多样。

16世纪,京族祖先迁入中国之前已熟悉越南的用药知识,对于同一种红树林植物他们掌握了多种用途,因而较我国药用知识更深入、专业。[②] 据调查,京族红树林植物已知的具有药用价值的植物达10科15种,占红

---

① 腾红丽、杨增艳、范航清、梅之南:《广西滨海生态过渡带的药用植物及其可持续利用研究》,《时珍国医国药》2018年第19(7)期,第1586~1587页。

② 杜钦、韦文猛:《京族药用红树林民族植物学知识及现状》,《广西植物》2016年第4期。

树林植物种类的79%。京族人们对这15种红树林植物开发的药用用途多达49种,其中29种使用方法在其他地区未见记载。①京族是海洋民族,在长期的生产生活中,身体不可避免地会出现风湿、虚寒、胃病、中毒等多种问题。京族人民在长期的实践中,将红树林植物分为止血药、止痛止痒药、解毒药、通调药、补虚药五类。同时针对京族人民常见的风湿病、皮肤病、跌打扭伤、清热降火、肝炎、胃病等病症,结合药物功效,又创造了煎服、外敷、外涂、外洗、浸酒、垫睡、熠烤等15种用药方式(见表11-1)。

京族红树林最常用的药种是老鼠簕,煎汤或炖肉服可治疗肝炎、肝脾肿大、神经痛,腰肌劳损等,外敷可以治疗瘰疬(皮肤病)。红树林中分布最广的白骨壤,具有多种药用价值,其叶捣碎敷于患处能治疗脓肿,有止血消炎的效用,用其树皮擦患处能治疗皮肤瘙痒,食用其果实能治疗痢疾。秋茄根煎汤、木瓜花浸酒、爬墙风煲汤、披北木根浸酒均能治疗风湿性关节炎。

海洋的药用生物有中国鲎、海蛇、海龙、海马等品种,有清火解毒、利水消肿的功效,可用于治疗肾炎水肿、肢体肿胀等病症。墨鱼骨(海螵蛸)洗净磨成粉,以温水送服可以治疗心口痛、胃痛。此外京族用海洋生物擅长治疗的病种有感冒、风湿、刺伤、灼伤、肠胃不适等。

表11-1 京族常见老年疾病配方

病种	药材	用法
高血压	鲍螺(石决明)40g,钩藤15g, 生地12g,菊花10g,牛膝10g	每日一剂,水煎服
高血糖	蔓荆子藤10g	每晚煲水饮
高血脂	蔓荆子藤15g,南瓜藤10g	水煎常服
	阳桃果15g,山姜粉12g	水煎常服
风湿骨痛	鹰不扑、宽筋藤、木瓜、买麻藤、鸡爪枫、鸭脚木	煲水外洗
前列腺炎	鹰不扑根3~10g	水煎服

① 杜钦、韦文猛、朱乐清:《京族药用红树林民族植物学知识及现状》,《广西植物》2016年第4期,第405~412页。

第二，独特的艾绒点灸疗法。艾绒点灸疗法是京族民众常用的治病方法、保健方法。艾叶属于多年生菊科草本植物，采摘容易，制作简洁，功效诸多，是古老的民间治病药材。东汉《神农本草经》记载：艾草有温阳、暖宫、除湿、通筋活血的功效。中医大典《本草纲目》载："艾叶纯阳也，可取太阳真火，可回垂绝元阳，灸之则透诸经，而治百种病邪，起沉疴之人为康泰，其功亦大矣。"

京族民间常选用野生的五月艾制作。五月艾别名又叫野艾蒿、生艾、白艾、艾叶。我国中、低海拔地区均有分布，常见于路旁、林缘、坡地。在每年阴历的五月，是艾叶生长最佳时期，艾叶新鲜肥厚，叶纤维已形成，制成的艾绒绒长而柔韧，富有弹性，药性最强。

制作方法为先将采集到的艾草去掉梗、秆、干枯叶，留下新鲜艾叶，将其多次曝晒至干，然后拣出艾梗、艾秆等多余杂质，将艾叶揉搓成粉绒，边搓边用竹箕反复筛掉细渣杂质，最后形成软细如棉的乳黄色或金黄色的艾绒。

京族三岛位于海边，海风湿润，易影响艾绒的药性，京族人民将其常存放于密封容器里，待用时取出双手搓压成2厘米长、0.5厘米宽，两头尖中间粗的绒条。点燃后熏熨痛处可以使病症减轻，长期坚持艾灸能使慢性病痊愈。艾灸熏膝盖周围的鹤顶、膝元穴，能祛湿驱寒，缓解风湿关节炎症。艾灸关元穴，对于手脚寒凉、不孕、腹泻等症有治疗效果。无病时也可进行艾灸，能起到温通气血、扶正祛邪，防治疾病的作用。窦才在《扁鹊心书》中谈道"每夏秋之交，即灼关元千柱，久久不畏寒暑。"在三伏天灸关元穴可以强身健体，抚阳益寿。

第三，神奇的七月七水疗法。每年的农历七月初七这天，京族人民会把家里所有的盛器拿去井边盛水，据京族老人阮成豪①介绍，这天正午12时所取得的井水叫"七夕水"，京族民间传说：七夕水是七仙女的眼泪，有着神奇的功效。

京族民间还流传着"牛郎哥哥情谊重，织女妹妹意更浓，每逢七夕降

---

① 被采访人：阮成豪，男，74岁，京族巫头村师公；访谈时间2017年9月28日。

仙水，三岛京族得常用”的民谣。① 笔者从阮成豪老人那得知七夕水的多种用法及功效：七夕水直接饮用可达到清热解毒、去湿消暑的功效；七夕水搭配上蜂蜜，早晚服用一杯，可以达到延年益寿的效果；配上生盐服用可以解酒，治疗肚痛；与米醋调和能治疗牙痛和喉咙痛；用来沐浴，能治疗皮肤病，皮肤瘙痒；与中草药一起煎服，能增强中药的功效；七夕水浸冬瓜，将冬瓜洗净连皮切成一块块，然后放在坛罐里密封储存，储存时间越久越好，冬瓜烂透水不会发臭反而清香甘甜，夏暑烦闷时饮用，去湿解暑除烦。

仙女的传说赋予了七夕水神奇的功效，其科学性暂时无从考证，但在民间已盛行多年。胡朴安在《中华全国风俗志》中载："阴历七月初七日，民谓是日寅、卯未通光之前，仙姬下河沐浴，此日天水之味，较平时格外清冽甘爽，可以治病长寿。因此人人皆分外早起，争往河中取水，竟有全夜不睡者。三更以后，街市中即有人行走之声与水桶之声，追至天明，满街水湿淋淋，如下雨一般。所取之水，以净瓮盛之，以待逐日之用。"

第四，天然的海水浴疗法。海水是天然的治病良方，人体皮肤浸泡在海水里，能充分吸收海水中的氯化钠、氯化镁、溴化钾、硫化镁等无机盐和微量元素，提高人体肌肉、关节、骨骼组织的代谢能力及营养供给。同时人的身体受到海水有规律的拍打得到了按摩，全身的血液流动增快，长期有规律地进行海水浴能降低血脂、疏通血管，对老年人、冠心病患者有康复疗效，对年轻人来说能提高自身的免疫力。②

京族所处的北部湾海域常年温暖，冬季温度 19.0~24.0℃，夏季约为 28.6~29.8℃，含盐度 31%~34%，水质纯净，是海水浴的最佳浴场，为京族人民提供了健康锻炼的天然环境。京族有着丰富的海水浴防治疾病的经验。京族民间关于海水康养的歌谣："金滩游泳场，夏日海水凉。海浴能健体，更可治身痒。"可见京族人民充分掌握了海水的消炎、杀菌、止痒、祛腐、生肌的作用，来治疗血热、皮肤痒、过敏疹、急慢性皮炎、手脚糜烂、慢性溃疡不易收口等病症，方法是在海水中泡两小时，连续 15~20 天

---

① 黄永光：《京族医药》，广西科学技术出版社，2014，第 155 页。
② 戴蓉、林龙、王俊等：《海水浴疗法对老年冠心病患者的康复疗效》，《中国康复医学杂志》2002 年第 3 期，第 171 页。

则可康复。① 颈椎病患者进行海水浴也可缓解颈部肌肉疲劳，减缓颈椎退行性改变的过程，改善颈椎病症。常用海水洗头可去头屑、保护秀发，并使毛发再生。海水浴可以提高机体的抗氧化剂水平，抑制参与病理过程的自由基反应，对机体抗衰老、机体的防护和健康起着积极的促进作用。②

3. 欢乐多元：京族的民俗活动

京族人的民俗活动丰富多彩，这些民俗活动能使人们在紧张忙碌之余放松身心，愉悦身心，释放压力，丰富人们的精神世界，增强民族群体间的凝聚力，营造和谐的环境，推动人与经济社会的全面、协调、可持续的发展。

第一，人神同乐精神依托的哈节仪式。京族每年大小节庆有十三个，最隆重最具传统的当属哈节。"哈"是京语的译音，唱歌的意思，哈节也叫"唱哈节"，节庆以京族歌舞贯穿祭祀仪式的始终，其间伴有乡饮、娱乐等现代庆祝形式。哈节活动举办 4~7 天，具体天数根据村寨大小、参与人数多少而定，澫尾村举办哈节的时间为每年农历六月初九至六月十五，巫头村哈节原为农历六月初二至六月初八，在 1982 年恢复哈节活动时，响应国家"抓革命促生产"号召，改为八月初一至八月初七举行，山心村的哈节举办最晚，为八月初十至八月十四，从三岛对于哈节时间上的安排上可见京族地区和谐的环境与浓厚的传统文化气息，三个村寨制定不同的举办时间有两方面的考虑：一方面农忙时期，不影响生产，延长哈节的喜庆氛围，另一方面能带动三个村寨的交流，增进感情。哈亭是举办哈节的主要场地，每村都会建有各自的哈亭，供奉着不同的神灵，其中"镇海大王"是三个村寨共同供奉的主要神灵。在京族地区普遍流行着镇海大王的传说：在三岛的海对面的白龙尾岛上住着一只蜈蚣精，专吃生人，沿海渔民深受其害，镇海大王化作乞丐租用一条船，驶到蜈蚣洞口，将预先叫船工把煨熟的大南瓜突然丢进蜈蚣精的大口，蜈蚣精被烫死。死后的蜈蚣精断为头、身、尾三节，头部化为巫头岛，身部化为山心岛，尾部化为澫尾

① 陈丽琴、邓子敬：《京族海洋医药习俗研究》，《百色学院学报》2016 年第 3 期，第 27 页。

② 柏伟、李宝山、郑丽萍：《海水浴对中老年人抗衰老因子的影响》，《解放军医学高等专科学校学报》1999 年第 4 期，第 29 页。

岛，此后京民安康、渔农丰收，[①] 为报镇海大王恩情，京族三岛每村都建有哈亭，每年定时祀神祭拜。

祭神：全体礼生必须用桃叶水洗净双手，然后谟主躬立于神台前，陪祭分二至三排立于中殿的最外面，其余人分左右两行立于中殿的神台两侧。仪式过程按照严格的次序由礼官主持。先是给神上香，由礼官唱仪，引唱随即和上，司鼓敲响"哈鼓"，四名"桃姑"[②] 在殿中间跳"进香舞"，以唤醒神灵。两名主祭捧着香炉在慢拜司的引领下行至内殿的神位前给神上香，主祭回到原位后，谟主和陪祭行跪拜礼，感谢神恩。第二轮由"桃姑"跳"进酒舞"。两名主祭给神敬酒，上完酒后祝公和捧祝者在慢拜司的引领下走上内殿跪于神台前高声诵读祝文。祝文大致是祈祷神灵保佑之类，读毕，将祭文和宝帛烧给神灵。接着再上一巡酒，拜祭仪式便完成。晚上进行"唱哈"一方面取悦神灵，使神灵高兴以祈祷神灵保佑，另一方面慰藉京族民众，以歌声向民众传递神灵的祝福。人们通过祭祀和表演，获得心灵与感官的满足。

乡饮：哈节第二天中午进行"入席"仪式，在哈亭内两侧席地而坐进行餐宴，因此又叫作"坐蒙""乡饮"。入席对性别年龄有明确的规定，男子年龄不低于 18 岁，女子不能入席（客人除外）。入席的座位有等级之分，是根据修建哈亭与筹备哈节时出资的多少来定，分高级、中级、低级、白丁、大力五个等级。入席的男子便按照自己在哈亭中的等级和年龄长幼就座。现今这种等级之分已没有那么明显，入席依照自己的意愿且每户人家出一个代表即可，八人开设一桌，每餐轮流由两人负责桌上的饭菜，一人负责 4 道菜，菜的材料自定，在自家厨房炊制，在开餐时带来，乡饮是京族独有的形式，可以联络感情，促进交流。笔者有幸参加了山心村的哈节，据了解，山心的老人几乎都参加了，虽然以前是自带菜肴，现在变成了每人交 150 元餐费，老人们觉得钱交得很值，他们在乎的不是餐宴的菜谱与味道好坏，而是仪式的传承与内在的意义。京族老人莫裕祯[③] 随子女居东兴市区，在哈节期间特地回哈亭参加节庆，外地工作的年轻人

---

① 吕俊彪：《京族人的族群认同与国家认同》，社会科学文献出版社，2014，第 52 页。
② 桃姑是专门在"哈节"上跳舞、唱歌娱神的京族妇女称谓。
③ 被访谈人：莫裕祯，男，72 岁，山心村村民，访谈时间：2017 年 10 月 2 日。

也要赶回为哈节做义工。老人对哈节、乡饮有着特殊的感情，每年最期待的就是哈节。哈节每晚举办到 11 点，老人们从早待到结束才散。京族哈节的最后一晚，由乡饮的每桌派代表给哈妹献祝福歌，一是对哈妹表示感谢，二是送去对哈妹的祝福。场面非常热闹，献唱的老人大多在 70 岁以上，所唱之词是自由发挥，事先没有准备，在唱的同时要将钱投进哈妹面前的容器里，表示对哈妹生活的资助，笔者深深感受到京族人们的爱心与善意。老人莫裕祯告诉笔者，这些自由发挥的功底是长年累月的听、唱所积累的结果，并非一朝一夕所成。献唱结束时，笔者发现老人们都不舍离去。足以见得哈节带给京族老人们的精神支撑，是人们寄托感情的地方。

送神："送神"是哈节的最后一道程序，最后一天上午举行。仪式较简单，在吉时将神轿抬至哈亭外面向海处，送神返"宫"，整个哈节便结束。

第二，使人身心愉快的京族歌舞。京族人民喜爱唱歌，他们在海边生产劳作、哈节祭祀、日常生活中创作了以海洋为中心的海歌、哈歌、小调、叙事歌、情歌等，这些歌曲内容有体现历史传说、体现生产劳动、咏唱海洋事物、歌颂爱情、感激祖先神灵的保佑，赞颂党和国家等内容。歌曲大多以和顺、轻飘、甜美为基调，[1] 彰显京族民歌的舒畅愉快。

京族海歌《挖沙虫》："妹挖沙虫哥捉蟹，哥妹双双又相逢，好似桃花迎春风，沙虫满兜蟹满篮，浪伴歌声乐融融。"[2] 海歌节奏欢快跳跃，歌曲里再现了哈歌哈妹的日常生活场景，传递着劳动与收获的喜悦以及欢快自由的意境。

《敬酒歌》是京族哈节期间哈妹祭祀时所唱，歌词内容为"美口琼浆酌满杯，先敬神灵后敬官，祝你好运又清闲，阴扶阳护世当官"，歌曲表现了京族人民对神灵赐予美好生活的期望，传递着哈妹真情实意的暖暖祝福，配上独弦琴的舒缓旋律，于听者而言歌声悦耳，心盈暖意。

解放后，京族地区传唱着反映人民对党感激之情的歌曲："澫尾岛是我的家，北京海岛心相连，架线过海通电话，京族人民心开花。"[3]

---

① 沈嘉：《京族民歌的演唱特色》，《中央民族大学学报》1997 年第 4 期，第 59 页。
② 曹俏萍：《京族民俗风情》，广西民族出版社，2011，第 79 页。
③ 广西壮族自治区编辑组：《京族社会历史调查》，广西民族出版社，1987，第 29 页。

面对大海而居的京族人民，自然而然会受到大海海纳百川、风平浪静等品格熏陶，歌词内容积极向上，曲调欢快，使人产生舒心、愉悦之感。京族巫头村百岁老人刘扬存是京族的歌手代表，老人从小受民歌熏陶，现在乐观开朗的他还能听能唱，还能即兴创作，老人不凡的创作功底反映了京族歌曲在他生活中的重要地位，如果不是长期的听、唱，怎能有信手捻来的创作水平呢？

第三，令人舒畅悦耳的独弦匏琴。独弦匏琴，又叫"旦匏""幸福琴"，属于弦鸣乐器，是京族最具代表性的传统乐器。早在 8 世纪，独弦琴就已流行于缅甸、越南和东南亚各国。唐贞元十八年（802 年），南亚骠国（今缅甸）向唐王朝进献乐舞，其中就有独弦琴。[①] 据《新唐书·南蛮传·骠传》记载："独弦匏琴，以斑竹为之，不加饰，刻木为虺首，张弦无轸，以弦系顶。"

它由一根琴弦、牛角摇杆、琴体、琴轴、拾音器、拾音插孔组成。琴身长 105 厘米，古代用斑竹制作琴体，现代为木质。右端为琴首，高 8 厘米，宽 12 厘米。左为琴尾，高 6.5 厘米，宽 8 厘米。

通过拨弄摇杆，一根弦能调出不同的音调，谓之"独弦不独声"，独弦琴音域很宽，可以通过调节琴弦松紧以及调整演奏技巧，能弹出各种装饰品的声音、流水的声音、动物的叫声[②]，弹奏的京族民歌大多委婉悠扬，柔和悦耳，是京族伴奏的最佳乐器。值得一提的是，如今人们听到的能发出时而柔美，时而清朗的音色都要归功于新一代的京族琴家。20 世纪 50 年代，他们为了使独弦琴有更好的音色、更强的表现力，在制作材料、琴弦、外形等方面都做了改良。改良后的独弦琴拥有宽阔的音域，揉、拉、推、撞、摇等多种表现手法，更加富有表现力。为京族人民演奏了一首又一首的佳曲，如《高山流水》《过桥风吹》《我爱京岛》《大海情深》等。目前京族会弹奏独弦琴的人很少，但是人们都爱听独弦琴，悠扬的琴声使他们忘却劳作的疲劳，身心舒畅。独弦琴靠着优美的琴声从京族民众中走向了舞台，被广泛熟知，2011 年"京族独弦琴"成为第三批国家级非物质

①　吴锡民：《东兴京族文化混杂论》，《玉林师范学院学报》2013 年第 3 期，第 11 页。
②　张永东、张登：《京族文化史略》，广西人民出版社，2012，第 149 页。

文化遗产。

第四，和谐多元的民间信仰。民间信仰是人们在不可抗力的自然威力下幻化出各种信仰对象并将其作为生活的精神支柱。民众对于物质生活及精神生活的各种各样的索求，注定了民间信仰的多样性。① 京族群体信仰的神灵有十多位，可分为三大类：第一类是对附会以超自然力的人物的崇拜；第二类是对自然物、自然力的崇拜；第三类是对幻想的超自然力的崇拜。②

京族群体中附会以超自然力的人物包括祖先及特殊人格灵魂之人。京族对最先开拓荒岛的十二家先祖以及自家的祖先祭拜，各家各户自设祖先神位祭拜祈求祖先保佑。特殊人格灵魂之人指生前是大功大德之人或者买厚者，圣灵需要者，③ 这些人通过特定的仪式④准许后便可加入村寨的哈亭神位，成为存在崇拜的对象，受后人的供奉⑤，此举在无形中对民族群体进行了教化，促使京族人民产生了积德行善的健康心理。

京族对于海、山、林等自然物衍生的神灵包括掌管海洋的镇海大王、掌管村社的兴道大王、掌管山林的高山大王、掌管土地的土地神等。镇海大王与兴道大王是京族三岛共同供奉的神灵。镇海大王即海神，每年定期祭拜镇海大王便会平安与丰收。

兴道神来源于越南13世纪的将军陈兴道，他战功显赫，受到整个越南人民的崇拜，人们相信他能保护人民远离灾难，带给他们健康及平安，京族祖先在15世纪从越南迁移至京族三岛，出于对陌生环境的畏惧感，他们将信仰移植至此，寻求心理保护，祈祷村庄安宁祥和。

京族受外来道教、佛教等影响，对幻想的超自然力的崇拜包括玉皇大帝、观音、天官、土地、灶神等。多元信仰文化体现了海洋民族海纳百川

---

① 乌丙安：《中国民间信仰》，长春出版社，2014，第2、9页。
② 许晓明：《从宗教信仰体系看京族的边际文化特征》，民族艺术，2008，第114页。
③ 买厚者指没有后代的老人，在生前捐出田地作建哈亭用地或生前之地转卖后所得款捐为哈亭香油钱。圣灵需要者指死于海难的未婚青年，由降生童传话给村人，让其进入哈亭服务圣神。
④ 大功大德者需经村老大同意，求拜镇海大王、兴道大王等圣神，连抛三次阴阳杯珓都为胜珓，即圣灵准许。买厚者只需由村老大举办有关仪式即可。
⑤ 京族字喃文化传承研究中心：《京族社会历史铭刻文书文献汇编》，广西人民出版社，2015，第223页。

的特征，同时信仰的自由使京族人精神独立且自由，压力得到释放，身心得到健康发展。

4. 健康有序：京族的食疗养生习俗

世界卫生组织研究表明：膳食因素是影响人类健康的第二大因素，占13%，比医疗条件因素多了5个百分点。[①] 长寿原因和饮食习俗有很大的关系。

第一，淡稀多餐的饮食护养。食粥养生在我国有久远的历史。东汉医学专著《伤寒论》中称赞粥"补不恋邪，攻不伤正，不碍胃气，有疾助疗，无病养生"。宋代诗人陆游就作有一首《食粥》诗："世人个个学长年，不悟长年在目前。我得宛丘平易法，只将食粥致神仙。"作者陆游寿长85岁，这首诗道出了他的长寿秘籍：食粥养生长寿。明代《医学入门》中关于食粥养生的记载："盖晨起食粥，推陈致新，利膈养胃，生津液，令人一日清爽，所补不小。"从中医角度来看，老年人身体代谢慢，各脏器功能衰退，早餐喝粥，可以使人体健康，精神焕发。综观中国的长寿乡共同的特点就是食粥，巴马、如皋长寿老人喜食粥，京族人长寿老人也喜喝粥。在京族三岛，一日三餐中早午餐都以粥为主食，京族的膳食离不开粥，他们长寿的原因当然也离不开粥。京族粥的种类有很多，有白米粥、玉米粥、红薯粥、芋头粥、糯米糖粥、筒骨粥、猪杂粥、白鸽粥、黄鳝粥、鸡粥、雀仔粥、沙虫粥、海鲜粥等。其中海鲜粥最为出名，俗称"天下第一粥"。京族三岛所处的东兴市兴盛着这样一句话，"在东兴吃的是海鲜，到南宁吃的是海货，到了其他地方吃的是海产品"，这得益于北部湾新鲜营养的海鲜。因此京族人民是"宁吃鲜鱼一口，不吃臭鱼一筐"，新鲜的虾、红螺、泥丁、沙虫、鱿鱼，搭配精选的猪杂和适量的水调制。在起锅前放少量的蚝油和鱼露，使粥味道更鲜，然后撒上葱花，又鲜又保健的海鲜粥就出炉了。海鲜属于高蛋白低脂肪食物，以粥同煮可以将营养成分发挥最大化又利于肠胃吸收。食之有健脑、补钙、补气血，降血脂、预防心血管疾病的功效。

食粥的时间有很大讲究，早晨食粥推陈致新，利膈养胃，生津液，酉

---

① 张清华、罗伟凡：《饮食养生》，中国社会出版社，2007，第76页。

时（17：00~19：00）肾经当令，此时食粥，补肾效果会更好。如皋长寿老人一直坚持早晚喝粥，这个习惯帮他们摆脱了胃痛、失眠和便秘等很多困扰。

第二，象征甜蜜的糖食爱好。"甜食"在现在的食谱中往往跟"发胖"或"疾病"联系在一起。京族人普遍爱吃甜食，但他们常吃的甜食与我们现今所说的"高糖""高脂肪"有所不同。京族地区的甜食是人们用五谷杂粮制成的副食品。常见的有：白头糯（白糍粑）、风吹饼、煎堆、艾粑、千层糕、发糕、卷粉、鸡屎藤粑、芋头糕、糖水等。它们具有不容易导致肥胖、补充人体的营养素与维生素，令大脑产生愉悦感，缓解情绪压力，增强幸福感等优点，是京族健康长寿的传统副食品。

白头糯是京族蕴含吉祥的传统食品。由芝麻、花生、糯米、糖制成。具体做法是将糯米浸泡磨成粉浆，与芝麻、花生、糖揉搓成圆球后蒸熟，撒上炒熟的糯米粉。制作好后的白糍粑形似老人的满头银发，因此又叫"白头糯""白头糍""白薯乞"①，象征了幸福长寿。每年除夕夜，用白头糯和糯米甜粥一起拜神祭祖，待来年初食用，整年都会生活甜蜜，全家健康。

糯米甜粥是京族招待客人的必需品。在京族的重要日子如婚假、年初一、八月十五、哈节，都少不了糯米甜粥。糯米甜粥用来祭神祭祖，香醇粘糯的特质加上甜甜的味道，象征村寨、家庭的团结以及生活甜蜜、幸福，表达了京族人们对生活充满期待和向往。

京族甜食大部分是由糯米制成，糯米含有蛋白质、脂肪、糖类、钙、磷、铁、维生素 B 及淀粉等，为温补强壮品。《本草纲目》中对糯米记载"暖脾胃，止虚寒泻痢，缩小便，收自汗"②，糯米对身体有一定的营养功效。

把糯米做成甜食还能达到令人愉悦，安抚心神的功效。当人处于血糖正常状态下，进食甜食可以促进多巴胺、去甲肾上腺素和肾上腺素的分泌，这些激素都会令人感觉情绪饱满、有干劲；当人处于低血糖状态下，

---

① 李德洙：《京族简史》，民族出版社，2008，第 85 页。
② 周颖：《不同种类糯米糕老化特性研究》，硕士学位论文，江南大学，2013，第 1 页。

大脑能量供应不足，将导致大脑紧张，产生压力，及时补充糖分，则可以迅速缓解压力。

按照世界卫生组织的推荐量，每天吃的甜食最好约占每天身体需要热量总值的10%～20%，活动量低的人每天吃甜食的热量容许范围是在150～200大卡，运动量中等的人为250～300大卡，高运动量的人可以在400～500大卡。京族的副食品原料都为五谷，属于低糖类食物，不会对健康造成威胁，相反每日的副食品能满足营养需求，达到健康长寿。哈佛大学公共卫生学院科学家吴洪玉发表在《美国医学会杂志内科医学》上的研究指出一天一份重28克的全谷类食物可使总死亡率降低5%，还使心血管疾病死亡率降低9%。

5. 和谐共处：京族健康有序的社群文化

第一，保护自然的习惯法。京族传统社会时期存在"翁村"的管理制度，翁村由京族村落德高望重的老人担任，有很大的职权，主要负责执行村规民约、处理村内各种事务、主持祭祀仪式等。事实表明，京族的良好的社会治安与自然环境，翁村产生了很大的作用。翁村制定了"乡规民约"，在祭祀、婚姻、护林、防盗方面对京族村民有严格的约束制度，为了使规约产生真正的效用，还制定有相应的处罚措施。关于自然方面的乡规规范得较早，在清末时已订立，说明京族翁村对于环境保护的意识较强，同时这也许与京族所处的地理位置有关联，京族在解放前都是住在沙岛上，岛深2米，海啸涨潮则有被淹的风险，京族人民将面临房屋被淹，居无定所的悲惨境地，沿海边的红树林即海防林体系中的第一道防线，与农耕民族、游牧民族相比，海洋民族更加深刻而直接地体会到人与自然生态的依存关系。

乡规约束的范围有山、林、海，规定树木不可随意侵犯，不得私自享有，"约定禁山林木条藤及木根等项，一皆净禁，若不论何人不遵禁例，擅入砍伐守券捉得本村定罚券钱两千六百正，收入香灯，或村内诸人捉得本村定赏花红钱六百正，诸盗入所受不恕兹约"①。此外对于庙前、后林、山坡四处都不得开掘砍伐，并设有上千元的罚金。高昂的犯罪成本有效地

---

① 广西壮族自治区编辑组：《广西京族社会历史调查》，广西民族出版社，1987，第93页。

抑制了乱砍乱伐的发生，有力地保障了自然环境。

解放后，村长逐渐取代了"翁村"的位置，但是保护自然的乡规民约依旧在延续，京族三岛各村委门前仍张贴着新的乡规民约，传递着保护自然的生态观念。

第二，健康和谐的社会秩序。京族翁村在民国 20 年（1931 年）开始设立了团结御匪、抵御偷盗的乡规民约，对于偷盗家私财物、偷盗民园庄稼，以及被盗邻里不作为者皆有相应的惩罚。"夜出偷盗园蔬薯芋等物，罚洋银七百元贰毫"，"近邻如有被盗入室，或遭火焚社，或焚草棚……如有闻声不至者……约罚银十元"，"如有娄心偷盗海边筏索等物者，罚洋银三千元六毫"，"偷盗家私什物等件，罚洋银三百元六毫"①，乡约的生效要求拿获原赃，讲究证据俱在，真实地体现了公正。规约中不但规定了对于偷盗者的惩罚措施，同时对于不作为的邻里也将处以罚金，这对于邻里关系的相处、社区的和谐起了很大的促进作用。

在各方面的约束下，京族三岛营造了和谐良好的居住环境，维护了京族村落的稳定。笔者于 2017 年 4 月，去京族澫尾调研时发现，自行车、电动车停放可以不用上锁，不用担心财产安全问题，村民向调研组介绍，京族因为有了乡规民约的约束，很少出现偷盗、抢劫事件，治安非常好，邻里相处和睦，良好的社会治安让他们的生活更加安乐。

良好的生活环境、人际关系是长寿的前提。美国心理学教授霍华德·弗里德曼和莱斯利·马丁经过二十年对人类寿命的研究，得出的结论表明人际关系是决定人类寿命的第一主要因素。此研究发表在其《长寿工程》新书中。

（四）民俗文化

东兴是个多民族地区，有汉、壮、京、瑶等 26 个民族，少数民族人口占 37%，以壮族、京族、瑶族居多。随着多年来的共同生活，各民族的生活习俗已经基本同化。

京族哈节。东兴市的节庆习俗主要是京族哈节，已经被列入国家级非

---

① 广西壮族自治区编辑组：《广西京族社会历史调查》，广西民族出版社，1987，第 94 页。

物质文化遗产名录，是我国人口较少民族京族最隆重、最具民俗风情的传统节日。"哈"是京语，即"歌"的意思，"唱哈"即唱歌。唱哈节作为京族最隆重的传统民族节日，据传是为了纪念神公诞辰而举行，是一个以唱歌贯穿始终的祀神、祭祖的祈福消灾活动。

相传京族三岛一带原是一望无际的汪洋大海，由江山一条山脉延伸到大海深处的半岛——白龙岛，那里住着一条巨大的蜈蚣精，凡经过的船只，必须奉献一个人给它吃，否则便兴风作浪，打翻船只，吞吃渔民，长期以来，蜈蚣精成了这一带的大祸害。有一天镇海大王云游到此视察海情，听了当地渔民的诉说，决心铲除这一祸害。于是便化装成一跛脚僧人（一说为乞丐），雇了一只小船驶至白龙尾蜈蚣精的洞口。蜈蚣精张开血盆大口欲吞二人时，镇海大王将事先准备好的滚烫的南瓜塞进蜈蚣精的嘴里，蜈蚣精不知是计，吞到肚里，南瓜烫得蜈蚣精滚地身亡，断为三截，头部变成了巫头岛，身部变成了山心岛，尾部则变成了潭尾岛，这便是今日的京族三岛。京族祖先为纪念镇海大王除妖、保民安乐的大恩大德，便尊奉他为护岛之神，并立哈亭供奉，京族人民每年都到海边将其迎回哈亭来享祭，久而久之，便逐渐发展成了一年一度的传统节日——哈节。"文化大革命"期间曾经一度中断，1985年后开始恢复。2008~2012年，京族哈节由原来的民间自发举办改为防城港市、东兴市两级人民政府牵头举办，京族哈节的知名度和影响力得到极大的提高。

哈节日期在各京族村各不相同，潭尾是六月初九，巫头是八月初一，山心是八月初十，红坎是正月二十六。哈节活动一般持续6~7天，主要在哈亭进行。随着时代的发展，哈亭的建设不断变迁。最早的哈亭比较简陋，只是木柱茅草盖的小亭子。经过不断地修建，现今的哈亭为钢筋混凝土结构，一般为二进式结构，屋顶采用反翘曲线式样，上面饰以红瓦，与白色的主体建筑形成鲜明的对比。屋脊正中是双龙戏珠图案的雕塑。亭内的圆柱雕刻着记述京族历史的楹联或诗词，其中贴近正殿离神位近的两幅楹联为"风云一遍白腾江上接威灵，社稷两会青史边中垂火烈"和"古在南邦成原例山河之永固，今朝北国敬严存社稷之遗风"。哈亭内部分正殿和左右偏殿。正殿供奉镇海大王等诸位神灵和当地京族姓氏祖先牌位。各村哈亭供奉诸神灵各不同：潭尾、巫头供奉的是镇海大王、高山大王、广达大王、安灵大王和兴道大王,合称"五位灵官",其中以镇海大王为主神,其余四位是副神;山心的哈亭,供奉的主神是兴道大王,副神是镇海大王和本境土地。因殿内供奉的镇海大王又被京族人称为"海龙王",所以正殿又称为"海龙廷";左右偏殿是唱哈期间给听哈人和摆设哈宴用的场地,传统的左右偏殿都是砌成三级,按高而低的顺序排列,用木板或石条做成台阶,分辈分而坐,或按捐款多少,分等级入席。20 世纪 80 年代后所建哈亭不建台阶,但仍有长幼之分,长辈仍安排坐在前面。

京族各村哈节日期不同,但活动基本相同,举行迎神、祭神、坐蒙、送神等活动。

迎神。哈节第一天,全村男女老少穿着节日盛装,聚集在哈亭,等到吉时便集队举旗擎伞,抬着神架到海边迎神。迎神队伍由负责唱哈节主要仪式的香公(负责哈亭节日庆典及日常哈亭烧香)、翁祝(祭神时诵读祭文)、正祭员(又称"万拜人",祭神时斟酒)、陪祭员(又称"哈头",祭神时敬酒)、通唱(包括正、副通唱,主持哈节祭神仪式)、引唱(包括东、西引唱,祭神时引导祭祀队伍)、执事(传递祭品)、举旗擎伞方队、抬香案台方队、抬神架台方队、嘉宾方队以及展示京族民俗文化的其他各个方队组成。其中以 2008～2012 年澫尾哈节设置的百人独弦琴、百人螺号、百人彩旗、百人腰鼓、百人葵帽、百人竹杠方队最为壮观。

迎神仪式在海边举行。由香公、翁祝等几人进行一番迎神祷告,然后香公面朝神架台上的神灵牌位卜"杯珓",得"阴阳卦"后,表明神灵已同意村民们的祈福。迎神队伍敲锣打鼓,燃放鞭炮,将牌位送回哈亭。沿途农户和商铺也燃放鞭炮,恭迎海神。把海神迎到哈亭,主持人拿一条被称为"封亭杆"的圆木杆横放哈亭中,寓意留住海神,不准外鬼进入。散哈送神后,"封亭杆"才拿走。

祭神。哈节的祭神仪式要持续几天,分为大祭和小祭,第二天是大祭,随后几天都是小祭。大祭与小祭最大的区别是在大祭上必须宰杀一头猪作为祭品。以前在祭神仪式开始前先要宰"养象"。所谓"养象",是由上年唱哈节结束后新选出的八名陪祭员各饲养一头大猪,在当年祭神仪式开始前从中选出养得最大最肥的猪,这只被评选出来的大肥猪就叫作"养象"。这头猪在大祭结束后拿出部分供唱哈节饮宴食用,其余的归主人支配,另外的七头猪则卖掉,所得收入作为唱哈节的活动经费。20 世纪 80 年代以后,祭神所用的猪不再由个人饲养,而是由村里集体出钱购买,大祭结束后再将其以低于市场的价格卖给村民。

祭神仪式一般从上午 11 点开始,大祭一般持续两个小时,小祭约需 1 个小时。唱哈节的祭神仪式受道教及汉文化的影响,与当地汉族在祠堂里举行的春秋二祭大体相同。先由正祭员读迎神祝词:"恭维王!三江孕秀,五岳储精。秉北方之正气,维东海之英灵。天地共其德,日月秉其明。……"众人要齐声应答:"是!"接着遵循唱哈节传统的祭祀程序,奏乐,摆放祭品,祭祀人员用桃叶水洗净双手后,给神灵进献香烛烧酒,同时哈妹们伴以"进香舞""进酒舞",然后由翁祝用京语诵读字喃写成的祭文,表达对神灵的崇敬和感激之情,最后将纸宝、祭文在灵位前焚烧。祭神的全过程,除念祭文外始终有锣鼓乐伴奏,每个程序都有固定的鼓点,凸显唱哈节肃穆、隆重的祭神氛围。唱哈节的祭祀礼仪同一般由正、副通唱用京语诵读,整个祭祀仪式都严格遵循传统的程序,几百年来基本没有变化。"唱哈节"祭祀程序及祝文如下:

(通唱)序班。鸣钲鼓。执事者各司其事。祭员与执事各诣盥洗所。盥洗。帨巾。陪祭就位。祭员就位。上香进宝帛。礼迎神鞠躬拜。跪四。兴。平身。(通唱)行初献礼。(引唱)诣酒樽所。司樽者举觅。酌酒。司爵者奉爵。诣大王神位前。跪。进爵,俯伏。兴。平身。复位。分献读祝。(引唱)司祝者奉祝。诣读祝位。跪。(通唱)皆跪。(引唱)转祝。读祝,俯伏。兴拜(凡二)。平身。复位。(通唱)行亚献礼。(引唱)诣酒樽所。司樽者举觅。酌酒。司爵者进爵。诣大王神位前。跪进爵。献爵。俯伏。兴。平身。复位。(通唱)分献行终献礼。

(引唱)诣酒樽所。司樽者举觅,酌酒,司爵者奉爵。诣大王神位前。跪进爵。献爵。俯伏。兴。平身。复位。(通唱)分献。(通唱)饮福。(引唱)诣饮福位。跪。饮福。受祚。俯伏。兴拜(凡二)平身。复位。(通唱)礼辞鞠躬拜(凡四)。兴。平身。司祝者焚祝,司宝帛者焚宝帛。礼毕。

坐蒙（入席）。到了唱哈节最后两天（若逢十年大庆则是最后三天），祭神礼毕后，还要在哈亭内设席饮宴和听哈，称为"入席"或"坐蒙"（宴席中盛放菜肴的长方形木托盘在京语中称为"蒙"，所以乡饮、听哈称为"坐蒙"，也称"哈宴"）。按传统规定，凡是本地京族男子，到了一定的年龄（现在一般是成年即18岁），便有资格入席。村里每年都会根据"乡饮簿"（成年男子参加哈节"坐蒙"的花名册）的顺序，轮流安排"坐蒙"的人员，一般是每户1人。因为哈亭的容量有限，不可能容纳全村的成年人同时入席，就算是现在最大的澫尾哈亭也只能容纳30多席（每席6~8人），最多也只能坐250人左右。因此每年"坐蒙"只能安排一部分人参加，其余的只能往后轮了。

"坐蒙"时在哈亭左右偏厅铺上草席，摆上特制的圆桌，大家围着圆桌席地而坐，6人或8人一桌。"坐蒙"的菜肴除少数由"哈头"提供外，大部分由参加"坐蒙"的各家自备，轮流出菜。出菜者把菜肴放在长方形木托盘上，将托盘置于席中。随着京族人民生活水平的提高，菜肴的数量和品种也逐年增加，现在每席一般都有十个菜以上，全为通底荤菜，吃不完的由出菜者带回家，与那些没轮到"坐蒙"的亲朋好友分享。按传统规定，"坐蒙"时妇女不能入席，只能捧菜上桌。改革开放以后，民族交流日益频繁，唱哈节也开始邀请一些非京族的领导和贵宾参加"坐蒙"，并允许女性嘉宾入席，但本村的妇女仍遵循传统不能入席。宴席中有哈妹"唱哈"、独弦琴演奏等独具京族特色的文艺表演，参加"坐蒙"的人也可以即兴表演节目，自娱自乐。最后一天的"坐蒙"有一新环节，即"敬琼浆词"（唱祝酒词）。席间有编唱祝词能力的人都可以即兴表演，哈妹要唱答"琼浆词"中的问题，一问一答，颇有意思。

送神。"唱哈"结束后就送走神灵。等到了唱哈节最后一天的吉时，香公在神位前念颂《送神词》："恭维王！三江孕秀，五岳储精。秉北方之正气，维东海之英灵。天地共其德，日月秉其明。感之必通，求之必应。今日良辰，起驾还宫。来年仲秋，再御龙亭。承蒙圣德洋洋，瞻仰天恩浩浩。相安相乐，男女康宁。"然后卜"杯珓"，得"胜珓"后，撒下"封庭杆"，哈妹们跳起蕴含驱赶野鬼邪魔、恢复哈亭往日平静之意的"花棍舞"，神灵即可平安送走。唱哈节最后一天还要举行"新旧哈头交接仪式"，用以表彰刚卸任的"哈头"为唱哈节所作的贡献，同时选出新一届的"哈头"，继续履行"哈头"的职责。送神仪式后，唱哈节便告结束。

唱哈节的主要活动除了祭神拜祖、"坐蒙"外，还有一个重要的活动内容——"唱哈"。以前传统"唱哈"的主要角色有三人，即一个男的叫"哈哥"，又称"琴公"；两个女的叫"哈妹"，又称"桃姑"。"唱哈"时由哈妹轮流演唱，哈哥持琴伴奏，当哈妹唱完一句，哈哥便依曲调拨奏三弦琴一节，如此一唱一和一伴奏。自 20 世纪 80 年代恢复唱哈节后，"唱哈"的都只有哈妹，没有哈哥。"唱哈"时，在哈亭中间铺一张草席，主唱的哈妹赤脚站在草席中间，边唱边用手里的两根小竹棍和着歌声敲打节奏；其余几个哈妹坐在主唱哈妹身后，由其中一人敲着竹制的梆子伴奏。当哈妹唱到精彩处时，旁边有人负责敲击鼓、钹应和，将"唱哈"的气氛推向高潮。直到主唱的哈妹疲倦，再转由另一个哈妹出来主唱。唱哈活动从迎神的当晚就开始了，但时间不长，只能算是"唱哈"的序幕，哈妹们简单演唱几曲，中间穿插几个舞蹈，大约持续一个小时。从第二天祭神起，"唱哈"分下午和晚上两段，唱哈活动正式开始。哈妹们跳着"进香舞""花舞""跳天灯""竹竿舞"等唱哈节的祭祀舞蹈以及一些新编排的反映京族人民生产生活的舞蹈；唱着内容丰富的"哈歌"。"唱哈"中演唱的"唱哈词"多有歌本流传，以"喃字"写成，内容包括记述民间宗教信仰、京族的历史传说、汉族的古典诗词、情歌以及反映京族人民生产生活新面貌等，都是由京族人民十分熟悉、喜闻乐见的故事编写成的，因而深受京族同胞的欢迎。

降生习俗。孕妇怀孕期间，在饮食、劳作、日常行为上都得遵守许多禁忌，如：不能在孕妇房前屋后用锄头、铲子挖掘东西；不能在孕妇房间剪东西；不能移动孕妇的床铺、别人不能睡孕妇的床铺等。婴儿出生后，婿家要庄重地以红纸写"庆诞"报喜，附以槟榔、柏枝、橘子之类的吉庆物，送到岳父母家，俗称"送庚"。届时由岳母（产妇之母，又称"外家头"）带领亲戚朋友，带上鸡、猪肉、粽子以及烧酒、爆竹、婴儿新衣等，前往婿家庆贺，俗称"送姜"。

婚姻习俗。汉族在清代年间，男女婚姻须从父母之命，媒妁之言。婚事须经说亲、换庚帖、相亲、订婚、过礼、迎亲、拜堂、回门等烦琐程序。迎亲日，男方门贴对联，摆酒盛待亲友。但女方有嫁女即"卖女"伤感，酒席从简。男方迎亲时，新郎身穿长衫马褂、头戴簪花毡帽、肩披红绸，坐 4 人绿轿，一对灯笼领先、抬着为新娘备乘的花轿与女方送亲的黑轿各一乘，礼担随后，唢呐与锣鼓钹齐鸣前往女家。女方鸣鞭炮相迎。新郎入女家前，需交开门礼；入室后，拜见岳父岳母。茶礼毕，新娘穿戴霞帔凤冠，指套银甲，足戴响铃圈、穿绣花珠履，红帛盖头，手把纸扇，边哭边由"好命妇"（精心物色的具备夫妻齐全、子女众多的妇女）张伞遮顶搀扶，足踏草席（名为"结席"）出门（禁踏门槛）登轿，一路哭泣到夫家停轿为止。新娘下轿，由一男童引入，张伞结席一如登轿，步入厅堂，新郎在左，新娘在右并肩朝祖先、天地、父母，再向尊长众亲人行礼，然后放鞭炮，拜堂完毕，进入洞房饮过交杯酒后，新郎用扇子揭下新娘蒙头红巾。客人退场，新婚夫妇共度良宵。结婚第三天，新郎新娘需要回娘家叫"三朝回门"。

1931 年后，倡导男女婚姻自由，许多青年学生或公务员也追求婚姻自由和自由恋爱，在知识界，男女自由结婚已有所闻，但农村仍重旧习。解放后，汉族男女双方一般通过自由恋爱，待条件成熟后，经双方父母同意，选择吉日举行婚礼。有的还须将双方的生辰八字经过算命先生推算后，方能定下。婚嫁风俗礼节多从旧礼，主要有"过礼""出门""迎亲""回门"等。女方在 20 世纪五六十年代一般不要嫁妆，多以糖果款待亲友，因而请"吃糖果"成为当时结婚的代名词。贺礼多为送床单、被套、水壶、脸盆、茶杯等实物。20 世纪 70 年代后期，嫁妆有缝纫机、自行车、手表、收音机（"三转一响"）等日常生活用品，90 年代中后期，逐步趋向彩色电视机、冰箱、摩托车、微波炉等高档家电用品。城区迎亲花车为小汽车，婚宴多在酒店举行。在市城，新娘服饰以婚纱为主。贺礼由送实物逐渐改为送现金，金额每人在 30~100 元。

瑶族婚礼一般比较简单。新娘过门普遍走路，全寨男女均来唱歌祝贺。次日，新娘回门住一天后回夫家，第二天即在夫家开始劳动。若男方到女方家上门，则由媒人及两个陪郎送去，不带什么礼物，第二天回门后，即住在女方家。离婚比较严格，但寡妇再嫁不受歧视。若女嫁男家，仍按原姓，若男上女门，则改随女姓。独生子女结婚，男到女家住一些日子，女到男家住段时间，所生子女，双方平分（但在结婚时办酒席待客的一方占优先权。如双方都办酒席，则以年纪较大的父母一方优先抚育）。夫妇双方家庭经济各自独立。

壮族多为"媒妁之言，父母之命"，亦有自由恋爱的。先通过节日或歌圩对唱山歌后，建立感情，征得父母同意后才结婚。一般是男家到女方家入赘。新中国成立后，壮族婚礼已经汉化。

京族婚俗有踢沙探情、木屐定情等过程。

踢沙探情。京族男女青年产生了爱慕之情后，即成双结对，踏着月色来到沙滩上。男的先是故意大咳一声，向女方发出求婚的第一个信号。得到这个信号，女的便有意放慢自己的脚步，等待对方上前踢沙给自己；要是踢沙不方便，摘下木叶绞结成一绺绺，尽情尽意地往姑娘身上掷抛。如果姑娘下决心跟这个痴情的踢沙或投叶者珠联璧合，白头偕老，则回眸含羞一笑，并以同样的方式回敬之。表明男女相互产生爱慕之情。

木屐定情。男女相互产生爱慕之情后，交换彩色木屐定终身。一般由"蓝媒"（媒人）选定吉日，带上男方木屐去女方家。交换木屐时，媒人代男方唱《交换木屐歌》。歌词大概是：托媒送去屐一只，盼望你我成一双；双双有缘又有福，结成姻缘甜似蜜。媒人唱完后，女方回歌：谢你送来屐一只，蝴蝶鲜花好相伴；木屐巧合成佳偶，情投意合结凤鸾。木屐歌唱完，拿出木屐"配对"。如果木屐左右相配，就是有缘分，可以成双成对；如果不配对，就是命不相合，相聚无缘。

木屐配对后，接着合年庚、定彩头。把女方的年庚放在祖公棚的祖案上，以验其征兆。期限为3～7天。在此期间，若家里人患病，家禽死亡或者打碎碗碟等不如意的事情发生，便认为不吉利，把年庚退还女方；若平安无事，确定彩头吉利，请媒人向女方家报信并议聘礼。聘礼一般是酒、米、猪肉等。送完聘礼以确定这门亲事。然后便由"蓝媒"选定佳期，进行"联亲"，"联亲"的时候，由男方请一对能说会唱的男女，将用糖、糯米、糕饼、茶叶、红枣、黑枣、槟榔等物叠成喜庆图案的"礼盘"送到女方家。双方在接送礼盘的过程中，都以歌代言，直唱到情满兴尽的时候，女方家的歌手才接过"礼盘"。这时，双方的婚事才算定局。

迎亲仪式既隆重又复杂。迎亲前，男方请算命先生择定开容和迎娶日期，用红纸写娶亲"日子单"，由媒人带上 1 斤猪肉和 1 包槟榔送至女方家，若女方认可，就收下日子单，准备完婚。

新娘在出嫁前 3 天哭嫁，俗称"哭朝"。第一天哭叹父母，诉说养育之恩；第二天哭叹叔伯兄嫂，诉说年少不懂事，承蒙大家的教育和帮助；第三天哭叹姐妹，诉说友情，不忍分别。新娘"哭朝"时，其母亲或婶婶、姐妹也陪"哭朝"。出嫁前一天，男方将脂粉、红线等物送到女方家。女方家要煮好猪肉祭祖，即将出嫁的新娘放声大哭一场。之后由一位丈夫尚在、有儿有女的妇女，在堂屋用红线为新娘夹去面部的细毛，涂上脂粉，称之开容，意为人妻了。

接亲前一天或当天上午，"带中"（京语，指很会说话的人）陪新郎到女方家正式认亲，朝拜女方家祖宗、父母，敬奉槟榔。男女双方歌手对唱。接亲时，女方家除在路口设三道彩门阻拦接亲队伍外，还派歌手设"歌卡"盘问客人，接亲歌手以歌作答。三道歌卡通过后，女方家才敞开大门。新娘由最亲的兄弟背出门外，由接亲和送亲的队伍陪同步行男家，不坐花轿，不论路程的远近都是一样。一路上，歌声不断，热闹非凡。

新娘踏上铺好的席子走进夫家门后，先四拜祖宗，再三拜父母，即称"拜堂"。新郎新娘合唱"结义歌"后，向父母、长辈及宾客们敬献槟榔。礼毕后，新郎新娘共入新房。由一位公婆、夫妻、儿女齐全的妇女为新郎新娘铺床，新娘送给一个红包以示谢意。当天晚上，新娘由陪嫁的姐妹陪着过夜。新娘过门后第三天，新郎新娘带上用植物汁染红的糯米饭两团（重约 3 公斤），回新娘家拜见岳父母。在娘家住一晚后再返回男方家，这叫"回朝"。

祝寿习俗。老人 50 岁以后，每添一岁，要请客祝寿，称寿诞之庆。未成年人（或未婚成年人）一年一度的生日喜庆，称"做生日"。给老人做寿，受邀前来参加寿宴的亲戚朋友要给寿星封"岁钱"。在寿宴上众人派一人做代表（一般为老人的儿子）致祝寿词，主要颂扬老人在有生之年取得的成绩、做出的贡献，祝愿老人幸福长寿等。

老人 50 岁后，每年都要照例作寿诞之庆。逢"十"寿辰为大庆，特别是 60 岁，称六十大寿。富裕人家，讲究排场。事前遍发请柬，大摆寿筵，招待亲友。有的人家还请戏班演大戏，唱《八仙贺寿》。拜寿仪式很隆重，寿堂内香火缭绕，彩灯高挂，供奉佳肴糕点，果品。做寿者先拜天地、祖先，然后与其配偶端坐寿堂正中，接受子孙祝寿。

添粮习俗。在中国长寿之乡——东兴市，有一种习俗叫作"添粮"。所谓"添粮"，就是"补充食粮"的意思。民间自古历来就有这样一条不成文的规矩：凡家中有上了 70 岁的人，都要经常请师公（算命先生）为他（她）察看生辰八字①。看其是否有"缺粮"（缺粮就意味着生命即将终结）的迹象，若有，儿孙们就要在其"粮绝"之前举行一次"添粮"（俗称"送生粮"）活动，以期获得延续寿命的效果。

"添粮"是儿孙们祈求老人健康长寿的民俗活动。"人生七十古来稀"，人上了年纪，生理官能衰减，免疫力差，头痛脑热是经常的事。但老人却有老人们的看法，他们认为上天安排给他一生的"粮食"就要吃完了，人生之路快走到尽头了，因而心情闷闷不乐，唯恐自己过不了七十这道槛。为了安抚老人，子女们就要张罗为老人"添粮"，用这种方式消除老人的后顾之忧，祈望老人延年益寿。经济条件好的家庭，每几年就安排给老人补一次粮。

选定"添粮"的日子，是根据老人的生辰八字严格选定的。按五行相生相克的原理来确定，如某老者属金日出生，那就选土日来补，因土生金，能使金旺，故而选之。而此日有多少个良辰，该在哪个良辰举行仪式，也挺有讲究的。这一天，家里还要派人前去师公所在的村里把他"请"来，（事后还得派人挑上献给师公的各种礼品送到他家）。师公到场之后，就着手裁制各种纸钱、冥币、彩衣之类的东西，抄写许多待颂的经文及老人的奏章，然后念念有词主持仪式：在堂屋里摆上一张祭桌，桌上供着三大碗白米当作香炉，分别插上诸神牌位及老人的奏章。祭桌的四只脚分别绑上四根去枝留顶的青竹竿儿，每根竹竿系些谷穗和布条，另选一匹自家纺织的土布作铺搭桥之用，布之一头从祭桌起始，沿着堂屋一直延伸进老人的卧室至床沿，老人坐在床前并将这匹布之另一头揣在怀里，双手捧着一个红布袋作收礼装敛钱财以及"食粮"之用。当道公宣布准备开

---

① 即以天干和地支为载体，将每一个人出生的年、月、日、时（时辰，以两个小时为一个时辰），分别以天干地支各一字组成的四组八个汉字记录下来，作为生、老、病、死随时查看的重要依据。

始，到场的儿孙们便按男左女右分别排成两列，并以跪姿向老人所在的方向跪拜。老人此时穿着儿女们送来崭新的寿衣、寿鞋和寿帽，端坐床前接受孝子贤孙们的礼拜。屋里摆满了晚辈们等候送给老人的各种礼物，这些礼物有活禽、猪肉、大米、现金等。仪式开始后，这些礼物得一件一件地传送，先按辈分再依年龄大小为序，即先由老人的子女（从老大开始，不分男女性别）送礼，再到侄儿侄女，最后才轮到孙辈、曾孙之辈。送礼时，每送上一件礼物，主持人都要报上送礼者的姓名和祝词，如主持人报"大儿子送鸡一只"，这只鸡即被从最小辈分最小年纪的那位起传，像接力棒一样左右交叉往前传递，一直传递到老人手上；主持人再报"大儿子还送现金100元"，这100元钱又被依次传递到老人手中，老人一一笑纳。

礼品全都献上后，道公要亲手选切些畜禽熟肉放到一个盛了半碗饭的碗里，由老人的儿子（或者女儿）送到老人床前，亲手给老人一口一口地喂食。最后道公将一条红布围系到老人腰际上，将那四根青竹竿儿放到老人床头或蚊帐顶上，封灯，放炮结束，集体聚餐。上述礼品收齐后，大米倒入备用的米缸，专供受粮者一人享用；猪肉之类不宜久留的食品当天集中聚餐集体享用；活禽就做记号放养，待老人什么时候想吃就吃；现金则由老人收入囊中妥善保管，慢慢开支。

"添粮"有"添生粮"与"添熟粮"之分，上述例子叫作"添生粮"；还有一种"添熟粮"的方法是：家有老人生病时，就叫他（她）已经外嫁的女儿或侄女（或女婿、侄女婿等），限于某一天按时将煮熟的米饭和肉类，用粽叶包好送来，当来到老人房门时，要高声大叫将老人唤起，声称"我送粮来了，让您吃了快快好起来！"。老人听到此言便欣然应答："好的，进来吧，我正等着吃呢！"来人进入房间后要将"送来之食"一口一口地喂给老人，老人吃完之后来人还要送上一句"好啦！"。东兴人认为，"添粮"能给老人以一种心理暗示与平衡，通过这种仪式，让他（她）觉得后生们都很孝敬他（她），从而起到"定心丸"的作用，让老人相信，自己延年益寿有了保障。这一做法就相当于医学上所谓"精神疗法"或"心理疗法"，让老人觉得心情欢畅，无忧无虑。"添粮"是东兴人的一种为老人祈求健康长寿的民俗活动。

备棺习俗。在东兴农村，只要走进有老人的家庭，都会发现一道奇特的景观——家户中摆放着棺材。这些堂堂正正摆放在厅堂两侧或大门边的棺材，曾让许多初来乍到的外地人百思不得其解，一些人甚至大惊失色。

东兴自古以来兴土葬，老人辛苦一生，死后只求有副棺材栖身长眠，所以，凡有年过花甲以上老人的家庭，晚辈就要为老人准备好"寿棺"。这种备棺习俗有几层含义：一是为老人排除后顾之忧，备有了寿棺，老人觉得死后有安身之所而无忧无虑，这种心态有利于身心健康从而延年益寿，这个习俗与中国古代帝王一登基即兴建陵墓其实是异曲同工；二是说明老人的子女有孝心，想老人之所想，自然会得到邻里乡亲的赞誉；三是避邪，当地人认为家中有棺材寓喻儿孙升官发财，家道兴隆，人丁安康，这对老人的身体健康同样起到调节作用。

常言道：树老根多，人老话多。老人见多识广，幽默风趣，村上的年轻人喜欢到有老人的家中聚集，听老人谈古论今，讲故事，说笑话。来的人多，板凳不够用，自然就坐到棺材上，久而久之，棺材的面板就被磨得光亮可鉴，好似一尊古董。老人平时更是喜欢坐在寿棺上和来客拉家常，有时干脆就躺在上面伸个懒腰。天天和自己的寿棺打交道，习以为常，忘记了生与死的界限，视阴阳为一理，生则坐在棺上说笑，死则躺在棺里长眠。备棺，对老人的心理健康及延年益寿起到良好的调节作用。

丧葬习俗。东兴市有史以来流行土葬。父母去世后，孝子要在旁守护，待法师查阅道书无"重丧"之后才能正式哭丧举哀。如有"重丧"，则需法师另外做法事杀鸡待命以"解犯"。然后由孝子将噩耗告知族内各家，称"报丧"。接着儿女要用柚子叶浸泡的热水给死者抹身，换上寿衣，戴上寿帽，男亡戴无檐黑色圆帽，女亡以黑布包头，腰间系一条素色腰带。更衣后，将死者抬放在堂屋中铺好的矮铺席上，以死者生前用过的蚊帐盖着。待法师做法，用火驱除棺材中的鬼邪后，由孝子孝女们抬尸入棺，在死者嘴里放 3 枚钱币和几粒白米，然后在死者身上盖上 1 件由外家送来的红布，或盖由孝子、孝女或亲戚送来的"水布"（丝布），最后由大师封棺，叫"入殓"。如丧母，还要让舅家人验证确属正常死亡后才能入殓。封棺后，在棺盖上要点一盏长明灯，棺柩前置香炉和死者灵牌。香炉前以小木托供 1 碗水、1 碗饭、1 双筷子，称"供尝饭"。孝子孝孙吃睡在旁，叫"守孝"。葬前请来道公做斋，为死者超度。一般是引度一晚，第二天下葬（也有先下葬后做斋的），称"一夜斋"。也有人引度半天和一个整夜，叫"午时斋"，只有少数做斋两天两夜的。做斋时，孝男孝女戴络帽穿孝衣，只有外人只穿平常的衣服，大家跟着道公跪叩虔拜。做"午时斋"的，第二天清早要请各人"点主"。"点主"之后，先由子孙向灵牌祭祀，叫"开奠"。接着才由亲朋祭拜，每次祭拜均有哀乐伴祭，有人唱礼，致祭者按仪式行祭礼，道士喃唱。致祭完毕，则撑幡，吊帐，奏哀乐，由长子引路出殡。途中，孝子们还要三次横躺路上，让灵枢从身上越过，以示孝心，称"三躺棺底"。第二天，孝子孝孙再到坟地或火葬场祭拜。以后每天早晚到灵位前祭拜，连祭七七四十九日，在"三七"或"四七"要把灵牌放进灵屋里祭拜，叫"入灵"。忌日满一年即烧掉"灵位"、"灵屋"、孝服、孝棍等物，叫"化灵"，并将化后的香灰合于祖宗的香炉中，叫"合炉"或"上高"。至此，丧礼才告完结。

嚼槟榔习俗。嚼槟榔是京族人最古老、最具特色的风俗。京族人嗜好嚼槟榔，尤其是京族妇女。因槟榔果含有槟榔碱和鞣酸，食之有消积杀虫、利水去肿，除脚气、食滞、脘腹胀痛之功效，如佐之以蒌叶、蚌灰，效果更佳。古代京族人又以妇女唇红齿黑为美，京族人认为，嚼槟榔可以健齿利牙，保持口腔清新，并且可以染黑牙齿，故古代京族妇女都喜嚼槟榔，伴以蒌叶、蚌灰。古代京族人结婚，迎娶前，男家送去的聘礼中必有槟榔果。新娘入门的当天（或）次日早上，男家也必邀宗族中至亲且德高望重者前来食槟榔。这种习惯，一直延续至 20 世纪 50 年代末期。

（五）长寿老人

2010 年 9 月 25 日，中国老年学学会授予东兴"中国长寿之乡"称号。由此，位于中越边境北仑河之滨，与越南芒街彼岸相邻，自明朝宣德年间就设衙开埠通商东南亚的东兴市，成为我国第 16 个长寿之乡。

东兴地处广西南端，濒临北部湾，是我国陆地海岸线起点，是全国唯一的少数民族京族聚居地。2010 年国务院批准设立的三个重点开发开放试验区之一就在这里。

东兴辖区三个乡镇，沿边沿河又沿海。海拔在千米以下，丘陵绵延，海滩广阔。全年日照丰足，雨量充沛，冬短夏长，温差较小，属北回归线以南，亚热带季风气候区。尽管连续二十年的开发建设加快了城市化进程，然而，全市森林覆盖率除了城区及农耕面积，始终保持在 55% 以上。植被绿化合理，生态结构良好，空气质量优等。

山因林莽而清秀，水靠草茂而澄碧。东兴有河流 10 条，水库 27 座。纵横的江溪湖沟滋养六畜禽鸟，润泽稻谷蔬果，为全市 13.5 万居民享受高品质的生活提供净洁源泉。

遍野的松木、青竹与次生丛林，构成长寿家园植物群落的一部分。其中，享誉遐迩的经济作物肉桂、大红八角，香料素很丰富。尤其珍品"皇帝果"、木菠萝、黄皮果和获准注册地理标志的"红姑娘"番薯，利于养生的花青素等营养素含量更高。

百岁寿星较多的江平镇，万亩滩涂是海产养殖的基地。俗称"南海香肠"的沙虫、"海底牛奶"的牡蛎，以及对虾、青蟹、红螺、海蜇、石斑鱼，均含有健体益寿的微量元素钙、锌、钾、硒。数 10 种海鲜常年列入寿乡居民的食谱。

相传，商贤大夫、长寿养生鼻祖彭祖，耳闻东兴山川秀美，物阜民丰，便到北仑河畔择山而居，修身养性，向东兴人传授其寿甲天下的养生之道，后人遂将此山定名为彭祖岭。据说，又有仙人云游到东兴，目睹这里民风淳朴、环境优美，便踏石成井，赐给东兴人一口"长生水"仙人井。宜居的环境，富足的生活，加上东兴人大海一样的胸怀和开朗平和的心态，使东兴自古寿星辈出，成为一方长寿福地。

改革开放以来，东兴人"既要金山银山，也要绿水青山"，十分注重保护这块福地。进入 21 世纪，经济发展了，城市扩大了，东兴依然蓝天白云，绿水青山，洁净的沙滩万鹤云集，展现"海上明月共潮生"的美景。同时，东兴市委、市人民政府加大力度建立健全尊老、爱老、助老的保障体系，使东兴成为长寿者的"高产区"。据 2014 年 12 月底统计，东兴市总人口 14.13 万人，80 岁以上老人 2988 名，占总人口 2.12%；100 岁以上老人 23 名，占总人口的 16.3/10 万，平均预期寿命达 80.21 岁。

东兴市自古是一方长寿福地，寿星辈出。从 2000 年一直延续到 2010 年，每 10 万人口中平均有百岁老人 9.2～10.41 个，这种地域的长寿现象实为罕见。

东兴长寿现象的成因有很多。首先，人与自然环境的天人合一，山水益寿是重要原因，即环境与生态。其次，是人文与心态。东兴背靠大山，面对大海，北仑河主流滔滔直下，耸翠山林的自然美景，孕育了东兴人民的广阔胸襟和纯朴民风。坦率、坚毅、自信、豁达大度、热情友好的性格，使各民族间长期友好相处，军民情深；几代同堂，长幼和睦。长期辛勤的劳动，练就了东兴人民的开拓精神，积极进取，乐观热情。

再次，东兴社会环境崇寿尚孝，敬老爱老蔚然成风。东兴人强调孝敬长辈，注重家庭和睦，强调"和气生财"，寿星倍加受到社会的普遍尊重。

最后，科学与养生。东兴人把健康长寿大厦建立在人体自身的和谐和人与外界的和谐基础之上。特别是进入现代文明的东兴人，在历史与现实、传统与现代的激烈碰撞中，传承文明，开拓创新，注重科学养生，有效地把传统养生秘诀与现代生活方式结合起来，达到了相辅相成的目的。在心理方面：重情绪之调，以保平和自然之内在心境；重阳形体之调，"顺四时而适寒暑"；"食饮有节"，"谨和五味"，合理搭配膳食，和谐人体之五脏。总之，自身和谐从心理、生理、情理上注重保持。

"一方水土养一方人"。东兴人的长寿秘诀究其根底，是充分发挥、利用有利资源区位优势，促进经济社会各项事业全面发展，为福寿之乡延年益寿奠定扎实的物质基础；以长寿养生为代表的和谐文化，从生理、心理、文化、家庭、社会等层面形成人自身和谐与外界相和谐的社会环境。

1. 百岁寿星黄兰芬抗战时期的传奇人生

初春的一个上午，在东兴市东兴镇中山社区老人活动场地的麻将桌旁，头发花白的黄兰芬接受了市长寿工作领导小组办公室一行人的来访。当谈到人生最难忘的沧桑经历时，往事仿佛像昨天发生一样，百岁老人滔滔不绝地讲述了曾经发生在中华民族历史上的浩劫。随着老人的讲述，一段钦防人民在边境线上抗击日寇的历史在我们面前鲜活起来。

黄兰芬，2013 年 100 岁，1913 年 6 月 19 日出生于东兴镇书香门第，大家闺秀。幼年上私塾，接受启蒙教育；少年时期，黄兰芬在简易乡村师范学校读书，熟读四书五经，深受孔孟思想的影响，初步懂得了处事做人的道理。在校期间，接触思想进步的老师同学较多，明白了不少新的道理。1939 年 11 月，黄兰芬在简易乡村师范毕业，当时正值日寇攻陷南宁，受进步老师毛湘澄，班主任何华表、郑红祥的影响，她和同班同学陈培芬（后来成为其丈夫）等10余名热血青年奔赴南宁军分区加入抗日救亡宣传队，通过三个月的强化训练，宣传队被派到钦（州）海（北海）防（城）沿海地区进行抗日宣传。在钦防地区面临全面沦陷的危急关头，钦防党组织紧急动员起来，积极组织武装队伍，开展保家卫国的武装抗日斗争。在日军从钦防登陆前，钦防地区沿海形势已十分紧张，敌舰在海面上频繁游弋，敌机轮番对沿海和内地进行轰炸，驻军后撤，居民疏散，商店关门，学校停课。在极其困难的条件下，黄兰芬等10余名抗日宣传队员由于有当地党组织的坚强领导，白天开展组织防空救护、为前线战士募捐御寒衣物等，晚上深入街道、农村、渔村，利用多种形式开展抗日救国宣传，做了大量卓有成效宣传鼓动工作。知识青年在抗日救国中得到觉醒，他们与工农相结合，在唤醒民众方面起到了先锋、桥梁作用，黄兰芬在抗日救国运动中也得到锻炼和提高。

黄兰芬在抗日宣传队一年有余，行程从南宁到钦（州）海（北海）防（城）及越南，巡回宣传10000多公里，走遍300多个村庄。在生活条件极为艰苦的情况下，她没有一声叹息，脚板都磨出了茧，她也没有后悔。这对于柔弱谦顺、大家闺秀出身的黄兰芬来说，是难能可贵的。这段经历，给她的人生带来了深刻的影响。如今，每每提起此事，她引以为豪，这位久经沧桑、脸庞如桃般的百岁老人笑得灿烂如花。

夕阳无限好，红霞照漫天。黄兰芬养育二男三女，现与小儿子住在一起。一般晚上9点上床，12点入眠，早上6点吃早餐，饮食以粥、红薯、青菜为主，喜吃鱼露，不沾酒肉。平时注重养生，爱看书、打字牌、搓麻将、种花草，其乐无穷。黄兰芬说，自己已年过百岁，现四代同堂，有子孙、重孙、曾孙共15人，有时聚会，享天伦之乐。经历了四个历史时代：清朝末年、民国初年、国民党统治时期、毛主席领导共产党创建的新中国社会主义时代。她亲身感受到中国共产党的英明伟大，它不仅率领中国人打败了国内外的敌人，而且让她过上好日子。特别是改革开放三十多年来，更是丰功伟业、有目共睹。它驾驶着中华人民共和国这艘巨轮航行在全球的海洋，它遥控着我国科技人员制造的宇宙飞船在太空遨游，让世人瞩目。她以百岁老人的虔诚心愿，衷心祝福中华民族精英辈出，在科技领域中永远立于世界民族之林。

2. 黄竹君:"活到老、学到老"的百岁寿星

家住东兴市北郊路一巷 11 号的百岁老人黄竹君,虽然已是 100 岁的高龄,但是仍然身体健康,耳聪目明,精神矍铄,成为北郊一带有名的老寿星。

黄竹君老人早年受过良好教育,上过私塾,曾到广州执信中学就读,有 12 年的读书经历。她一生钟情看书和练毛笔字,退休前一直从事教育工作。多年来,她养成了读书看报的习惯,虽年过百岁,依然钟情写字阅读,乐此不疲。耳不聋,眼不花,每天读书看报。

6 月 15 日,调研组来到北郊社区北郊路一巷 11 号一楼按响门铃,开门的是黄竹君的小儿子李明。黄竹君老人让儿子让座倒茶。黄竹君老人说,她出生于 1915 年 4 月 8 日,今年(2015 年)刚好 100 岁,身体还很健康,精神头也还行,生活基本能够自理。但是一生经历坎坷,丈夫曾就读于黄埔军校,一生经历跌宕复杂,1969 年去世。丈夫去世后,黄竹君独自抚养两个儿子长大,大儿子初中毕业参加山区游击队,解放后在当地公安局工作,但是,在 1957 年那场反对资产阶级右派的"反右运动"中遭遇不幸,被划成了右派,之后在广东湛江离休;小儿子毕业于陕西医科大学,1963 年回到东兴,回到母亲身边从事医生职业工作至今。黄竹君老人慢慢回忆着过去的点滴,思绪似乎也随着艰辛的过往显出些许伤感。

"阿婆,都说年轻吃苦不算苦,老来享福才是福,你觉得现在的生活好吗,感觉满足幸福吗?"为了将老人的思绪拉回现实,笔者对老人说。

"好啰好啰,现在生活好啊……"黄竹君老人说着,对她的孙女更是夸赞有加,说子孙们都很孝顺她,对她的生活起居照顾得无微不至,无论是吃的、喝的,还是用的,都想得周到及时。由于她年事已高,只有天气好的时候,才在儿子或者保姆的陪同下到户外走走,其他时间多在家里活动,静养,享受四世同堂的天伦之乐。如今虽然已经百岁高龄,却仍然坚持每天读书看报,多年来,她养成了读书看报的习惯,至今已坚持了几十年。

"当老师啰,教过很多学生啰……"当被问起老人这一生最感自豪的事情是什么的时候,黄竹君老人话匣子一下打开,语调高昂激动起来。原来，黄竹君老人年轻时读过高中，在当时算是高学历人才了，之后在东兴中学、东兴镇小学教习语文，"我还拿过优秀教师的奖励哩。"老人高兴地描述着那段自豪的教书经历，从老人充满激情的双眼，欢快的语调中，我们看到一名热爱教学、热衷教育的百岁教师的光辉形象。

"她年轻的时候做事都是很努力，兴趣也很广泛，教学、写毛笔字、唱歌，样样都来得。"坐在老人身边的儿子说道，望向母亲的眼里充满了崇拜和敬爱。他说，黄竹君老人年轻时除了教书厉害，唱歌、写毛笔字同样出众，特别是写毛笔字，每逢春节，老人便会忙个不停，除了亲手创写自家新春贺联外，还主动承担街坊邻居的新春对联，为邻居送上新春祝福。街坊邻居也一直爱戴着这位热心的百岁老教师，逢年过节，老人的学生、街坊邻居以及慕名而来拜访老人的人群，踏破门槛，为老人送来最真挚的感谢和最诚挚的问候。"学生、邻居来看我，高兴啰。"每每这个时候，都是老人最开心最快乐的日子。

老人一生教书育人，恪尽职守，安贫乐道，桃李满天下就是老人的最大财富。

"事能知足心常乐，人到无求品自高"老人为调研组写下94岁作家冰心的对联，笔法大气稳健，字迹娟秀有力，这也许就是黄竹君老人的真实写照。

黄竹君老人说，他们祖辈是广西博白人，20世纪50年代前一直在越南生活，越法之战爆发后，全家迁回国内，是中越历史变迁的见证者，黄竹君老人感受最深的是，生活在旧社会的动荡年代，老百姓只有颠沛流离，受灾受难，新中国成立后人民才真正当家作主，开始过上温饱的生活。如今，东兴市北郊地区，户户住楼房，几乎家家有轿车，过着丰衣足食的生活。黄竹君本人现在享受着3600元/月的退休金，100元/月的百岁老人生活补助金等，这些都说明国家富足了，强大了，作为百岁老人，她说能够目睹当今社会的安定和富足，及人民安居乐业的盛世景象，她感到由衷地高兴和欣慰。

当问及长寿秘诀时，黄竹君老人笑着说道："没有什么秘诀啰，就是努力干活，开心生活，看书写字，感恩我们的国家啰。"家人介绍，老人饮食作息都有规律，晚上9点睡觉，早上6点起床；不挑食，什么都吃，早餐喜欢喝牛奶加咖啡，中午、晚上喝粥，喜欢吃海鲜和各种蔬菜。而且老人很少生气，从不与人争吵，遇事乐观积极，性格豁达开朗，平时看书看电视，清心寡欲。

采访最后，黄竹君老人兴致很高，主动唱起了《东方红》："东方红，太阳升，中国出了个毛泽东，他为人民谋幸福，呼儿嗨哟……"声音依旧温润清脆，年轻时候的靓影和歌喉依稀可见，这就是我们可敬可爱的黄竹君老人，祝愿她更健康、更长寿、更幸福！①

---

① 采访稿由东兴市民政局提供。

浦北县

（一）基本情况

浦北县位于广西的南部，地处东经 109°14′~109°51′，北纬 21°52′~22°41′，是低纬地区，东与博白县接壤，南以南流江为界与合浦县隔江相望，临近北部湾，西沿武利江与灵山县交错相接，北临横县、贵港市，东北以六万山山脉为界与玉林市毗邻。辖 17 个镇（街道办），县人民政府驻小江街道办，行政区域面积 2520.93 平方公里，2015 年末总人口 92.83 万人。浦北资源丰富，重要矿产资源有铅锌矿、锰矿、磷矿、铁矿、石膏矿和石灰石等，著名地方名产品有香蕉、荔枝、龙眼、橄榄、肉桂、八角、红椎菌、蜂蜜、丹竹液、马铃薯、官鱼、黑猪等，是中国香蕉之乡、中国红椎菌之乡、中华蜜蜂之乡、中国黑猪之乡。

据浦北境内的考古发掘说明，浦北至少在新石器时代中期就已经有人类的文明活动。汉元鼎六年（前 111 年），汉武帝平定南越，于今浦北县境内置合浦郡及合浦县。南朝刘宋泰始七年（471 年），于境内立越州及其临彰、陇苏等郡，其中越州州治和临漳郡治在今石通镇坡子坪仰天湖村，陇苏郡治在今小江镇苏村附近。民国时期，县境属合浦县辖，隶广东省。1952 年 5 月 12 日，广西省人民政府划合浦县北部的十三区至二十一区设立浦北县，县治小江镇，因以南流江为两县分界，地处合浦之北，故名"浦北"，隶属广西钦州专区。1955 年 7 月 9 日，浦北县归属广东省合浦专区辖。1958年12月31日，经广东省人民政府第二次全体会议（扩大）决定，撤销浦北县，并入合浦县，隶属广东省湛江专区。1965年7月19日，经国务院批准，复置浦北县，归属广西钦州地区行政专员公署管辖。1994年6月28日，国务院批准撤销钦州地区，设立地级钦州市，浦北县隶属钦州市管辖至今。

近年来，浦北县围绕生态文明建设目标，积极实施"绿满八桂"造林绿化工程、"园林生活十年计划"及生态惠民工程，通过抓山上造林、城镇绿化、通道绿化、河道绿化、村屯绿化、公益林保护，构建县域生态屏障，形成良性林业生态大环境，实现"山清水秀，生态良好"的目标。近十年累计林业固定资产投资39.42亿元，完成山上植树造林23.35万亩，封山育林1.1万亩，完成义务植树835万株，全县森林覆盖率67.03%，远远高于全国平均水平。全县荒山绿化率达96.23%，国省道绿化率达96.12%，县乡道绿化率达99.77%，河流绿化率达97.1%，水库绿化率达97.65%。县城区绿化覆盖率达37.40%，绿地率达34.87%，人均公共绿地达10.10平方米；镇所在地绿化覆盖率达32.28%；村屯绿化覆盖率为45.03%，建成自治区绿化示范村114个，创建了龙门镇瓦鱼埇村，北通镇车木阁村、福多堂村、铺儿村一批森林村庄。近年来，浦北县先后荣获全国林业科技示范县、全国林改百名典型县、全国国土绿化突出贡献单位、全国绿化模范单位、首批创建全国农民林业专业合作社示范县、国家林下经济示范基地、全区林改质量标兵县、全区发展林下经济一等奖、全区"绿满八桂"造林绿化工程先进单位、广西园林城市等荣誉称号。

浦北历来有崇文尚学的优良传统。在清代浦北就有16座书院，而始建于1899年的大朗书院，是16所书院中保存最完整的一所。浦北历届党委政府都高度重视教育，成果显著，早在1994年浦北县就跻身"全国农村教育综合改革先进县"行列，1995年成为广西第二个"两基"达标县。县重点高中浦北中学先后被广西教育厅确立为"自治区现代教育技术实验学校""省级示范性普通高中立项建设学校"，先后获得"全国中小学思想道德建设先进单位""广西基础教育科研工作先进单位"等荣誉称号；该校考生邓战、刘君悦分别夺得1986年、1994年全国高考广西理科状元桂冠，考生林丽渊夺得2007年全国高考广西文科状元。近年来县委、县政府在教育优先发展的思路引领下，投资 2.65 亿元建设的县职教中心顺利通过了自治区示范特色学校评估，并被列入中央扶持广西中职 18 所重点扶持学校之一。

浦北原是百越民族的聚居地之一，后成为客家人聚居的地方，是中国与海外文化的交汇区、百越与汉人文化的交融之地，各种文化在这里萌发滋生、共荣发展，融合出多元杂集、具有鲜活生命力的人文精神，创造了浦北丰富的客家文化。如跳岭头、舞麒麟、舞青龙、舞狮、鹩剧、木偶、竹马、唱春牛、鹤舞、粤剧、师剧、采茶调等数十种民间民俗文化，其中跳岭头被列入国家级非遗名录，舞青龙、舞麒麟、唱鸦剧等获得自治区非遗项目。有 1500 多年历史的小江瓷器手工制作技艺，也获得自治区非物质文化遗产名录。南朝古遗址"越州古城"被国务院核定为第七批全国重点文物保护单位。集客家文化精粹的平马村被评定为第二批"中国传统村落"。以现今还保存完好的大朗书院为代表遍布浦北的 16 间清代古书院，可谓体现了浦北客家人崇文重教的思想和古朴的家训遗风。体育人才辈出，先后培育出了张载荣、张祥森、陈春连等三名世界举重冠军。自 1981年起，县文化馆两次被评为全国先进文化馆以来，浦北县先后多次获得全国文化先进县、全国先进文化地区等称号。深厚的历史文化底蕴，多元的文化发展格局，创造了浦北辉煌的文化成果。

全县有公立医疗卫生机构 21 个，其中县疾病预防控制中心 1 个、县卫生监督所 1 个、县级公立医院 3 个、镇（街道）卫生院 16 个；有行政村卫生室 260 个，个体诊所 963 个。全县医疗卫生机构达到 1245 家，业务用房面积达 11.86 万平方米，其中县直医疗卫生机构 4.9 万平方米、镇（街道）卫生院 4.62 万平方米、村卫生室 2.34 万平方米。开放病床 2423 张，其中县级 1353 张、镇级 1070 张。2011 年新建投入使用，投资 1.6 亿元、建筑面积达 60000 平方米的县人民医院，是广西县级医院规模最大的公立医院，堪称广西北部湾地区一流的现代化医院。近年来，浦北县委、县政府大力实施"兴产业、建交通、扩城镇、办旅游"四轮驱动发展战略，社会经济同步发展。2015 年，实现了 GDP 达到 161.37 亿元，增长 10.63%；财政收入 7.06 亿元，增长 6.5%；固定资产投资 149.96 亿元，增长31.19%；规模以上工业总产值 236 亿元，增长 28.6%；社会消费品零售总额 69.38 亿元，增长 10.1%；城镇居民人均可支配收入 26316 元，增长 7.4%；农民人均纯收入 9778 元，增长 8.8%。"十二五"期间累计投入资金 31 亿元，新建公路 758 公里。预计不久，贵合高速公路、南宁（苏）至北流（清湾）高速公路、浦北至钦州港一级公路、贵港至博白（经六很、平睦）二级公路和寨圩至县城二级公路就能实现通车。按照产城一体化、学城一体化理念，推动工业园区与城镇新区、教育与城镇新区互动发展。现已建成"五校园一产业区"、"六公园两广场"、"一江两岸"和"两馆三中心"等设施，县城面积已扩展到 10.21 平方公里，人口增加到 10 万人，加快了新型城镇化建设。以生态浦北、文化浦北、休闲浦北为定位，以一山一水一城和特色乡村旅游区建设为重点，加快生态旅游发展。目前，已实现国家 A 级旅游景区零的突破，五皇山景区已被评为国家 4A 级旅游景区，文昌景区、大朗书院景区、公猪脊景区被评为国家 3A 级旅游景区。浦北已成为"宜居之城、创业之乡、重教之地"。

2015 年年底，全县总人口 92.83 万人，存活百岁及以上老人有 108 人，占总人口的 11.63/10 万人。全县 65 岁以上老人 88308 人，90 岁以上老年人 3555 人，90 岁及以上人口占 65 岁以上老年人口的比例为 4.0%。1982 年第四次人口普查资料反映，1982 年全县平均期望寿命为 71.53 岁；2010 年第六次全国人口普查资料反映，2010 年全县人口期望寿命为 78.99 岁。1983 ~ 2010 年全县平均期望寿命增加了 7.46 岁，平均每年增加 0.276 岁。

（二）长寿原因

独特的地理气候环境有利于人的长寿。浦北县位于广西的南部，地处东经 109°14′ ~ 109°51′、北纬 21°52′ ~ 22°41′，是低纬度地区，太阳辐射强，日光充足，气候温暖，热量丰富，雨量充沛，冬短夏长，属南亚热带季风气候区。年总降雨量 2113.2 毫米，多年平均年总日照时数为 1581.3 小时，历史极端最高气温为 38.6℃（1989 年 7 月 17 日），历史极端最低气温为 -1.9℃（1999 年 12 月 23 日），平均气温 22° 左右，多年平均无霜期 329 天，夏无酷暑，冬无严寒，冬季多偏北风，夏季多偏南风，空气湿度相对适中。境内地势海拔 100 ~ 800 米，以丘陵为主，地形呈束腰长条形状，中部高，南北低，层峦叠嶂，环境清幽，无噪声干扰。浦北独特的地理气候环境十分有利于人口的长寿。

优良的自然生态环境为人口长寿创造了条件。浦北县主要河流有10条，支流密布，形成南流江和西江两大水系。东西南北水流密布，不仅水资源丰富，而且水质好。地下水质酸碱度适中，极少污染，且富含锶、钼、钾等多种微量元素，生活饮用水超过国家卫生部规定的GB5749—2006标准。加上浦北是个山区县，历来植被繁盛，又经过多年的生态建设，从南到北，树木竹林郁郁葱葱，全县森林覆盖率高达67%。最为可贵的是境内拥有26万亩珍贵次生红椎林，其中连片的就有11万亩，是全国连片最大的次生红椎林，被列为广西生态公益保护林，形成了天然的氧吧，成为浦北人民最可贵的生态财富，为浦北人口长寿提供了优良的自然生态环境。

健全的医疗卫生服务网络为人口长寿提供了保障。近年来，浦北县农村县、镇（街道）、村三级公共卫生医疗服务网络基本设施建设和人才队伍建设不断加强。一是加强了县级医疗卫生机构建设，在农村卫生中发挥了龙头作用。县人民医院修建了一栋建筑面积达60000平方米的住院大楼，先后购置了16排螺旋CT、电子胃镜、三维彩超、气压胆道碎石等设备。县中医医院利用国家对中医药项目的优惠政策，抓住创建全国农村中医工作先进县的契机，投资6000余万元建设综合大楼，目前已投入1500多万元；县妇幼保健院迁建项目已立项，目前已完成土地划拨等相关工作。据统计，近年来，县级医疗卫生机构基础设施设备共投入资金近4亿元，整体服务水平不断提升并成为全县农村卫生事业发展的主力军。二是加强了镇卫生院建设，成为农村三级预防保健网络的枢纽。近几年来，通过利用中央国债资金加强建设，全县17个镇（街道）卫生院共投资2000多万元扩建业务用房，总建筑面积20000多平方米。三是加强村卫生室建设，夯实了农村公共卫生与基本医疗服务的基础。全县共建有村卫生室260个，实行了乡村卫生一体化管理，群众在村卫生室就能享受到国家免费提供的基本公共卫生服务。目前全县医疗卫生机构有床位2411张，拥有业务用房64800平方米，共有1100名镇、村两级卫生专业技术人员（其中全科医生岗位人员31名）承担家庭医生职责，由全科医生、护理人员、公共卫生人员以社居委(行政村)为单位组建健康管理服务团队 260 个,参与团队服务的有全科医生、公卫医生、护士 330 名,全县覆盖率达到 100%,已建立了网络健全、布局合理、设施齐全、人才配套的服务体系,为人口健康长寿提供了医疗保障。

丰富的文体活动增强了人民体质。浦北是全国先进文化县,永远不满足于现状的浦北文化人与时俱进、勇于开拓创新,文体工作继续保持全国领先地位,并且实现了文化大发展、大繁荣。如县城宏大的"两馆三中心"投入使用,一批批村级活动中心相继建成,一间间农家书屋挂牌成立等,这些文化基础设施的完善,极大地提升了浦北的文化环境。特别是以"村企校"为载体,着力推进农村文艺队建设,通过不断挖掘、培育民间艺人和文艺新秀,以及充分利用企业的有利资源等,实现了全县 273 个村(社区)村村有文艺队和运动场的目标,促进了农村群众文体活动的开展,全年超过 1000 场文艺演出,以战线、系统、乡镇为单位开展的各项文体比赛也非常频繁,有效促进了浦北全民健身运动,增强了人民体质。如今,从县城到乡镇、从社区到村庄,红红火火的广场舞,更成为浦北人民追求健康长寿的最好见证。浦北由此成为广西全民健身示范县。

经济快速发展、群众生活质量提高为长寿奠定了物质基础。近年来浦北经济发展走上了快车道。2012 年实现 GDP 突破 100 亿元,达 115.2 亿元,增长 20.7%,财政收入 5.3 亿元,增长 12.8%;城镇居民人均可支配收入 20932 元,增长 11%;农民人均纯收入 7329 元,增长 12.6%。2013年实现 GDP129.8 亿元,增长 10.5%;财政收入 6 亿元,增长 13.2%;城镇居民人均可支配收入 22900 元,增长 9.4%;农民人均纯收入 8245 元,增长 12.5%。2014 年实现 GDP144.3 亿元,增长 14%;财政收入 6.63 亿元,增长 10.6%;浦北县城镇居民人均可支配收入 24503 元,增长 7%;农民人均纯收入 8987 元,增长 9%。2015 年实现 GDP16137 亿元,增长 10.63%;财政收入 7.06 亿元,增长 6.5%;浦北县城镇居民人均可支配收入 26316 元,增长 7.4%;农民人均纯收入 978 元,增长 8.8%。随着经济的发展和城乡居民收入的不断提高,生活水平不断改善,生活质量得到了提升。

勤劳吃苦练就了长寿的体魄。根据对仍健在的 100 多名长寿老人的调查,百岁老人都是农民,他们都经历了兵荒马乱、天灾人祸的年代,较长时间为保障基本生存条件辛勤劳作,且活到老做到老,过着清贫艰苦的日子,从而磨砺了意志,也锻炼出他们健康的体魄,很少生病住院,为健康长寿打下了良好的基础。在生活上,他们久居乡村,过的是自给自足的生活,吃的是自家地里种的粮菜和养殖的禽畜,一日三餐,以米饭为主食,配以蔬菜鱼肉。由于生活艰苦,素多荤少,有什么吃什么,不挑不拣,红薯、木薯、玉米也成为他们的主食,但全是绿色食品。吃苦耐劳是他们的共性。尽管以前的生活很艰苦,际遇坎坷,他们始终保留爱劳动的良好习惯和豁达乐观的心态,无论遇到什么困难都无怨无悔,快快乐乐过好每一天。艰苦磨难同时培育了他们坚强的性格,磨炼了他们的意志,也造就了他们吃苦耐劳精神、宽容平和的心态,铸造了长寿之路。

尊老敬老传统风尚有益老年身心健康。浦北有悠久的敬老爱老传统风尚,长期以来,老年人特别是高龄老年人,都能得到全社会的尊敬和爱护,敬老爱老蔚然成风。如每年春节和重阳节,县委、县政府和有关部门的领导都开展走访慰问老人活动,给老人送上慰问金和慰问品,表达党和政府对老年人的关心和关怀。浦北崇尚长幼有序、祖孙同堂的风尚和习俗,家庭和美,妯娌和睦,邻里和谐,形成了尊老爱幼、家庭和睦的良好家风。老人们受到儿孙们悉心关怀照顾,衣食无忧,性格开朗,身心愉快,其乐融融。

党委、政府高度重视老龄事业保障老有所乐。浦北百岁老人多,这与落实老年人优待政策、构建良好社会保障体系有着密切的联系,目前全县已建立起社会救助、医保、社保和城乡低保制度四大保障体系,不断扩大城乡低保范围和提高保障标准。如实行了60岁以上的老年人住院报销零起付费和"一免五优先"的优惠政策;60岁以上的城乡未纳入职工养老保险的老年居民每月能领取75元社会养老金。在此基础上,县政府印发了《浦北县人民政府办公室关于印发浦北县扩大提高高龄老年人生活补贴发放范围和标准实施方案的通知》(浦政办发〔2015〕11号),对高龄补贴发放标准和范围作出明确规定,对80~89岁的老年人,每人每月发放高龄补贴20元,90~99岁的老年人,每人每月发放高龄补贴60元,100周岁及以上老年人每人每月发放高龄补助金320元。"十二五"全县养老、医疗、失业、工伤、生育保险人数达 44.8 万人，新农合参合率达 99.68%，社会保险覆盖面进一步扩大。同时先后建成老年活动中心、老干部活动中心、乡镇敬老院等一批设备齐全、条件较好的老年人居住休闲活动场所，每年开展系列活动，丰富老年人生活。老龄事业呈现协调发展、整体推进的良好态势，基本实现了老有所养、老有所医、老有所学、老有所为、老有所乐。

（三）长寿标准

1. 人口长寿指标达标

百岁人口比。2015 年底，全县总人口 92.83 万人，存活百岁及以上老人有 108 人，占总人口的 11.63/10 万人。

老人长寿比。2015 年底，全县 65 岁以上老人 88308 人，90 岁及以上老年人 3555 人，90 岁及以上人口占 65 岁以上老年人口的比例为 4.0%。此项达标。

2. 生态环境指标达标

植被指数（NDVI-Normalized Difference Vegetation Index）。全县森林覆盖率 67.03%，近年来先后获得全国国土绿化突出贡献单位、全国绿化模范单位等荣誉称号。此项达标。

空气污染指数（API-Air Pollution Index）。按《环境空气质量指数（AQI）技术规定（试行）》监测和参照执行《环境空气质量标准》（GB3095—2012），2015 年该县环境空气质量达到《环境空气质量标准》（GB 3095—1996）一级标准。此项达标。

地表水质量指数（ISWQ-Index of Surface Water Quality）。据卫生部门监测，依据国家标准化管理委员会和卫生部联合发布的《生活饮用水卫生标准》（GB5749—2006），该县水质各项常规指标和非常规指标及限值，都符合规定标准。此项达标。

3. 社会经济发展指标达标

人口平均预期寿命。1982 年第四次人口普查资料反映，1982 年全县平均期望寿命为 71.53 岁；2010 年第六次全国人口普查资料反映，2010 年全县人口期望寿命为 78.99 岁。1983~2010 年全县平均期望寿命增加了 7.46

岁，平均每年增加 0.276 岁，2015 年全县平均期望寿命为 80.32 岁。此项达标。

人口平均受教育年限。到 2015 年底，15 岁及以上人口平均受教育年限达到 9.6 年。此项达标。

恩格尔系数：2015 年为 0.37。此项达标。

（四）特色物产

官铜鱼。官镇位于浦北县北部，地处六万山区腹地，是一个山多、田少、水面窄的山区小镇，素有"九山半水分田"之称。该镇农民利用山润溪流终年不断、水源流足、草料丰富等的自然优势，在沟沿路边、房前屋后、田头地角或一些低洼田开挖小鱼窝，引来山泉水养鱼（以草鱼为主），平时投喂青草、瓜叶、木薯叶等。由于山泉水质好，加上采用自然流水式养殖，饲喂纯天然的青饲料，喂养出来的草鱼鱼肉没有泥味和腥味，香而不肥、嫩而不腻，吃后余香满口，十分鲜美，当地人称为"官铜鱼"。

黑猪酸。浦北注重培植"浦北黑猪"产业发展，2016 年全县生猪饲养量 99.72 万头，肉猪出栏 58.42 万头，其中黑猪出栏 45.1 万头，占全县肉猪出栏量的 77.2%，黑猪养殖成为全县畜牧业的支柱产业，养殖黑猪成为农民增加收入、发家致富的好门路。浦北结合"清洁养殖"活动的开展，在泉水、石埇、安石、张黄、龙门、北通、三合等镇推行标准化生态养殖模式，加强生猪繁育体系、生猪规范化养殖示范基地建设，确保出栏商品黑猪优质、安全、无公害。2015 年"浦北黑猪"获得国家农产品地理标志登记。

香蕉。浦北县盛产的香蕉蕉皮呈金黄色，蕉体长大饱满、皮薄、肉嫩、味香，营养丰富，含有 16 种人体所需的氨基酸和多种维生素，含糖量高达 14.11%，无农药残留。1991 年浦北香蕉被指定为北京亚运会专用水果之一。浦北香蕉为国家地理标志保护产品。

荔枝。浦北荔枝栽培有着悠久的历史，现有种植面积 28 万亩，"黑叶""妃子笑"等品种荔枝远近闻名。浦北县突出本地特色着力打造荔枝文化旅游，全力打造融观光、休闲、体验于一体的特色乡村旅游的万亩荔枝生态园。

红椎菌。红椎菌，又名红菇，是一种特殊的山菌种，生长环境必须在红椎林下，而且要有合适的土壤（有红椎林叶覆盖），以及合适的气候（雨后闷热的天气）才生长，一般每年农历五月端午、七月鬼节、八月中秋这几个节气前后才出菌，其他时间不出菌。目前仍无法进行人工栽培，因此红椎菌便成了十分珍稀的天然野生菌。浦北县现有原始次生天然红椎林 11.38 万亩，年产天然红椎菌约 10 万公斤，素有 "中国红椎菌之乡" 的美誉。红椎菌色泽鲜艳，气味芬芳，营养丰富，含有人体所需的维生素 A、维生素 B、维生素 C、维生素 D、维生素 E、维生素 V 和 18 种氨基酸以及多种微量元素，尤其是富含微量元素硒，当地产妇坐月子进补，常吃红椎菌熬煮土鸡，是不可多得的纯天然保健食用菌。

蜂蜜。浦北县林业资源丰富，花源广、花期长、花链大，蜜蜂繁殖良好，酿蜜天然甜顺。目前浦北县共有养蜂户 1200 户，放蜜蜂 7.1 万群，年产蜂蜜 1185 吨，被中国养蜂协会授予 "全国养蜂示范县" 称号，并成功加入了中国养蜂协会，获得了 "中华蜜蜂之乡" 称号。

（五）民俗风情

傩戏。"傩戏" 又称 "跳岭头" "跳鬼筐" "傩舞" "领鼓" 等，属面具舞类，历史年代久远，殷墟甲骨文卜辞中已有傩祭的记载，是一种具有驱鬼逐疫、祭祀功能的民间文艺。每年到了农历八月，秋高气爽时节，"跳岭头" 活动便开始，每镇都有几个固定演出点，而且每个演出点都有固定的表演活动日期，一般在山坡上演出，故称 "跳岭头"。表演时，艺人都戴面具，身穿戏服，有时手执刀斧、禾叉、锹、铲之类农具充作兵器，踏着乐曲的拍子，在草地上扭动着身躯表演。演出程式共分六个步骤：开始是一人出来演 "开坛"（单人舞）；接着二人出来演 "扯大红"（双人舞）；三人出来演 "跳三师"（三人舞）；四人出来 "拜四师"（四人舞）；五人出来 "舞五雷"（五人舞）；最后是群舞，伴以各种妖精鬼怪出来，"五雷灭妖精"，庆丰收结束。千百年来，浦北 "跳岭头" 在传承和发展过程中，融合了人类学、宗教学、民俗学、戏剧学、舞蹈学等多种学科内容，积淀了丰厚的文化底蕴，形成了具有浦北特色的傩舞文化，传递着浦北人对生活的热爱。

（六）民间文艺

舞青龙。舞青龙盛行于清朝末年，是浦北乐民镇独特的民间文化品牌。相传明朝成化年间，丁、醇两大姓在今润北县乐民镇造街兴市，但每年中秋之夜均有一白虎现身伤人伤畜。乾隆年间廉州知府康基田到乐民视察发现乐民这块地是"卧地白虎"，需在每年的中秋之夜以青龙制之，方能保当地平安吉祥。于是，中秋之夜聚而舞青龙，成为乐民街一种独特的风俗并代代相传，从不间断。乐民中秋舞青龙分东、西、南、北、中五条青龙，青龙制作和舞龙时都有祭坛仪式。龙头、龙尾制作十分精美，龙身用麻绳编扎芭蕉叶，长达数十米或一百多米长，龙身上插满了竹筒、蜡烛、仙香，装上煤油竹筒，起舞时点燃，青龙实际上变成了"火龙"。舞龙时，敬神的乐师们便会奏起祈福、祝福的乐曲，按照祭龙、起龙、敬神、舞龙、穿行、交龙、屠龙（也叫龙升天）和吃龙粥等舞龙程序进行起舞。起龙时，街民男女老少齐上阵，每条街数百上千人或举龙或举火伴随，青龙一到，沿街的居民都燃放爆竹、香火迎接青龙，舞动的火龙在街上飞奔，五龙蜿蜒舞动，蔚为壮观。五条青龙在各条街道交叉飞舞，持续数个小时。最后，大家分龙筋、吃龙粥，在城郊举行"化龙升天"仪式，祈求万福平安。

唱鹩剧。鹩剧是流传于六万山一带的一种民间小戏，相传由明末民间"引凤"歌舞发展而来，盛行于清代，因当地土称鸟为"鹩"，所以也把凤凰称为"鹩"，因此"唱鹩"就这样得名了。鹩剧一般是在每年春节或其他节庆活动表演。内容以唱诸如《反骨状元》《定军山》《状元媒》等传奇故事为主。演员主要是民间的仙姑、神汉及一些农村艺人。演唱时，多用地方方言，通俗易懂，并讲究方言中的押韵，同时伴有唢呐、锣鼓、二胡、扬琴等乐声伴奏，主要曲调有"追信""玉美人""担梯望月""棒船调"等十二种共一百多首小曲。解放后，鹩剧吸收了粤剧的精华，融入了"采茶""麒麟""竹马"等戏曲元素，促进了剧目进一步发扬光大。目前鹩剧以其富具民间特色的唱法，已被收入《中国戏曲音乐集成广西卷·鹩剧音乐分卷》。

(七) 长寿老人

吴朝珍，女，1917 年 12 月 27 日出生，浦北县江城街道林村人，与中心村委朱田坡村李修华结婚，现住在浦北县江城街道中心村委朱田坡村。吴朝珍共生育有 4 个儿子和 2 个女儿，丈夫李修华于 1970 年因病身故，长子于 2013 年因病身故，次子于 1995 年因病身故，三子于 2008 年因病身故，现两个女儿结婚在龙门镇。老人一直以来都是和四儿子李德彬一起生活，现全家有 40 人，吴朝珍现居住的房屋是土木结构，生活费由四个儿子负责，饮食起居由四子李修彬照顾，老人处世态度随和，性格开朗，比较关心自己的孙子孙女。

梁家生，男，出生于 1917 年 1 月 28 日，小学文化，户籍是浦北县江城街道桥山村委俄麓肚村。该老人在 29 岁时结婚，婚后共育 3 个儿子和 2 个女儿。该老人虽年岁过百，但身体健康、硬朗。生活不但能自理，还喜欢独立生活，喜欢环境优雅清净处居住，吃穿俭朴，现由两子轮流照顾。该老人性格直爽，喜欢做好事，常助人为乐，邻里邻舍都非常喜欢和尊重他，在村中有一定的威望。

谭秀珍，女，出生于 1914 年 3 月 7 日，文盲，户籍系浦北县江城街道桥山村委高桥一队。该老人在 23 岁结婚，婚后生育了 9 个子女，4 男 5 女：有三个女儿和一个儿子已故。该老人现同四子梁杰彰一同生活。老人身体健康，生活能自理，平时吃东西比较喜欢多吃青菜，晚年常在家做力所能及的事情，平时多为人做好事，和谐邻里。

梁梅娟，女，汉族，1916 年 4 月 10 日出生。该老人共生育 5 男 1 女，全部健在。丈夫已故，女儿出嫁，五个儿子都在家中而且轮流照顾老人的生活起居。老人身体健康，但是行动不便，需要子女照顾，属于半自理。饮食方面该老人喜欢吃粥和青菜，不喜欢吃肉油腻类，一日三餐规律饮食。该老人平时没有特别突出的爱好，平时都是在家中周边转转与人交流，会跟邻里邻居聊天回忆往事以及了解周边的新鲜事物，待人和睦，邻居喜欢去找她聊天。

梁毓梅，女，1912 年 4 月 2 日出生，该老人共生育 4 男 1 女，家庭内还有两子健在，现与莫德美同户口，莫德新照顾其生活。老人身体健康，但是行动不便，需要子女照顾。老人性情豁达，遇事总能妥善处理，处处替别人着想，现虽年事已高，但家庭琐事应能稳妥处理，使整个家庭处在团结和睦的氛围中。老人日常饮食从不挑剔，一日三餐规律，对肉食和蛋类有所偏好。喜欢饮茶，睡眠也较规律，一般每日在 10 小时左右。老人现由子女供养，在几个儿子家轮流居住，老人正在其子女的照料下安度晚年。

黄善兴，女，汉族，1911 年 11 月 29 日出生，现随儿子居住在县城东滨路 103 号，白石水人。老人 18 岁结婚，共育有 10 个孩子，现健在的还有 3 人。现跟大儿子生活，四世同堂，家族人口数达到共 11 人。黄善兴老人自 1978 年老伴去世后一直跟儿子在县城生活，身体健康，没有什么大病。因为年龄的增长，生活上需要家人打理，起居不方便。老人性格善良，待人和气，喜欢与别人聊天，对家乡的情况和她经历的事情都记得很清楚，邻居与子女都很尊重她。黄善兴老人喜欢看粤剧，年轻时对粤剧产生浓厚的兴趣，以前在浦北剧场演过粤剧，最喜欢的是董永与七仙女的故事和梁山伯与祝英台的爱情故事。

第十三章
柳州市

融安县

（一）基本概况

融安县位于广西北部，地处北纬 24°46′~25°34′，东经 109°13′~109°47′，东面与永福、临桂等县接壤，南面与柳城、鹿寨等县毗邻，西面与融水县相邻，北面与三江、龙胜县交界。全县总面积 2900 平方公里，其中陆地面积占 97.96%，水域面积占 2.04%。县境东西最大横距 44.5 公里，南北最大纵距 89 公里。全县辖 6 镇 6 乡，153 个村民委员会（社区）。县境地势东高西低，由东北向西南倾斜。2007 年末全县总人口 32.33 万人，其中农业人口 25.15 万人。有壮、侗、苗等 25 个少数民族，人口为 14.15 万人。人口自然增长率为 6.48‰。耕地面积 2.56 万公顷，农田有效灌溉面积 1.46 万公顷。宜林面积 22.81 万公顷，有林面积 17.89 万公顷，活立木总蓄积量 472.62 万立方米，森林覆盖率为 76.39%。交通方便，县境拥有等级公路 529 公里，其中二级公路 75 公里。枝柳铁路和 209 国道过境融安县的长安、浮石、大良等乡镇。旅游资源丰富，主要旅游景区有红茶沟国家森林公园、大洲风景区等。农副名产有金桔、沙田柚、罗汉果、香菌、头菜等，金桔是全国著名特产。县城长安镇市场繁荣，商贸兴旺，通信便捷，经济发达，是柳北著名的物资集散基地，有目前广西保存最完好的骑楼街，素有"小柳州"之美称。2010 年 11 月 17 日，融安县被国务院批准为柳州次中心城市。

2017 年，融安县的百岁以上老人总数为 33 人，在全县户籍总人口中的占比接近万分之一，超过"中国长寿之乡"万分之零点七的规定标准；该县有 80 岁以上老人 7317 人，占总人口的 2.21%，远远超过 1.4% 的"中国长寿之乡"评选标准，并高出标准 0.81 个百分点，在申报"中国长寿之乡"的必达指标上根基牢固。

（二）长寿原因

自然环境。融安的山与桂林山水接壤，是典型的喀斯特地貌，融安森林覆盖率达 79.18%，遍布全境的香杉树，味可杀菌。同时融安的植被使得这里年平均气温保持在 19℃。

河流水质。融安境内有河流 48 条，总长 525.7 公里。多发源于县内，流域面积 22376.5 平方千米，源自板榄翁古顶浪溪江，具有融安典型的弱碱水性。融安的水各项常规指标和非常规指标及限值符合《生活饮用水卫生标准》，融安的地表水都达到国家二级饮用水标准以上，可益寿延年。

地表水水质。据驻融安的地质部门化验，县境内各条河水的类型主要为重碳酸钙水或重磷酸钙镁水。按阿列金分类为 Cca Ⅰ 及 Cca Ⅲ 型，也有 Cca Ⅱ 型，pH 一般为 6.5～7.0，七种主要离子含量为每升 40～280 毫克，矿化度均在每升 200 毫克以下，全县水质较好，污染甚微，可作良好的饮用水源。

地下水水质。县境内东南部地区，浅层地下水化学类型多以重碳酸钙型为主，重碳钙镁也占一定比例。岩溶水为微硬水，砂页岩裂隙水为微软水。绝大部分为中性水或微碱水。县境内未污染过地下水，未发现超过饮用水标准的离子和元素，可作为良好的饮用水源。地下水一般都适宜于灌溉用水。各处地下水温度变化在 24～29℃，矿化度每升均小于 0.5 克，不存在盐碱化问题。

融安空气。融安年平均降雨量达 1819 毫米，无霜期年平均 295 天，好水滋养了融安优质的空气条件，2014 年融安县环境空气好于二级标准的天数占全年天数的 98%。空气中二氧化碳、二氧化氮指标均达国家一级标准。总悬浮颗粒物日平均值达到国家一级标准。

特色饮食。融安滤粉：米制而成，用米在机器中磨制加以水，制成糊状,将米浆倒入制作好的漏斗中,再加入水调制合适,将漏斗中的米浆置于一锅开水中,让米浆经过漏孔滤入水中,直至煮熟,再加以调料。滤粉是当地人每天必吃的食物,驰名区内外。滤粉相传为清朝时融安农民所创,因以米通过滤飘(底穿滤孔)滤入沸水锅内,煮成圆形粉条,配以烧炙、芝麻、花生、头菜等多种配料,故名滤粉。其特点为:嫩滑、爽脆、香甜、味鲜。

芙蓉酥:融安名菜,每至节日融城百姓们都会做上一碗芙蓉酥,置办酒席时也少不了芙蓉酥这道菜。这道菜肴以精肉、香菇等10多种荤素蔬菜为原料,加以面粉、蛋清等佐料搅拌均匀后放入油锅烹炸而成。

烧炙:融安的特色小吃之一。外貌似油炸丸子,呈褐色,油亮。由一层当地人称为"猪网油"的东西包住。用碎猪肉、碎猪肝、葱白、冬笋等制成肉馅。经油爆和炭火炙烤过后香脆诱人,每逢春节当地百姓也自己动手包烧炙。平时配以滤粉食用。

融安油茶:融安油茶色、香、味俱全,是人见人爱的地方风味小吃。打油茶离不开糯米,糯米以大糯为最好,大糯的糯米色白粒粗,别有香味。糯米蒸熟后,将枫树叶、黄枝子、花红粉(能食用的)作色素与糯米饭拌合阴干,就成了五颜六色的阴米,经油炸就是油茶米了。融安油茶佐料丰富,特别讲究荤素搭配,瘦猪肉、猪肝、粉肠、猪红滚水煮熟,调入味精,加工成肉嫩汤鲜的荤料。素料有包生菜、生葱、鲜豆角、饭豆、菜芽、油炸花生、糯米油果等。打油茶用的茶叶也有讲究,最好用大叶茶,这种茶叶是专门茶叶,煮出来的茶水香味浓醇。吃油茶时,先将油茶米放入碗中,再泡茶水,佐料任客人随意挑选,喜欢哪样,就挑哪样。过去有"茶三酒四"的规矩,如今随意,吃多少碗随客人自便,吃够为止。融安油茶营养丰富,吃了能充饥、保暖、提神、醒脑、使人精力充沛,增强体质。

名优果品。融安金桔:融安是中国著名的金桔之乡,从清朝至今已有近三百年的历史,1967年李宗仁宴请美国大使司徒雷登,融安金桔让司徒雷登称赞不已。融安金桔是金桔的一种,因出产地在融安县而称之。融安金桔主要有"滑皮金桔"和"普通金桔"两种,呈椭圆形,汁多,味甜,色泽金黄,单果重约15克,每年11月开始成熟上市。果实不仅美观,其果实含有丰富的维生素 C（80%存于果皮）、金桔苷等成分，对维护心血管功能，防止血管硬化、高血压等疾病有一定的作用。作为食疗保健品，金桔蜜饯可以开胃，饮金桔汁能生津止渴，加萝卜汁、梨汁饮服能治咳嗽。《本草纲目》有载：金桔皮同补药则补，同泻药则泻，同降药则降，同升药则升。所以融安金桔食皮可药，用金桔作为原料可以制成金桔酱、金桔汤、金桔蜜茶，具有养颜增寿的神奇功效，被誉为长寿果。此外，融安的柚子、香菇、木耳、茶叶、茶油、罗汉果、竹笋、黄糖、生姜以及珍稀银鱼和名贵石斛等含有不同保健成分的土特产，促成以大米、玉米、红薯、淮山、蔬菜为主食的融安百姓延年益寿。

体育文娱。融安县龙舟大赛：龙舟竞渡起源于四五千年前我国民间的一项有趣的传统体育活动，在漫长的龙舟竞渡岁月中，产生了五花八门的龙舟奇俗。清光绪年间，广西四大名镇之一的融安古镇就有龙舟赛。桂北龙舟竞渡的习俗有龙舟长宽要取吉利数字、龙舟起水仪式、龙舟上岸仪式、夺标龙舟奖品为烧猪、鸣放铁炮和鞭炮、龙舟夺冠庆功宴等。

"中国·柳州国际水上狂欢节第二届柳州市龙舟大赛（融安）选拔赛暨融安县第十五届龙舟大赛"就在广西融安县城风光秀美的融江举行，吸引了数万名群众前来观看。62 支龙舟队冒雨激烈角逐，最后，男子龙舟队由融安贝江队、融安鹭鸶洲一队、融安大巷一队分别夺得一、二、三名；女子龙舟队由融安竹子队夺冠。

龙舟竞技、苗族芒蒿节、壮族的三月三歌节，无不渲染着融安淳朴民风。融安各族人民沿袭着古朴浓郁的民俗传真情，展人心、健体魄。融安大将镇、浮石镇被命名为"彩调之乡"，长安镇还是文场之乡。第一代刘三姐、著名表演艺术家傅锦华、彩调博士杨爱民等十几位著名艺术人士在融安开创了一道别致风景。

养老福利。据第六次人口普查计算，融安县人口平均预期寿命为78.02 岁，至 2014 年底，按全县总人口 320167 人计算，融安县全境，存活百岁及以上老人有 37 人，存活实足百岁及以上老人占户籍总人口的比例为 11/10 万。融安县的敬老护老措施贯穿在福利保障、社会救助等体系当中。融安全县 100 岁及以上老年人每人每月享受高龄补助 300 元，百岁老人全部建有档案。社会福利院、敬老院、"五保"村建设到位，基本实现了老有所养、老有所医、老有所为、老有所乐。

(三) 长寿历史

在广西柳州市融安县雅瑶乡章口村西古坡屯一幢百年古宅的门楣之上,发现一清代古牌匾"惟仁者寿"。据考证此匾与世界长寿之乡广西巴马县长寿标志物之一的"惟仁者寿"牌匾系一人之手。据测量,此匾额长约1.9米、宽约0.6米,正中是斗大的"惟仁者寿"鎏金榜书,右侧的上首题款刻着"钦命广西提督学政、兼京察一等、记名道府、掌京畿道监察御史、随带加一级冯□为"等32个小字,左侧的下首题款处则有"光绪丁酉年"和"宠锡登仕郎、耆民韦贵文"等字样。

(四) 长寿老人

基于第四次全国人口普查数据,全县健在的100岁以上的老人有4人,全为女性。杨妹谏,东起乡北村屯农民,壮族。生于光绪九年农历三月二十七日(1883年4月3日),至1990年3月,已年满107岁。身体结实,手脚灵便,两眼有神,耳灵,背不驼,健谈;记忆好,讲话清楚。喜食红薯、豆类、蔬菜和少量猪肉,不喝酒。少忧、少怒、少病。生育3个儿子和4个女儿,现有儿孙、曾孙、玄孙等共88人,五代同堂。

杨绍奎,泗顶铅锌矿居民,汉族。生于光绪十四年九月初四日(1888年10月8日),至1990年10月,已年满102岁。身体健壮,精神饱满,面色红润,腰不弯,背不驼,耳灵目明,记忆力好,思维敏捷,说话流畅;看电视、看报纸、穿针引线都不用戴眼镜;步履稳健,行走自如;提水上楼、煮饭、洗衣、养鸡、挖地种菜等家务活都能干。饮食定时定量,不挑食,尤喜食甜品。性情和蔼,喜谈古论今。生育2个儿子3个女儿,最大的女儿84岁,最小的62岁,共有儿孙、曾孙、玄孙共78人,五代同堂。

黄三妹,长安镇建设街居民,汉族。生于光绪十三年正月十五日(1887年2月7日)。喜食蔬菜和糖,不喝酒;性格开朗,待人和气,少忧少怒,爱讲笑话,爱与小孩逗乐。生育3个孩子(1男2女)。1990年已103岁,思维敏捷,说话清楚,四肢灵便,能做煮饭、扫地、养鸡等家务活。

（五）长寿标准

2017年6月起，融安已经停止对长寿之乡的申报，故此认证标准基于融安2013年提供的最新数据。

1. 认证范围达标

中华人民共和国境内户籍人口15万以上的县级以上基层行政区划单位（该县已达标）。

2. 基本标准达标情况

长寿的代表性。2013年底，全县总人口319309人，目前存活百岁及以上老人有29人，占总人口的9.06/10万人（未能达到10/10万人标准）。

长寿的整体性。根据2010年第六次全国人口普查数据计算，全县人口平均预期寿命为76.2岁（未能达到76.8岁的认证标准）。

长寿的持续性。2013年底，全县60岁以上老人53933人，80岁以上老人8582人，80岁及以上人口占60岁以上老年人口的比例为15.91%（超过≥14%的认证标准）。

3. 参考标准达标情况

城镇居民年人均可支配收入达到或超过全国平均水平。2010～2012年，全县实现生产总值分别为37.83亿元、45.41亿元、50.83亿元，增长率分别为9%、8%、12.5%；城镇居民年人均可支配收入分别为15438元、16597元、18603元，增长率分别为9.31%、7.51%、12.09%。此项未达标（2012年全国城镇居民年人均可支配收入21986元）。

农屯居民人均纯收入达到或超过全国平均水平。2010～2012年，农屯居民年人均纯收入分别为4715元、5480元、6494元增长率分别为15.68%、16.2%、18.51%。此项未达标（2012年全国农屯居民人均纯收入7019元）。

恩格尔系数小于或等于0.4。全县城镇居民恩格尔系数：2010年为0.403，2011年为0.466，2012年为0.478。全县农民恩格尔系数：2010年为0.602，2011年为0.419，2012年为0.436。此项未达标。

基尼系数小于或等于0.4。2012年全县城镇居民收入基尼系数为0.24，城镇居民收入差距适中，基尼系数小于0.4。此项达标。

15 岁以上人口平均受教育年限达到 9 年。全区已于 2007 年通过全国"两基"达标验收，此项达标。

百岁以上老人获得的政府补贴达到每人每月 300 元。从 2014 年 10 月 1 日起该县每位百岁以上老人每月享受高龄补助金 300 元，此项达标。

每千名老人拥有养老床位数达到或超过全国平均水平。2013 年，全县共有社会福利院、敬老院、"五保"屯 27 所，床位 447 张，每千名老年人拥有养老床位数 8.28 张。此项未达标（全国平均水平为 22 张/千人）。

每千人拥有卫生技术人员数达到或超过全国平均水平。2012 年，全县拥有卫生技术人员 1714 人，每千人卫生技术人员数达 5.32 人。此项达标（全国平均水平为 5 人/千人）。

森林覆盖率达到 21% 或人均公共绿地面积达到 10 平方米/人。全县森林覆盖率 78.7%，城镇公共绿地面积 190 万平方米，此项达标。

环境空气质量。按《环境空气质量指数（AQI）技术规定（试行）》监测和参照执行《环境空气质量标准》（GB3095—2012），2012 年该县环境空气质量达到《环境空气质量标准》（GB3095—1996）二级标准和好于二级的天数占全年天数的 98%；空气中二氧化硫、二氧化氮日平均值分别为 0.019 毫克/立方米、0.014 毫克/立方米，达到国家一级标准；总悬浮颗粒物日平均值为 0.078 毫克/立方米，达到国家一级标准。此项达标。

生活饮用水。据卫生部门监测，依据国家标准化管理委员会和卫生部联合发布的《生活饮用水卫生标准》（GB5749—2006），该县水质各项常规指标和非常规指标及限值，都符合规定标准。此项达标。

建有老年学学会或长寿研究会等相关机构。此项已达标（该县建立登记有相关机构）。

三水区

（一）基本概况

佛山市三水区位于广东省中部、佛山市西北部，东临广州市花都区，东南与佛山市南海区相连，西北与肇庆市、四会市交界，北接清远市清城区和清新区，西南与肇庆市、高要区、佛山市高明区隔西江相望，因西江、北江、绥江三江汇流境内而得名。全区总面积827.69平方公里；共有48个村委会、22个社区居委会，常住人口63万，其中户籍人口40万。

三水区地处亚热带，属南亚热带海洋性季风气候，降雨充沛，但分布不均匀，时有洪涝、干旱等灾害发生，夏秋两季常受热带风暴（台风）影响，雷电灾害频繁，属雷暴盛发区。年平均气温为21.9℃。年平均降水日数（≥0.1）154.3天。年平均降水量1682.8毫米（4～9月：占总雨量80%）。全年日照总时数1721.7小时。三水是雷暴多发区，历年平均雷暴日数为81天。三水地势自西北向东南倾斜，西北多高丘，东南多冲积平原及低丘；北江、西江与绥江汇流三水，三水也因三江汇流而得名，三水区是"中国首个富裕型长寿之乡"。

三水秦朝时期属南海郡。西汉至东晋时期属番禺、四会县。唐朝至明朝属南海、高要县。明朝嘉靖五年（1526年），分割南海县34图、高要县17图，建置三水县。中华人民共和国成立后，经国务院批准，1959年3月2日，三水县并入南海县；1960年9月30日，恢复三水县建制；1993年3

月 29 日,三水撤县设市(县级市);2002 年 12 月,三水撤市设区,成为佛山市 5 个辖区之一。

(二)长寿现象

进入 21 世纪,三水存活百岁老人人数快速增加,到 2007 年为止,有百岁老人 80 位,占户籍人口的 21/10 万,大大超出中国和联合国"长寿之乡"规定的"存活百岁老人占户籍人口比例达到 7/10 万和 7.5/10 万"的标准。过去 10 年间,三水存活的百岁老人长寿比稳定在 8.1/10 万~25.6/10 万,且总体上不断增加。三水老年人健康长寿状况符合老年学学会规定的代表性、持续性、整体性"三个必达"标准。可见在珠三角成就中国首个富裕型"长寿之乡",不是自然而然的,而是三水人靠自己的努力创建的。

2008 年,三水获评"中国长寿之乡",成为全国第四个、广东首个获此殊荣的地方。同时,三水也成为全国首个"富裕型长寿之乡"。在百岁老人占比这一指标上,三水更是惊爆眼球:10 万人中百岁以上老人达 22 人,是联合国规定长寿之乡标准的 3 倍。与此同时,三水人均 GDP 高达 16 万元,2016 年全国百强县(区)排名第 36 位。

中国老年学学会常务副会长兼秘书长赵宝华称,在快速发展经济条件下,长寿,不单要有长寿的基因,还得有能让老人"老有所乐"的优质环境。三水找到了经济发展和环境保护的平衡点,走上了生态文明的科学发展道路。

(三)长寿原因

自然环境优越。三水处于北纬 23.5°以南,属亚热带季风气候,常年温暖湿润;三水三江汇聚,水质在国家标准以上;三水属珠三角冲积平原的一部分,在地理上称为"三水盆地",土地肥沃,沉淀了多种人体所需的微量元素,其中被科学家称为人体微量元素中的"抗癌之王"的硒元素,在三水土壤中的含量极为丰富。据专家测算,在佛山五区 700 多平方公里的富硒土壤中,三水占了近一半。三水区环境优美、资源丰富,具有独特的生态禀赋,总面积 70 平方公里的云东海素有珠三角"天然氧吧"

之美誉，三水、大南山、大坑 3 个森林公园以及占地 5000 亩的九道谷森林公园，成为三水区四道绿色屏障，而国家 4A 级旅游景区三水森林公园和三水荷花世界位于中心城区，森林覆盖率达 90%，被喻为"珠江三角洲之肺"。

数据显示，三水百岁老人多生活于西、北江河畔的村镇中，世代以北江水为生的长岐古村尤以长寿出名，水无疑是重要因素之一。水是生命之源，是自然界一切生命的重要物质基础，是维持人体健康不可缺少的物质，也是构成人体一切细胞和组织的主要成分。没有水便没有生命。如果水质不良或受到污染，就可能引起某些疾病，因此保证供给人体以"量足质优"的饮用水是非常重要的。三水地处广东西江和北江交汇处，饮用水源水质常年达到饮用水源地一级保护标准。三水水面积约占全区总面积的30%，其中淡水养殖 20 万亩，为全国县区级人均淡水养殖面积最大的县区，也是港澳地区淡水产品的养殖和供给基地。三水区成为珠三角地区难得的生态绿洲。这里洁净、富含营养的水质是长寿必不可少的重要资源。更为特别的是，以长岐古村三水温泉为中心的区域有天然温泉环绕，为人体提供了有益的微量元素，也让这一区域的长寿人口尤其多。

敬老爱老蔚然成风。历年来，三水党委、政府都十分重视和谐社会的构建，广泛开展敬老、养老、助老活动。每逢春节、中秋、重阳等传统佳节，各级党政领导都深入老年群体中慰问，为百岁老人挂长寿匾，送礼物和慰问金。广泛开展创建敬老模范村（居）和评选"长寿之星""孝亲敬老之星""健康老人"等活动。据统计，自 2005 年三水区实施老龄事业"十一五"规划以来，三水共投入 4530 多万元用于开展各种老年福利事业，使区内老人老有所养、老有所乐、老有所为、老有所学、老有所用。

早在 2000 年，三水就对百岁老人给予发放 100 元/月的长寿津贴，后来逐步提高发放金额和发放面，从 2008 年 10 月 1 日起，对 80～89 岁、90～99 岁、百岁以上老年人分别给予发放每月 100 元、150 元和 300 元的高龄津贴，为此，三水每年财政都需支出 1300 多万元。为体现党和政府对老年群体的关怀，使生活困难的老年白内障患者早日重见光明，三水从2003 年开始实施"老年人白内障复明工程"，截至 2009 年 11 月共为 240

例困难老年白内障患者部分免费或全免费进行了复明手术。2009 年 4 月始，三水免费为 70 岁以上老年人体检正式启动，目前区政府已拨出专项经费 300 万元，预计有 28000 多名老人受益。

此外，三水在实施 "社区老年福利服务星光计划"、提高 "五保" 老人供养标准、建立居家养老服务试点、完善老年教育网络等老龄工作方面也开展得有声有色。"长寿之乡"，除了政府重视之外，良好的社会环境同样不可忽视。在区政府的引导下，三水各机关、部队、学校、企业，各镇（街）村（居）和各类社会团体都把敬老、爱老、助老作为自觉行动，经常到福利中心、敬老院祝寿、送慰问、做好事。不少志愿者上门为百岁老人、高龄老人、"三无" 老人、独居老人做好事，营造敬老、爱老、助老的浓厚氛围。百岁老人中，除少数住养老机构或独居外，多数都与儿子、女儿、媳妇、孙媳妇、孙子女、外孙子女共同生活，不少是四代同堂甚至五代同堂。

悠久的长寿文化。三水有着悠久的长寿文化，居民们有健康的饮食习惯和食品，有良好生活习惯和心态，还有祖先遗留下来的长寿基因等，这是客观存在的有利条件。但仅有客观有利条件而没有主观创建，是不足以成就 "长寿之乡" 的。专家调查发现，三水历史上健康长寿人口虽然也不少，但并没达到 "中国长寿之乡" 的标准。1982 年全国第三次人口普查，三水存活百岁老人仅 3 人，1990 年第四次人口普查时也只有 21 人。值得一提的是，三水还有悠久的敬老爱老传统，民间以 "福如东海，寿比南山" 祝福老人健康长寿，巧合的是，在三水最北端，有一座大南山；在其中部，又有一片被称为珠三角 "天然氧吧" 的湿地云东海，一山一水暗合了民间俗谚。

（四）长寿老人

除了自然环境的外在因素，生活习惯、心境等内在因素都决定着一个人是否长寿。调研组不久前去长岐古村采访，与老人家聊着往事。他们总是眉飞色舞，历尽甜酸苦辣，走到迟暮年华，依然展露着最祥和的笑容。世间万物纷繁芜杂，能拥有豁达的心境是那般难得。

84 岁的黄婆婆一早就舒坦地在村里散步，在榕树下和邻居聊天。虽然拄着拐杖，说自己腿脚不好，但仍然坚持过着每天种菜煮饭的生活，不靠别人，自力更生。聊起满堂儿孙，黄婆婆总是欢欣雀跃，那布满皱纹的脸，看起来那么可爱。

还有一位90多岁的婆婆，见到笔者就喊"阿妹"，拉把手就说起逃难到长岐古村的艰难岁月：盲婚嫁作人妾，战乱丈夫去世，只身一人带着四个儿女到长岐古村避难，一过就是几十年。自从扎根在长岐古村，婆婆没到过其他地方，每日想的事就是如何拉扯大孩子。她很勤劳，一直在农村务农，现在孩子都成家立业了，她还坚持这种习惯，现在年纪大，每天种菜做饭不忘生活规律。偶尔到市场买些鱼，但清淡是婆婆几十年的菜单特色。问她想活到多少岁，婆婆展起笑颜，坚定地说："我都这把年纪了，还想什么想，到时候就该走了呗。"

还有爱摆弄音响、爱唱粤剧的黄应和，80岁了，每天望着幽雅绮丽的山光水色，在美妙的歌声里度过光阴；助人为乐的黄振和，62岁身体矫健，但凡有游人到村里，他总是热心为大家讲解这里的历史，一讲就是两小时，滔滔不绝……

长寿成为这里的代名词，每天都吸引着对生命有无限向往的游人前来一探究竟。古往今来，多少人想要寻找长寿的秘方，其实只要跟这里的老人聊天，你就能发现长寿的秘密——那就是性格乐观开朗，生活方式积极健康，心态平和。老人们大多出身贫寒，自小养成饮食清淡、勤劳、豁达的习惯。

（五）特色物产

三水黑皮冬瓜，作为广东省蔬菜类第一件证明商标，是由区农业技术推广中心于2006年11月获得国家商标总局评审通过的。该证明商标经过2007年的宣传推广，外省冬瓜收购商已经初步认识到了商标的重要性，主动要求区农技中心提供商标使用，以有利于冬瓜销售。我们有理由相信，以后"三水黑皮冬瓜"会更加深入人心，为人们所喜爱，从而增加农民收入。"三水黑皮冬瓜"是在20世纪70年代由三水原产冬瓜与广东东莞冬瓜杂交而成的，已经有30多年的历史，是佛山市三水区最具特色的农产品。经过多年的种植，从播种、种苗到成品的整个种植过程都有一套完整的生产技术规程,对土壤、肥料等也制定了严格的标准,形成了目前皮色墨绿、肉白且厚、肉质致密、品质优良、耐贮运的"三水黑皮冬瓜",深受消费者欢迎。

三水黑皮冬瓜呈长圆柱形,瓜长 50~60 厘米,瓜肩宽 25 厘米左右,皮色墨绿,带白色茸毛,头尾匀称,皮硬肉厚,瓜肉白色致密清香,瓜瓤少,单瓜重 15 千克左右。三水黑皮冬瓜营养价值丰富,经检测,总糖含量为 1.47%~1.77%,蛋白质含量 0.36%~0.46%;每 100 克可食用部分镁含量 4.69~6.89 毫克,锌含量 0.0517~0.0905 毫克,维生素 C 含量 23.1~24.4 毫克,还含有微量的硒。

三水乐平雪梨瓜,此种水果闻名遐迩。甜瓜在我国有悠久的栽培历史。《诗经》中云:"七月食瓜、八月断壶。"众多学者认为此"瓜"即为甜瓜。更直接的证据来源是在距今 4000 年的文化遗址(吴兴钱山漾)发现了甜瓜种子,1972 年发现的湖南长沙马王堆一号汉墓中也出现了薄皮甜瓜的种子。甜瓜的形状、皮色多种多样。三水乐平种植甜瓜由来已久,据民间调查,三水乐平约在明末清初由中原引进甜瓜并开始种植。据旧时三水县志记载:雪梨瓜主要集中在乐平栽种,一年两熟,适宜岗地生长。新中国成立前种植面积已达数百亩。瓜形近圆,顶部稍小,单瓜重 300~500克。表皮光滑,前期深绿色,并逐渐变浅绿、白绿、白色。完全成熟时表皮白中带有些许金黄色。果实肉质结实,肉色青中带白。香气浓郁,爽甜汁多,纤维少、风味好。

(六)地方技艺

佛山剪纸,是属于广东的民间剪纸。从宋代已有流传,盛于明清两代。其风格金碧辉煌、苍劲古拙,结构雄伟奔放,用色夸张富丽,以剪、刻、凿、印、写、衬等技艺并用,材料和表现手法巧妙结合,具有鲜明的地方特色。由于制作方法的差异,大致可分为纯色剪纸,铜衬料、例写料、纸写料、金花、银写料等几种。其作品是用剪刀或小刀在纸上或在特制的铜箔、银箔上剪、刻而成,其中以铜写料最为突出。

佛山剪纸历史悠久,源于宋代,盛于明清时期。从明代起佛山剪纸已有专门行业大量生产,产品销往省内及中南、西南各省,并远销南洋各国。在古代，剪纸主要用途是节日礼品的装饰、祭祀装饰、刺绣雕刻图样、产品商标等。随着社会的发展，佛山剪纸在传统的基础上，以其构图严谨、装饰性强、剔透雅致、金碧辉煌的特点，多以反映时代生活题材为特色，开创了传统艺术创新之路，在我国剪纸艺术中较具代表性。

佛山莨纱绸，因制成衣服穿在身上活动时"纱纱"作响，故又称"响云纱"后来逐渐取谐音而美其名为"香云纱"。莨绸是平纹组织的坯绸，乌黑透亮，又称为"薯莨绸"或"黑胶绸"。沈廷芳《乾隆广州府志》记载：佛山丝绸之精，金陵苏杭皆不及也。香云纱是佛山丝绸的传统珍品，是佛山人的骄傲。但现今已摆上历史博物馆了。

粤曲是在岭南粤语地区广泛流传的一种曲艺形式，星腔是粤曲中最为流行的一个唱腔流派，由20世纪二三十年代三水籍名伶小明星所创。小明星原名邓小莲，后由粤曲撰曲家王心帆为她改名为邓曼薇（1911—1942），十一岁开始学唱粤曲，十五岁初登曲坛，因贫病交迫，最后于茶楼演唱时咯血倒地，翌日即逝。她以曲不离口的艺术追求和广纳博采的创造精神，在短暂的人生中形成了个性鲜明、风格独特、自成一体的唱腔，后人以她的艺名而尊称为"星腔"。

星腔在传统粤曲行腔的基础上，既广泛吸收粤语地区民间木鱼、龙舟、南音说唱的长处，又注意吸纳粤讴和喃呒腔、盲公腔等的唱法入腔，还善于从外国音乐中吸取可以融入自己唱腔的音调和节奏，形成与众不同的演唱特点。星腔还一改传统的假嗓（假声）演唱，始创用自然女声即真嗓演唱，行内称为平喉，小明星也因此成为当时与张月儿、徐柳仙、张惠芳合称粤曲平喉四大名家之首，被誉为"平喉领袖"。星腔在行腔运气、吐字转板声韵格调等方面均自成一家，演唱时行腔感情细腻，低回激越，柔绵悱恻，婉转流畅，娓娓动听，扣人肺腑。代表性曲目有《痴云》《夜半歌声》《知音何处》《前程如梦》《风流梦》《无价美人》《归来燕》《人类公敌》《故国梦重归》《秋坟》等。

星腔因在唱腔艺术上独树一帜，成为享有极高声誉的粤曲平喉演唱流派，以至现代粤剧名家薛觉先、新马师等都曾从中汲取营养；又因悦耳动听、易学易唱而具有历唱不衰、传习者延续不断的持久生命力，且培育了如李少芳、黄少梅、何萍、梁玉嵘等一批当代的粤曲著名唱家,对粤曲演唱艺术的发展具有重大意义和深远影响。星腔由于有一定的师承传播,不少曲目至今仍在广泛流传,但亟须进行系统地搜集、整理,并对其艺术风格、特点进行理论研究,而且也有一部分曲目的曲本曲谱已散落坊间,如不抓紧搜集、整理和抢救,将有失传的危险。

第十五章
梅州市

蕉岭县

（一）基本概况

蕉岭地处广东省东北部，韩江上游，闽粤赣三省边陲，隶属广东省梅州市。明崇祯六年（1633 年）建县，始称镇平县，民国 3 年（1914 年）易名蕉岭县。全县总面积 960 平方公里，总人口 23 万人。祖籍蕉岭的海外侨胞、港澳同胞、台湾同胞约 56 万人，其中台胞 46 万人，是全国重点台乡，广东省海峡两岸交流基地。2011 年 7 月被中国老年学学会授予"中国长寿之乡"，2014 年 5 月被国际自然医学会确认为"世界长寿乡"。主要有以下五方面的特点。

中国的万分之一。全县面积 960 平方公里，约占全国陆地总面积的万分之一，其中山地 7.47 万公顷，耕地 7433 公顷。总人口 23 万人，辖 8 个镇、97 个村和 10 个居委会。

广东的重点台乡。在漫长的岁月中，为寻求更大生存与发展空间，不少蕉岭先民远涉重洋，移居他乡。目前祖籍蕉岭的海外侨胞、港澳同胞、台湾同胞约有 56 万人，其中台湾同胞就有 46 万人，是蕉岭现有人口的两倍，是广东省海峡两岸交流基地。

丰富的长寿资源。2014 年末，全县百岁以上老人有 45 人，全县 80～90 岁老人有 9080 人，90～99 岁老人有 1815 人。蕉岭高龄老年人口占人口总数的比重不断增加，而且百岁寿星后备力量充足，呈逐年增长趋势。

优美的生态环境。蕉岭是中国林业生态最好的县之一，境内山青水秀、森林茂密、风景优美、生态良好。2016 年，全县活立木总蓄积量663.5 万立方米；森林覆盖率达 79.38%；全年空气质量良好率达 100%。是全国林业生态建设先进县、全国绿化模范县和广东省南岭生态区生态发展试点县。

深厚的文化底蕴。涌现出嘉应州第一位进士宋代的蓝奎；晚清爱国志士、诗人、教育家丘逢甲；爱国志士罗福星；民族英雄谢晋元；还有当代举世闻名的科学精英、著名数学家丘成桐；化学家丘应楠等杰出人士。

多年来，蕉岭以科学发展观为指导，围绕"加快绿色崛起，建设幸福蕉岭"的核心任务，坚持包容开放，积极创新求进，全力打造"长寿蕉岭·大美台乡"，全县经济和社会各项事业实现持续协调发展。先后获得世界长寿乡、中国长寿之乡、全国文明县城、全国文化先进单位、全国绿化模范县、国家可持续发展实验区、国务院农村综合改革示范试点县以及广东省山区首个教育强县等 20 多个荣誉称号。

（二）长寿现象

2011 年，蕉岭县总人口 22.8 万，其中 60 岁以上老人 3.2 万人，100岁以上的老寿星 44 人（比广东第二个中国长寿之乡连州多 1 人），即每 10万人中有 15.7 位百岁老人，同时 80 岁以上老人占总人口的 2.68% 以上，远超过中国长寿之乡 10 万人中有 7 位百岁老人、80 岁以上老人占 1.4% 的标准。

长寿持续性方面：至 2013 年底，该县百岁老人有 45 人，占总人口的20/10 万，80~89 岁老人有 8983 人，是百岁老人的 200 倍，90~99 岁老人有 1791 人，是百岁老人的 40 倍，全县平均预期寿命达 78.6 岁，均超过了"世界长寿乡"主要数据认证标准。

（三）长寿原因

蕉岭县境属亚热带地区海洋性季风气候，夏长冬短，光照充足，雨季长，雨量充沛。境内青山绿水，森林覆盖率达 79.34%，拥有镇山国家森林公园、长潭省级自然保护区、皇佑笔市级自然保护区。大面积的森林植被形成了绿地小气候，空气中负氧离子含量丰富，每立方厘米有 3000～8000 个，有的地方达每立方厘米 50000 个，全年空气清新，空气质量良好率达 100%。地表蓄水丰富，人均占有量 3479 立方米。

蕉岭地理位置特殊，加上几乎没有重大自然灾害，被称为"世外桃源、宜居福地"。蕉岭的长寿老人逐年增多，主要得益于社会经济发展、人居环境优美、公共服务优质和老龄事业的不断发展，也与客家人的生活习性和平常心态有着密切联系。

博大而包容的客家文化，孕育了蕉岭人的广阔胸襟，更显宽容善良、谦和好客；亲近山水，喜爱自然，造就了蕉岭人的豁达态度，即使几代同堂，也能和睦相处；热爱劳动，规律劳作，培育了蕉岭人的平和心态，知足常乐，休闲健身，都是蕉岭人民延年益寿的秘诀。

（四）地方饮食

娘酒鸡。把一只本地土鸡或公鸡宰杀洗净后切成块，先用花生油、姜丝与鸡块放进锅内炒香，再倒入 1～2 斤梅州特产客家娘酒一并文火焖熟，又香又甜又滑，美味可口，补中益气。客家妇人生育小孩坐月子、老年人病后体弱，多数食用娘酒鸡以大补身体。原料：雄鸡 1 只，娘酒 1000 克，姜 150 克。

三及第汤。食材采用新鲜猪肝、猪粉肠以及猪脊顶肉，蔬菜配以枸杞叶、芫茜等，先将猪肝、瘦肉切成薄片，猪粉肠刮净，肠内异物洗净，切成段，切好瘦肉拌入薯粉。起镬放入汤水，加咸菜、糟汁待汤水滚沸时加入枸杞叶，再加入猪肝、瘦肉、粉肠调味，滚煮到刚熟时上碗即成，汤的味道鲜美，肉的味道可口。"三及第"之名又寓高中、升迁之美意。原料：猪肝 50 克，猪粉肠 50 克，瘦肉 50 克。配料：糟汁 10 克、咸菜 20 克、盐 5 克、味精 5 克。

仙人板。仙人板，梅州地区的客家美食之一，也称仙人饭，是夏天特有的小食。"仙人板"是仙人草熬成的，农历入伏吃"仙人板"（仙人冻）是客家人的习俗，据说这天吃了"仙人板"，整个盛夏都不会长痱子。"仙人板"有降温解暑之功，且无受冷患寒之弊，在"仙人板"中调入蜂蜜，食之清甜爽口，沁人心脾。现在，凉粉产品仍然有很大的市场。

客家盐焗鸡。盐焗鸡是久负盛名的客家菜,自古至今广受公众喜爱。选取本地嫩鸡,宰杀后不切块,除去内脏洗净晾干,然后用竹制草纸将整只鸡严实包好,埋入炒过的热盐堆中通过文火焗熟。取出后将其拆骨撕成丝肉片,放进盘内上席,再配以姜油或麻油食用,皮软肉嫩,香气四溢,并有良好的温补功能。

客家酿豆腐。酿豆腐是客家人的传统名菜。新春佳节,中原群众尚食饺子,寓"岁更交子"之意。客家人自中原南徙至粤东后,仍尚其俗。但岭南地暖,少种小麦,缺乏面粉,故当时处于深山腹地的客家人,要吃一顿饺子,也很不易。后来,有人想出了一个变通的办法,把饺子的馅料填进豆腐块里,煮熟当作饺子,吃起来别有一番风味。这一食法很快传遍客家地区。酿豆腐是一种价廉物美的大众化食品。首先,馅料选用剁成碎粒的香菇、鱿鱼、虾仁、猪肉、少量咸鱼等,加拌适量味精、白盐、淀粉,一并塞入鲜嫩的豆腐块中间,或蒸或焖,或煲或炸或煮,熟后即可食用。将其在锅内煎至半面暗红,即成红烧酿豆腐,再撒少许葱粒,蘸五香酱料趁热进食,"咸香肥滑"顿时充满口感,别有一番风味。

蕉岭蜂蜜。蕉岭县农户养蜂历史悠久,是一项传统的产业,基础扎实,有"中华蜜蜂之乡"之称,境内青山绿水,蜜源植物丰富,龙眼、山乌桕、鸭脚木、野桂花、柑橘、桉树、盐肤木等蜜粉源植物丰富,分布全县,发展养蜂业具有得天独厚的优势。蜂蜜是一种天然保健品,富含葡萄糖、蛋白质、果糖、有机酸、矿物质及多种维生素等营养成分,具有清热解毒、静心安神、化痰止咳、润肺生津、润肠通便、美容养颜之功效,常饮延年益寿,男女老少四季皆宜,有"天然食品""大众补品""老年人的牛奶"等美称。蜂蜜还广泛应用在食品、饮料、医药、化妆品、轻工、农牧业等行业中。

蜂蜜是蕉岭县十大长寿食品之一,其获得成功的原因是:一是蕉岭传统的特色农产品;二是产品绿色保健、口味好、品质佳;三是有一定的长寿文化内涵;四是产品具有一定生产规模,经济效益好,在县内外有一定的知名度,在促进地方经济发展中作用显著;五是有稳定的销售渠道、有广阔的市场,是促进农民增收、农业增效的主要途径之一。

蕉岭绿茶。蕉岭县种植蕉岭绿茶具有悠久的历史,具有外形条索紧结、色泽绿润，香气馥郁和特殊的山韵风味，汤色嫩绿略带微黄，滋味浓醇鲜爽，回甘持久特点的蕉岭绿茶，深受群众喜爱。近日，研究发现，蕉岭绿茶含硒，且含量在 25 毫克/千克以上。研究表明：硒被科学家称为人体微量元素中的"防癌之王"，组成体内抗氧化酶，能起到保护细胞免受氧化损伤，保护其通透性的作用，硒-P 蛋白具有螯合重金属等毒物，降低毒物毒性的作用。由于硒的高抗氧化作用，适量补充能起到防止器官老化与病变、延缓衰老、增强免疫、抵御疾病的作用。由于硒元素是人体必需的，又不能自制，因此世界卫生组织建议每天应补充 200 微克硒，可有效预防多种高发疾病。这个研究成果，初步回答了蕉岭县群众长寿之谜。

山稔酒。山稔果，客家人通常叫当梨子，瓤厚汁甜、生津止渴，回味甘甜，具有行气、补血、壮阳之功效。山稔酒的主要原料是山稔果、客家米酒和蜂蜜（或冰糖）。其制作方法简单，先把山上采摘的成熟山稔果洗干净，晾干或晒干，再取适量客家米酒浸泡。浸泡时因人而异，可选用低度或高度客家米酒，也可放些蜂蜜或冰糖增加风味。山稔酒酒味甘醇，据说还有滋阴益肾、保健养生的奇特功效，对脾、肾、肝的药效不错；早晚各饮一杯，对治疗贫血也有良效。

梅州客家娘酒。梅州娘酒的酿造工艺一直以民间流传的方式传承着。在酒类品牌林立的今天，梅州客家人依然喜欢或是习惯在过年前，各自酿酒，对亲戚朋友相互赠送上自家酿的酒。对很多外出工作定居的梅州客家人来说，妈妈酿造的客家娘酒，是世上最美的最香的酒。可在现实中，客家娘酒更多赋予了另一种价值的普及，因为其滋补，每个客家女人坐月子时就喝此酒做成的菜系，可见其深入了百姓的平常生活。据了解，20 世纪 70 年代以前，梅州大多数妇女会酿客家酒，但至今，这种酿造工艺在梅州（梅江区、梅县区、兴宁市、五华县、丰顺县、大埔县、蕉岭县、平远县共 2 区 1 市 5 县）大部分乡镇已失传，年轻人一代能熟练操作酿酒的更少了，只有少量的农村妇女小心地传承着祖辈的工艺。

客家娘酒采用糯米为主要原料，通过发酵、压榨、澄清、多年窖藏而成，酒色红褐透明，其味香芬甜美，色泽温赤，饮之通天地之灵气，活经络之神脉。客家娘酒香气浓郁、乙醇含量低，能帮助血液循环，具有养血美颜、舒经活络的功效。客家娘酒是客家人长年常用的滋补品，善补五脏，能益气养血，健脾胃，治疗虚损。客家人常用娘酒做娘酒鸡滋补身体，也是坐月子用来恢复元气、补托身体、催奶的最佳食品。娘酒鸡气味甘醇，且具温中驱寒、养血美颜、强身健体的功效。娘酒的制作流程可以概括为选料、蒸煮、发酵、炙酒。酿酒需要准备的器具：大锅、蒸笼、背箕、瓦缸、大圆筛、酒瓮等。经过几道程序酿制的客家娘酒的营养成分十分丰富，据化验分析，包含有十八种以上的氨基酸，其中人体必需而又不能合成的八种氨基酸含量最高，居各种酿造酒之首，是啤酒的 9 倍，红葡萄酒的 3.5 倍，而且高于鸡蛋等食品。梅州客家娘酒的热量高，每升甜酒的热量 2000 卡。由于客家娘酒是用粮食经糖化发酵而成的，原料中的蛋白质和淀粉酶分解为低分子的葡萄糖和氨基酸等极易被人体消化吸收，因此，有人把客家娘酒誉称为"液体蛋糕"。

（五）民俗风情

莲池舞，又称打莲池，是粤东地区"香花佛事舞"民间舞蹈活动流传中，不断发展形成的佛教舞蹈，用于为死亡的妇女超度亡魂，劝善信佛。

据传，莲池舞的创始人为牧原和尚①，其创作该佛教舞蹈的目的，是通过在丧事中表演莲池舞，运用唱、跳、念、做这些花样繁多的动作手法，转移死者家属的注意力，减轻对死者的哀思。同时，莲池舞还具有劝善惩恶，宣传驱难报恩、敬老孝道的功能，阐发佛家的教义。

莲池舞源于佛经《目莲救母》的故事：佛家大弟子目莲为救母亲脱离地狱（莲池），持神通广大的法宝莲杖（锡杖），破地狱救母，宣扬佛教慈悲的涵义。莲池舞在蕉岭地区流传 300 多年，是群众喜闻乐见的民俗文化，教化功能强，表演地点在气氛肃穆的灵堂，加之唱腔低沉哀切，舞态轻盈，在发展中不断掺进客家民间其他的艺术，形成了蕉岭客家地区民俗文化独特的风格。

为了保持莲池舞这一珍贵的非物质文化遗产，蕉岭县政府非常重视保

---

① 牧原和尚，梅州兴宁市人，举人出身，中举后到曹源寺（祥云寺）出家，创立"横山堂"学说，曾主持兴宁、龙川、江西、福建等庵寺，广收门徒，传播教义，其流派传入泰国等东南亚一带。

护、挖掘和传承这一舞蹈，组织了大量人力进行调查、收集、整理和保护。1990 年，蕉岭县文化馆专门组织专业人员到蕉城千松庵挖掘整理莲池舞，改编后的莲池舞表达了莲花母子的生活情趣，让天上人间充满母爱。2008 年，新编大型《莲池舞》参加了第三届客家民族艺术节的展演，深得专家和群众的好评，确保《莲池舞》得到流传。

梅州蕉岭客家酒文化。梅州蕉岭县，古称镇平，蕉岭客家人，是古代中原汉族的后裔，在长期生产生活中形成了客家人独特的风俗习惯和传统意识。

客家人十分好酒，每当亲戚朋友到来，他们都喜欢以家酿米酒相待，这种米酒又称"水酒"，如是初开坛提取的酒，称之为"酒娘"。这种"酒娘"好喝，度数虽然不高，但后劲大，容易醉人。他们在喝酒时，很注意礼节。客家人喜欢使用四方桌，俗称"八仙桌"，一种可供八个人同坐的木桌。上座时，他们很重视席位的安排，一般按亲戚朋友的尊卑入席就座。宴席间的大小位，是这样安排的：如正厅只排有一张桌子，这时以面对大门的左侧为首位，右侧为第二位；然后从左到右，穿插论序，面对正厅的右侧为最小。如果安排两张桌子，这时候以左边桌位为大，右边为小，席位大小也是穿插而行。如果安排三桌，称之为"一品席"，这种情况，以首席为尊。如果安排五桌，一般要排成"梅花席"。

宴席间第一回斟酒（亦称筛酒），是按尊卑长幼次序先后斟酒，最后再给自己斟酒。酒斟好后，酒壶嘴不能对客人，要对着自己，否则就是失礼。敬酒时，敬酒者要站起来，左手摁胸（表示尊敬和诚意），右手举杯讲几句祝颂的吉祥语，并且要先喝表示敬意。有人迟到，视不同情况罚酒1~3 杯，妇女半杯。如中途退席，要喝 1~3 杯，才能离席。

客家人喝酒时，为了增添酒兴和热闹气氛，在各种宴会场合，或俗、或雅、或简、或繁，都有猜拳助兴的习俗。猜拳时还有一些规则，比如出三时，不能拇指、中指、食指一起出。出一时，大拇指要侧向，不能往上翘。出二时，如使用大拇指、食指表示，出手时要侧向，不能像打驳壳枪一样食指指向对方，以表示礼貌。客家人酒令，具有丰富的知识性。猜拳的数字从零到十，如猜中双方所出的手指合计数，即为胜方。如双方同时猜中或均未猜中，则再猜一次。也有采取"四字式"叫法，比如猜"一"时叫"一品高升"，猜"二"时叫"两家和好"，猜"三"时叫"三星高照",猜"四"时叫"四季发财",猜"五"时叫"五子登科",猜"六"时叫"六六顺心",猜"七"时叫"七巧成图",猜"八"时叫"八仙庆寿",猜"九"时叫"九久长长",猜"十"时叫"十全十美"。所以喊的就是吉祥语。喝酒猜拳时,一般以三杯酒为一组,输拳者喝酒,三杯酒喝完就算过关。如余兴未了,可再来一组或几组。如需请人代拳、代酒,应和对方协商,征得对方同意才行,除了猜拳斗酒外,还有出手指点数字斗酒,做法是席间指定一人为首,按大家所出手指的总数,算到谁,谁就得喝一杯,例如大家所出手指是六,从为首者算起,到第六位即为喝酒者。另外也有"转汤匙"斗酒的,桌中摆一个汤匙,由一人旋转汤匙,待汤匙停止转动时,汤匙柄指向谁谁就得喝一杯。除外还有"猜单双"斗酒的,在手心中任意放入一枚或两枚硬币,让别人猜单、双,输者喝酒。

客家人酒令花样多,有文化的人还喜欢"字词令"(包括地方特产令、农谚令等)、"诗词令",此外还有"通令"(多是别出心裁,涉及意趣,令人忍俊不禁),包括猜谜等。客家人喜欢通过酒规酒令这一群众喜闻乐见的娱乐游戏,增添酒兴,消除寂寞困倦,直至尽欢尽醉。

梅州蕉岭生产习俗。蕉岭县,古称镇平,位于广东省东北部、闽粤赣三省边睡,韩江上游。蕉岭客家人,是古代中原汉族的后裔,在长期生产生活中生成了客家人独特的风俗习惯和传统意识。

以耕田为主业,禾分早晚两季。农忙时村人互帮互助,不计报酬。男人多外出谋生。理家与耕作由妇女担任。传统农具有犁耙、辘轴、脚头、铁扎、禾镀、荡耙、木制龙骨水车等。妇女上山割草代名叫割鲁英,客家妇女的鲁英担最有特色,一担鲁英二头共八捆,用竹杠钩索绑担,四平八稳,旧时,园中种棉,妇女用其织为夏布,名曰家机布。另种黄麻以编绳,作萝索、牛索等。

梅州蕉岭人嫁娶。解放前,蕉岭人的嫁娶分为"大行嫁""童养媳""等郎妹""二婚亲"。大行嫁,多为"父母之命媒妁之言"的包办婚姻。程序有定亲、纳彩、迎亲、拜堂闹洞房、做三朝等礼节。

迎亲之日,女子穿旗泡、戴凤冠、乘花轿,出嫁时,先行一童以桃枝或榕枝开路,谓拖青,男家鼓乐迎亲,花轿到男家后,新郎要踢门扶新娘入屋拜堂成亲。旧时小户人家生有男孩后,就向邻近外姓人捡(收)一女孩，俗谓"细心舅"，待成年后于除夕晚成亲，称圆房，此为童养媳。"等郎妹"即旧时有些人家当时自己没有儿子，先买个女孩来抚养，等自己生有男孩后，即配为偶，长大后即行婚配。有的媳妇长到十八岁，"小丈夫"才几岁，故有"十八娇妻三岁郎"的说法。二婚亲即妇女再嫁，旧时多受歧视，新中国成立后，婚事新办，大兴文明之风，有集体婚礼、男到女家、旅行结婚、开谈话会等形式，婚礼简朴而热烈。

附 录

附录一 京族传统康养文化的当代价值及利用策略*

蔡 芬 李天雪

（广西师范大学 历史文化与旅游学院，广西 桂林 541001）

摘 要 京族传统康养文化的内涵非常丰富，主要包括：营养多元的饮食文化，广、深、多、专的医药文化，劳逸结合的作息文化，和谐共生的社群文化。对上述文化资源进行分类保护，扩大宣传，并将它们与现代康养业有机地结合在一起，不仅有利于京族传统文化保护，而且能够提升相关产业的文化内涵。

关键词 京族；传统康养文化；当代价值；利用策略

基金项目 珠江—西江经济带发展研究中心项目（ZXDY201601）

康养是指"在特定的外部环境中，通过一系列行为活动和内在修养实现个人身体上和精神上的最佳状态"。它是我国老龄化、现代化的进程加快后的"热搜词"，包含健康、养生、养老等多个方面的内容，有着保护自己、保护家庭、维护社会扩展等多个层次的意义。目前，我国对于康养的研究大多聚焦在康养旅游、森林康养等模式探讨，对于传统康养文化的研究相对较少。

---

* 本论文已发表于《贺州学院学报》，并宣读于第二届中国东盟海洋文化国际学术研讨会。

康养文化指的是从文化的角度促进人的躯体、心理、能力和道德的健康，使人们实现健康、养生和养老等目的。

我们认为：传统康养文化是康养不可忽略的一环。对此，本文以长寿民族京族作为选点，从文化的角度出发对其康养文化进行整理分析，意在传播其传统康养文化的同时保护民族的传统文化，并求教于各方家。

一 京族传统康养文化的内涵

聚居在广西壮族自治区东兴市江平镇澫尾、巫头、山心三岛上的京族，是我国人口较少的少数民族之一，也是我国唯一沿海沿边的跨境少数民族。16 世纪时，京族的祖先从越南涂山迁至我国的北部湾沿岸定居。迄今已有近 500 年历史。长期靠海而居的生活形成了京族以海洋为特色的长寿优势。从 2000 年到 2010 年，东兴市每 10 万人口中平均有百岁老人 9.2~10.41 个，在 2010 年成功获得"长寿之乡"称号。2015 年，京族成为广西百岁老人比例最高的民族。截至 2017 年 2 月，东兴的长寿现状仍很乐观，远超长寿乡的评选标准，80 岁以上长寿老人 3424 名，占总人口 2.3%；100 岁以上老人 22 名，10 万分之 14.9。[1] 京族百姓健康长寿的原因是多方面的，但绝对离不开其传统康养文化的滋养。

（一）营养多元：京族饮食养生文化

饮食文化是指"饮食原料开发利用、饮食品制作和消费过程中的技术、科学、艺术，以及以饮食为基础的习俗、传统、思想和哲学，即由人们食生产和食生活的方式、过程、功能等结构组合而成的全部食事的综合"。京族占有沿海的地理优势，兼容东南亚之利，丰富的海产品是其日常饮食的一大特色，也是东兴传统饮食养生文化的基础。

现在的科学研究表明酒、肉不过量，少荤多素，多五谷粗粮的饮食习惯能减少心血管疾病。京族的饮食以海鲜为主，粗粮为辅。海鲜是高蛋白低脂肪，营养丰富，有助于降血脂、预防心血管疾病。对于海鲜的烹调讲究原味，清蒸或煮粥，口味较清淡，这样的烹饪方式能最大化地摄取海鲜

---

[1] 本文所列数据，如无特别说明，均来自东兴市民政局。在此笔者表示感谢。

的营养。粗粮以红姑娘红薯、芋头为主，由于京族以前处于海岛，粮食较少，常常要拿海鲜到内陆村寨交换获取，所以京族人们格外珍惜，以煮粥形式饱腹，沿袭到今，形成了他们喜喝粥的习俗。京族早中餐都以粥为主食，种类多样，有白米粥、玉米粥、红薯粥、芋头粥、糯米糖粥、海鲜粥等，哈佛大学公共卫生学院科学家吴洪玉发表在《美国医学会杂志内科医学》上的研究指出一天一份重 28 克的全谷类食物可使总死亡率降低 5%，还使心血管疾病死亡率降低 9%，京族每日的食谱中不仅有以全谷物为代表的粥食，还有用谷物制成的副食品。京族人将五谷杂粮制成白糍粑、风吹饼、煎堆、艾粑、千层糕、发糕、卷粉、鸡屎藤粑、白薯粑、芋头糕、糖水等甜品，不仅超过了每天 28 克的谷物标准，还具有纯天然、不容易导致肥胖、补充人体的营养素与维生素，令大脑产生愉悦感，缓解情绪压力，增强幸福感等优点，是京族健康长寿的传统副食品。

京族除了常见膳食，还有高营养的食物：海鸭蛋、土米酒、蜂蜜酒等，帮助人们提高体质，抵御疾病；消毒杀菌食物：鲶汁，槟榔。其中鲶汁是京族的特色，是京族必备调味佐料，京族人每餐都配鱼露下筷，鲶汁消毒杀菌的功效为长期的健康提供保障。京族祖先将蒌叶、槟榔、石灰等一起放入口中咀嚼，又辣又甜的口感背后还具有行气利水，消食、御瘴等诸多意想不到的药用功能。以上不难看出，京族人的食谱注重食、味、养、理，追求食用疗理，突出养生之道，讲究养生美食合一，延年长寿。

（二）广、深、多、专：京族医药文化

京族因处北部湾沿岸，坐拥海洋与红树林，因而拥有广泛的海洋、红树林药物。解放前独处沙岛上，与内陆往来较少，自给自足的方式造就了京族本土的传统医药，成为我国唯一一个具有使用海洋药物治疗疾病的民族。海洋医药的特点是就地取材，擅长治疗的病种有感冒、风湿、刺伤、灼伤、肠胃不适等。海洋的药用生物有中国鲨、海蛇、海龙、海马等品种，有清火解毒、利水消肿的功效，可用于治疗肾炎水肿、肢体肿胀等病症。墨鱼骨（海螵蛸）洗净磨成粉，以温水送服可以治疗心口痛、胃痛。海水浴能治疗过敏性皮炎、湿疹、痱子等皮肤病。

京族也是一个边境民族，因其祖先来源于越南的缘故，因而掌握了越

南的用药知识，故京族拥有丰富的红树林用药知识。同一种红树林植物京族人能掌握多种用途，较我国药用知识更深入、专业。例如白骨壤，具有多种药用价值，其叶捣碎敷于患处能治疗脓肿，有止血消炎的效用，用其树皮擦患处能治疗皮肤瘙痒，食用其果实能治疗痢疾，体现出药食两用，多种药用功效的特点。

京族医药也融入了中医的治疗方法，以阴阳理论为主，以五脏六腑理论为辅，通过望闻问切的诊法，根据患者的主要症状，采用药物内服用加针刺穴位等主要治疗方法治疗疾病。诊疗方法有艾绒点灸法，外敷外洗法，焗身法，食疗法，液滴法，垫睡法，热敷法，针灸，拔罐，推拿，熏洗，刮痧，点穴，放血，火灸。其中艾绒点灸法是京族常用的并效果显著的本土治疗方法。其方法是将精选的艾叶搓成条状，用火点燃按压点灸，京族民众大多都会使用点灸法来预防保健，或者治疗慢性病。

（三）劳逸结合：京族作息文化

起居规律、劳作有度与健康长寿密切相关。笔者调查发现，京族老人在 60 岁以后就会停止出海打鱼的不规律生活作息。清早六七点就已经起床，劳作方式由海洋转向农田，去地里转转，抢抢锄头，等着收成，或是去哈亭与其他老人拉家常，晚上七八点钟睡觉，周而复始。澫尾 99 岁老人伍世喜每天早上 6 点多必定起床，去自家的田间地头转转，去哈亭坐坐，是生活中最大的乐趣，晚上 8 点准时上床睡觉。日出而作，日入而息，老人们规律的作息，让他们看到了每个新一天的开始。

在京族的作息文化中以哈节为代表的传统节庆是必不可少的。哈节是京族最隆重的节日，"哈"是京语的译音，含有"歌"的意思，哈节也叫"唱哈节"。澫尾村哈节为每年农历六月初九，巫头村八月初一，山心村八月初十，活动持续 4~7 天，具体天数依照村落规模大小而定。内容由祭神、乡饮、社交、娱乐组成。节庆期间演奏独弦琴、京族哈歌、京族史歌、传统叙事歌、天灯舞、花棍舞、进酒舞、敬花舞等歌舞，这些传统特色的京族活动能使人们紧张忙碌之余放松身心，愉悦身心，释放压力，陶冶情操，进而提高个人和家庭的幸福指数，推动人与经济社会的全面、协调、可持续的发展。其中京族独弦琴是京族本土最重要的乐器。《大海情深》《我爱京岛》《欢乐的哈节》《欢乐的京岛》《饮水不忘挖井人》等独弦琴曲目内容都来源于当地的自然环境、物质生活、风土习俗，表达了京族人民对于海洋及京岛的热爱，对于生活的感恩之情，及对和谐生活的态度。独弦琴曲风欢乐，琴声柔和悦耳，旋律舒缓，是健康养生的重要法宝。

（四）和谐共生：京族社群文化

京族看重仁义礼孝、注重自然生态，讲究人、自然和谐共生的发展。因此京族人们在社会行为、生活环境、村舍建设等方面有严格的约束制度。关于自然方面的乡规约束的范围有山、林、海，封山育林的规约达 11 处之多，规定树木不可随意侵犯，不得私自享有，鱼类产卵期间不得捕捞等。在行为方面，京族有自己的习惯法，在对待偷盗、忤逆、见危不救等行为方面有严格的惩治措施，如发现有偷盗者，根据偷盗的轻重处以一定罚金，盗贼的父亲，兄弟还会因管教不力，包庇受到责罚。乡规民约及道德约束使京族地区较少出现违法犯罪问题。良好的治安为人们稳定生活提供了保障，创造了团结友爱相互信任的和谐环境，人人得以安居乐业。对待民众多元的信仰，"翁村"采取自由宽容的仁爱态度，澫尾村、巫头村、山心村信仰的神灵多达 10 多位，除了京族三岛共同信仰的兴道大王、镇海大王外，澫尾村信奉点雀大王、广泽大王、十二家先神、阮大将军；巫头村信仰点雀大王、灵应大王、各家祖先神；山心村信奉福德正神、诸家先神、后神刘廷宝，各不相同。海洋民族海纳百川的特征在多元信仰上得以体现，信仰的自由使京族人精神独立且自由，压力得到释放，身心得到健康发展。

总之，内涵深厚的传统康养文化，宜居的环境，富足的生活，加上京族人大海一样的胸怀和开朗平和的心态，使东兴自古寿星辈出，成为一方长寿福地。

二 京族传统康养文化的当代价值及传承状况

（一）京族传统康养文化的当代价值

京族传统康养文化对我国社会的发展有重要意义，我国目前处于老龄化加快、全民亚健康的严峻形势下，这将导致劳动力的严重不足、人才空缺、经济低速增长、资本投入低、社会福利开支需求增大、养老服务和产品供给不足、市场发育不健全等一系列的社会问题，对康养文化的研究有利于缓解以上矛盾，同时造福于民，助于国家、社会、家庭的稳定发展。

习近平总书记提出要"实施健康中国战略，加快老龄事业和产业发展"道出康养文化发展的时效性。就内涵而言，京族传统康养文化是传统文化的一部分，传统文化是我国优秀的文化遗产，国家政府一直提倡保护与利用民族传统文化，提出要传承发展优秀传统文化，实现传统文化创造性转化和创新性发展。京族传统康养文化与康养产业相结合响应国家对于传统文化保护的政策，开拓传统文化的发展空间，将实现少数民族传统文化的创造性转化。就形式而言，京族传统康养文化是文化发展的新模式，是传统文化与新型老龄产业健康产业的全新结合。文化是拉动消费增长、促进消费升级、拉动内需的新力量；健康、养老是国民认知认可的五大"幸福产业"，健康养老产业与文化的结合，适应国家对于多元养老及拉动内需的发展需要，能更好地满足人民群众多方面、多层次、多样化的健康养老需求。是直指人心的新型产业，同时具有提升中国公民的"幸福指数"和生活品质的着力点意义。

从区域层面分析，京族传统康养文化能够体现广西的康养特色。广西是长寿文化资源聚集区，拥有 25 个长寿之乡。广西壮族自治区对此提出了创建"养老服务业综合改革试验区"并出台了《广西养老服务业综合改革试验区规划》（2016—2020 年），力争到 2020 年基本建成功能完善、覆盖城乡的养老服务体系，将养老产业打造成广西战略性新兴产业，把广西建成国际养生健康养老胜地、国家健康养老产业基地和全国养老服务业综合改革试验区。东兴是广西众多长寿乡之一，拥有广西唯一的海洋文化、边境文化。利用独特的文化资源优势打造健康养老基地，具有示范性的借鉴作用。以海洋为特色的康养文化将充实广西的康养产业内容，形成特色的康养文化品牌，带动广西康养产业文化、经济发展，同时还能为中越边防经济带建设服务，推动中越文化友好发展。

从民族层面分析，京族传统饮食文化、医药文化、作息文化、服饰文化、建筑文化是少数民族独特的传统康养文化遗产，同时又是濒危文化。

康养文化的挖掘能使民族文化得到及时的保护，带动该民族的文化传承与发展。活态的应用能传承民族传统文化又能促进民族地区经济发展、扩大该民族与该民族所在地的知名度，使少数民族文化独树一帜，历世长存。

（二）京族传统康养文化的传承状况

近年来，随着经济的增长，交通的便利，京族与其他民族交往频繁，京族人传统的生活发生了改变，再加上人们保护传统文化的意识有待提高，导致部分传统康养文化没有得到及时的保护和传承。

例如，京族解放前与内陆往来较少，自给自足的生活方式导致其对于海洋药物及红树林药物的需求较大，围海造田后京族所处的三个独立沿海的沙岛与内陆连成半岛，往来更加频繁便利，生活方式、用药习惯受到内陆影响，西药、中成药、诊所就医成为京族人民生病时最常采取的解决办法，海洋、红树林医药的需求下降。究其原因，制作过程烦琐，需采摘、捕捞、清洗、晾晒等复杂过程，周期长。西药则显简便，易受到快节奏生活的人民的青睐。现今了解京族医药的老人相继逝世，所剩无几，京族青年对于海洋、红树林医药的种类用途了解甚少，出现后继无人的局面。

再比如，笔者在京族三岛的走访期间，几乎没有见到有京族同胞穿奥黛，戴葵帽。上至 80 多岁的老人下到小孩全都身着便服，当笔者采访到巫头村 85 岁的京族老人为什么不穿传统服饰时，老人回答便服更时髦漂亮。这表明外来文化对京族人传统的审美观产生了影响。

京族哈节和独弦琴分别于 2006 年、2011 年列入国家级第一批、第三批非物质文化遗产。哈歌、民歌分别入选市级、区级非遗名录。哈节与独弦琴虽以入选文化遗产名录的方式进行保护，在传承方面受众较少，虽建立了独弦琴培训班，培养了京族独弦琴的传承人，但这些仅停留在室内演奏，在京族地区除了博物馆外没有发现有独弦琴的踪影，更没有专门的演出时间及场所，旅游者要想了解独弦琴为代表的京族艺术基本很难。另外京族的独弦琴、哈歌、民歌等传承人年岁已高将要逐步退出舞台，有的相继谢世，有的绝技难以得到传承，而年轻一代所学技能有限而尚未独当一面。

京族的特色食品在市场上的流通率不高。在京族三岛上最常见的海鲜饭店，内容单一都为海鲜加工制作，而特色的蜂蜜酒、土米酒、鸡粉，甜食，各式各样的海鲜粥少有踪影。京族家庭基本不制作风吹饼，京族三岛上也没有发现有售卖风吹饼，仅在三岛所属的江平镇上零星发现了路边小摊上有售卖，但很难让人和京族的特产联想在一起。

三 京族传统康养文化的利用策略

（一） 对京族传统康养文化资源进行分类保护

京族的康养文化资源覆盖面广、样式众多，这些都是可贵的民族文化遗产与开发资源，但多数重要资源因缺乏保护意识未能得到很好的保护传承。面对众多资源很难做到全面及时的保护，因此将文化资源进行考察分类分等级，优化保护级别，以使重要的文化资源能得到第一时间的保护。对待不同的康养文化资源制定不同的保护对策，做到活态保护与静态相结合，产业与文化相配套。例如对于老一辈医生及文化传承人等进行登记存档，设立传承人的优待政策；通过摄像、文字记录等方式记录民间医药，民间文化。一方面可以保护传统文化，另一方面也可参考越南历史博物馆模式，以播放录像的方式宣传文化。利用红树林，海洋医药的稀缺资源与康养产业结合，研发具有疗效的养生药品；鱼露、金花茶、蜂蜜茶等特色饮食可以挖掘更深的医药文化内涵与生产业、加工业等相结合，为康养产业提供支撑。大力推行京医诊所，京族特色餐馆，京族海上生产体验项目等建设。

（二） 扩大康养知名度，突出传统康养文化特色

知名度是指潜在消费者认识到或记起某一品牌是某类产品的能力。京族在拥有海洋文化、民族文化、长寿文化等诸多康养资源优势的前提下，要意识到宣传的重要作用。民族传统文化要得到发扬，需要外来民众前来了解、参与、宣传推广，但前提条件是需要外来民众知道东兴，知道京族，来到此参与其中。因此提升京族康养文化及东兴长寿之乡的知名度是保护和传承民族文化的奠基石。同时要突出康养文化特色，以四川攀枝花

为例，以阳光迷恋的热土著称，年日照时数达 2700 小时，年均气温 20.3℃，无霜期达 300 天以上，全年温暖、阳光充足的特点打造阳光康养模式，是我国首个阳光康养城市。京族三岛寻找民族或是沿海等特点，探索民族康养，海洋康养等发展模式。

（三）以重大项目为契机，带动传统康养文化发展

东兴拥有独特的边海区位优势，是国际性文化交流的沃土。近年来，东兴依托开放前沿的优势，举办了多项区域和国际性赛事，为东兴赢得了不少目光和人气，形成了一定的品牌效应。2015 年 8 月东兴举办了首届中国-东盟机车文化节，有中国、越南、柬埔寨等国 300 多名车手参赛，吸引了各地 2 万多人前来观看表演。2016 年 2 月，东兴举办了第二届中国-东盟国际青少年足球邀请赛，2016 年 9 月举办了中国汽车越野巡回赛。这些大型体育赛事可以为文化提供平台，同时文化也将充实赛事内容。京族康养文化可以依靠东兴国际赛事的优势，带动饮食文化、服饰文化、医药文化的传播发展。王老吉饮料与大型赛事的结合是饮食文化推广的成功案例。王老吉是岭南饮食文化的代表，在 2010 年广州亚运会上，王老吉饮料对亚运会的赞助及企业文化宣传一举成功，王老吉通过亚运会被更多人了解，成功推广了岭南的饮食文化。

（四）各政府部门联合致力助推京族传统康养文化

京族的传统康养文化涵盖传统民族文化、饮食文化、医药文化、体育文化等多方面。康养文化的开发覆盖面广、产业链长，涵盖健康、养老、文化、医疗、旅游、体育、科技、农业等多领域。目前，由东兴市政府招商引资，广西恒泰旅游投资开发有限公司投资的京岛国际滨海健康养生基地项目已在动工兴建中，该项目投资 6.87 亿元，建设养老公寓、健康会所、老年大学、室内迷你高尔夫、室外茶座、基地医务室、长寿食品展示中心等相关设施。虽然硬件方面的设施已列入建设计划，但还需要考虑到完善以文化为内涵的软件设施，将文化应用到产业链中，需要政府的配合与支持，调动发改局、民宗局、旅游局、文化局、规划局等部门的积极性及联动性。发改局负责项目跟进审查，民宗局和文化局进行民族习俗与禁

忌方面的技术指导，旅游局与规划局进行康养线路及地段的规划，建立各政府部门的协调机制，成立康养规划部门负责统筹安排。

参考文献

［1］李后强、廖祖君、蓝定香：《生态康养论》，四川人民出版社，2015。

［2］徐忠明：《自然康健，文化怡养——浅谈康养文化及其产业》2016 年第 1 期。

［3］潘顺安、谢春山：《广西百岁老人地理分布特征探讨》，《广西教育学院学报》2015 年第 5 期。

［4］赵荣光、谢定源：《饮食文化概论》，中国轻工业出版社，2004。

［5］杜钦、韦文猛：《京族药用红树林民族植物学知识及现状》，《广西植物》2016 年第 4 期。

［6］黄永光、张帅：《京族医药传承与发展的研究》，林世勇：《京族文化传承与发展论文集》，内部资料，2016。

［7］陈丽琴：《京族独弦琴艺术生态研究》，《广西民族大学学报》2013 年第 2 期。

［8］廖学川：《京族生活中的习惯法意蕴》，《原生态民族文化学刊》2016 年第 2 期。

The Contemporary Value and Utilization Strategy of Jing Nationality's Traditional Health & Senior Care Culture

CAI Fen, *LI Tian-xue*

(*School of History*, *Culture and Tourism*, *Guangxi Normal University*, *Guilin Guangxi* 541001)

Abstract: The connotation of Jing nationality's traditional health & senior care culture is very rich, mainly including: the pluralistic nutrition diet culture, the wide, deep, multiple and specialized medical culture, the well-balanced work & rest culture, and harmonious community culture. Conducting classified protection to the above culture resources, expanding publicity, and combining them with the contemporary health & Senior care industry organically, are not only beneficial to the protection of Jing Nationality's traditional culture, but also able to enhance the cultural connotation for relevant industries.

Key words：Jing nationality；Traditional health & senior care culture；Value；Utilization

附录二　巴马长寿文化品牌的成长经验及其启示[*]

蓝振兴　李天雪

（广西师范大学　历史文化与旅游学院，广西　桂林　541001）

摘　要　巴马之所以能够从为数众多的长寿之乡中脱颖而出，主要得益于在不同的发展阶段采取不同品牌发展战略，即孕育期勇于进行尝试，抢先一步树立长寿文化品牌；幼稚期强化品牌意识并进行精确的品牌定位；成长期对产品与服务的质量、内涵进行提升，巩固品牌文化；成熟期加大对品牌的维护，同时延伸长寿产业链条，延续品牌生命。

关键词　长寿养生　文化品牌　巴马

基金项目　珠江—西江经济带发展研究中心项目（ZXDY201601）
　　　　　　2018 年广西硕士研究生创新基金项目（YCSW2018080）

随着社会经济的快速发展，物质生活水平的提高，人们越来越倾向于健康的生活方式。长寿养生旅游和产品将成为人们消费的一个大方向，拥有知名度的长寿文化品牌，是提高市场竞争力的保证。截至 2017 年末，由中国老年学学会评定的中国长寿之乡数量达到了 77 个，其中，位于广西壮族自治区内的中国长寿之乡就达到了 26 个，占据全国长寿之乡总数的 33.8%，而长寿之乡——巴马无疑是这里面最耀眼的长寿文化品牌明星，吸引着来自国内外游客以及专家学者的关注。

---

[*]　本论文已宣读于第十六届两岸文化创意产业高校研究联盟白马湖论坛。

巴马长寿文化品牌始于 20 世纪 90 年代，在经历了近 30 年的成长历程后成为众人知晓的长寿符号，并使得巴马这个原先位于西南边疆默默无闻的小县城实现华丽转身，变成世界级的长寿养生休闲旅游胜地，因此巴马长寿文化品牌的塑造毫无疑问是成功的，分析和研究巴马长寿文化品牌的成长过程对文化品牌的培养和塑造有着积极的借鉴意义。

一　巴马的长寿文化禀赋

（一）悠久的长寿历史

巴马瑶族自治县（东经 106°51′~107°23′，北纬 23°51′~24°23′）位于广西西北部，北接东兰、凤山县，南邻田东、平果县，东隔红水河与大化县相望，西与百色市右江区、田阳县相连。巴马前身为万冈县，其真正的建制始于民国 24 年（1934 年），但是巴马的人瑞的历史却早在明清时期就有记载：1898 年，清光绪皇帝得知巴马境内有百岁老人邓诚才后，钦命当时的广西提督为其题赠"惟仁者寿"的匾额，此外还有珍藏于巴马民间的"春圃烟霞""寿比冈棱"等寄寓巴马深厚长寿底蕴的敬老祝寿古匾。

（二）自然环境中的长寿因子

巴马地处亚热带季风气候区，冬无严寒，夏无酷暑且冬短夏长，春秋季节舒爽宜人，干湿季分明。全年平均降雨量为 1570 毫米，平均气温为 18.8~20.4℃，平均日照 1531 个小时，无霜期 338 天，舒适期为 213 天，是一类气候区，属于人类生活的最佳地带。巴马总面积 1971 平方公里，其中，石山占 30%，丘陵坡地占 69%，水面占 1%。[①] 其生态保护完好，境内峰峦叠嶂，山高林茂，有着高达 70% 的森林覆盖率，加上巴马雷暴雨天数较多，这样的气象环境对于负氧离子的产生具有促进作用，其空气中负氧离子含量每立方厘米在 2 万个以上，一些地区更是高达 9 万个，因而巴马是名副其实的天然"大氧吧"。[②] 巴马河流多为地下河，经检测

---

① 巴马瑶族自治县人民政府网 http://www.bama.gov.cn。
② 唐振宇、覃绍峰：《浅析广西巴马少数民族长寿老人的养生之道》，《中国民族医药杂志》2008 年第 14（12）期，第 74~76 页。

证明这些流经断裂带的水源在强大的地磁作用下转变为天然弱碱性水质，其具有活化细胞组织，激发生命活力的功效。同时巴马的土壤中蕴含着大量诸如锰、硒、锌、活性钙等有益于人体的微量元素。① 生长在具有上述优越自然环境中的作物自然就带有了长寿的基因，经检测，巴马人主食的玉米、稻谷、黄豆、南瓜、红薯等作物富含维生素、氨基酸以及植物纤维，同时含有锰、铁、硒等人体必需的元素，而这些元素对于抗衰老、提升免疫力和防癌抗病能力具有重要的作用。②

(三) 人文环境中的长寿因子

在巴马的人际社会、交际活动、家庭伦理、民俗风情等人文环境中同样蕴含着长寿的基因。巴马人的家庭、邻里、亲朋、族群之间都能够体现出与人为善、和谐互助的人际交往氛围。在民俗风气中，巴马人提倡晚婚晚育，禁止婚前性行为和同姓通婚，夫妻性行为中提倡节制，符合了中医养生中 "欲不可纵" 的理论，同时，巴马的尊老、孝老之风盛行，人们对于高寿老人崇尚有加，民间补粮、送寿、敬老、祝寿等习俗更是源远流长。③ 巴马人生活恬淡、勤劳朴实、热爱劳动、知足常乐、对生活没有太高的欲望和要求。专家对巴马长寿老人进行研究发现，他们生活富有规律，衣食住行提倡实用节俭，同时由于地处大石山区，他们的一生都常年处于各种体力劳动之中，长年累积形成了坚持劳动和行走的生活习惯。④ 在日常饮食中，巴马长寿老人注意节制饮食，主食为玉米，此外，还有红薯、猫豆、火麻汤等绿色食品，他们日食 2～3 餐，忌暴饮暴食。古朴独特的民俗娱乐活动如唱山歌、斗鸡、斗鸟、打铜鼓、壮族舞狮、瑶族铜鼓舞等，民俗节庆如三月三、祝著节、盘王节等构成了其丰富多彩的精神生活，让巴马人身心娱乐，健康长寿。

① 黄璐、漆亚莉、黄娟：《巴马长寿养生国际旅游区特色文化资源优势分析》，《沿海企业与科技》2016 年第 6 期，第 59～62 页。

② 姚舜安：《长寿乡之谜——广西巴马瑶族自治县长寿乡调查》，《民族研究》1987 年第 2 期，第 29～36 页。

③ 银建军：《生态美学视域中的巴马长寿文化》，《广西民族学院学报》（哲学社会科学版）2005 年第 4 期，第 112～116 页。

④ 罗光勤主编《巴马瑶族自治县概况》，民族出版社，2008，第 35～36 页。

目前，巴马瑶族自治县是中国唯一被国际与国内共同认定的世界唯一长寿人口持续增长的长寿之乡，也是国内首个被国际、国内双认定的"世界长寿之乡"和"中国长寿之乡"的县份。据统计，截至 2017 年 5 月，全县总人口 30.45 万，巴马 80 岁以上人口为 4446 位，其中 80～89 岁老人有 3671 位，90～99 岁有 679 位，100～109 岁有 89 位，110 岁以上有 7 位。每 10 万人口中就有 32 位百岁老人，约为国际标准的 5 倍（国际上"世界长寿之乡"的标准为每 10 万人中有 7 位健在的百岁老人），百岁人口占比居于六大世界长寿之乡之首，是唯一一个百岁老人持续增加的地区。[①] 巴马的长寿资源一方面造就了巴马的人瑞现象，更为重要的另一方面则是长寿文化品牌造就给巴马所带来的新的福瑞。数据显示，2006 年的巴马旅游接待人数为 12.21 万人次，不到巴马本地人口的一半，而在十年后的 2016 年，巴马旅游接待人数就达到了 434.67 万人次，是巴马全县总人口的 14.5 倍，更是十年前接待游客总量的 36.6 倍。[②] 2016 年巴马成功入选"中国国际养生旅游目的地"和"首批国家全域旅游示范区"名单。这短暂的十年时间里，巴马这个原先默默无闻的草根转眼间变成红遍大江南北的养生文化品牌骄子，并在众多的长寿品牌市场中脱颖而出，受到世人追捧，其中的动力来源便是长寿文化品牌的力量。

二　巴马长寿文化品牌的历时性考察

早在 20 世纪 50 年代，巴马的长寿现象就引起了外界的关注。1956 年，我国第一次人口普查发现巴马一带有 15 名百岁以上老人，巴马长寿现象开始被学界关注。此后由于诸多的历史原因，巴马的长寿现象的影响力发展缓慢。直到 1979 年，在原中国卫生部和广西、广东省卫生及科技主管部门的牵引下，对巴马长寿文化现象进行了全面系统综合的考察研究，并于 1981 年在德国汉堡召开的第十二次国际老年学会会议交流上提出，巴马长寿现象开始引起国际的关注，巴马的长寿文化品牌建设正式启动。

---

① 2018 年 1 月 12 日对巴马瑶族自治县进行田野考察，数据由巴马长寿文化研究所提供。
② 数据整理自《2016 年巴马瑶族自治县国民经济和社会发展统计公报》。

（一）孕育期：20世纪90年代

20世纪90年代，西方学者专家和记者陆续到巴马进行长寿考察，巴马长寿现象报道不断在国外媒体刊登。1991年，在国际自然医学会第十三次会议上巴马被确认为世界第五个长寿之乡。巴马长寿现象得到国内外的认可和重视，吸引了越来越多的人赶往巴马考察观光，2000年前后，接待游客人次开始形成一定的规模，长寿养生文化旅游开始得到了初期的发展。这一时期，巴马的长寿文化品牌进入了孕育期，其市场内容主要为一些较为粗糙且没有统一标识的产品与服务，消费者更多的是受到学术会议、官方新闻等被动宣传的影响而进行的消费选择。

（二）幼稚期：2000~2005年

当巴马长寿现象闻名国内后，巴马要发展长寿养生旅游和打造长寿文化品牌有了坚实的基础。2000年后，巴马部分乡镇和群众依靠当地自然景观，零散开发溶洞山水旅游景区，他们通过此来获取微薄收入，但对长寿文化品牌打造影响不大。此后，巴马通过盘阳河风光带的系列开发，结合长寿健康养生元素打造出了百岛长湖、弄洪河、百鸟岩、百魔洞、柳养洞、百熊洞等长寿文化体验与观光相结合景点，获得了一定成效，标志着巴马长寿文化品牌由孕育期过渡到幼稚期。

这时期的巴马长寿文化品牌的主要特点是：逐步形成明确的品牌定位和品牌名称，市场上的产品虽然有所开发，但主要是当地群众自发性的开发，景点零散，不具备规模，服务和产品质量低，利润少。而市场宣传方面官方开始进行主动宣传，消费者消费目的变得清晰。

（三）成长期：2005~2010年

2005年后，巴马政府决定整治巴马散乱的长寿文化旅游模式，进一步打造巴马长寿文化品牌，促进巴马旅游业的发展。首先，在甲篆乡平安村、那坡村等具有一定旅游资源的村寨进行科学规划，打造以"长寿村"为主题的旅游景点，把长寿村建设成聚集休闲居住，长寿文化体验和观光旅游一体的乡村休闲旅游；其次，巴马投入大量人力物力，以

"长寿"和"养生"为主题展开了一系列长寿养生文化品牌宣传,通过"走出去"与"引进来"相结合的方式,吸引招商和宣传推介;再次,加大对长寿绿色食品产业的开发和深加工,将油茶、龙骨花、火麻、五谷杂粮等农产品做成了"长寿食品",同时,巴马推进农业结构的优化升级,结合当地环境,创建了油茶、蔗糖、香猪、龙骨花、火麻、五谷杂粮原料基地。五谷杂粮发展总体规划编制完成,成为长寿食品产业的新兴品种;最后,就是加大对市场消费群体的甄别,每年大量的老人从东三省、北京等地来到巴马长寿村的"候鸟人"成为带动经济发展的强大势力,"候鸟人经济"逐渐引发政府、商界和学者的关注。凭借上述的举措,2007 年至 2008 年,巴马接待游客量人次从 26.20 万人次剧增到 64.64 万人次(见表 1)。

表 1　巴马县 2005~2009 年的接待人次

年份 指标	2005 年	2006 年	2007 年	2008 年	2009 年
接待人次(万人次)	11.39	12.21	26.20	64.64	93.81

数据来源:巴马县旅游局资料室。

巴马长寿文化品牌进入充满活力的成长期,其特征主要体现在:由注重传统长寿文化自然景区观光转向长寿文化体验项目的建设,开始进行长远的品牌塑造规划,景区的开发已经无法满足消费者对长寿文化消费的需求,产品与服务的质量提高得到重视。宣传变得积极主动,消费者消费目的具有明显针对性。

(四)成熟期:2011 年至今

2010 年,由巴马长寿养生文化传播有限公司投资近 300 万元的广西首个长寿养生园在巴马开园,以介绍长寿养生文化、长寿养生讲台、长寿文化研究等为主要内容,为巴马长寿文化搭建了宣传平台。同年,巴马颁布实施《巴马瑶族自治县关于加强长寿资源保护和管理的决定》和《关于加快旅游业发展的决定》文件,着力打造完善盘阳河、百鸟岩、百魔洞、特色乡村旅游等景区,并围绕长寿养生为核心,先后在巴马县城兴建了长寿博物馆、寿乡文化广场、长寿文化景观带等,全力促进长寿文化品牌建设。至此,巴马全面挖掘长寿文化资源而打造的休闲养生旅游已经具备规模,长寿文化品牌由成长期过渡到成熟期。

2012 年巴马全年接待游客高达 217.67 万人次。但是随着诸如基础设施建设落后、环境破坏、社会治安乱象、商业造假、长寿品牌市场竞争激烈等内外部问题也愈加凸显。巴马开始寻求更为积极稳妥的方式对长寿文化品牌进行升级和改造,资源互补和品牌共享成为这一时期巴马的选择。2013 年,广西提出要打造巴马养生国际旅游区,使之成为与桂林国际旅游胜地、北部湾国际旅游度假区并驱的三大国际旅游目的地之一,该区以巴马为中心,将巴马、东兰、凤山、天峨、大化、都安六个县份的资源进行整合,打造成以养生度假、生态休闲、文化体验为主题功能的国家生态旅游基地,六县中有五个同样为中国长寿之乡,除了拥有丰富独特的长寿养生资源外,还拥有世界级的岩溶地质景观、自然山水景观等。同时,巴马进一步完善和提高自身的产品和服务体验,为了配合国际养生旅游区建设和保证长寿文化品牌价值稳定发展,巴马对境内景区河流进行了大力度的整治,引入豪华游轮、建设国际著名香草植物迷迭香基地、县域绿化工程和盘阳河生态防护林工程等。2014 年,以长寿养生为主题的"巴马寿乡绿色养生园规划设计"开始实施,以高起点、高标准为要求,实现人、自然、社会相结合的发展模式,把巴马各地长寿文化和民族特色资源紧密结合起来。在长寿文化产品市场的需求情况和产业结构单一问题上,则通过积极引入各类企业,深化绿色食品加工,延伸产业链。

2015 年起,巴马的长寿文化品牌已在健康养生市场中形成了强大的品牌影响力,此后品牌的发展则重于提升引进门槛的"请进来"与积极"走出去"宣传正面巴马形象两部分内容进行品牌建设。前者通过加大项目审核力度,不再满足于对中小企业的引进,严把门槛,将"请进来"的目光对准世界级、国家级的大企业、大项目。2016 年成功引进了世界五百强的太平洋建设以及启迪控股、碧桂园旗下系列子公司、上海新发展、上海景域等国际国内一流大企业、大集团,累计签约项目覆盖了农业、旅游、大健康、网络文化产业等内容;后者"走出去"则针对巴马外部的不利宣传和消极影响等方面进行开展，通过各种传播渠道进行品牌正面宣传。这些举措获得了诸多成效。以长寿食品生产经营为例，2016 年，巴马饮用水与特色长寿食品生产为主的两大产业共实现工业总产值 14.73 亿元，占全县工业总产值的 79%。① 截至 2017 年 6 月，在巴马中等规模以上的长寿食品生产企业达到了 10 家，饮用水（矿泉水）生产为主的企业 13 家，特色长寿食品生产经营的企业更是高达 23 家，产生了包括"中国驰名商标""广西著名商标"在内的 9 个长寿产品品牌。同时，在国家乃至世界大健康品牌的布局上，巴马依托扶贫攻坚广东对口帮扶广西的便利，成功牵线深圳市，两地依托各自优势，设立以争取成为代表中国参与世界大健康产业竞争平台、国家级大健康产业示范区为目标的"深圳巴马合作特别试验区"，此举将是巴马长寿文化品牌走向世界的重要举措，巴马将自身的生态、资源、文化优势与深圳先进的管理经验、国际视野和思维完美结合，极大推动巴马长寿养生国际旅游区的思想观念转变，实现产业结构升级和发展方式的转型，而这也表明，巴马长寿文化品牌在世界大健康市场中又快了一步。

巴马围绕成熟期的特征主要表现为代表长寿品牌的产品在市场上的销量、利润趋于饱和状态，巴马长寿文化品牌在健康养生市场中有了较高的知名度和忠诚度，市场份额稳定；不再强调产品的种类，而是更注重长寿文化品牌的服务和质量的提升；消费者对长寿文化产品有了一定的依赖性，企业和政府开始在保持原本的策略上进行调整和改进。成熟期的巴马长寿文化品牌并没有选择甘于逐渐衰败的品牌生命周期的命运，而是通过内外两个方面进行大胆改革，重新唤起了品牌生命力。

三　巴马长寿文化品牌的成长经验与启示

可以看到，巴马长寿文化品牌的成长历经了缓慢的过程。在这个过程中巴马长寿品牌的战略选择，多能够平稳地将巴马长寿品牌带入下一个阶段，这对于长寿文化品牌的健康发展研究有着重要的参考意义。

（一）勇于尝试，快人一步

巴马长寿文化品牌的孕育期，是产品进入市场的前提和条件准备期。

① 2018 年 1 月 12 日对巴马瑶族自治县进行田野考察，数据由巴马对外宣传部提供。

值得注意的是，巴马长寿品牌是由长寿现象的发现所引起的，而且是被动地被外界所了解，品牌具有起步高、被动性的特点。同时这一阶段也是磨合市场的阶段，巴马开始认识长寿文化品牌将会给巴马今后的发展带来诸多的利好，因而通过对自身不断改进与尝试，进行了初步的长寿文化品牌延伸。而这一延伸和尝试由今天看来无非是一次成功的尝试，虽然孕育期中的巴马长寿品牌并没有条件十分鲜明的产品和服务支撑，但是长寿文化品牌已经清晰地意识到其能够在今后的长寿健康产业中快人一步。

（二）精确定位，大力宣传

巴马长寿文化品牌较早地开始注重于挖掘与品牌定位相对应的产品与服务。在其发展早期提供的产品与服务虽然粗糙，却是品牌对产品和服务进行挖掘、开发的积极探索，并借此逐渐将被动的品牌宣传转向主动，成功地在消费群体内建立了一定的知名度和认知度。

在幼稚期的时候巴马也同样选择加大宣传力度。当时的巴马处于脆弱的市场环境中，没有扎实的产品基础，还有许多不确定的市场因素，此举可以扩大巴马的影响力，使其渡过了品牌幼稚期。

（三）深挖产品，内涵建设

巴马长寿品牌的成长从幼稚期到成长期时，代表着其产品和服务在市场上已经站稳了脚跟，得到了消费者的肯定，有了一定的规模。长寿文化品牌的打造遵循着这一阶段的品牌生命周期的规律。其影响力通过网络、电视新媒体等渠道得到极大推广。围绕长寿养生主题进行休闲养生度假中心、长寿绿色食品生产基地建设，通过一系列长寿文化品牌宣传活动宏观地进行品牌布置策略。这时期，广告、促销对长寿文化品牌的打造相比早期效果更加明显，在加大对长寿文化品牌的宣传和产品服务的促销外，还对长寿文化品牌注入感情，"候鸟人经济"证明了消费群体对巴马长寿品牌的认同感与信任感，同时也适应了正值发展壮大的市场环境。

由此也见当长寿文化旅游发展到一定阶段时候，长寿文化品牌的打造不能局限在旅游业上进行打造"包装盒"宣传，巴马在早期规划中，就把目光看得更远，多方面兼顾发展，通过依靠外资，利用多个领域上协同发展，利用快速成长的品牌优势进一步快速打造巴马的长寿文化品牌。

（四）链条延伸，品牌布局

虽然，巴马的长寿品牌已经成熟，其推出的产品和服务销量得到市场的认可，占有较高的市场份额。但是，面对消费者不断提升的要求，巴马的基础设施建设还相对薄弱、景区现代服务质量有待提高、产业结构需要进一步优化，再加上广西其他县份长寿之乡数量的日益增多，主打长寿旅游、福寿文化的长寿之乡不断进入这一市场，巴马的客源、产品等渐渐被分流。所幸的是，巴马没有安于现状，注意到了内外部存在的客观问题与威胁，采取了积极的应对方式：对内加强品牌的管理和保护，创新服务体验方式，提升市场准入门槛；对外则大力宣传巴马正面形象，与深圳进行优势互补，进军国际养生市场，探索构建复合型旅游产业和进一步完善基础设施，提升品牌品质。同时，巴马文化品牌选择全域旅游的发展道路，通过与周围具有长寿文化资源的县域进行联合，实现资源互补和品牌共享，并又再一次快人一步，抢先在世界大健康市场进行品牌布局。

总之，巴马长寿文化品牌的发展始终都离不开产品服务、消费市场、品牌形象这些关键要素的支撑，并在不同阶段进行不同的战略选择，遵循着"从无到有，从有到优，从优到新"不断循环的品牌过程，这是巴马长寿文化品牌走向国际化、生态化与高端化的选择，也是其保持品牌生命力的必经路径。

参考文献

［1］罗光勤主编《巴马瑶族自治县概况》，民族出版社，2008。

［2］王苏洲：《品牌延伸的理论与战略管理研究》，湘潭大学，2005。

［3］巴马瑶族自治县县志编纂委员会编《巴马瑶族自治县县志》，广西人民出版社，2003。

［4］邝伟楠：《打响巴马"长寿养生"世界级品牌》，《中国旅游报》2016 年 5 月 30 日。

［5］范璐、宁西春、黄敏：《巴马长寿旅游资源分析研究》，《经济与社会发展》2008 年第 2 期。

[6] 姚舜安:《长寿乡之谜——广西巴马瑶族自治县长寿乡调查》,《民族研究》1987 年第 22 期, 第 29~36 页。

The growth experience and inspiration of Bama longevity culture brand

LAN Zheng-xin, *Li Tian-xue*

(*School of History*, *Culture and Tourism*, *Guangxi Normal University*, *Guilin Guangxi* 541001)

Abstract: The reason why Bama can stand out from many other longevity hometowns is mainly due to the adoption of different brand developments in different stages: in the incubation stage, Bama established a longevity cultural brand. In the juvenile stage, Bama strengthened brand awareness and brand positioning. In the growth stage Bama enhanced the quality and connotation of products and services, enriched the brand culture. Finally, in the mature stage, Bama increases the maintenance of the brand, extends the longevity industry chain, and continues the brand life.

Keyword: longevity health; cultural brand; Bama

附录三 "一带一路" 背景下的崇左康养旅游发展对策研究*

李天雪 朱 浩

(广西师范大学历史文化与旅游学院, 广西桂林, 541004)

摘 要 在"一带一路"倡议背景之下, 像崇左这样具有丰富康养旅

---

* 本论文已宣读于第三届中国东盟民族文化论坛。

游资源的沿边城市应积极发展康养旅游，拓宽当地旅游人群、建设康养旅游产业聚集区，并将当地的康养旅游发展与美丽乡村建设和民族特色相结合，打造沿边康养旅游品牌。

关键词　"一带一路"；崇左；康养旅游

基金项目　珠江—西江经济带发展研究中心项目（ZXDY201601）
　　　　　　　2018 年广西硕士研究生创新基金项目（YCSW2018080）

当下，健康的身心和生活品质已经成为人们迫切的追求，康养旅游因此具有广阔的发展前景。广西崇左是一个沿边城市，在"一带一路"倡议的背景下，崇左可以利用自身沿边城市的优势，结合得天独厚的康养旅游资源，进一步推动崇左康养旅游的创新发展。

一　崇左旅游的发展现状及存在的问题

康养旅游，是一种结合康养资源与旅游资源进行聚集旅游的模式。崇左市地处广西壮族自治区的西南端，其管辖下的凭祥市、宁明县、龙州县、大新县均与越南有接壤，边境线长达 533 公里，是广西边境线最长的城市。除此之外，在崇左共发展了 13 个边贸互市点、4 个国家一类口岸和3 个国家二类口岸，据统计，崇左是国内拥有口岸最多的城市。[①] 崇左市区位优势明显，地理上位于我国面向东盟国家陆路交通的重要节点，往东连着北部湾经济区，旅游市场广阔。崇左还有沿边和靠近海港的地理位置优势，这些都是旅游发展的良好基础。近年来，崇左的旅游获得了迅速的发展，具体表现在以下几个方面。

（一）旅游接待条件得到改善

崇左境内的江州、龙州、宁明和扶绥等区县，通过争创广西特色旅游名县，不断完善旅游基础设施建设，使得崇左旅游接待条件得到改善。同时，市政府也注重对于旅游市场秩序的维护，政府对旅游进行安排部署，相关部门积极开展对于旅游安全检查，排除了旅游安全隐患，政府还联合

---

① 姚翔：《崇左市沿边开放型经济发展的对策研究》，硕士学位论文，广西大学，2015。

旅游、工商和食药监等部门加强对于旅游市场的监督执法力度，保障了旅游市场在良好秩序下运行。此外，在南宁国际吴圩机场到达厅也设置了崇左旅游服务点。[①] 目前崇左的游客接待条件有所改善，但是崇左市游客接待的相关设施仍未能满足旅游业的发展需求，这主要表现为旅游住宿与餐饮业发展滞后，游客来了留不住，住不下。崇左的旅游住宿和餐饮一般都与旅游景区距离较远，在旅游景区附近找到的餐饮服务少，这为留下游客，开展全域旅游增加了障碍。

（二）旅游人数不断增加

2017 年 1~11 月，崇左市总共接待了 2421.97 万人次的游客，与去年同期相比增长了 31.13%；这期间旅游消费量为 220.56 亿元，与去年同期相比增长了 33.92%。其中，接待了 2384.06 万人次的国内游客，与去年同期相比增长了 31.64%；国内旅游消费量为 211.21 亿元，与去年同期相比增长了 34.88%；接待 37.91 万人次国外入境游客，与去年同期相比增长了 5.36%，国际旅游消费量为 14085.58 万美元，与去年同期相比增长了 7.28%。从崇左市旅游发展委员会最新公布的数据显示，2018 年春节期间，崇左市累计接待游客 163.42 万人次，同比增长 81.46%；旅游综合消费 7.95 亿元，同比增长 95.55%，这些可喜的数据显示了崇左市旅游在 2018 年实现了开门红（见表 1）。[②]

表 1　2017 年 1~11 月崇左市旅游产业发展绩效任务完成情况

2017 年旅游统计主要指标	任务数	1~11 月完成总数	完成比例（%）
国内旅游人数（万人次）	2469.51	2384.06	96.54
国内旅游消费（亿元）	223.91	211.21	94.33
入境旅游者（万人次）	39.63	37.91	95.66
旅游外汇消费（万美元）	14979.68	14085.58	94.03

数据来源：崇左市旅游发展委员会关于崇左旅游统计。

---

① 来源：崇左市人民政府网。
② 数据来源：崇左市旅游发展委员会。

虽然取得了一定的成绩，但目前崇左的旅游发展模式仍是传统的景点观光旅游模式，与时下盛行的"全域旅游"理念仍有不小的距离。全域旅游是以旅游发展带动区域经济发展和美丽乡村建设的一套有效模式和方法。为了实行"全域旅游"的发展目标，崇左除了不断提升自身的旅游接待能力之外，还需要依据自身的特色资源，开发新的旅游产品。对此本文认为：康养旅游是一个不错的发展方向。

二　"一带一路"背景下崇左康养旅游发展的可行性分析

康养旅游主要表现出的是以旅游为主，康养为辅，与当下流行"全域旅游"、休闲旅游、体验旅游的发展趋势非常吻合。目前，在广西提到康养旅游，首先能想到的是巴马，巴马在1991年就被认定为"世界长寿之乡"，这是由巴马"世界长寿之乡"所带来的品牌效应。其实，崇左同样具有得天独厚的康养旅游资源，在崇左发展康养旅游也具备可行性。

（一）环境优美，气候宜人

崇左环境优美，气候宜人。以龙州为例，龙州是明显的南亚热带季风气候，四季如春，雨量充沛，日照充足，年平均气温为21.5℃，年无霜期为350天，有霜期13天，年平均降雨量为1854.3毫米，年日照平均时数为1518.3小时，全年最高气温37℃，最低气温－1℃，每立方厘米空气负氧离子高达60000个，温和的气候十分有益健康。龙州县的居民饮用水水质呈现弱碱性的特征，是有益身体健康的"长寿水"。根据2013年的统计数据，龙州县全县森林面积为7.55万公顷，森林覆盖率达57.13%，境内有总面积为101平方公里的国家级弄岗自然保护区。龙州雨热充沛的先天条件使得龙州境内森林繁茂，高覆盖率的植被有效地保持了水土，净化了空气，改善了生态环境，环境空气质量也成为龙州发展康养旅游的一大资本。

同样的，崇左天等县也是一个养生疗养胜地，天等气候宜人，雨热充沛，森林树木繁茂，空气清新，空气中的负氧离子含量高，非常适宜人居。崇左气候温和，冬暖夏凉，雨量充沛，水质优良，空气新鲜，这样的环境与气候是许多城市所不具备的，在城市里这样的气候资源属于稀缺资源,这也是崇左吸引人们过来康养旅游的一大优势。

(二) 特色的"药膳型"饮食习俗

以崇左市天等县为例,当地人喜欢吃粗粮,把红薯、玉米、芋头、水稻、小米等当成生活中的主食,当地还盛产野菜,于是当地人便把当地特产的"姑娘菜"等作为辅食。除此之外,天等还根据当地的风俗习惯,常吃一些迎宾祈福的烤猪和烤羊、用枫叶汁制成的带色糯米饭、蕨菜面食等,这些食物都是利用当地无公害的农特产品制作的,绿色无农药残留,吃了有益身体健康。天等县还特产指天椒,指天椒中含有多种人体所需的矿物质元素,多吃能补充能量,有益身体健康。当地人还有嚼槟榔的习惯,槟榔中含有多种对人体有益营养元素和物质,多吃槟榔能刺激神经、消除疲劳和祛痰止咳,嚼槟榔也是当地特色"药膳性"饮食习俗的代表。同时,崇左的龙州盛产桄榔粉,桄榔粉中含有多种人体所需的微量元素,具有无脂、低热量等特点,吃桄榔粉能祛湿热、滋补身体,桄榔粉是老少皆宜具有药膳功效的营养食品。

(三) 民族风情浓郁

壮族是崇左市人口的主体组成部分,壮族人口占崇左市总人口的绝大多数,除壮族以外,崇左还居住有苗族、土家族、侗族、彝族等散具的少数民族,民族成分呈现多元化的特征。崇左人口的民族成分中壮族占据了其中的绝大多数,歌圩是壮族人民喜爱并长期流传的习俗,在崇左的龙州、天等等地,每年都会举办歌圩节。歌圩节是青年男女挑选对象的佳节,也是群众交流情感、庆祝丰收和文化娱乐的节庆活动。每逢歌圩日,群众都聚集一起唱山歌,场面格外热闹。在崇左诸多民族民俗风情中,天琴艺术最能体现少数民族的智慧结晶,2007 年,天琴艺术被列入广西第一批非物质文化遗产名录,2008 年,崇左龙州凭借天琴艺术文化遗产被评为全国第二批"中国民间文化遗产旅游区示范"。崇左龙州民俗文化资源丰富,除了传统的歌圩和天琴,还有以桄榔粉为代表的美食和以古壮字、壮拳、壮锦、壮绣为代表的壮文化。具有远古壮族文化符号的崖壁画、铜鼓、彩茶剧等民族文化风情在崇左扶绥依然保持着旺盛的生命力。

（四）长寿资源丰富

崇左长寿资源丰富，其下辖的扶绥县、天等县、大新县和龙州县先后被评为"中国长寿之乡"。

以天等为例，据 2012 年数据显示，天等有 60 岁及以上老人 59363 人，80 岁及以上老人 9795 人，80 岁及以上高龄老人占 60 岁及以上的人口比例达到 16.50%，2012 年存活百岁老人 53 人，占全县总人口的 11.8/10 万。天等县老龄人口众多，当地历来都有尊敬老人、爱戴老人的优良传统。天等人每到 49 岁、61 岁、73 岁、85 岁生日，都会邀请亲戚朋友到家中举办庆祝活动。在天等老人过了 85 岁生日后，每年都会由家人为他们举办隆重的祝寿活动。天等有底蕴厚重的"祈福寿"文化渊源，天等县向都镇的"万福寺"是中国西南地区唯一的悬空寺，是当地人民祈福、请愿的有名寺庙。

再提到龙州，据 2014 年数据显示，龙州有 60 岁及以上人口 41765 人，80 岁及以上高龄人口有 6498 人，80 岁以上人口占 60 岁及以上人口的 15.56%，存活百岁以上老人共 31 人，占总人口 26.96 万的 11.50%。老人众多，敬老爱老蔚然成风。

除此之外，广西北部湾经济区建设能够为崇左带来更多的商旅人流和潜在客源，为崇左旅游的发展提供了商机。广西北部湾经济区是由《广西北部湾经济区发展规划》规定的南宁、钦州、北海、防城港四市所辖行政区加上玉林、崇左两个市物流区组成。北部湾经济区是与面向东盟开展战略合作的重要门户和通道。崇左背靠大西南，又处于北部湾经济区与东盟国家贸易的陆路大通道。崇左这样的区位优势决定了其有充足的客源，这为崇左发展康养旅游提供了助力。

三　"一带一路"背景下崇左康养旅游的发展对策

可以看到，崇左具有丰富的康养旅游资源，并具备一定的客源和利好的政策支持。不过，客观地说这些优势尚没有转化成经济效益，崇左的康养旅游资源还大多停留在起步的阶段，例如，天等是"中国长寿之乡"，县内康养旅游资源丰富，但是目前天等尚未拥有一家 3A 级以上景区，对于旅游资源的规划多停留在规划阶段。对此，本文提出以下建议。

（一）拓宽旅游人群，开展专项服务

崇左市地处通往东盟各国的大陆桥上，是我国通往越南及东南亚各国的门户城市，处于南宁—崇左（凭祥）—越南（河内、下龙湾）—东盟各国的陆路跨国旅游廊道上，是中国—东盟的陆路"黄金旅游通道"。[①] 但是，崇左发展沿边康养旅游，应清楚地认识到，目前专门到崇左旅游的人仍占少数，而有多数游客是自驾去越南途径崇左，或是从事跨国贸易的商旅人士，如果能留住这批人，并吸引他们在崇左旅游，那对崇左的康养旅游发展将是一大利好。可以通过在一些景区的沿途开设大型自驾基地，并完善好周边的住宿餐饮服务设施，给自驾人群补给休息，并通过旅行社与住宿餐饮行业合作的方式，宣传崇左的康养旅游，吸引这样的人群在崇左停留并到附近景区旅游、停留。

（二）建设康养旅游产业聚集区

崇左有丰富的康养旅游资源，同时下辖扶绥、天等、大新和龙州四个"长寿之乡"，在康养旅游的发展中应充分发挥崇左山清水秀生态美的优势，大力宣传、挖掘长寿文化，努力把自然生态优势转化为休闲度假、养生养老的产业优势。依托扶绥中国乐养城和龙州百里休闲养生画廊等重点项目，引进建设一批集医疗康复、养生养老、休闲健身为主体功能的健康产业项目，逐步培育两个高端健康养老产业集聚区。打造集五星级度假酒店、旅居式养生养老、休闲观光农业、乡村民宿旅游、户外运动、老年医疗康复等产业集群于一体的大型旅游综合体。

（三）与美丽乡村建设和地方特色民族风情相结合

以打造美丽乡村为导向，环境综合整治和基础设施建设为重点，深入推进美丽乡村建设，使崇左美丽乡村的建设为崇左旅游的发展提供强有力的支撑。同时，加强规划设计，完善基础建设，培育优势产业，打造一批布

[①] 顾文鸽、韦福安：《泛北部湾背景下崇左市旅游业发展对策思考》，《南宁师范高等专科学校报》，2009 年第 26（02）期，第 25~29 页。

局合理、功能完善的特色乡镇。把绿化工作与新农村建设相结合，以改善农村面貌为目标，将生态乡村建设与国家主体功能区建设相结合。使崇左的生态环境得到保护，从而为崇左沿边康养旅游的开发奠定良好的基础。

崇左是以壮族为主体的少数民族聚居地区，以壮族为主的民族特色浓郁，左江花山岩壁画和龙州的天琴艺术充分体现了壮族的文化特色。因此在设计旅游项目时应充分尊重少数民族的习俗，使旅游项目更具民族风情，旅游景区能充分展示民族的优秀文化精华。生产一些类似绣球这样具有民族特色旅游纪念品也是可行之策。还可以在旅游景区开设民族餐饮，增加做五色糯米饭、做糍粑、包粽子、酿土酒这样的项目，使旅游景区更具吸引力。继续跟进龙州常青国际百里画廊这样的优质项目，建设具有民族风情的特色小镇，规划以养生养老，修身康养为主题的沿边旅游精品廊道，吸引不同群体到崇左开展康养旅游。

（四）注重打造沿边康养旅游品牌

崇左是一个沿边城市，在发展沿边旅游方面具有较为成熟的经验，但是在旅游产品推广的时候，往往会忽略了旅游产品的康养特征。就目前而言，崇左康养旅游所形成的各色旅游产品并没有真正与传统的旅游产品进行区分，所以消费者很难体会出目前康养旅游产品的不同特性。崇左具有丰富的长寿养生文化资源，但是目前崇左开展的康养旅游尚未能很好地结合当地特色的长寿养生文化，突出康养旅游的康养特色。

旅游品牌的塑造，是当今旅游市场环境下的必经之路，塑造知名的旅游品牌，能够有效带动旅游产业的创新和发展。塑造旅游品牌，既是供给侧改革之下的重要领域，也是创新发展理念的重要实践领域。旅游品牌，集中展示了一个区域的资源优势和特色，通过品牌渗透到旅游当中，体现了特色文化底蕴，让游客充分感知和体验特色文化。崇左可以打造中国西南沿边康养旅游名城的品牌，发挥崇左旅游资源丰富和沿边的区位优势，整合周边山水生态、乡村田园，从全域旅游的角度通过交通联动、公共设施配套，将城市与景区、景区与景区、景区与乡村之间休闲旅游一体化，完善养生养老、康体疗养、乡村休闲等旅游设施，形成丰富、多层面的旅游精品，打造康养旅游品牌。

打造崇左特色沿边康养旅游品牌需要加大对崇左市的旅游宣传力度，并在宣传方式上进行创新。可以拍摄宣传崇左康养旅游项目的专题片在电视媒体和网络上进行宣传，增加崇左旅游的知名度。还应积极利用新媒体资源，通过开设微信公众号、微博大 V 号对崇左旅游进行宣传，进一步提升崇左旅游的美誉度。此外，崇左还可以利用每年在南宁举办东盟博览会的便利，开设旅游宣传展销会，真正把"崇左——边境线上的养生圣地"的品牌推广出去。

参考文献

［1］王娟、明庆忠、娄思元：《西南沿边省区边境旅游竞合发展研究》，《学术探索》2018 年第 1 期，第 57~62 页。

［2］刘宏芳、明庆忠、娄思元：《边境旅游试验区建设的战略思维》，《云南社会科学》2017 年第 6 期，第 135~140 页。

［3］王文俊：《广西沿边民族地区开发开放与城镇化互动发展研究》，《广西社会科学》2017 年第 8 期，第 27~31 页。

［4］廖东声、黄会、熊娜：《"一带一路"背景下中越沿边开发开放经济带建设问题研究》，《桂海论丛》2017 年第 33（04）期，第 21~26 页。

［5］陈玲玲、陈能、张帆：《"一带一路"战略背景下的沿边城市旅游商品开发研究——以黑龙江省牡丹江市为例》，《哈尔滨商业大学学报》（社会科学版）2017 年第 2 期，第 96~104 页。

［6］杨磊、徐若恃：《"一带一路"战略下广西沿边口岸旅游产业发展的思考》，《广西经济》2017 年第 1 期，第 55~57 页。

［7］孟妮：《旅游业成沿边开放重要突破口》，《国际商报》2016 年 1 月 15 日A02 版。

［8］姚翔：《崇左市沿边开放型经济发展的对策研究》，硕士学位论文，广西大学，2015。

［9］邓绍裘：《广西沿边旅游经济应与北部湾经济区建设同步发展》，广西壮族壮族自治区政府发展研究中心、广西市场经济研究会、崇左市发展与改革委员会、中共崇左市委党校、凭祥市人民政府：《广西北部湾经济区建设与沿边经济发展理论研讨会论文集》，2008，第 8 页。

［10］黄慧：《一带一路背景下沿海康养旅游产业研究》，《中南林业科技大学学

报》（社会科学版）2016 年第 10（06）期，第 77~80 页。

[11] 顾文鹄、韦福安：《泛北部湾背景下崇左市旅游业发展对策思考》，《南宁师范高等专科学校学报》2009 年第 26（02）期，第 25~29 页。

"The Belt and Road" Initiative of Chongzuo under the background of Health Care Countermeasures on Tourism Development

Li Tian-xue, *Zhu Hao*

（*College of history, culture and tourism, Guangxi Normal University;*
Guangxi Guilin; 541004）

Abstract：Under the background of major strategy in "The Belt and Road", such as Chongzuo has rich tourism resources in the border city of health care should actively develop health care tourism, expand the local tourism population, construction of health care tourism industry gathering area, and the local culture and sport tourism development and the beautiful countryside construction and national characteristics. Combination, Create tourism brand along the border.

Key words："Belt and Road Initiative"；Chongzuo；health care Tourism

附录四 "医养结合" 背景下桂林市康养旅游发展路径研究*

李天雪　蓝振兴

（广西师范大学历史文化与旅游学院，桂林，541001）

---

* 本论文已宣读于第二届珠江西江经济带发展高端论坛。

摘　要　"医养结合"指明了我国应对人口老龄化问题的方向。在此背景下，桂林可依托自身区位交通便利通畅，医疗机构数量较多，生物医药发展迅速，健康产品基础良好，康养文化底蕴深厚、政策引导效果明显的优势，大力发展康养旅游，努力建成集观光、休闲、疗养、度假、康复、养生为一体的健康旅游目的地，实现旅游休闲与健康保健完美结合。

关键词　桂林　康养旅游　医养结合

基金项目　珠江—西江经济带发展研究中心项目（ZXDY201601）
　　　　　　　2018 年广西硕士研究生创新基金项目（YCSW20180808）

2016 年国务院印发的《"健康中国 2030"规划纲要》与中共十九大报告中，提出要实施健康中国战略，将构建养老、孝老、敬老政策体系和社会环境，推进"医养结合"，加快老龄事业和产业发展提上国家议程。

"医养结合"是集医疗、护理、康复和基础养老设施、生活照料、无障碍活动为一体的模式，它能够最大限度地打破常规医疗和养老分离的状态，是一种能够将医疗服务、生活照料服务、健康康复和临终关怀等整合的康养模式。[①] 它指明了我国在未来一段时间内应对人口老龄化问题的方向。桂林作为国内著名的山水旅游之都和历史文化名城，在此背景下应该顺势而动，积极发展康养旅游，这既有助于桂林国际旅游胜地建设向纵深发展，又能够帮助桂林更好地融入"珠江—西江经济带"建设之中。

一　桂林发展康养旅游的基础

康养旅游是指通过养颜健体、营养膳食、修身养性、关爱环境等各种手段，使人在身体、心智和精神上都达到自然和谐的优良状态的各种旅游活动的总和。[②]

桂林的旅游产业从一开始便具备了康养旅游的属性。桂林市地处低纬

---

① 张晓杰：《医养结合养老创新的逻辑、瓶颈与政策选择》，《西北人口》2016 年第 37（01）期，第 105~111 页。

② 国家旅游局：《国家康养旅游示范基地》标准（LB/T051-2016）。

度，属亚热带季风气候，气候温和，雨量充沛，无霜期长，光照充足，四季分明，气候条件十分优越。年平均气温为 19.3℃。桂林城市环境空气质量优良率几乎达到 100%，每年一级空气质量天数超过 300 天，各项空气质量指标在全国位居前列，是一个天然的"氧吧城市"。得益于山水甲天下的自然条件，桂林全市地表水水质达标率保持 100%，生活用水水质符合国家当前的生活饮用水卫生标准，自来水综合合格率均在 99.7% 以上，达到了国家一级生活饮用水标准。桂林四季如春，城区 58 平方公里范围内，绿化覆盖率已达 38.7%，绿地率为 36.3%，人均公共绿地面积 8.9 平方米。各项指标在全国都处于领先水平。

优质的康养环境，再加上如画的自然风光，使桂林成为中国首批对外开放的旅游城市、世界旅游组织首推的中国四大旅游目的地城市之一，是国务院定位的国际旅游胜地和国际旅游综合交通枢纽，桂林先后获得"中国优秀旅游城市""中国十佳魅力城市""中国十大休闲城市"等称号，跻身全国旅客满意度十强。改革开放至今已有 160 多位外国元首、政府首脑及各界政要到访，在全国各城市中年接待海外游客量多年居于前 10 位。桂林已成为联合国世界旅游组织/亚太旅游协会旅游趋势与展望国际论坛会址、中国—东盟博览会旅游展永久落户地，漓江入选美国有线电视新闻网 CNN 网评全球 15 条最美河流，桂林喀斯特被列入世界自然遗产名录。2016 年桂林接待游客 5386 万人次，旅游总收入达 637.31 亿元，分别增长 20.47%、23.20%；接待入境游客超过 233.32 万人次，旅游总收入 11.1 亿美元，分别增长 7.87%、18.70%，在全国保持领先地位，这其中有为数众多的老年游客。

当前，桂林的旅游业也正从传统的观光旅游模式逐渐向健康休闲度假旅游模式转变，万达、华润等一批大集团、大企业纷纷在桂林投资旅游项目，资金大规模进入健康休闲旅游产业。相比以往观光旅游"到此一游"的门票经济，康养旅游更偏重于保健、养生、运动健身、休闲、住宿、餐饮等"健康+旅游"的经济模式，而这一模式的关键是延长了游客的停留时间。桂林积极进行相关产业布局，以优美的山水风光为基础，依托度假酒店和特色民宿，发展健康休闲街区和乡村旅游胜地，由单一化的旅游观光转变为多元化、系统化的健康休闲度假旅游模式，大大延长了入境游客的停留时间。大公司资金和资本市场资金不断进入健康休闲旅游业和"十三五"规划要求的"牢固树立创新、协调、绿色、开放、共享的发展理念",健康旅游发展环境不断得到优化,这一新业态将会迎来更大的发展。

"十二五"时期,桂林市养生养老健康产业基地已具雏形。桂林出台了《桂林养生健康产业发展规划(2014—2025)及实施方案》,制定桂林社会化养老服务业标准,连续成功举办三届"中国(桂林)国际健康养生服务产业创新发展高端论坛",进一步打响"漓水青山,养生桂林"城市品牌。目前桂林各类养老机构1320家,床位2.24万张。桂林市已拥有一批已见雏形的养生养老健康产业集聚区。永福、龙胜、阳朔都已打造成为全国知名的"长寿之乡",正在规划建设中的桂林国际智慧健康旅游产业园、中国—东盟友好疗养基地也已纳入广西现代服务业集聚区发展规划,带动了一批健康养生养老项目落地实施。

此外,桂林作为国家服务业综合改革试点区域和国家旅游综合改革试点城市,按照"一核三区多点"的空间布局,重点规划发展生态农业、保健食品加工、医药与医疗器械制造、养生养老地产、健康旅游、医疗康复与养生保健、健康职业教育与培训等七大产业,建设温泉康体、文化养心、农业体验、森林养生、民俗风情等五类主题小镇,构建健康云、健康会展、健康产品交易、人才培养与供给、金融服务等五大服务平台,致力将桂林建设成为国际养生天堂、国家社会化养老创新示范区和中国健康旅游示范区。

二 桂林发展康养旅游的优势

由于种种原因,过去桂林的康养旅游发展一直不温不火,但随着我国人口老龄化问题的不断突出,以及国家"医养结合"的政策指引,桂林在发展康养旅游方面的资源优势逐步显露出来。

(一) 区位交通便利通畅

桂林地处粤桂湘黔四省区交汇中心,位于泛珠三角、西南、东盟三大经济圈的接合部,地处成渝经济区、中部经济试验区、泛珠三角经济区、泛北部湾经济区的交会处，是沟通国内西南与华南沿海经济的桥梁，是贯通国内与东盟的重要交通节点。湘桂高铁、贵广高铁纵横交会，是全国唯一的"一市九站两高铁"地级市，已形成至广州、深圳、长沙、贵阳、南宁等城市3小时高铁经济圈；桂林两江国际机场拥有国际国内航线104条、覆盖71个国内外城市，正按照年吞吐旅客1200万人次扩建成为区域性国际旅游综合枢纽航空港；有4条高速公路在桂林交汇。目前桂林已构筑成高铁、航空、高速公路四通八达的便捷交通网络，已成为连接湘、桂、黔、粤4省区乃至西南、中南、华南地区的区域性交通枢纽。

（二）医疗机构数量较多

桂林现有桂林医学院、桂林旅游学院、广西师范大学、桂林电子科技大学和桂林理工大学等12所高校，拥有6个中直科研院所、8个国家级和部级产品检测中心，18个国家级和165个自治区级科技创新基地平台，是全国地级城市中科研院所、各类学校及高层次人才最为密集的城市之一。桂林集聚了解放军181医院、桂林医学院附属医院、广西区南溪山医院、市人民医院、市中医医院等三级医院8家，全国总工会桂林工人疗养院、广西冶金疗养院、桂林铁道疗养院、桂林陆军疗养院、桂林空军疗养院、交通部桂林疗养院等规模疗养院6家。桂林中医医院是全国示范中医院、全国中医药文化宣传教育基地、国家中医药文化建设试点单位、广西中医药管理局中医"治未病"试点单位，拥有乳腺科等3个国家级重点专科，有全国名老中医1名、桂派中医大师1名、广西名老中医2名、广西名中医4名，桂林市名中医14名。近年来，信和信·桂林智慧健康旅游产业园、永福国际养生庄园、秀峰区桃花江养老院、中国—东盟友好疗养基地等一批规模优势突出、功能定位明晰、辐射带动有力的健康旅游产业重大项目和集聚平台建设进展顺利，集聚态势初步形成。

（三）生物医药发展迅速

生物医药产业是桂林市经济发展的先导产业之一，经过60多年发展，桂林市逐步形成以化学原料药、中药制药、生物制药、医疗器械、植物功能成分提取、药用包装等为重点的行业体系，桂林市已拥有以桂林三金和莱茵生物两家上市公司为代表的生物医药规模企业 43 家，产值超亿元企业 28 家，2016 年行业规模企业完成工业总产值 130 亿元。桂林被列入国家首批广西唯一的商务部认定的国家医药出口基地城市，桂林市有 21 家企业获得自主出口经营权，有 18 家医药企业被广西科技厅认定为高新技术企业。生物医药成为桂林市重点扶持发展的四大重点产业之一。现在桂林市拥有 2 个国家和 3 个自治区级企业技术中心，3 个博士后工作站，广西医药人才小高地落户地。

2017 年又有一批具有全球领先水平的 1.1 类创新新药、以壮药为代表的中药民族医药、大型高端医疗设备制造的项目和企业进入桂林。国家一类新药指未在国内外上市销售的药品，具有非常高的创新性，代表了我国药品注册分类中药物创新的最高水平。在今年"重振桂林工业雄风"生物医药产业发展论坛中正式落户桂林市经济技术开发区的桂林八加一药业股份有限公司、桂林八加一医疗科技有限公司将为桂林医药产业发展注入一股新能量。八加一集团是一家集新药研发、药品生产销售为一体的科技创新型企业，桂林将成为其现代化生产基地。该基地占地 164 亩，将建成总建筑面积 10 万多平方米的药品及大型医疗设备生产基地，以及具有现代化水平的总部综合大楼，计划在 10 年内年产值达 100 亿元。同时该项目已被自治区列入"一带一路"背景下桂港澳与东盟中医药国际创新合作圈重点项目名录，其竣工投产后将促进经开区进一步融入国家"一带一路"倡议，为经开区成为重振桂林工业雄风主战场和实现跨越发展提供有力支撑。总体来看，桂林医药企业发展势头良好，产业规模不断扩大，集聚效应初显。

（四）健康产品基础良好

桂林市是广西重点生态功能区，是广西无公害农产品、绿色食品、有机农产品和农产品地理标志"三品一标"的先进典型示范区，也是广西高山大米、高山蔬菜等的主要产区。无污染绿色食品远销港澳台和欧盟等多个地区。桂林有 180 多个农产品获得了无公害农产品标志使用权，200 多个养殖产品通过无公害认证。多个县区土壤富含抗癌和延缓衰老的硒元素，生产的罗汉果、优质大米等农产品硒含量达到国家富硒标准，食用植物富含钾、铁等有益微量元素。桂林市有绿色食品生产企业 16 家，54 个产品获得"绿色食品标志"使用权,获准绿色食品生产面积 86 万亩;有机农产品 5 个,批准生产面积 1.17 万亩。

依托桂林丰富的中药材资源和国家高新技术产业开发区平台优势,桂林建立了较健全的中西药产业体系和医疗器械制造优势,是广西重要的特色医药产业基地,拥有"三金片""青蒿琥酯""天和""啄木鸟""优利特"等一批著名品牌,有着良好的健康产品制造基础,可以为桂林健康产业的发展提供有力支撑。

(五) 康养文化底蕴深厚

桂林迄今已有 2100 多年的建城历史,历史文化积淀深厚。其中桂林的医养文化底蕴亦颇为深厚。1911 年 7 月中国第一家医学会——崇华医学会在桂林成立。新中国成立后,新中国将桂林市确定为国家领导人、全国劳模、中外专家的疗养地,现有国家部委和军队各级各类休疗院所近 20 家。桂林是壮苗瑶侗等少数民族世居地区,壮医、瑶医在经筋推拿术、药线点灸法、药物竹罐、瑶医药浴、接骨正位、术后康复等方面特色鲜明、底蕴深厚,群众基础良好。桂林生态医药资源丰富,天然药物资源共有 3916 种,属于《中华人民共和国药典》规范的中药材占药典总数的 69%;桂林本地特有的中药材 125 种,受国家重点保护 98 种,"三木"药材、罗汉果、金槐、红豆杉、银杏、金银花等,为桂林现代中药的发展提供了得天独厚的资源保障。桂林人均期望寿命高出全国平均水平 2 岁,每 10 万人有 7.4 名百岁老人,拥有永福、阳朔、恭城 3 个"中国长寿之乡"。桂林以"福、寿"为主题的系列摩崖石刻,既书写了古桂林人对健康生活的向往,也印证了桂林悠久的福寿文化历史。

(六) 政策引导效果明显

桂林享有国家西部大开发、少数民族区域自治优惠政策,是国家服务业综合改革试点区域、国家级信息化和工业化融合试验区、全国循环农业示范市和国家智慧城市试点城市。2012 年 11 月,经国务院同意,国家发改委正式批复了《桂林国际旅游胜地建设发展规划纲要》,这标志着桂林发展上升为国家战略。近年来,桂林市以《桂林国际旅游胜地建设发展规

划纲要》为统领，制定了《桂林市养生养老健康旅游产业发展规划
（2014—2025 年）》《桂林市中医药复兴规划（2013—2020）》等专项规
划，引领健康产业发展，2013~2016 年，桂林市开工建设了健康旅游及关
联产业项目 178 个，项目总投资 1495 亿元，截至 2016 年 12 月底，已完成
投资近 500 亿元。2013 年以来，桂林市连续成功举办了 4 届中国（桂林）
国际健康养生服务产业创新发展高端论坛。2015 年引入世界医疗旅游协会
"世界医疗旅游与全球健康大会"资源，成功举办了 2 届世界医疗旅游与
全球健康大会亚太峰会。论坛举办 4 年来，引智引资成效显著，桂林健康
养生产业"跨界融合、医健转型、智慧跨越"创新发展思路更加清晰，桂
林市国内外影响力不断扩大，企业间合资合作渠道更加畅通，引进了桂林
仙源健康旅游产业园等 14 个项目，总投资超过 300 亿元。桂林是全国首个
获得 51 国外国人 72 小时过境免签和东盟 10 国旅游团 6 天入境免签政策的
地级市，旅游产业用地改革试点获得国土资源部的支持，这些都为桂林康
养旅游发展奠定了坚实的政策优势基础。

2017 年 7 月，国家卫生计生委、国家发展改革委、财政部、国家旅游
局、国家中医药局联合下发《关于开展健康旅游示范基地建设的通知》，
桂林成为全国 13 个首批健康旅游示范基地之一，迎来了康养旅游新的发展
机遇。

三 桂林发展康养旅游的路径

虽然，桂林已经具备发展康养旅游的基础，并拥有一定的优势，但若
要实现"医养结合"的目标，建成一流的集观光、休闲、疗养、度假、康
复、养生为一体的健康旅游目的地，还需要做进一步的努力。

（一）重养兼医，逐步提高桂林医疗康复服务水平

"医养结合"既要关注健康养生，更要重视医疗护理。虽然桂林拥有
多家高水平的医院，然而在护理水平上略有不足，还没有一家成规模，上
档次的康复医院，所以桂林要重视自身缺陷，在着力发展康养旅游的同时
兼顾医疗护理的提升，尤其是具备桂林康养特色的瑶、壮医药的发展。探
索同珠三角、长三角医疗康复资源富裕区建立合作，共建康复资源互惠体

系。努力成为国家"医养结合"试点单位，加快推进老年基本医保全国联网和异地就医结算；鼓励医疗实力较强的医院单位进入桂林，形成高端医疗技术集中区；引导社会医疗护理机构在桂林发展，促进社会资金在有效的监管下进入医疗领域；增强桂林本地医疗护理机构的实力，提升医疗护理人才培养和医疗设施的更新；整理合开发瑶、壮医药康养文化和技术，培养民族医药传承人，培育桂林本地的少数民族医药品牌；将社区卫生服务中心进行提升改造，鼓励发挥基层服务优势，转型为康复院、护理院、临终关怀院等"医养结合"型养老机构。

（二）打造"全养生"医养结合特色

桂林的康养产品和服务更多的是集中在森林公园、养生温泉、长寿美食、田园自然和历史古村（镇）上面，主要是以旅游观光、休闲民宿为主要形式，产品的开发处于较低层面，没有形成鲜明的桂林康养特色。同时康养产业集群性弱，产品、服务延伸不够，只注重健康养生，没有推出和培养医疗、护理的特色产品服务。但是，桂林的康养资源具有品类齐全、资源集中度高的特点，这是其发展"全养生"的重要优势，而将"全养生"培养成为桂林康养发展的特色将能够凸显桂林在康养市场消费上的特色，使其在众多的康养品牌中脱颖而出。因而，桂林的"医养结合"应凸显自身特色，促进以生态山水、长寿美食、古镇文化、民族风情、民俗体验、温泉康体、绿色农业、民族医药为重点内容的康养文化旅游发展格局建设，并在此基础上形成覆盖面广、产业延伸长、产品内涵深的"医养结合"生态。"全养生"不仅仅是涵盖于不同产业的养生观念，而且是有不同阶段、不同需求的消费市场定位。结合当前桂林市正在打造的"长寿"精品休闲养生体验线路，推出老年长寿休养体验路线、中年健康运动体验路线、青年生态美食体验路线等，通过绘制"长寿地图"，将在潇贺古道范围内结合"长寿"元素进行串联，对不同的康养消费市场进行精确的市场定位和细分，根据不同的消费偏好将桂林康养资源进行挖掘和开发，实现资源利用最大化。

（三）加大宣传，提升桂林康养旅游影响力

桂林康养旅游品牌的树立需要一个完整的康养品牌识别体系，辨识度

高的康养品牌是发展 "医养结合" 的重要无形资产。截至 2017 年，"中国长寿之乡" 的数量已经达到了 77 个，广西的长寿之乡更是达到了 26 个，其中有最为著名的长寿康养品牌——巴马 "世界长寿之乡"，目前已经将长寿品牌打出并初具规模的有巴马长寿养生国际旅游区，这对桂林 "医养结合" 的市场吸引力造成了一定的削弱。因而，桂林要结合 "国际旅游胜地" 的品牌，将桂林建设成为国内外知名的颐养胜地。首先是打造一个符合桂林特色的长寿理念，精打森林康养旅游、瑶族康养文化体验，长寿康养美食吸引老、中、少市场消费群体；其次在行为识别上，进行的统一设计，对从事 "医养结合" 的专业技术人员进行培训，提升服务水准；再次就是要依托珠江—西江经济带与珠三角，面向全球，积极地融入桂林本土文化元素，提高桂林康养品牌辨识效率；最后就是需要加大对桂林康养旅游品牌保护力度，坚决打击破坏桂林市康养旅游品牌的行为（见图 1）。

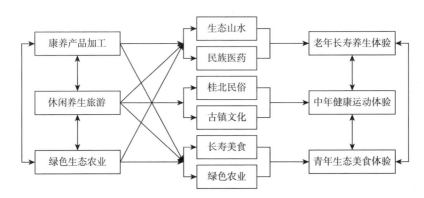

图 1　桂林康养旅游与 "全养生" 开发结构

（四）引导社会力量参与桂林康养资源开发

社会的参与才是促使桂林 "医养结合" 持续发展的血液。桂林的 "医养结合" 开发离不开资金、信息、人才等因素的注入，政府在其中要扮演重要的角色：首先是搭建康养产业发展平台，通过加大长寿文化品牌宣传力度，完善基础设施建设等措施为桂林 "医养结合" 的社会参与提供良好的发展环境；其次是在社会参与的门槛中扮演监督与协调角色，生态与环境是桂林康养资源开发最为核心的评判标准，既要放手于社会参与，又要注重立法保护康养文化资源；再次，专业技术人才是桂林康养资源开发的重要力量，从生态旅游到绿色农业乃至康养体验等都离不开专业技术人才的支撑；最后，是整体的规划与资源的保护，要走桂林特色的康养结合之路就要从顶层设计着手进行科学的产业规划和布局，延伸产业链，推动产业集群，同时兼顾资源保护。

参考文献

［1］张晓杰：《医养结合养老创新的逻辑、瓶颈与政策选择》，《西北口》2016 年第 37（01）期，第 105~111 页。

［2］王素英、张作森、孙文灿：《医养结合的模式与路径——关于推进医疗卫生与养老服务相结合的调研报告》，《社会福利》2013 年第 12 期，第 11~14 页。

［3］杨景亮：《老年人医养结合服务模式探究》，硕士学位论文，东北大学，2012。

［4］廖芮、张开宁、王华平、刘湘源、邓睿：《我国健康老龄化背景下的医养结合：基本理念、服务模式与实践难题》，《中国全科医学》2017 年第 20（03）期，第 270~277 页。

［5］任宣羽：《康养旅游：内涵解析与发展路径》，《旅游学刊》2016 年第 31（11）期，第 1~4 页。

Development Pathway of Health and Wellbeing Tourism in Guilin in theContext of Medical Support Combined with Pension Service

Li Tian-xue，Lan Zhen-xing

（College of History，Culture and Tourism，Guangxi

Normal University，Guilin，Guangxi 541001）

Abstract：The model of medical support combined with pension service is geared to the obvious trend of population aging in China. Relyingon its transparent advantages of transportation facilities, medical institutions, biomedicine industry , health products, profound culture ofhealth and wellbeing tourism and policy efficiency, Guilin is striding forward to establish heath and wellbeing tourism destinations with thefull integration of sightseeing, relaxation , healing, vacation -taking, health preserving, so as to achieve the perfect combination of tourismrecreation and health preserving.

Key words: Guilin; health and wellbeing tourism; medical support combined with pension service

图书在版编目（CIP）数据

珠江-西江经济带"长寿之乡"康养文化资源研究／
李天雪，唐织辉著. -- 北京：社会科学文献出版社，
2018.12

（珠江-西江经济带发展丛书. 研究系列）

ISBN 978-7-5097-8871-4

Ⅰ.珠…　Ⅱ.①李…②唐…　Ⅲ.①医疗保健事业
-产业发展-研究-广东②医疗保健事业-产业发展-研
究-广西　Ⅳ.①R199.2

中国版本图书馆 CIP 数据核字（2018）第 291336 号

珠江—西江经济带发展丛书·研究系列

珠江—西江经济带"长寿之乡"康养文化资源研究

著　　者／李天雪　唐织辉

出 版 人／谢寿光
项目统筹／周　丽　王楠楠
责任编辑／王楠楠　杨鑫磊

出　　版／社会科学文献出版社·经济与管理分社（010）59367226
　　　　　　地址：北京市北三环中路甲 29 号院华龙大厦　邮编：100029
　　　　　　网址：www.ssap.com.cn
发　　行／市场营销中心（010）59367081　59367083
印　　装／三河市东方印刷有限公司

规　　格／开　本：787mm×1092mm　1/16
　　　　　　印　张：25　字　数：395 千字
版　　次／2018 年 12 月第 1 版　2018 年 12 月第 1 次印刷
书　　号／ISBN 978-7-5097-8871-4
定　　价／128.00 元

本书如有印装质量问题，请与读者服务中心（010-59367028）联系